**Prevention.**

# REAFIRME SU FIGURA *en* 3 SEMANAS

**Prevention**

# REAFIRME SU FIGURA *en* 3 SEMANAS

## Aplane esa pancita y queme la grasa en un dos por tres. . . ¡con los consejos de **Prevention**!

# Michele Stanten

**Editora sénior de acondicionamiento físico de la revista Prevention**

Con Selene Yeager; Carol Krucoff; Tracy Gensler, R.D. y Kristine Napier, R.D.

RODALE

Impreso en los Estados Unidos de América
Rodale Inc. hace el máximo esfuerzo posible por usar papel reciclado ♻ y libre de ácidos ∞.

Diseño del libro de Carol Angstadt
Fotografías interiores de Mitch Mandel/Rodale Images, excepto las fotografías que aparecen en la página 422 (de Hilmar).
Ilustraciones de huellas del pie que aparecen en las páginas 379 y 380 de John Sterling Ruth

**Library of Congress Cataloging-in-Publication Data**
Stanten, Michele.
    [Prevention's firm up in 3 weeks. Spanish]
    Reafirme su figura en 3 semanas : aplane esa pancita y queme la grasa en un dos por tres, ¡con los consejos de Prevention! / Michele Stanten.
        p.    cm.
    Includes index.
    ISBN-13  978–1–59486–237–3  hardcover
    ISBN-10  1–59486–237–0  hardcover
    ISBN-13  978–1–59486–510–7  paperback
    ISBN-10  1–59486–510–8  paperback
    1. Weight loss.   2. Reducing exercises.   I. Title.
    RM222.2.S74318   2005
    613.7'12—dc22                                                      2005042790

2   4   6   8   10   9   7   5   3   1   tapa dura
2   4   6   8   10   9   7   5   3   1   rústica

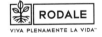

RODALE
VIVA PLENAMENTE LA VIDA

Inspiramos a las personas y les damos la posibilidad de mejorar tanto sus vidas como el mundo a su alrededor
Para conseguir más de nuestros productos visite **rodalestore.com** o llame al 800-424-5152

**Acerca de los libros de salud de** *Prevention*

Las editoras de los libros de salud de *Prevention* se dedican a brindarle consejos autorizados, confiables e innovadores para que pueda llevar un estilo de vida saludable y activo. En todos nuestros libros, el objetivo que perseguimos es mantenerla bien informada acerca de los hallazgos más recientes en la curación natural, la investigación médica, la salud alternativa, las hierbas, la nutrición, la buena forma física y la pérdida de peso. Eliminamos la confusión de los reportes de salud actuales —que en muchas ocasiones dicen cosas contradictorias— con el fin de brindarle información clara, concisa, definitiva y confiable acerca de su salud. Y le explicamos en términos prácticos lo que cada nuevo descubrimiento significa para usted, de modo que pueda tomar medidas prácticas de inmediato para mejorar su salud y bienestar.

Cada recomendación que se da en los libros de salud de *Prevention* está basada en fuentes fidedignas, incluyendo entrevistas con las autoridades de salud competentes. Además, contratamos a profesionales de la salud del más alto nivel, quienes forman parte de nuestro consejo de asesores. Toda la información que contienen los libros de salud de *Prevention* se revisa cabalmente para asegurar su precisión y hacemos todos los esfuerzos necesarios para verificar las recomendaciones, las dosis y las precauciones.

Los consejos que se dan en este libro le ayudarán a mantenerse bien informada con respecto a sus decisiones personales para el cuidado de su salud, con el fin de ayudarle a llevar una vida más placentera, saludable y duradera.

**Aviso**

Este libro sólo debe utilizarse como volumen de referencia y no como manual de medicina. La información que se ofrece en el mismo tiene el objetivo de ayudarle a tomar decisiones con conocimiento de causa acerca de su salud, su alimentación, su condición física y su programa de ejercicio. No pretende sustituir ningún tratamiento que su médico le haya indicado. Si sospecha que padece algún problema de salud, le exhortamos a que busque la ayuda de un médico competente, sobre todo antes de comenzar con un programa dietético o de ejercicio, de aumentar la intensidad del ejercicio o de cambiar el tipo de ejercicio o dieta que actualmente esté siguiendo. Si no acostumbra hacer ejercicio, consulte a su médico antes de comenzar con un programa.

Las menciones que se hacen en este libro de compañías, organizaciones o autoridades específicas no significa que cuenten con el respaldo de la casa editorial, al igual que las menciones que se hacen en este libro de compañías, organizaciones o autoridades específicas no implica que ellas respalden lo que se dice en el mismo.

Las direcciones de páginas en la Internet y los números telefónicos que se proporcionan en este libro eran correctos cuando se mandó a la imprenta.

# ÍNDICE

Quizá no se pueda juzgar un libro por su tapa, pero sí se puede juzgar por su autora. Michele Stanten es una de las expertas más destacadas en los ámbitos del acondicionamiento físico y la pérdida de peso, así como una de las escritoras más sobresalientes en el mundo del periodismo. A lo largo de los últimos 10 años, he tenido el privilegio de trabajar como consultor de Michele en su calidad de editora de artículos sobre acondicionamiento físico para la revista *Prevention*. Durante el tiempo en que he trabajado con ella, no han dejado de asombrarme el alcance y la profundidad de sus conocimientos sobre la salud, el acondicionamiento físico, el ejercicio y la pérdida de peso. Michele es incansable cuando está investigando temas, examinando toda la información relevante, entrevistando a las fuentes y verificando con sus consultores antes de redactar sus columnas reveladoras e interesantes acerca del acondicionamiento físico, las cuales han tenido un impacto profundamente positivo en la vida de las lectoras de *Prevention*.

Yo le puedo asegurar que este libro está escrito con el mismo esmero, competencia y precisión de sus columnas. Además, tiene una exhaustividad poco común en libros de un solo volumen. A medida que vaya realizando los programas de acondicionamiento físico de Michele, se irá dando cuenta de que es una maestra en innovar ejercicios y lograr una progresión perfecta en el avance del entrenamiento. Conforme va siguiendo sus recomendaciones alimenticias, verá que no hay nadie que se le compare en la elaboración de planes sabrosos y prácticos para alimentarse sanamente y perder peso con éxito.

Sin embargo, lo que más me ha impresionado de Michele es su sólido entendimiento de la conexión existente entre los músculos y el metabolismo, la cual es la clave para bajar de peso, darle una nueva forma a la figura y mantenerse en un peso ideal. Sus programas seguros, sensatos y breves de acondicionamiento muscular no tienen paralelo en cuanto a su eficacia y variedad. Además, sus progresiones personalizadas de entrenamiento son apropiadas para mujeres de cualquier condición física.

Si usted siempre ha buscado un libro para bajar de peso que realmente produzca los resultados que promete, le aseguro que ha encontrado el libro indicado. A medida que vaya leyendo y aplicando la información que Michele presenta de manera tan clara en estas páginas, rápidamente deberá empezar a ver resultados que reforzarán tanto las recomendaciones de Michele como sus propios esfuerzos por aplicarlas.

WAYNE L. WESTCOTT, PH.D.
*Director de investigación en acondicionamiento físico, South Shore YMCA, Quincy, Massachusetts*
*Consultor y asesor en acondicionamiento físico, revista* Prevention

# AGRADECIMIENTOS

Nunca hubiera imaginado el enorme esfuerzo que se requiere para escribir un libro. De verdad estoy en deuda con todos los que me ayudaron a que este libro fuera posible. . . ¡y son muchos!

A Selene Yeager y Carol Krucoff, mis coescritoras y compañeras de acondicionamiento físico, gracias por trabajar con tanto empeño bajo circunstancias y fechas límite tan desafiantes.

A Tracy Gensler, R.D., gracias por elaborar recetas y comidas deliciosas y a Regina Ragone, R.D., y Kristine Napier, R.D., gracias por sus consejos y experiencia en la elaboración del plan alimenticio.

A Wayne Westcott, Ph.D., gracias por todo lo que me has enseñado acerca del acondicionamiento físico y el ejercicio a lo largo de los últimos 10 años. Siempre es un placer trabajar contigo.

A Ellen Phillips, mi editora, gracias por tu guía, tu sabiduría y tus palabras de aliento. A Karen Neely, gracias por tu meticulosa corrección de estilo.

A Carol Angstadt, gracias por crear un diseño tan atractivo que presenta tan claramente los consejos del libro.

Y por último, quiero darle las gracias a mi familia: a mis padres, Rosalie y Gary, por ayudarme siempre que los necesité. A mi hijo, Jacob, por siempre hacerme sonreír y por recordarme lo que realmente es importante en la vida. Y sobre todo, a mi esposo, Andrew, por cuidarme cuando no tenía tiempo de cuidarme a mí misma. Gracias por encargarte de hacer todo lo que a mí ya no me daba tiempo de hacer, incluyendo ir la tintorería, al supermercado e ir a restaurantes a comprar comida para llevar. Sencillamente eres lo máximo. Nunca hubiera logrado esto sin ti. Te amo.

*¡Bienvenida!* Me siento muy contenta de que haya escogido este libro para que la ayude a entrar en forma. Independientemente de que ya haga ejercicio o apenas se esté levantando del sofá, usted está a punto de descubrir el poder asombroso que tiene el ejercicio para ayudarla a lucir y sentirse más llena de energía, más relajada y más hermosa.

Este programa se basa en mis más de 10 años de experiencia como editora de la revista *Prevention* y como instructora certificada de acondicionamiento físico. Todos los días reviso las últimas investigaciones científicas en los campos de ejercicio y pérdida de peso y a diario leo cartas y mensajes de correo electrónico que me envían muchas lectoras, quienes al igual que usted, están tratando de bajar de peso, reafirmar su figura, alimentarse sanamente y estar más saludables. Todas queremos ver resultados, pero nadie está dispuesta a esperar. Con eso en mente, tomé los últimos hallazgos de las investigaciones que se han realizado y los convertí en un programa completo que le dará resultados rápidamente. Pero este programa no son meras recomendaciones pasajeras: lo que aprenderá con este programa de 3 semanas fijará las bases para toda una vida de buena condición física.

El programa Reafirme Su Figura en 3 Semanas de *Prevention* se basa en tres componentes fundamentales:

- Sesiones de entrenamiento de fuerza que reafirmarán todos sus grupos musculares principales de diversas formas
- Caminatas que le ayudarán a quemar más calorías
- Un plan alimenticio sensato y sabroso

Las sesiones de ejercicio pueden hacerse a tres niveles distintos, para que pueda encontrar el más adecuado para usted según su condición física actual.

Todos los días, usted contará con instrucciones detalladas para hacer ejercicio, un plan alimenticio diario, consejos para sacarle el mayor provecho a sus esfuerzos y sugerencias para mantenerse motivada. . . todo en un mismo lugar.

Para lograr los mejores resultados posibles, siga todos los componentes del plan. Pero si no le es posible hacerlo, encontrará varias opciones para personalizar el programa y adaptarlo a sus necesidades y horarios.

Entonces, ¿a qué está esperando? ¡Vamos a reafirmar esa figura hoy mismo!

MICHELE STANTEN
Editora sénior de acondicionamiento
físico de la revista *Prevention.*

# PRIMERA PARTE

## EL ENFOQUE REAFIRMANTE

# CAPÍTULO 1

# Reafirme Su Figura en 3 Semanas: la premisa, la promesa y el programa

Casi 2 años después de dar a luz a mi hijo Jacob (y antes de desarrollar el programa Reafirme Su Figura en 3 Semanas), seguía sin poder abotonarme o cerrar la cremallera (zíper) de algunos de mis pantalones y faldas favoritos. Ya había perdido los kilos que aumenté durante el embarazo, pero algo le ocurrió a la forma de mi cuerpo. Parecía como si las pocas curvas que tenía en el pecho antes de ser mamá hubieran emigrado a mi cintura y a mis caderas después del bebé. De modo que aunque tenía el mismo peso, había aumentado de talla en algunas prendas. Yo sabía que no estaba sola por las cartas que había recibido de las lectoras de la revista *Prevention* y las frecuentes quejas y lamentos que había escuchado de las mujeres con las que había hablado.

Incluso para las mujeres que no han tenido hijos, estos cambios en la forma del cuerpo son un fenómeno bastante común que ocurre conforme vamos envejeciendo. Aunque la pesa (báscula) le indique el mismo peso y sus hábitos alimenticios y de ejercicio no hayan cambiado, puede que su cintura se esté ensanchando, que la ropa le empiece a quedar más apretada y que ciertas partes del cuerpo se vean más flácidas. Uno de los principales motivos por los cuales nos vamos "ablandando" conforme envejecemos es porque vamos perdiendo masa muscular. Esta pérdida de masa muscular no sólo es una amenaza para nuestra figura, sino que también lo es para nuestra salud. La buena noticia es que sí se puede hacer algo al respecto.

Independientemente de que siga batallando para deshacerse de esos kilos que le quedaron del embarazo o de kilos nuevos que han empezado a aparecer junto con los sofocos (bochornos, calentones), el programa Reafirme Su Figura en 3 Semanas de *Prevention* es la respuesta a las desventuras de su cuerpo. Los resultados son rápidos e inequívocos: usted los verá en el espejo, los sentirá con su ropa, los apreciará al notar que tiene un mayor nivel de energía y los adorará por los cumplidos que recibirá. ¡Se lo digo por experiencia!

## Éxito: semana tras semana

QUIZÁ SE ESTÉ preguntando si *realmente* puede reafirmar su figura en tan sólo 3 semanas. Si nunca antes se ha entrenado con pesas, se sorprenderá al ver lo rápido que responderá su cuerpo. Si va a seguir el programa completo de Reafirme Su Figura en 3 Semanas, puede esperar ver los siguientes resultados:

• Después de la Primera Semana: podrá levantar más peso, se sentirá más segura de sí misma y tendrá más energía.

• Después de la Segunda Semana: su cuerpo se sentirá más firme, especialmente los brazos y las pantorrillas, por lo que la ropa le empezará a quedar mejor y se sentirá más fuerte.

• Después de la Tercera Semana: habrá perdido de 3 a 6 libras (1.5 a 3 kg), habrá perdido varias pulgadas en sus medidas y se sentirá de maravilla.

## UN METABOLISMO MENGUANTE

Generalmente durante la treintena, o incluso desde la veintena en el caso de mujeres inactivas, empezamos a perder masa muscular, la cual sirve de combustible para el metabolismo del organismo. El metabolismo es todo el trabajo que hace su organismo y que requiere calorías (energía): mantenerse viva, pensar, respirar y mover sus músculos. Y el metabolismo desempeña un papel crucial en su peso, especialmente con el paso de los años. En algún momento durante la treintena, su tasa metabólica de reposo, es decir, el número de calorías que quema cada día sólo para mantenerse viva, empieza a hacerse más lenta alrededor de un 5 por ciento cada década. Esto significa que si consume unas 1,800 calorías al día y todavía puede entrar en ropa talla 10 cuando tiene 35 años de edad, es probable que tenga que empezar a comprar ropa talla 12 cuando tenga 45 años, aunque siga ingiriendo el mismo número de calorías. Y para cuando llegue a los 55 años. . . bueno, usted ya me entiende.

El culpable de que queme menos calorías es el mismo que hace que se "ablande" su figura: la pérdida de músculo. Cada libra (0.45 kg) de músculo que uno pierde provoca que se quemen hasta 30 calorías menos al día. A fines de la treintena y durante la cuarentena, las mujeres perdemos alrededor de $\frac{1}{2}$ libra (0.227 kg) de músculo al año,

## Los mejores "aplanapancitas"

PARA AVERIGUAR cuáles son los mejores ejercicios para tonificar el abdomen, unos investigadores de la Universidad Estatal de San Diego les pidieron a 31 personas de 20 a 45 años de edad que acostumbraban a hacer ejercicio tanto ocasionalmente como a diario, que hicieran 13 ejercicios específicos para la cintura y el abdomen. Mientras los voluntarios hacían los ejercicios, los investigadores medían el trabajo que realizaban los músculos abdominales (específicamente, el músculo conocido como recto del abdomen, que corre a lo largo del torso y es el "caballo de tiro" del cuerpo, y los músculos oblicuos, que son los músculos que corren a los lados de la cavidad abdominal que le permiten girar el cuerpo y estabilizar la pelvis). Luego, compararon el trabajo realizado con cada uno de estos ejercicios con los abdominales tradicionales.

El ejercicio casero que mayor puntuación obtuvo, la "bicicleta", fue hasta $2\frac{1}{2}$ veces más eficaz para ejercitar los oblicuos y al menos un 50 por ciento mejor para fortalecer el recto del abdomen en comparación con el abdominal tradicional. Entre otros ejercicios que mostraron ser eficaces estuvieron el abdominal con brazos extendidos y el abdominal sobre una pelota de estabilidad (también llamada pelota inflable para ejercicio o pelota suiza). A diferencia de muchos ejercicios abdominales, estos dos tipos de ejercicios abdominales aíslan específicamente los músculos abdominales en lugar de depender de los flexores frontales de la cadera para ayudar a realizar el movimiento, dice el investigador principal Peter Francis, Ph.D., director del laboratorio de biomecánica de la Universidad Estatal de San Diego.

Estos y otros ejercicios "aplanapancitas" son una parte importante del plan de acción reafirmante. Usted aprenderá a realizarlos a medida que vaya avanzando a lo largo de los 3 capítulos semanales que forman la base del programa. Y en tan sólo 3 semanas, notará que su abdomen estará más firme y le será más fácil abotonar sus pantalones de mezclilla (mahones, pitusa, *jeans*).

y esta pérdida puede duplicarse una vez que llega a la menopausia (debido a la falta de actividad y simple y llanamente, del envejecimiento). Si no tiene cuidado, para cuando cumpla 65 años de edad, es posible que haya perdido la mitad de su masa muscular y que su metabolismo esté quemando de 200 a 300 calorías menos al día.

Pero la pesa generalmente indica otra cosa. En lugar de bajar una libra de peso cada año a medida que vaya perdiendo masa muscular, generalmente va subiendo alrededor de una libra al año, lo que significa que usted está reemplazando 1 libra (0.45 kg) de músculo firme, compacto y quemador de calorías por 2 libras (0.90 kg) de grasa blanda y abultada cada año. Con razón le ha empezado a apretar su ropa, su cuerpo se ha empezado a ver más flácido y ahora está teniendo más dificultades para bajar de peso.

Este intercambio de músculo por grasa —también conocido como obesidad progresiva— es común conforme envejecemos. Y la grasa adicional eleva su riesgo de contraer enfermedades mortales, entre ellas enfermedades cardíacas, diabetes y algunos tipos de cáncer. Pero cada vez hay más investigaciones científicas que demuestran que esto sí se puede evitar.

## UNA FUENTE DE JUVENTUD

La verdad es que la mayoría de los cambios indeseables que van ocurriendo con la edad —menor fuerza, flacidez, problemas de salud, fallas en la memoria, una joroba de viuda— ocurren porque la mayoría de nosotras nos movemos menos conforme vamos envejeciendo. Esto en realidad es una noticia *excelente*, porque tiene una solución muy sencilla. Si usted aumenta su nivel de actividad desde ahora, puede ayudar a retardar, detener o incluso revertir muchos de estos cambios. El ejercicio es lo que más se aproxima a una fuente de juventud.

Como editora sénior de acondicionamiento físico de la revista *Prevention* e instructora certificada de acondicionamiento físico durante más de 10 años, constantemente reviso las últimas investigaciones científicas acerca del ejercicio, hablo con expertos destacados en la materia y compruebo por mí misma lo que el ejercicio puede hacer por las mujeres, yo incluida. Y ahora quisiera compartir con usted lo mejor de todo lo que he descubierto. He usado toda esa experiencia y conocimientos para desarrollar el programa Reafirme Su Figura en 3 Semanas.

Quizá le suene como un régimen dietético o programa de ejercicios muy drástico, pero no lo es. Muchas personas que desean bajar de peso o tonificar su figura quieren hacerlo rápidamente, a menudo para lucir bien en una boda u otra ocasión especial. Incluso aunque no esté buscando una solución rápida, una persona que quiere bajar de peso siempre está muy motivada al principio. Considere por un momento los propósitos de Año Nuevo. Según la Asociación Internacional de Raqueta, Gimnasios y Clubes Deportivos, durante el mes de enero de cada año, las membresías de los gimnasios aumentan en un 65 por ciento. Los estacionamientos están tan llenos que una tiene que dar vueltas hasta encontrar un lugar vacío y luego tiene que esperar su turno para usar los equipos. Pero ya para principios o mediados de febrero, generalmente puede estacionarse junto a la entrada y subirse de inmediato a la estera mecánica (caminadora, *treadmill*).

El programa Reafirme Su Figura en 3 Semanas aprovecha este estallido inicial de motivación y se asegura de producir resultados en tan sólo 3 semanas, para que usted tenga la inspiración necesaria para continuar con el programa. Yo *sé* que este método funciona, porque lo he visto funcionar con las dietas altas en proteínas y bajas en carbohidratos, como las dietas de Atkins y de South Beach. Las primeras 2 semanas de estas dietas son muy restrictivas, pero las personas ven resultados muy pronto. Por lo tanto, se sienten motivadas a continuar.

El programa Reafirme Su Figura en 3 Semanas es como un trampolín. La echa a andar, le da resultados y le brinda las herramientas que necesitará para seguir llevando una vida sana y activa.

## EL PLAN DE ACCIÓN REAFIRMANTE

Las sesiones de ejercicio de alta intensidad son el secreto para perder libras y pulgadas con rapidez. Pero no entre en pánico al escuchar las palabras "alta intensidad". Una sesión de ejercicio de alta intensidad no necesariamente significa que tendrá que correr millas y millas o inscribirse a una clase de *spinning* de una hora de duración. La intensidad es relativa. La misma sesión de ejercicio puede ser de alta intensidad para alguien que no tiene buena condición física o de baja intensidad para alguien que tiene una condición física moderada. Por lo tanto, sin importar su condición física, puede realizar una sesión de ejercicio de alta intensidad simplemente al impulsarse un poco más allá de lo que es cómodo para usted y el programa Reafirme Su Figura en 3 Semanas le enseñará cómo hacerlo con seguridad. Los resultados definitivamente valdrán la pena.

El ejercicio de alta intensidad puede quemar desde un 25 hasta un 75 por ciento más de calorías que el ejercicio de baja intensidad. Por ejemplo, si usted anda en bicicleta a un paso relajado durante ½ hora, quemará alrededor de 200 calorías, pero si anda en bicicleta a un paso vigoroso durante el mismo tiempo, quemará casi 350 calorías. Y seguirá obteniendo beneficios incluso después de que haya dejado de hacer ejercicio. Después de una sesión de actividad intensa, el número de calorías que quema puede mantenerse elevado durante un máximo de 15 horas, lo que significa que podría quemar 75 calorías adicionales al día.

A medida que vaya adquiriendo una mejor condición física, las actividades de intensidad moderada le resultarán más fáciles. Usted podrá hacer más durante el mismo tiempo y con el mismo esfuerzo, lo que se traducirá en todavía más calorías quemadas. Por ejemplo, si empieza caminando 2 millas (3 km) en una hora, quemará alrededor de 160 calorías. Pero conforme v? mejorando su condición física, podrá ca? 3 millas (5 km) en una hora con el mi? zo y aumentará la cantidad de c?' en un 50 por ciento.

Además, los estu?' mostrado que ? física, más? Parece ser ? vas necesitan por lo que su c?

## ¡No tema! No terminará luciendo como Mr. Universo

SI TODO lo que hemos hablado acerca de formar más músculo con el entrenamiento de fuerza la está poniendo nerviosa, relájese. Si tiene más de 40 años, ya lleva muchos años perdiendo músculo, de modo que lo más probable es que sólo vaya a reemplazar lo que alguna vez tuvo (cuando era más joven y más delgada).

El músculo es más compacto que la grasa, entonces esos kilos adicionales la harán lucir más delgada, más pequeña y más firme. Y no terminará con músculos grandes y abultados. Las mujeres no tienen una cantidad suficiente de hormonas masculinas, como la testosterona, para que sus músculos puedan abultarse y aumentar de tamaño. Si se está imaginando que va a terminar luciendo el cuerpo de una fisicoculturista, entonces considere esto: la mayoría de ellas pasan alrededor de 4 horas al día en el gimnasio, siguen una dieta muy estricta y, en muchos casos, necesitan además otro empujoncito con esteroides artificiales. Con el programa Reafirme Su Figura en 3 Semanas, ¡lo único que ocurrirá es que perderá grasa, tonificará sus músculos y lucirá de maravilla!

---

quemando más calorías, para absorber lo que comen. ¡Otra noticia maravillosa!

La intensidad no aplica solamente a las actividades aeróbicas. En el entrenamiento de fuerza, usted puede quemar hasta el triple de calorías con menos repeticiones si usa una pesa más pesada.

Además de las sesiones de ejercicio de alta intensidad, el programa Reafirme Su Figura en 3 Semanas también incorpora otro principio del entrenamiento llamado periodización. Si quiere lograr cambios positivos en su cuerpo, entonces ne que cambiar sus sesiones de ejercicio con fre- cia. Ese es el fundamento del entrenamiento dizado. Si varía el tipo de ejercicios que hace en en que los hace, varía también el peso a y el número de repeticiones que rea- si varía la frecuencia con la que hace n la que descansa, sus músculos

pronto la recompensarán con una mayor fuerza y una mejor figura. En un estudio de investigación, los investigadores hicieron un seguimiento de 24 mujeres a lo largo de un programa de entrenamiento de resistencia de 6 meses de duración. El grupo de mujeres que realizó series múltiples periodizadas registró una pérdida del 7 por ciento de su grasa corporal y un aumento de más de 7 libras (3 kg) de músculo bellamente tonificado. Estos resultados fueron más del doble de lo que registró el grupo de mujeres que realizó una rutina de una sola serie de ejercicios.

El programa Reafirme Su Figura en 3 Semanas aplica estos dos principios del entrenamiento —intensidad y periodización— a dos tipos de ejercicio muy populares —el entrenamiento de fuerza y caminar— para ayudarla a acelerar los motores quemadores de calorías de su organismo y tonificarlo con rapidez. ¡Yo los he usado todos para lograr que me volvieran a quedar mis faldas y pantalones favoritos y para reafirmar mi figura después de pasar 4 meses sentada escribiendo este libro!

## EL ENTRENAMIENTO DE FUERZA PARA LOGRAR UNA FIGURA FABULOSA

El entrenamiento de fuerza, es decir, trabajar los músculos contra alguna resistencia como una mancuerna (pesa de mano), es la clave para

## Reafirme su figura y evite las enfermedades

POR SUPUESTO, LUCIR Y sentirse bien son muy buenas razones para probar el programa Reafirme Su Figura en 3 Semanas. Pero los beneficios que obtendrá al seguir este programa no sólo serán estéticos. Este programa también le puede ayudar a combatir enfermedades. Estos son sólo algunos ejemplos de lo que el ejercicio puede hacer para ayudarle a disminuir su riesgo de padecer o a aliviar seis afecciones comunes.

**Diabetes.** En el Estudio Finlandés de Prevención de la Diabetes, las personas que hacían la mayor cantidad de ejercicio —hasta 4 horas a la semana— presentaron un riesgo un 80 por ciento menor de contraer diabetes, aunque no hubieran perdido peso.

**Cáncer.** Según la Sociedad Estadounidense contra el Cáncer, puede disminuir en un 50 por ciento su riesgo de contraer o morir de cáncer de colón si realiza algún tipo de actividad durante al menos 30 minutos la mayoría de los días.

**Enfermedades cardíacas.** Un estudio de investigación realizado en la Universidad de Harvard mostró que las mujeres que caminaban a una velocidad de al menos 3 millas (5 km) por hora durante al menos 3 horas a la semana, redujeron su riesgo de contraer enfermedades cardíacas en un 40 por ciento.

**Osteoporosis.** Según las investigaciones médicas, las mujeres pueden empezar a perder hueso incluso desde mediados de la treintena. A medida que una mujer vaya envejeciendo, esta pérdida ósea se va acelerando, y puede llegar a perder incluso hasta un 20 por ciento de hueso durante los 5 a 7 años posteriores a la menopausia. Afortunadamente, en un estudio de investigación se encontró que las mujeres posmenopáusicas podían aumentar su densidad ósea al levantar pesas tan sólo dos veces a la semana durante un año.

**Artritis.** El ejercicio puede aliviar el dolor, reducir la cantidad de medicamentos que requiere tomar para esta afección y ayudarle a evitar la cirugía de reemplazo de articulaciones en el futuro. Algunos estudios de investigación también han mostrado que el ejercicio aeróbico, como caminar, puede disminuir la inflamación en algunas articulaciones.

**Depresión.** Los estudios de investigación han mostrado que hacer tan sólo 10 minutos de ejercicio al día puede elevar el nivel de energía y disminuir la tensión hasta una hora después. Y menos de una hora a la semana de alguna actividad moderada puede aliviar la depresión profunda tan bien como los medicamentos antidepresivos y con un efecto duradero.

detener la pérdida muscular y mantener un metabolismo acelerado. (Para más información acerca de los beneficios de este tipo de ejercicio , vea el Capítulo 9, "Entrenamiento de fuerza: El arma secreta reafirmante", que comienza en la página 370). El programa Reafirme Su Figura en 3 Semanas combina dos tipos de sesiones para aumentar la fuerza: el levantamiento de pesas tradicional usando mancuernas y el Acondicionamiento Fundamental, el cual utiliza el propio peso de su cuerpo y contracciones musculares isométricas (manteniendo una posición específica durante cierto tiempo).

Las sesiones de levantamiento de pesas van dirigidas a sus brazos, piernas, hombros, pecho y parte superior de la espalda, mientras que las sesiones de Acondicionamiento Fundamental se centran en sus músculos abdominales, baja espalda, caderas y glúteos. Usted hará cada sesión tres veces a la semana. Durante este programa de 3 semanas, la rutina cambiará (el principio de periodización) de modo que tenga que realizar ejercicios diferentes, hacer más o menos repeticiones, variar la velocidad de las repeticiones o levantar pesas más pesadas (el principio de intensidad). Al hacer todos estos cambios, sus músculos seguirán trabajando y tendrán que seguir superando retos constantemente, haciendo que se fortalezcan y tonifiquen con rapidez.

Y para verdaderamente ponerse a quemar grasa, hará tres series de cada ejercicio de entrenamiento de fuerza. Cuando unos investigadores de la Universidad de Maryland en College Park compararon a 17 mujeres que hacían una serie de ejercicios de resistencia con 18 mujeres que hacían tres series, encontraron que ambos grupos adquirieron una fuerza similar, pero que en

el grupo que realizó tres series, la grasa corporal había disminuido un 25 por ciento en comparación con una disminución del 16 por ciento en el grupo que sólo realizó una serie. Levantar pesas es una actividad que requiere muchas calorías y cuando hace tres series, el número de calorías que quema puede triplicarse y esto es importante para quemar grasa.

## UNA NUEVA FIGURA, PASITO A PASITO

Si alguien me preguntara cuál es el tipo de ejercicio más perfecto, probablemente respondería caminar. Caminar es fácil, cómodo y barato. Casi cualquier persona con cualquier nivel de habilidades puede caminar, desde nuestras abuelas hasta nuestros hijos. Caminar es algo que se puede hacer prácticamente en cualquier lugar y en cualquier momento. Además, tiene las menores tasas de abandono y de lesiones de todos los programas de ejercicio. Por todo esto, caminar es uno de los componentes clave del programa Reafirme Su Figura en 3 Semanas.

Es cierto que otros tipos de ejercicio, como correr, andar en bicicleta y nadar, hacen que una persona queme más calorías por minuto. Pero los estudios de investigación han mostrado que las personas que siguen un programa de caminatas en general no lo abandonan, mientras que aquellas personas que empiezan a realizar otra actividad tienden a darse por vencidas al cabo de unos cuantos meses. Tal vez esto se deba a que caminar nos hace sentir muy bien. Todas sabemos que el ejercicio puede mejorar nuestro estado de ánimo y nuestra sensación de bienestar. Pero en comparación con las personas que hacen otro tipo de ejercicio, quienes se sienten mejor *después* de una sesión de ejercicio, las personas que caminan reportan sentirse mejor *mientras* están haciendo ejercicio. Al elegir una actividad que la haga sentirse bien mientras la está haciendo y no sólo cuando ha terminado de hacerla, tendrá una mayor probabilidad de no abandonarla.

Pese a todos esos beneficios, cada mes recibo mensajes por correo electrónico o cartas de mujeres que dicen: "Camino todos los días, pero no estoy bajando de peso". Debido a que caminar es una actividad cómoda y familiar y que a la mayoría de nosotras no nos gusta esforzarnos más allá de nuestros límites, es probable que estas mujeres no estén caminando con la suficiente intensidad como para obtener los resultados que desean. Por este motivo, el plan de caminatas reafirmantes incorpora caminatas de velocidad y de intervalos de mayor intensidad, así como caminatas más fáciles y de intensidad moderada.

Al introducir episodios breves de actividad intensa en su caminata normal, no sentirá que se está matando, reducirá su riesgo de sufrir una lesión y quemará más calorías, ayudándola a reafirmar su figura rápidamente. En un estudio de investigación, un grupo de personas hizo ejercicio 5 días a la semana a la frecuencia cardíaca objetivo durante un máximo de 45 minutos. Otro grupo hizo ejercicio durante el mismo tiempo, sólo que alternaron intervalos durante los que aumentaron la intensidad tan sólo 5 latidos por encima de su frecuencia cardíaca objetivo con intervalos en que disminuyeron la intensidad a 5 latidos por debajo de la misma. Al cabo de 10 semanas, el grupo que alternó intervalos de alta y baja intensidad perdió más del triple del peso que perdieron las personas que hicieron ejercicio a una intensidad constante.

Este tipo de entrenamiento también ayuda a combatir el aburrimiento y la fatiga.

## NO SÓLO DEL EJERCICIO VIVE UN CUERPO TONIFICADO

El ejercicio simplemente no es suficiente para reafirmar su figura y ayudarla a mantenerse así. Sus hábitos alimenticios, es decir, su plan dietético, es tan importante como su rutina de ejercicio. Por esta razón, uno de los principales componentes del programa Reafirme Su Figura en 3 Semanas es un plan alimenticio que le indica qué, cuándo y cuánto comer.

¿Realmente marca tanta diferencia lo que uno come? Voy a contestar esa pregunta con un simple ejercicio de matemáticas: si usted pesa 130 libras (59 kg) y hace ejercicio en una bicicleta estacionaria durante 30 minutos a un paso moderado (un paso al que *verdaderamente* se ponga a sudar), su organismo quemará 173 calorías. Pero como usted no sabe cuántas calorías quemó, pensará que se ha ganado el derecho de comerse una deliciosa rebanada de pay de manzana que contiene la impresionante cantidad de 410 calorías. ¡No sólo no quemó las calorías que ingirió al comerse el pay, sino que ingirió 237 calorías adicionales!

Esa es la razón obvia por la cual comer los alimentos equivocados —o una cantidad exagerada de *cualquier* alimento— puede hacer que todos sus esfuerzos por reafirmar su figura sean en vano. Pero existe otra razón no tan evidente pero igualmente importante por la que debemos evitar comer en exceso para poder mantenernos en un peso saludable: comer en exceso, aunque comamos alimentos saludables, puede hacer que nuestro organismo tenga más dificultades para quemar grasa. Ciertos estudios de investigación preliminares en animales sugieren que comer en exceso crónicamente puede hacer que las células adiposas se vuelvan menos sensibles a la epinefrina, que es una hormona que se libera durante el ejercicio y que normalmente les indica a las células adiposas que vacíen su contenido. Así

que, sin importar cuánto ejercicio haga, es posible que no pueda quemar grasa de manera eficiente si come en exceso con demasiada frecuencia.

Ahora bien, es importante que se dé cuenta de que no dije que *nunca* debe consentirse. De hecho, el plan alimenticio reafirmante permite que se consienta a diario. Este plan alimenticio limita el número de calorías que ingiere sin de-

## *Historia de éxito de la vida real*

Seis meses antes de su boda, Lisa (Getz) Trollinger de Allentown, Pensilvania, empezó a buscar su vestido de novia. "Me dio tremenda pena al descubrir que la única talla que me quedaba bien era la 16", dice. Cuando encontró un vestido que le gustó, lo ordenó dos tallas más chico. Esa misma semana, hizo el compromiso de bajar de talla siguiendo el programa de nuestra revista, *Prevention*.

En tan sólo 3 semanas, perdió casi 4 libras (2 kg) y 2½ pulgadas (6 cm). "Dos meses después, llegó mi vestido de novia talla 12. Sin embargo, todavía no lograba abotonarlo y sabía que la vendedora estaba pensando que me había fijado una meta demasiado alta —dice Lisa—. Pero cuando me lo volví a probar de nuevo un mes antes de mi boda, ¡hasta le tuvieron que meter un poco a mi vestido!"

"¡Imagine empezar un programa de entrenamiento de fuerza a los 45 años, después de haber sido una persona sedentaria y haber tenido sobrepeso toda la vida, y bajar de 168 libras (76 kg) a 144 libras (65 kg) en 6 meses! Yo me veía y me sentía de maravilla el día de mi boda".

Y 6 años más tarde, Lisa había perdido 6 libras (3 kg) más y ahora le es fácil mantener su nueva figura. "Este programa me enseñó lo fácil y eficaz que es el entrenamiento de fuerza. Yo nunca hubiera pensado que sería capaz de levantar pesas —dice—. Ahora levanto pesas dos o tres veces a la semana. Me llena de energía, me ayuda a mantener el tono muscular y me permite mantenerme en un peso constante, incluso a pesar de que me encanta el pan con mantequilla. Las únicas herramientas que necesita para mantenerse joven son un par de mancuernas (pesas de mano)".

jarla con hambre o sintiéndose privada. Se centra en los cereales integrales, frutas y verduras con un alto contenido de fibra para que usted se sienta satisfecha; en alimentos proteínicos con un bajo contenido de grasa saturada, como carnes magras, aves, pescado y huevo para que se sienta satisfecha durante más tiempo; y en productos lácteos bajos en grasa para aumentar su consumo de calcio, ya que se ha demostrado que el calcio ayuda a facilitar la pérdida de peso y a mantenerse delgada.

Me he asegurado de que todas las recetas sean rápidas y fáciles de preparar, para que no se sienta tentada a saltarse esta parte vital del programa porque sea demasiado trabajo. (Incluso he incorporado sugerencias para elegir comida rápida y comida de restaurante que funcionen dentro del plan, para que pueda mantenerse centrada en reafirmar su figura cuando vaya de compras o cuando salga a comer con su esposo o su familia). Lo mejor de este plan es que incluye muchas alternativas. Puede seguir los menús diarios que se incluyen en los capítulos semanales (3, 4 y 5) o puede elegir una de las comidas y meriendas (refrigerios, tentempiés) del Capítulo 7, "Comidas combinadas", para elaborar sus propios menús.

## REAFIRME SU ACTITUD

A fin de cuentas, el éxito o fracaso de cualquier plan de ejercicio y dieta que pruebe depende de su actitud y no sólo de los alimentos que elija comer o del tipo de ejercicio que escoja hacer. Por lo tanto, a lo largo de este libro, me he centrado no sólo en reafirmar su cuerpo, sino también su actitud y su motivación. Aquí encontrará historias de éxito de personas reales que la inspirarán, cientos de sugerencias para ayudarla a mantener la mentalidad que la llevará a lograr su meta y capítulos especialmente escritos para mejorar su actitud y aumentar su motivación.

## REAFIRME SU FIGURA PARA SIEMPRE

¿Y qué va a pasar *después* de que haya terminado con el programa de 3 semanas? Para seguir teniendo un cuerpo firme, tiene que seguir luchando, es decir, haciendo los ejercicios de resistencia con pesas, caminando y cuidando las calorías que consume. Por esto, he dedicado toda una sección de este libro (la Quinta Parte, "Lo que debe hacer después de reafirmar su figura") a ayudarla a mantenerse por el camino que la llevará a toda una vida de buena forma física.

En esta sección, encontrará mi plan para mantener su nueva figura, consejos para regresar al camino cuando "se haya desviado un poco" (a todas nos pasa de vez en cuando) y maneras de evitar el aburrimiento y de disfrutar al máximo el camino hacia el cuerpo que ha añorado tener.

# SEGUNDA PARTE

## EL PLAN DE ACCIÓN REAFIRMANTE

# CAPÍTULO 2

# Comencemos

Yo recomiendo empezar el programa Reafirme Su Figura en 3 Semanas en domingo porque la mayoría de nosotras tenemos un horario un poco más flexible durante los fines de semana. Por lo tanto, hay una mayor probabilidad de que tenga tiempo el sábado para ir a comprar comida y cualquier otra cosa que pueda necesitar (como un par de tenis para caminar o mancuernas/pesas de mano), será menos probable que se salte su primera sesión de ejercicio y se sentirá de maravilla el lunes en la mañana por haber completado el primer día del programa. Sin embargo, es importante que tenga presente que para que este programa le funcione a usted, tiene que poder acomodarlo en su rutina diaria. Por lo tanto, debe empezarlo en el día que mejor se adapte a su horario.

A continuación está la lista de cinco cosas que debería hacer antes de comenzar.

## TAREA Nº 1: COMPRE COMIDA

Revise los menús de la Primera Semana que aparecen en el Capítulo 3. Estos menús y listas de compra se basan en una dieta de 1,700 calorías al día, que incluye el desayuno, el almuerzo, la cena y dos meriendas (refrigerios, tentempiés) saludables, además de un gustito para consentirse cada día. Si usted quiere ingerir todavía menos calorías (no le recomendamos que consuma menos de 1,500), vea la página 316 del Capítulo 6, "Fundamentos científicos del plan alimenticio reafirmante", donde le diremos algunas maneras saludables de hacerlo. Si no le agrada alguno de los alimentos en particular, puede sustituirlo por otro. (Revise el Capítulo 7, "Comidas combinadas", donde le damos muchas alternativas saludables y bajas en calorías). Sólo recuerde que si altera el menú, también tendrá que ajustar la lista del supermercado. Y luego vaya al supermercado y compre toda la comida que vaya a necesitar durante la semana.

También notará que hemos incluido algunas vitaminas en la lista del supermercado para la Primera Semana. Para que se asegure de consumir todos los nutrientes que necesita, le recomendamos que tome un suplemento multivitamínico y de minerales diario que contenga el 100 por ciento de la Cantidad Diaria Recomendada de la mayoría de los nutrientes, además de 100 a 500 miligramos de vitamina C y 500 miligramos de calcio si tiene menos de 50 años de edad. Si tiene 50 años o más, tome dos dosis de 500 mili-

gramos de calcio (por ejemplo, en la mañana y en la noche).

## CÓMO ELEGIR LOS INGREDIENTES EN EL SUPERMERCADO

Puede que en su primera ida al supermercado tenga que pasar un poco más de tiempo allá de lo usual. Tendrá que leer etiquetas y comparar distintas marcas para encontrar artículos específicos. Sin embargo, sus siguientes viajes al supermercado serán más rápidos a medida que se vaya familiarizando con los productos. Además, algunos de los productos enlatados o congelados que compre para la Primera Semana le alcanzarán para los menús de la Segunda y Tercera Semanas.

Primero, lea rápidamente todas las recetas. Decida qué es lo que prefiere cuando se le dan varias opciones a escoger (por ejemplo, una manzana en lugar de una pera). Si no le agrada alguna comida o merienda sugerida, elimínela de la lista, pero también asegúrese de eliminarla de su lista del supermercado. Sencillamente sustitúyala por otra comida o merienda del Capítulo 7, "Comidas combinadas".

Aquí le damos algunas sugerencias para que sus idas al supermercado sean todo un éxito. Si desea consultar algunas recomendaciones específicas de marcas, vea la página 327 en el Capítulo 7, "Comidas combinadas".

• Antes de partir por primera vez al supermercado, fíjese en lo que ya tiene en casa. Es probable que pueda eliminar unas cuantas cosas de su lista, como pimienta negra y extracto de vainilla. No se preocupe por comprar las cantidades exactas que se especifican en la lista. Por

# Sugerencias para ahorrar tiempo en la cocina

SE QUEDÓ TARDE EN EL TRABAJO, está hambrienta y agotada y lo único que quiere hacer es llegar a relajarse y que alguien le sirva una cena que ya esté preparada. Pero cuando llega a casa, se da cuenta de que necesita descongelar la carne incluso antes de poder empezar a prepararla. Antes de que se empiece a comer la mesa con todo y patas (y todo lo demás que encuentre en su despensa), hojee rápidamente las cenas que se sugieren en los tres capítulos semanales (3, 4 y 5) y en el Capítulo 7, "Comidas combinadas", y elija algo que requiera poca preparación. O mejor aún, planee sus comidas con anticipación poniendo en práctica algunas de las siguientes sugerencias fáciles para descongelar los ingredientes congelados. Pronto descubrirá que un poco de planeación es de gran ayuda para simplificarse la vida... y reafirmarse la figura.

- Descongele las bayas congeladas poniéndolas en el refrigerador desde la noche anterior o, para descongelarlas rápidamente, use la función de descongelado de su horno de microondas.

- Para tener siempre pan suave y fresco, guárdelo en el congelador en una bolsa de plástico bien sellada. Pase el pan que vaya a necesitar a otra bolsa de plástico bien sellada y déjelo sobre el mostrador desde la noche anterior para que se descongele. También puede descongelar cada ración que se vaya a comer en el horno de microondas. Se sorprenderá al ver cuánto tiempo le durará el pan y podrá saborear hasta la última migaja suave.

- Siempre descongele carne o pescado congelado en el refrigerador y *nunca* en el lavabo o el mostrador de la cocina. Una vez que su carne haya permanecido en el refrigerador durante 3 días, cuézala o deséchela, ya que después de este período, la carne empieza a presentar bastante crecimiento bacteriano. También puede descongelar la carne en un horno de microondas, pero vigílela bien para evitar que se empiece a cocer.

- Si usa parte de una lata de sopa o caldo de verduras en una receta, vierta el sobrante inmediatamente a una charola para hacer cubos de hielo y congélelo para usarlo en el futuro.

ejemplo, si usted ya tiene una lata de frijoles (habichuelas) negros de 16 onzas y en la lista viene indicada una lata de 15½ onzas, esencialmente tiene la misma cantidad. Elija el tamaño más cercano posible a lo que venga especificado y pase a lo siguiente. Si usted se siente más tranquila cambiando su lista del supermercado de modo que refleje algunas diferencias sutiles en las cantidades (particularmente si está enviando a otra persona al supermercado), por favor hágalo.

- Cuando esté escogiendo productos lácteos, asegúrese de verificar su fecha de caducidad. Se puede llevar una sorpresa muy desagradable si no tiene cuidado. ¡Una vez yo compré requesón que llevaba más de 2 meses en los estantes! Si se toma un momento para verificar las fechas, se puede ahorrar muchos problemas después.

- Elija productos enlatados –incluyendo tomates (jitomates) enlatados, pasta de tomate y verduras– en cuya etiqueta diga "*no salt added*" (sin sal adicional) o "*lower sodium*" (bajo en sodio). En el caso de las sopas enlatadas, elija las sopas cuyas etiquetas digan "*low-sodium for sodium-restricted diets*" (bajas en sodio para dietas restringidas en sodio) siempre que le sea posible. Las sopas cuyas etiquetas simplemente digan "*light*" (contenido ligero de sodio) o "*less sodium*" (reducidas en sodio) tienen un contenido de sodio que sigue siendo demasiado alto. Las sopas bajas en sodio para dietas restringidas en sodio que recomendamos en nuestras recetas generalmente se pueden encontrar en el pasillo del supermercado donde venden los alimentos dietéticos. La salsa de espagueti que elija deberá contener no más de 400 miligramos de sodio por cada ración de ½ taza.

- Busque fruta enlatada empacada en jugo o agua. Las versiones "*lite*" sí contienen algo de azúcar.

- Usted notará que en algunas recetas se le pide que enjuague los productos enlatados. Para hacer esto, vierta el contenido de la lata sobre una coladera y enjuáguelo con agua fría durante 2 ó 3 minutos para eliminar algo del sodio excedente. Los frijoles (habichuelas), las verduras, el atún y las frutas enlatadas tendrán un mejor sabor si los enjuaga antes de agregarlos a la receta. Asegúrese de escurrir todo el agua antes de agregarlos.

- Pruebe el queso llamado queso de granjero (*farmer's cheese*) porque tiene menos grasa saturada que el queso crema de grasa reducida al 50%.

## P&R EL MEJOR MOMENTO PARA HACER EJERCICIO

P. ¿Cuál es la mejor hora del día para hacer ejercicio?

R. Esto varía de una persona a otra. Usted necesita escoger la hora a la que estará más dispuesta a hacer ejercicio y también la hora que mejor le acomode. Necesita incluir sus sesiones de ejercicio en el momento que le resulte más conveniente en su rutina diaria, porque de otro modo, otras cosas siempre acabarán por tener preferencia sobre el ejercicio. Yo no soy una persona a quien le agrade levantarse temprano en la mañana, entonces, si es antes de las 9:00 A.M., siempre voy a escoger quedarme en la cama en vez de ponerme mis tenis y salir a caminar. Para mí, la hora del almuerzo es el momento perfecto para hacer mi sesión de entrenamiento de fuerza. Es rápida y no me hace sudar mucho, así que no tengo que ducharme después. Y como soy ave nocturna, salgo a caminar o me monto en mi estera mecánica (caminadora, *treadmill*) después de que se ha dormido mi hijo. El número de calorías que quemará o la rapidez con la que verá resultados no se ven considerablemente afectados por la hora del día que elija para hacer ejercicio. Lo importante es que lo haga.

## TAREA Nº 2: EQUÍPESE

A continuación le decimos lo que necesitará para la parte de ejercicio del programa. Asegúrese de tener todo antes de comenzar.

• Un buen par de tenis y calcetines (medias) para caminar (si necesita sugerencias para saber cuáles comprar, vea la página 379)

• Mancuernas (pesas de mano) (vea la página 25 para determinar el nivel apropiado para usted)

• Nivel Nº 1: 3, 5 y 10 libras

• Nivel Nº 2: 5, 8 y 12 libras

• Nivel Nº 3: 5, 8, 10 y 15 libras

Estos son lineamientos generales. Usted debe usar el peso que le permita hacer bien el ejercicio durante el número recomendado de repeticiones y de modo que se le dificulte hacer la última o las dos últimas repeticiones. Si puede hacer el número recomendado de repeticiones y sigue sintiendo como si todavía pudiera hacer unas cuantas más, entonces necesita usar mancuernas más pesadas. Cuando empiece a levantar más peso, si no puede completar toda una serie con la pesa más pesada, entonces haga el mayor número de repeticiones que pueda y luego termine la serie con una pesa más ligera. Con el tiempo podrá hacer la serie completa con la pesa más pesada y se evitará el gasto y el amontonadero de pesas por comprar juegos de mancuernas en incrementos de 1 libra.

## TAREA Nº 3: PROGRAME SUS SESIONES DE EJERCICIO

Sus sesiones de ejercicio deben formar parte de su horario normal diario. A continuación presentamos una descripción general del programa; las sesiones de ejercicio deberán llevarle no más de una hora al día. Usted aprenderá a hacer cada serie de ejercicios en los 3 capítulos semanales siguientes.

Si un itinerario de 7 días a la semana le parece apabullante, he incluido sugerencias en la página 24 para ayudarle a ajustar sus sesiones de ejercicio de modo que pueda completarlas en 5 ó 3 días a la semana. Elija el itinerario que mejor se adapte a su estilo de vida, ¡y échese a andar!

### PROGRAMA PARA HACER EJERCICIO 7 DÍAS A LA SEMANA

| | Ejercicio aeróbico | Entrenamiento de fuerza |
|---|---|---|
| **Domingo** | Caminata fácil | Levantamiento básico de pesas |
| **Lunes** | Caminata por intervalos | Acondicionamiento Fundamental |
| **Martes** | Caminata fácil | Levantamiento de pesas con muchas repeticiones* |
| **Miércoles** | Caminata por intervalos | Acondicionamiento Fundamental |
| **Jueves** | Caminata fácil | Levantamiento de pesas pesadas* |
| **Viernes** | Caminata de velocidad | Acondicionamiento Fundamental |
| **Sábado** | Caminata larga | Descanso |

*Durante la Primera Semana, haga una sesión de levantamiento básico de pesas en vez

## LOS COMPONENTES DE LAS SESIONES DE EJERCICIO

¿Cuál es la diferencia entre una caminata fácil y una caminata por intervalos? ¿O entre el levantamiento básico de pesas y el levantamiento de pesas con muchas repeticiones? A continuación se lo explicaremos.

### Las caminatas

**Caminata fácil.** Esto no significa que salga a pasear tranquilamente. Esta caminata es "fácil" porque no tiene que pensar en nada o esforzarse por caminar más aprisa o por recorrer una mayor distancia. Sólo salga a caminar y camine a un paso moderado, como si tuviera que llegar a algún lugar. Su respiración deberá acelerarse un poco, pero todavía deberá ser capaz de conversar mientras camina.

**Caminata por intervalos.** En los días que haga este tipo de caminata, tendrá que acelerar el paso durante períodos breves que podrán durar desde 30 segundos hasta 3 minutos. Entre cada uno de estos intervalos, caminará a un paso moderado para recuperar el aliento y luego volverá a acelerar el paso. Durante estos episodios de mayor velocidad, usted quemará más calorías en comparación con el número de calorías que quemaría si sólo continuara caminando al mismo paso.

Durante la fase moderada de la caminata, debe sentir que está ejercitándose a un nivel de esfuerzo de 6 ó 7 (con base en una escala de es-

## Determine el nivel de esfuerzo adecuado

CUANDO HACE EJERCICIO, casi siempre debe sentir como si estuviera esforzándose a un nivel de 5 a 7 en una escala del 1 al 10. En el entrenamiento por intervalos, debe aumentar la intensidad del ejercicio a un nivel de 8 ó 9 durante períodos cortos. A continuación se da una descripción de cada nivel.

**Nivel Nº 1:** ver la televisión

**Nivel Nº 2:** quehaceres domésticos ligeros

**Nivel Nº 3:** hacer trabajos ligeros en el jardín

**Nivel Nº 4:** caminar mirando los escaparates de las tiendas

**Nivel Nº 5:** caminar plácidamente y conversar con una amiga al mismo tiempo

**Nivel Nº 6:** salir a caminar con la intención de hacer ejercicio, pero aún es fácil conversar

**Nivel Nº 7:** caminar aprisa para llegar a una cita; la conversación se limita a unas cuantas frases cortas

**Nivel Nº 8:** caminar a toda velocidad porque está a punto de dejarla el autobús (guagua, camión), sólo puede contestar "sí" o "no"

**Nivel Nº 9:** correr para alcanzar el autobús que ya se está yendo; un paso que no se puede sostener durante más de 90 segundos

**Nivel Nº 10:** correr detrás del autobús para alcanzarlo después de darse cuenta que dejó su cartera (bolsa) ahí; después de 30 segundos, ya no puede más

fuerzo percibido del 1 al 10, donde 1 equivale a nada de esfuerzo). Durante la fase de mayor velocidad, deberá sentir que está en un nivel de esfuerzo de 8 ó 9. A este paso, se le deberá dificultar sostener una conversación mientras camina.

**Caminata de velocidad.** Después de calentar durante 5 minutos, tendrá que escoger una ruta que tarde alrededor de 10 minutos en recorrer caminando a un paso acelerado. Esto podría ser una vuelta a la manzana, o bien, podría caminar en un sentido durante 5 minutos y luego darse la vuelta y caminar de regreso. Si elige la segunda opción, tome nota del punto donde tenga que dar la vuelta, porque usará ese mismo punto como referencia durante las semanas siguientes. Cada semana, deberá esforzarse por caminar un poco más aprisa para que pueda recorrer la misma distancia en menos tiempo.

**Caminata larga.** Esta es su sesión de ejercicio de resistencia. Después de calentar, camine a un paso que pueda mantener durante el tiempo recomendado. A medida que vaya avanzando, podrá caminar a un paso un poco más lento, pero empiece al mismo ritmo que haya usado para sus caminatas fáciles. Céntrese en caminar durante el tiempo recomendado y no en la velocidad a la que camine.

### Las pesas

**Levantamiento básico de pesas.** En todas las rutinas con pesas que recomendamos se usan mancuernas (pesas de mano) y se ejercitan los brazos, los hombros, el pecho, la parte superior de la espalda, las piernas y los glúteos. Para esta rutina en particular, usará pesas con las que pueda completar de 10 a 12 repeticiones

cada vez. Estas repeticiones deben hacerse con lentitud: alrededor de 3 segundos para levantar la pesa, una pausa de 1 segundo y otros 3 segundos para bajar la pesa.

**Acondicionamiento Fundamental.** Esta rutina de ejercicios va dirigida específicamente a sus músculos abdominales, baja espalda, caderas y trasero. Todos estos son importantes para mantener una buena postura y conforman su "núcleo", es decir, sus músculos fundamentales; de ahí el nombre de la rutina. No necesitará las mancuernas para esta rutina. En vez de eso, se esforzará contra la resistencia que ofrece el peso de su propio cuerpo y manteniendo posturas en contracciones isométricas.

**Levantamiento de pesas con muchas repeticiones.** Esta rutina de ejercicios es similar a la rutina de levantamiento básico de pesas, pero tendrá que hacer más repeticiones. Sin embargo, no le llevará más tiempo completar la rutina. Aquí, usted alternará entre las repeticiones básicas y las repeticiones rápidas, llamadas pulsos, las cuales se hacen en un rango de movimiento más corto. Empiece con el mismo peso que usa para la rutina básica. Si le empiezan a pesar demasiado cuando esté haciendo las repeticiones, cámbielas por pesas más ligeras a la mitad de la serie y termine la serie.

**Pesas pesadas.** Para hacer esta rutina de ejercicios, empiece con pesas más pesadas; necesitará completar sólo de 4 a 6 repeticiones de cada ejercicio. Los ejercicios se agrupan en pares, es decir, dos ejercicios para cada una de las partes principales del cuerpo. En general, el primer ejercicio aislará un músculo específico y el segundo ejercicio ejercitará todo el grupo de músculos. Esta forma de ejercitar los músculos logra que se fatiguen con mayor eficacia, lo cual es una de las claves para fortalecer y hacer crecer los músculos con mayor rapidez. En semanas posteriores y en las sesiones de ejercicio de nivel más elevado, también tendrá que agregar algunos brincos para aumentar la intensidad del ejercicio, mejorar su agilidad y fortalecer sus huesos.

## HAGA UN ESPACIO EN SU HORARIO

Este es un itinerario de ejercicio bastante ambicioso que le garantiza los mejores resultados en tan sólo 3 semanas. Pero como ya sabrá, siempre pasan cosas en la vida. Ya sea porque se tenga que quedar tarde a trabajar, porque tenga que llevar a los niños a sus clases de baile o al entrenamiento de fútbol, porque tenga que conseguir a alguien que venga a reparar algo en su casa o por un sinfín de distracciones más, a veces le será imposible completar todas las sesiones de ejercicio, aunque tenga la mejor intención de hacerlas. No hay problema. Las sesiones de ejercicio han sido diseñadas de modo que sean flexibles. He aquí algunas de sus opciones.

• Puede dividir las sesiones de ejercicio aeróbico y de entrenamiento de fuerza. Haga una en la mañana y la otra a media tarde o en la noche.

• Si no se puede comprometer a hacer ejercicio todos los días, procure hacer ejercicio cuando menos 5 días a la semana. Se puede saltar una sesión de Acondicionamiento Fundamental, la sesión de levantamiento de pesas pesadas, una caminata fácil y la caminata de velocidad. Si decide hacer esto, distribuya las demás sesiones de ejercicio en los días de la semana que mejor le acomoden. Vea el ejemplo siguiente.

## PROGRAMA PARA HACER EJERCICIO 5 DÍAS A LA SEMANA

|  | Ejercicio aeróbico | Entrenamiento de fuerza |
|---|---|---|
| **Domingo** | Caminata fácil | Levantamiento básico de pesas |
| **Lunes** | Caminata por intervalos | Acondicionamiento Fundamental |
| **Martes** | — | — |
| **Miércoles** | Caminata por intervalos | Acondicionamiento Fundamental |
| **Jueves** | Caminata fácil | Levantamiento de pesas con muchas repeticiones |
| **Viernes** | — | — |
| **Sábado** | Caminata larga | Descanso |

*Durante la Primera Semana, haga una sesión de levantamiento básico de pesas en vez

• Si sólo se puede comprometer a hacer ejercicio 3 días a la semana, haga las rutinas de ejercicio del domingo, lunes y martes y distribúyalas a lo largo de la semana. Vea el ejemplo de la derecha.

• Si se compromete a hacer la rutina diaria y luego le tocan días en que simplemente no tiene tiempo para completar una rutina dada, al menos haga los Ejercicios Esenciales señalados como tales en esos días. En cada rutina diaria se le indica cuáles son; estos le darán más resultado en menos tiempo para

## PROGRAMA PARA HACER EJERCICIO 3 DÍAS A LA SEMANA

|  | Ejercicio aeróbico | Entrenamiento de fuerza |
| --- | --- | --- |
| **Domingo** | — | — |
| **Lunes** | Caminata fácil | Levantamiento básico de pesas |
| **Martes** | — | — |
| **Miércoles** | Caminata por intervalos | Acondicionamiento Fundamental |
| **Jueves** | — | — |
| **Viernes** | — | — |
| **Sábado** | Caminata fácil | Levantamiento de pesas con muchas repeticiones* |

*Durante la Primera Semana, haga una sesión de levantamiento básico de pesas en vez

que nunca se quede con la idea de que sus únicas dos opciones son todo o nada.

Sólo recuerde que entre menos rutinas de ejercicio haga, más tiempo tardará en ver resultados.

## TAREA Nº 4: ELIJA EL NIVEL APROPIADO

Revise las sesiones de ejercicio del capítulo siguiente, Primera Semana, para determinar el nivel más apropiado para usted. Las rutinas de ejercicio se dividen en tres niveles. El primer nivel es apropiado para usted si apenas va a empezar a hacer ejercicio o si sólo hace ejercicio esporádicamente. El segundo nivel es el adecuado si ya ha estado haciendo ejercicio una o dos veces por semana durante los últimos 3 meses pero sin ser muy constante. Y el tercer nivel es el adecuado para usted si ha estado haciendo ejercicio con regularidad, de tres a cinco veces a la semana, durante al menos 3 meses.

No es necesario que se mantenga en un mismo nivel durante todas las partes del programa. Por ejemplo, si ya lleva algún tiempo caminando con regularidad pero es la primera vez que hace entrenamiento de fuerza, quizá sea

### P&R LA COMIDA Y EL EJERCICIO

P. ¿Debo comer antes de hacer ejercicio?

R. Probablemente. Muchas mujeres hacen ejercicio con el estómago vacío, con la esperanza de que quemarán más calorías y bajarán más de peso. Pero en realidad, una persona no puede rendir tanto ni levantar tanto peso ni caminar tan aprisa cuando no tiene combustible, de modo que la sesión de ejercicio resultará ser menos eficaz. Si han pasado más de 2 ó 3 horas desde que comió por última vez, cómase una merienda (refrigerio, tentempié), aunque no sea completa, como un plátano amarillo (guineo, banana), una barra alimenticia (*energy bar*) o un *bagel* con mantequilla de cacahuate (maní), más o menos 30 minutos antes de hacer ejercicio. Y tómese un vaso grande de agua.

apropiado que elija el segundo o tercer nivel para las caminatas y el primer nivel para las sesiones de entrenamiento de fuerza. Salvo que ya haya estado levantando pesas con regularidad durante al menos un mes, lo mejor es empezar con el primer nivel en la parte de entrenamiento de fuerza del programa.

## TAREA Nº 5: ESCOJA SUS PREMIOS

Un detalle final que debe tomar en cuenta: anote tres premios semanales. Los puede anotar en los días 7, 14 y 21 del plan; incluso hemos dejado un espacio en blanco para que los anote ahí (vea las páginas 118, 214 y 310). Elija algo que haya estado esperando con ansias, algo que la inspire. Empiece con algo pequeño —tal vez un *manicure* o un *pedicure*— y procure que los premios sean cada vez mejores, hasta que llegue a un premio que realmente disfrute, como un día en un spa, para regalarse una recompensa por haber completado el programa.

¿Ya hizo estas cinco tareas preliminares? ¡Entonces es hora de empezar con la Primera Semana del programa!

# CAPÍTULO 3

# Primera semana

¿Está lista para empezar a reafirmar su figura? En 3 semanas usted verá resultados maravillosos: un vientre más plano, brazos tonificados (vaya sacando ya ese vestido sin mangas de la caja donde se ha estado empolvando), muslos más firmes y glúteos más apretados. Habrá bajado de peso y de talla. Su ropa le quedará perfecta otra vez. ¡Y usted lucirá de maravilla!

# Lista del supermercado

Fotocopie esta lista y llévesela al supermercado. Puede comprar de una vez todo lo que vaya a usar para preparar las comidas y meriendas (refrigerios, tentempiés) de la Primera Semana del programa, para que tenga todos los ingredientes a la mano cuando los necesite. Esta lista es más larga que las siguientes porque va a comprar productos no perecederos para las 3 semanas del programa. Por lo tanto, las próximas idas al supermercado serán mucho más rápidas. Si desea consultar algunas recomendaciones de marcas específicas, vea la página 326 en el Capítulo 7, "Comidas combinadas".

## Frutas y verduras

☐ Elija: 3 manzanas *o* 1 manzana y 2 peras

☐ 1 pinta de arándanos

☐ 1 bolsa grande de zanahorias cambray (*baby carrots*)

☐ 3 tallos de apio

☐ 1 frasco pequeño de ajo finamente picado o 1 cabeza de ajo fresco (de 8 a 10 dientes de ajo)

☐ 1 racimo de 12 onzas de uvas (rojas o blancas)

☐ Elija: 2 melones tipo *honeydew* pequeños *o* 2 cantaloup (melones chinos) pequeños

☐ 1 bolsa de lechuga romana (orejona)

☐ 1 caja pequeña de hongos

☐ 1 naranja (china)

☐ 1 pimiento (ají, pimiento morrón) rojo o verde

☐ 1 manojo pequeño de cebollines (cebollas de cambray) (opcional)

☐ 2 bolsas de 9 onzas de espinacas tiernas (bolsa lista para meter al horno de microondas)

☐ 1 tomate ( jitomate)

☐ 1 pinta de tomates pequeños (opcional)

☐ 1 *zucchini* (calabacita) verde o amarillo pequeño

## Productos lácteos

☐ 1 paquete de 4 onzas de queso de granjero (*farmer's cheese*) (busque alguna marca que tenga 50 calorías por onza, como *Friendship* o *Andrulis*) *o* un tubo de 4 onzas de queso crema de grasa reducida (de cualquier variedad)

☐ 1 tubo pequeño de margarina libre de ácidos transgrasos (dirá "*trans-free*" en la etiqueta)

☐ 1 bote pequeño de queso parmesano rallado

☐ 1 trozo de 8 onzas de queso de grasa reducida al 50% (cualquier tipo)

☐ 1 paquete de 8 onzas de queso rallado de grasa reducida, elaborado con leche con un 2% de grasa (cualquier tipo)

☐ 1 docena de huevos (opción: compre los huevos que contienen ácidos grados omega-3 como *Eggland's Best* para ahorrarse 60 miligramos de colesterol y 0.5 gramos de grasa saturada por huevo) *o* 2 cartones de *Egg Beaters* (una marca de sustituto de huevo)

☐ 1 galón más 1 cuarto de galón de leche descremada ( *fat-free milk* o *nonfat milk*)

☐ 1 paquete pequeño de copitas de pudín (budín) sin grasa (cualquier sabor)

☐ 1 paquete de ravioles bajos en grasa (como *Buitoni Light Four-Cheese Ravioli*)

☐ 1 licuado (batido) *Yoplait Nouriche*

☐ 4 contenedores de 8 onzas de yogur sin grasa (120 calorías o menos por taza)

## Frutas/verduras/frijoles/sopas enlatadas

☐ 1 paquete (6 contenedores de una sola ración) de compota de manzana (*applesauce*) sin endulzar (como *Mott's Healthy Harvest* o *Mott's Natural Style*)

☐ 1 paquete de mitades de albaricoque (chabacano, damasco) seco

☐ 1 lata de 15 onzas de garbanzos

☐ 2 latas de 15½ onzas de *chili* vegetariano (busque alguna marca que contenga 400 miligramos o menos de sodio por ración y 170 calorías por cada ración de 1 taza; la marca *Natural Touch Low-Fat Vegetarian Chili* es una buena opción)

☐ 1 paquete de arándanos agrios endulzados, secos

☐ 2 latas de 4 onzas de cóctel de frutas (empacado en jugo o agua; se sugieren *Del Monte Fruit Naturals* o *Dole FruitBowls*)

☐ 1 frasco pequeño de miel

☐ 2 latas de 4 onzas de naranjas (chinas) mandarinas (empacadas en jugo o agua)

☐ 2 latas de 2¼ onzas de hongos rebanados

☐ 1 lata de 4 onzas de peras en mitades (empacadas en jugo o agua)

☐ 1 paquete de ciruelas secas *Sunsweet*

☐ 8 onzas de pasas sin semilla y sin endulzar

☐ 1 lata de 8 onzas de sopa de pollo con tallarines *Campbell's Healthy Request*

☐ 2 latas de 8 onzas de crema de champiñones *Campbell's Healthy Request*

☐ 2 latas de 8 onzas de sopa de tomate (jitomate) reducida en sodio

☐ 1 lata de 8 onzas de tomates guisados (sin sal)

☐ 1 paquete de mezcla de frutas tropicales secas

## Galletas/meriendas/cereales/pastas

☐ 1 paquete pequeño de cebada de rápido cocimiento

☐ 1 caja de 14 onzas de cereal *Cheerios*

☐ 1 caja de 14 onzas de cereal de trigo rallado (*shredded wheat*)

☐ 1 caja pequeña de pan crujiente *Wasa*

☐ 1 paquete de galletitas *Graham* normales

☐ 1 caja pequeña de *granola* baja en grasa (sin pasas; se sugiere la marca *Healthy Choice*)

☐ 1 paquete pequeño de *mini muffins* de arándanos (*Hostess Blueberry Mini Muffins*)

☐ 1 caja pequeña de paquetes de avena instantánea

☐ 2 cajas de 16 onzas de pasta (cualquier variedad)

☐ 1 caja de minibolsas de palomitas (rositas) de maíz (cotufo) de la marca *Orville Redenbacher's Movie Theater* con sabor a mantequilla

☐ 1 bolsa de 1¼ onzas de papitas fritas (cualquier variedad)

☐ 1 caja pequeña de arroz integral instantáneo

☐ 1 caja pequeña de arroz *pilaf* (se sugiere *Uncle Ben's Chicken and Harvest Vegetable Pilaf*)

☐ 2 frascos de 16 onzas de salsa para espagueti (busque alguna marca que contenga 400 miligramos o menos de sodio por cada ración de ½ taza)

## Pan

☐ 1 paquete de *bagels* refrigerados marca *Lender's* de miel y trigo de 2½ a 3 onzas

☐ 1 hogaza de pan integral (busque alguno que tenga 80 calorías y al menos 2 gramos de fibra por rebanada)

☐ 1 *baguette* de trigo integral

☐ 1 paquete pequeño de panecillos integrales para hamburguesa (4 panecillos; busque alguna marca que tenga 160 calorías y al menos 2 gramos de fibra por panecillo)

☐ 1 masa grande para pizza estilo napolitano (natural; evite las masas de sabores, como las de aceite de oliva, queso y demás)

## Carnes

☐ 1 lata de 6 onzas de carne de pechuga de pollo (empacada en agua)

☐ 1 paquete de 1 libra de pechuga de pollo (4 pechugas de 4 onzas cada una)

☐ 8 onzas de salmón

☐ 12 onzas de carne de res (corte *round*, *sirloin* o *flank*)

☐ 1 lata de 6 onzas de atún blanco (albacora) empacado en agua

☐ 1 libra de pechuga de pavo (chompipe) molida

## Condimentos

☐ 1 frasco grande de mantequilla de almendra

☐ 1 frasco pequeño de confitura de albaricoque hecha con pura fruta

☐ 1 bote pequeño de pan molido estilo italiano

☐ 1 frasco pequeño de café instantáneo o café de grano molido

☐ 1 frasco pequeño de pasta de rábano picante para untar (opcional)

☐ 1 frasco pequeño de *catsup* (*ketchup*)

☐ 1 frasco pequeño de miel de arce

☐ 1 frasco pequeño de mayonesa *light*

☐ 1 frasco pequeño de mostaza con rábano picante o mostaza *Dijon*/condimentada

☐ 1 frasco de 4 onzas de aceite de oliva

☐ 1 lata de 2¼ onzas de aceitunas negras rebanadas

☐ 1 frasco grande de mantequilla de cacahuate (maní) cremosa o con trocitos de cacahuate

☐ 1 frasco de 4 onzas de pimientos (ajíes, pimientos morrones) rojos asados (opcional)

☐ Elija: 1 frasco de 8 onzas de aliño (aderezo) para ensalada bajo en grasa (cualquier sabor) *o* 1 frasco de 8 onzas de aliño para ensalada normal (cualquier sabor)

☐ 1 frasco pequeño de aliño (aderezo) para ensalada tipo *"Thousand Island"*

☐ 1 frasco de 4 onzas de vinagre balsámico

☐ 1 frasco de 4 onzas de vinagre de vino blanco

☐ 1 frasco pequeño de vino blanco para cocinar

## Alimentos congelados

☐ 1 paquete de 16 onzas de bayas congeladas (fresas, frambuesas, zarzamoras o una mezcla de estas)

☐ 1 paquete de 16 onzas de floretes de brócoli

☐ 1 burrito de las marcas *Don Miguel's Lean Olé!* o *Amy's* (270 a 290 calorías)

☐ 1 caja pequeña de zanahorias con corte rizado

☐ 1 caja de 10 onzas de floretes de coliflor

☐ 1 enchilada suiza de pollo de la marca *Lean Cuisine Chicken Enchilada Suiza* o fajitas de pollo de la marca *Smart Ones Fajita Chicken Supreme* o una enchilada de frijoles (habichuelas) negros de la marca *Amy's Black Bean Enchilada Whole Meal* (270 a 290 calorías)

☐ 1 *fettuccini* con pollo de la marca *Lean Cuisine Everyday Favorites Chicken Fettuccini* (270 a 290 calorías)

☐ 1 caja pequeña de habichuelas verdes (ejotes)

☐ 1 paquete de sándwiches (emparedados) de helado *Silhouette* (cualquier variedad)

☐ 1 pinta de helado de la marca *Healthy Choice* (cualquier variedad) o de la marca *Edy's* de chocolate o café o de la marca *Baskin-Robbins* sabor cereza (*Cherries Jubilee*)

☐ 1 fajita de res con arroz de la marca *Uncle Ben's Mexican-Style Rice Bowl Beef Fajita* o puntas de filete de la marca *Lean Cuisine Café Classics Southern Beef Tips* (270 a 300 calorías)

☐ 1 bolsa pequeña de papas a la francesa delgadas (se sugiere la marca *Ore-Ida*)

☐ 1 caja de 10 onzas de comelotodos (arvejas chinas)

☐ 2 bolsas de 16 onzas de espinacas (picadas o cortadas)

☐ 2 cajas de 10 onzas de espinacas (picadas o cortadas)

☐ 1 caja de hamburguesas vegetarianas (busque alguna marca que tenga 120 calorías o menos por hamburguesa)

☐ 1 caja de *waffles* bajos en grasa congelados (170 calorías por cada ración de 2 *waffles*; procure que sean integrales)

☐ 1 bote pequeño de crema batida baja en calorías

## Frutos secos/productos horneados/especias

☐ 1 paquete grande de almendras enteras con cáscara (cualquier variedad)

☐ 1 frasco especiero pequeño de albahaca seca

☐ 1 frasco especiero pequeño de pimienta negra

☐ 1 paquete de 8 onzas de minichispas de chocolate

☐ 1 botella o frasco pequeño de jarabe de chocolate

☐ 1 frasco pequeño de extracto de coco

☐ 1 lata pequeña de aceite de oliva antiadherente en aerosol

☐ 1 frasco especiero pequeño de coriandro (*coriander*) molido (opcional)

☐ 1 frasco especiero pequeño de comino molido (opcional)

☐ 1 caja o paquete pequeño de azúcar granulada

☐ 1 frasco pequeño de extracto de arce (opcional)

☐ 1 frasco especiero pequeño de cebolla en polvo

☐ 1 frasco grande de cacahuates (maníes) tostados en seco

☐ 1 paquete pequeño de pistaches

☐ 1 frasco pequeño de sal

☐ 1 paquete pequeño de nueces de soya (alrededor de $\frac{1}{2}$ onza)

☐ 1 frasco pequeño de extracto de vainilla

☐ 1 paquete grande de nueces picadas

## Otros

☐ 1 caja pequeña de pasas cubiertas de chocolate o cacahuates cubiertos de chocolate

☐ 1 bolsa de $1\frac{1}{2}$ onzas de *Cripsy M&Ms*

☐ 2 barras de la marca *Luna* (cualquier sabor)

☐ 1 botella pequeña de vino (cualquier variedad)

# Cuatro ejercicios para despertar

Cada mañana, aliste su cuerpo para un estilo de vida más activo con esta rutina fácil de estiramientos que podrá hacer en 5 minutos antes de levantarse de la cama. Estos estiramientos aflojarán sus músculos y harán que empiece a circular la sangre incluso antes de que se meta a la ducha (regadera). Es una excelente manera de empezar el día y no sólo hoy, sino todos los días, especialmente mientras esté siguiendo el programa Reafirme Su Figura en 3 Semanas.

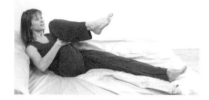

**RODILLA AL PECHO.** Recostada boca arriba con las piernas estiradas, levante la pierna derecha y tómela con ambas manos, colocándolas detrás del muslo. Jale suavemente la rodilla hacia su pecho hasta que sienta un estiramiento leve en la parte trasera del muslo. Sostenga esta posición durante tres respiraciones profundas. Luego, sin soltar su pierna, levante la cabeza y lleve la frente hacia su rodilla. Mantenga esta posición durante tres respiraciones profundas, luego regrese lentamente a la posición inicial. Repita lo mismo con la pierna izquierda. Haga esto tres veces con cada pierna .

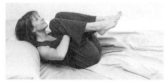

**ABRAZAR LAS RODILLAS.** Lleve ambas rodillas hacia el pecho y abrace las piernas colocando los brazos detrás de los muslos. Sostenga esta posición durante tres respiraciones profundas. Luego, sin soltar las piernas, levante la cabeza y lleve la frente hacia las rodillas.

Mantenga esta posición durante tres respiraciones profundas, luego regrese lentamente a la posición inicial. Repita el estiramiento tres veces.

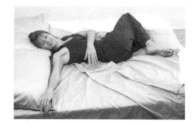

**GIRO DE COLUMNA.** Recuéstese boca arriba con las rodillas dobladas, los pies planos sobre la cama y los brazos a los lados. Lentamente baje las rodillas hacia la izquierda, lleve los brazos hacia la derecha y mire hacia la derecha. (Tendrá que pedirle a su marido que se haga a un ladito para hacer este estiramiento). Sólo llegue hasta donde le sea cómodo y mantenga los hombros sobre la cama y el tronco relajado. Mantenga esta posición durante tres respiraciones profundas, luego regrese lentamente a la posición inicial. Repita lo mismo hacia el lado opuesto. Haga tres estiramientos hacia cada lado.

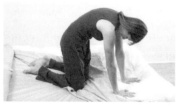

**ESTIRAMIENTO DE GATO.** Colóquese de rodillas y manos sobre la cama. (Si su cama está demasiado blanda, quizá prefiera hacer este estiramiento en el piso). Meta el vientre hacia su columna, deje que cuelgue la cabeza y arquee la espalda. Mantenga esta posición durante tres respiraciones profundas. Regrese lentamente a la posición inicial, dejando caer el vientre hacia el piso, arqueando la espalda y levantando la cara hacia el techo. Sostenga esta posición durante tres respiraciones profundas, luego regrese a la posición inicial. Repítalo tres veces.

# Menú

La mayoría de estas recetas indican las cantidades suficientes para una porción y son fáciles y rápidas de preparar. Si sobra una porción, guárdela para otra comida o compártala con alguien.

### Desayuno

**Pan tostado y huevos:** Revuelva 1 huevo y 1 clara de huevo (si está cuidando su nivel de colesterol, use huevos que contengan ácidos grasos omega-3) o ½ taza de *Egg Beaters* en una sartén de teflón cubierta con aceite antiadherente en aerosol. Sírvalos con 1 rebanada de pan tostado integral untado con 1 cucharadita de margarina libre de ácidos transgrasos, 1 taza de ensalada de frutas y 1 taza de leche descremada (*fat-free milk* o *nonfat milk*).

### Merienda saludable

**Fruta con frutos secos tostados:** Sirva 2 tazas de fruta picada con 1½ cucharadas de frutos secos tostados y picados (cualquier variedad).

### Almuerzo

**Ensalada de pollo:** Para 2 porciones. Mezcle una lata de 6 onzas de pechuga de pollo con 2 cucharaditas de pasta de rábano picante, 2 cucharadas de mayonesa *light*, ½ taza de apio finamente picado, 10 zanahorias cambray (*baby carrots*) rebanadas y 7 uvas cortadas a la mitad. Unte la mitad de la mezcla en un panecillo integral para hamburguesa tostado. Sírvalo con 1 taza de leche descremada.

### Merienda saludable

**Puñado de pasas y nueces:** Mezcle ½ taza de pasas con ½ taza de nueces picadas, 3 cucharadas de miel y 1½ cucharaditas de extracto de arce. Coloque la mezcla en 4 tazas pequeñas de papel o plástico y espolvoree cada taza con ½ cucharadita de azúcar granulada. Congele la mezcla y luego descongélela un poco antes de servir. Para 4 porciones; cómase una porción hoy y guarde las demás.

### Cena

**Salmón con espinacas a la parmesana:** Para 2 porciones. Hornee en el horno de microondas 1 bolsa para microondas de 9 onzas de espinacas tiernas frescas siguiendo las instrucciones que vengan en el empaque, durante unos 3 minutos. Saque cuidadosamente las espinacas calientes de la bolsa. Divida el contenido de la bolsa en dos tazones (recipientes) para horno de microondas. A cada tazón, agregue ½ taza (3 onzas) de salmón cocido o ½ taza de tiras de pollo cocidas. Luego espolvoree 3 cucharadas de queso parmesano en cada tazón. Hornee cada tazón en el horno de microondas de 30 a 45 segundos, hasta que el queso se empiece a derretir. Acompañe cada porción con 2 rebanadas de pan francés de trigo integral.

### Gustito

**Galletitas *Graham* con chocolate y mantequilla de cacahuate (maní):** Precaliente un hornito eléctrico a 250°F (121°C). Ponga 4 galletitas *Graham* cuadradas (de 2½ pulgadas/6.25 cm) en una charola para hornear. Agregue 1 cucharada de minichispas de chocolate a dos de las galletas. Hornéelas de 4 a 6 minutos. Déjelas enfriar de 1 a 2 minutos. Unte las otras dos galletas con 1 cucharada de mantequilla de cacahuate. Junte una galleta de cada tipo y disfrute.

---

Análisis de nutrientes: 1,721 calorías, 102 g de proteínas, 194 g de carbohidratos, 63 g de grasa total, 14 g de grasa saturada, 352 mg de colesterol, 32 g de fibra dietética, 1,830 mg de sodio, 1,118 mg de calcio

# Sesión de ejercicio
## Nivel Nº 1

**Caminata fácil: 20 minutos**

• Calentamiento de 5 minutos: Camine a una velocidad de 2–2½ millas por hora (3–4 km por hora) o de 95–100 pasos por minuto.

• Caminata moderada de 10 minutos: Aumente su velocidad a 2½–3 millas por hora (4–5 km por hora), a 100–115 pasos por minuto o a un paso que le permita conversar cómodamente mientras camina.

• Enfriamiento de 5 minutos: Disminuya su velocidad a 2–2½ millas por hora (3–4 km por hora) o a 95–100 pasos por minuto.

**Entrenamiento de fuerza básico: 20 minutos**

• Haga de 10 a 12 repeticiones de cada ejercicio. Repita la secuencia de ejercicios tres veces.

• Para calentar, no use las pesas la primera vez que haga la serie y cuando haga las sentadillas (cuclillas) , baje sólo hasta la mitad.

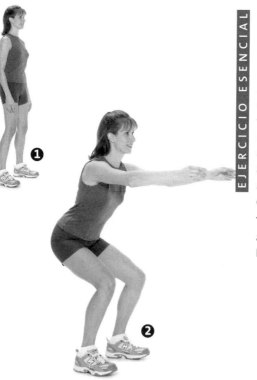

**EJERCICIO ESENCIAL**

## Sentadilla

**Posición inicial:** Párese con los pies separados de modo que queden alineados con sus hombros y los brazos a los lados.

**Movimiento:** Manteniendo la espalda recta, baje el cuerpo doblando las rodillas y las caderas como si fuera a sentarse e inhale al mismo tiempo. Deje que los brazos se extiendan hacia el frente para que le ayuden a mantener el equilibrio. Deténgase justo antes de que los muslos queden paralelos al piso. Mantenga esta posición durante un segundo y luego exhale a medida que se vaya parando lentamente.

**Técnica:** No deje que las rodillas se desplacen hacia adelante más allá de los dedos de los pies. No arquee la espalda.

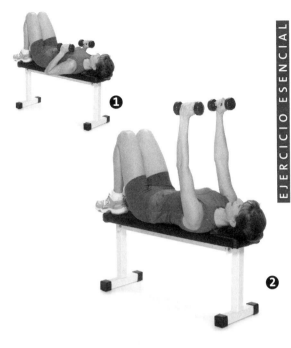

## Pres de pecho paralelo

**Posición inicial:** Recostándose sobre el piso (o sobre una banca), sostenga las mancuernas (pesas de mano) paralelas y justo por encima de los hombros; los codos deberán apuntar hacia los pies.

**Movimiento:** Exhale a medida que levanta las mancuernas hacia arriba del pecho, extendiendo los brazos. Mantenga esta posición durante un segundo y luego inhale a medida que baje las mancuernas lentamente.

**Técnica:** No deje que las mancuernas se vayan hacia atrás de la cabeza ni hacia los pies; deben subir y bajar trazando una línea perfectamente perpendicular al piso. No arquee la espalda.

**Posición alterna:** Si le incomoda colocar los pies sobre la banca, puede ponerlos en el piso. Asegúrese de no arquear la espalda en esta posición.

## Remo (sentada e inclinada)

**Posición inicial:** Siéntese en la orilla de una silla con los pies separados de modo que queden alineados con las caderas y sostenga una mancuerna en cada mano. Mantenga la espalda recta e inclínese hacia adelante, doblándose desde la cadera para que las mancuernas queden colgando al lado de las pantorrillas con las palmas hacia adentro.

**Movimiento:** Doblando los codos hacia atrás y juntando los omóplatos, levante las pesas hacia las costillas mientras exhala. Mantenga esta posición durante un segundo y luego inhale a medida que baje las mancuernas lentamente.

**Técnica:** No arquee la espalda. No levante el torso mientras eleva las mancuernas.

**Movimiento alterno:** Si tiene problemas en la espalda, haga los remos con un solo brazo a la vez y coloque el otro antebrazo sobre los muslos para apoyarse.

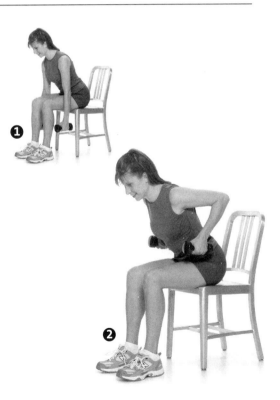

*(continúa)*

# Sesión de ejercicio
## Nivel Nº 1 (continuación)

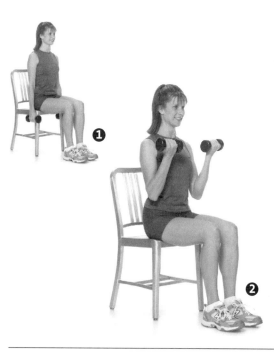

### *Curl* de bíceps con giro (sentada)

**Posición inicial:** Siéntese en la orilla de una silla con los pies separados de modo que queden alineados con su cadera y sostenga las mancuernas a los lados, con las palmas hacia adentro.

**Movimiento:** Doblando los codos y volteando las muñecas hacia arriba, levante las mancuernas hacia los hombros a medida que exhale. Deténgase cuando las mancuernas lleguen a la altura del pecho, con las palmas hacia el cuerpo. Mantenga esta posición durante un segundo y luego inhale a medida que vaya bajando lentamente las mancuernas.

**Técnica:** No mueva la parte superior de los brazos.

### Extensión de tríceps con giro (sentada)

**Posición inicial:** Siéntese en la orilla de una silla con los pies separados de modo que queden alineados con la cadera y sostenga una mancuerna en cada mano. Mantenga la espalda recta e inclínese hacia adelante, doblándose desde la cadera. Doble los brazos a un ángulo de aproximadamente 90 grados de modo que las mancuernas queden más o menos a la altura de las caderas.

**Movimiento:** Sin mover la parte superior de los brazos, lleve las mancuernas hacia atrás mientras exhala, extendiendo los brazos y girando las muñecas de modo que las palmas de las manos queden volteadas hacia el techo. Mantenga esta posición durante un segundo y luego inhale a medida que las vaya bajando lentamente.

**Técnica:** No haga el movimiento desde los hombros. No levante el torso mientras eleva las mancuernas.

**Movimiento alterno:** Si tiene problemas en la espalda, haga las extensiones con un brazo a la vez y coloque el otro antebrazo sobre los muslos para apoyarse.

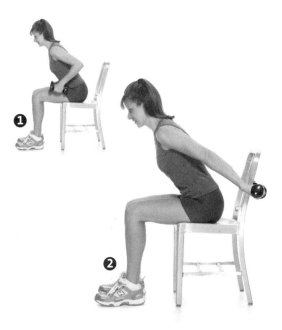

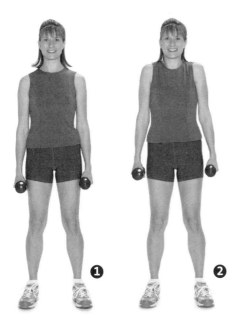

## Contracción de hombros

**Posición inicial:** Párese con los pies separados de modo que queden alineados con los hombros, doblando ligeramente las rodillas. Sostenga una mancuerna en cada mano con los brazos a los lados y las palmas hacia adentro.

**Movimiento:** Exhale a medida que vaya levantando lentamente los hombros hacia las orejas, llevándolos lo más alto que pueda. Mantenga esta posición durante un segundo y luego inhale a medida que los vaya bajando lentamente.

**Técnica:** No doble los codos. No use los brazos para levantarlos.

## TIPS REAFIRMANTES

| ELEVE SU ENERGÍA | ¡DIVIÉRTASE! |
|---|---|
| *Tome más agua. El agua no tiene calorías ni valor nutricional, pero usted no durará mucho —ni tendrá mucha energía— sin agua. Si su cuerpo tiene tan sólo ½ taza menos de la cantidad de agua que normalmente necesita, su energía física y mental disminuirá drásticamente. Evite esto asegurándose de tomar al menos 8 vasos de agua al día (y más si hace ejercicio).* | *Redescubra las actividades que le encantaban de niña. Desempolve su bicicleta, ya que pedalear por su barrio (colonia) puede ayudarle a quemar más de 400 calorías en una hora. O saque el* Frisbee *del clóset. No tiene que esperar hasta la próxima vez que salga al parque para jugarlo. Media hora de aventar (tirar) y cachar le hará quemar 100 calorías.* |

# Sesión de ejercicio
## Nivel Nº 2

**Caminata fácil: 20 minutos**

• Calentamiento de 5 minutos: Camine a una velocidad de 2½–3 millas por hora (4–5 km por hora) o de 100–115 pasos por minuto.

• Caminata moderada de 10 minutos: Aumente su velocidad a 3–3½ millas por hora (5 a 6 km por hora), a 115–125 pasos por minuto o a un paso que le permita conversar cómodamente mientras camina.

• Enfriamiento de 5 minutos: Disminuya su velocidad a 2½–3 millas por hora (4–5 km por hora) o a 100–115 pasos por minuto.

**Entrenamiento de fuerza básico: 30 minutos**

• Haga de 10 a 12 repeticiones de cada ejercicio. Repita la secuencia de ejercicios tres veces.

• Para calentar, use pesas más ligeras o no use pesas la primera vez que haga la serie y cuando haga las sentadillas (cuclillas), baje sólo hasta la mitad.

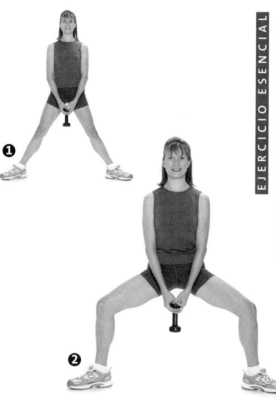

**EJERCICIO ESENCIAL**

## *Plié*

**Posición inicial:** Párese con los pies separados a una distancia mayor que el ancho de los hombros y apuntando las puntas de los pies hacia afuera. Sostenga una mancuerna con ambas manos abajo y enfrente de usted.

**Movimiento:** Manteniendo la espalda recta, baje el cuerpo doblando las rodillas e inhale al mismo tiempo. Deténgase justo antes de que los muslos queden paralelos al piso. Mantenga esta posición durante un segundo y luego exhale a medida que se vaya parando lentamente.

**Técnica:** No deje que las rodillas se desplacen hacia adelante más allá de los dedos de los pies. No se incline hacia adelante.

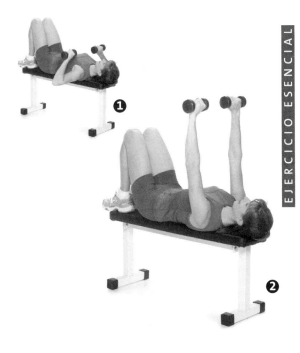

## Pres de pecho

**Posición inicial:** Recuéstese sobre el piso (o sobre una banca) y sostenga las mancuernas juntando los extremos de cada mancuerna, justo por encima de los hombros. Los codos deberán apuntar hacia los lados.

**Movimiento:** Exhale mientras levanta las mancuernas hacia el techo sobre el pecho, extendiendo los brazos. Mantenga esta posición durante un segundo y luego inhale a medida que las vaya bajando lentamente.

**Técnica:** No deje que las mancuernas se vayan hacia atrás de la cabeza ni hacia los pies; deben subir y bajar trazando una línea perfectamente perpendicular al piso. No arquee la espalda.

**Posición alterna:** Si le incomoda colocar los pies sobre la banca, puede ponerlos en el piso. Asegúrese de no arquear la espalda en esta posición.

## Remo doblado

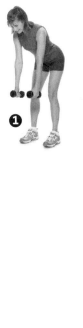

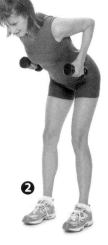

**Posición inicial:** Párese con los pies separados de modo que queden alineados con los hombros, doblando ligeramente las rodillas. Sostenga una mancuerna en cada mano con los brazos a los lados. Mantenga la espalda recta e inclínese hacia adelante, doblándose desde la cadera para que las mancuernas queden colgando frente a usted, con las palmas hacia adentro.

**Movimiento:** Doblando los codos hacia atrás y juntando los omóplatos, levante las pesas hacia las costillas mientras exhala, hasta que los codos rebasen la espalda. Mantenga esta posición durante un segundo y luego inhale a medida que las vaya bajando lentamente.

**Técnica:** No arquee la espalda. No levante los hombros hacia las orejas. No levante el torso mientras eleva las mancuernas.

**Movimiento alterno:** Si tiene problemas en la espalda, ponga una mano sobre una silla y haga los remos con un solo brazo a la vez.

*(continúa)*

# Sesión de ejercicio
## Nivel Nº 2 (continuación)

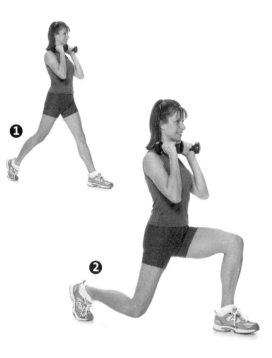

### Arco

**Posición inicial:** Párese con el pie izquierdo adelante del derecho de modo que los pies queden separados a una distancia de 2 a 3 pies (60 a 90 cm). Sostenga una mancuerna en cada mano, ya sea a la altura de los hombros o colgando a los lados del cuerpo.

**Movimiento:** Inhale a medida que vaya doblando la rodilla izquierda y bajando el cuerpo en línea recta hasta que la rodilla izquierda quede doblada a un ángulo de 90 grados y la rodilla derecha llegue casi hasta el piso. El talón trasero se despegará del piso. Mantenga esta posición durante un segundo y luego exhale a medida que se vaya impulsando lentamente hacia arriba hasta llegar a la posición inicial. Termine todas sus repeticiones, y luego repita el ejercicio con el pie derecho enfrente del izquierdo.

**Técnica:** No se incline hacia adelante. No deje que la rodilla delantera se desplace hacia adelante más allá de los dedos de los pies.

### *Curl* de bíceps

**Posición inicial:** Párese con los pies separados de modo que queden alineados con los hombros, doblando ligeramente las rodillas. Sostenga una mancuerna en cada mano con las palmas hacia adelante.

**Movimiento:** Doblando los codos, levante las mancuernas hacia los hombros mientras exhala. Deténgase cuando las mancuernas lleguen a la altura del pecho, con las palmas hacia el cuerpo. Mantenga esta posición durante un segundo y luego inhale a medida que las vaya bajando lentamente.

**Técnica:** No mueva la parte superior de los brazos.

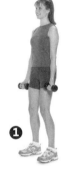
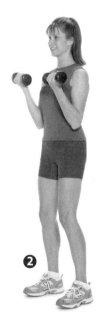

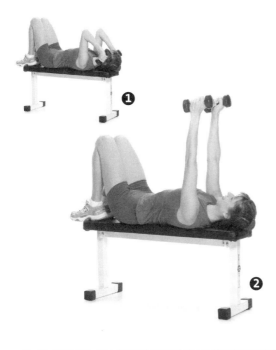

## Extensión de tríceps (acostada)

**Posición inicial:** Recuéstese boca arriba sobre el piso (o sobre una banca). Sostenga una mancuerna en cada mano con los brazos extendidos encima del pecho. Doble los brazos de modo que los codos queden apuntando hacia el techo y las mancuernas queden al lado de las orejas.

**Movimiento:** Sin mover la parte superior de los brazos, levante las pesas hasta que queden encima del pecho mientras exhala. Mantenga esta posición durante un segundo y luego inhale a medida que las vaya bajando lentamente.

**Técnica:** No haga el movimiento desde los hombros. No arquee la espalda.

**Posición alterna:** Si le incomoda colocar los pies sobre la banca, puede ponerlos en el piso. Asegúrese de no arquear la espalda en esta posición.

---

## Elevación lateral de brazos

**Posición inicial:** Párese con los pies separados de modo que queden alineados con los hombros, doblando ligeramente las rodillas. Sostenga una mancuerna en cada mano con los brazos a los lados, las palmas hacia adentro y los codos ligeramente doblados.

**Movimiento:** Exhale a medida que vaya elevando las mancuernas hacia los lados hasta que lleguen más o menos a la altura de los hombros. Mantenga esta posición durante un segundo y luego inhale a medida que las vaya bajando lentamente.

**Técnica:** No levante los hombros. No permita que las mancuernas rebasen el nivel de los hombros.

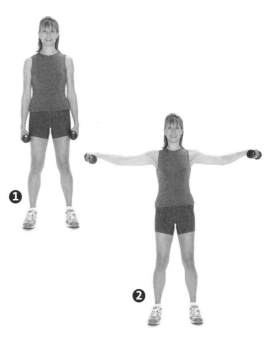

# Sesión de ejercicio
## Nivel Nº 3

**Caminata fácil: 20 minutos**

• Calentamiento de 5 minutos: Camine a una velocidad de 2½–3 millas por hora (4–5 km por hora) o de 100–115 pasos por minuto.

• Caminata moderada de 10 minutos: Aumente su velocidad a 3½–4 millas por hora (5–6 km por hora), a 125–135 pasos por minuto o a un paso que le permita conversar cómodamente mientras camina.

• Enfriamiento de 5 minutos: Disminuya su velocidad a 2½–3 millas por hora (4–5 km por hora) o a 100–115 pasos por minuto.

**Entrenamiento de fuerza básico: 40 minutos**

• Haga de 10 a 12 repeticiones de cada ejercicio. Repita la secuencia de ejercicios tres veces.

• Para calentar, use pesas más ligeras o no use pesas la primera vez que haga la serie y cuando haga las sentadillas (cuclillas), baje sólo hasta la mitad.

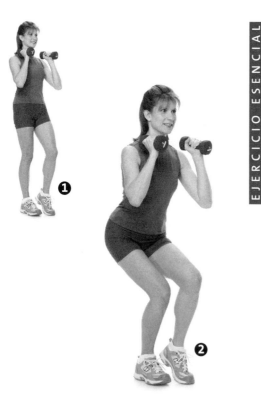

**EJERCICIO ESENCIAL**

## Sentadilla con una pierna

**Posición inicial:** Sostenga una mancuerna en cada mano a la altura de los hombros o colgando a los lados del cuerpo. Coloque el peso de su cuerpo sobre el pie derecho y levante el pie izquierdo del piso de modo que los dedos del pie izquierdo apenas toquen el piso para ayudarle a mantener el equilibrio.

**Movimiento:** Mientras inhala, doble la rodilla derecha e inclínese hacia adelante ligeramente desde las caderas, bajando el torso como si fuera a sentarse en una silla. Baje hasta donde le sea cómodo, pero no deje que el muslo derecho baje más allá del punto donde haya quedado paralelo al piso. Mantenga esta posición durante un segundo y luego exhale a medida que se vaya parando lentamente. Haga el número recomendado de repeticiones y luego cambie de pierna.

**Técnica:** No deje que la rodilla de la pierna que esté ejercitando se desplace hacia adelante más allá de los dedos del pie.

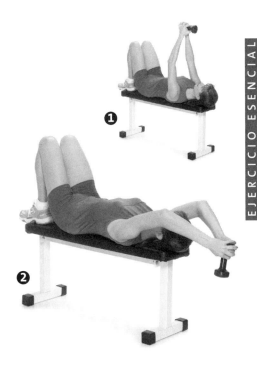

## Extensión hacia atrás

**Posición inicial:** Recuéstese boca arriba sobre el piso (o sobre una banca). Agarre una mancuerna con ambas manos y sosténgala arriba del pecho con los codos ligeramente doblados.

**Movimiento:** Inhale a medida que vaya bajando la mancuerna hacia atrás de la cabeza, llegando hasta donde le sea cómodo pero sin doblar los codos más que al principio. Mantenga esta posición durante un segundo y luego exhale a medida que vaya elevando la mancuerna hasta llegar a la posición inicial.

**Técnica:** No arquee la espalda. No doble los codos para bajar la mancuerna.

**Posición alterna:** Si le incomoda colocar los pies sobre la banca, puede ponerlos en el piso. Asegúrese de no arquear la espalda en esta posición.

## Remo doblado abierto

**Posición inicial:** Párese con los pies separados de modo que queden alineados con los hombros, doblando ligeramente las rodillas. Sostenga una mancuerna en cada mano con los brazos a los lados. Mantenga la espalda recta e inclínese hacia adelante, doblándose desde la cadera para que las mancuernas queden colgando frente a usted, con las palmas hacia adentro.

**Movimiento:** Doblando los codos de manera que queden apuntando hacia los lados y juntando los omóplatos, levante las mancuernas hacia las costillas mientras exhala, hasta que los codos rebasen la espalda. Mantenga esta posición durante un segundo y luego inhale a medida que las vaya bajando lentamente.

**Técnica:** No arquee la espalda. No levante los hombros hacia las orejas. No levante el torso mientras eleva las mancuernas.

**Movimiento alterno:** Si tiene problemas en la espalda, ponga una mano sobre una silla y haga los remos con un solo brazo a la vez.

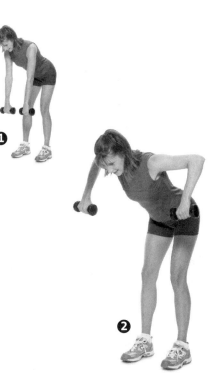

(*continúa*)

# Sesión de ejercicio
## Nivel Nº 3 (continuación)

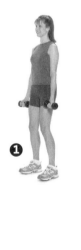

### Arco hacia atrás (sin pesas)

**Posición inicial:** Párese con los pies juntos y las manos en las caderas.

**Movimiento:** Dé un paso hacia atrás con el pie derecho de modo que quede a una distancia de 2 a 3 pies (60 a 90 cm) del pie izquierdo. Inhale a medida que vaya doblando la rodilla izquierda y bajando el cuerpo en línea recta hasta que la rodilla izquierda quede doblada a un ángulo de 90 grados y la rodilla derecha llegue casi hasta el piso. El talón trasero se despegará del piso. Mantenga esta posición durante un segundo y luego exhale a medida que se vaya impulsando hacia arriba, juntando nuevamente el pie derecho con el pie izquierdo. Termine todas las repeticiones y luego repita el ejercicio dando el paso hacia atrás con el pie izquierdo.

**Técnica:** No se incline hacia adelante. No deje que la rodilla delantera se desplace hacia adelante más allá de los dedos de los pies.

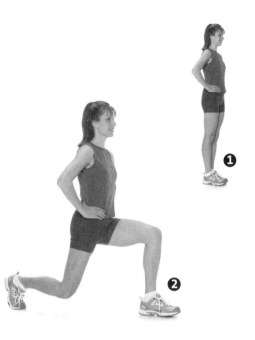

### *Curl* de bíceps

**Posición inicial:** Párese con los pies separados de modo que queden alineados con los hombros, doblando ligeramente las rodillas. Sostenga una mancuerna en cada mano con las palmas hacia adelante.

**Movimiento:** Doblando los codos, levante las mancuernas hacia los hombros mientras exhala. Deténgase cuando las mancuernas lleguen a la altura del pecho, con las palmas hacia el cuerpo. Mantenga esta posición durante un segundo y luego inhale a medida que las vaya bajando lentamente.

**Técnica:** No mueva la parte superior de los brazos.

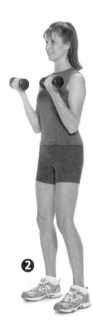

44

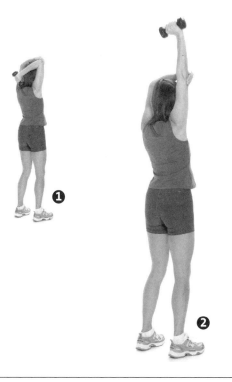

## Extensión de tríceps

**Posición inicial:** Párese con los pies separados de modo que queden alineados con los hombros y doble ligeramente las rodillas. Sostenga una mancuerna con la mano derecha y levántela para que quede arriba de la cabeza. Doble el codo de modo que quede apuntando hacia el techo y que la mancuerna quede detrás de la cabeza. Coloque la mano izquierda sobre el codo derecho para apoyarse.

**Movimiento:** Exhale a medida que vaya extendiendo el brazo derecho y levantando la mancuerna hasta que quede arriba de la cabeza. Mantenga esta posición durante un segundo y luego inhale conforme la va bajando lentamente. Haga el número recomendado de repeticiones y luego repita el ejercicio con el brazo izquierdo.

**Técnica:** No levante los hombros hacia las orejas. No doble la muñeca.

## Pres militar

**Posición inicial:** Párese con los pies separados de modo que queden alineados con los hombros y doble ligeramente las rodillas. Sostenga una mancuerna en cada mano a la altura de los hombros, con las palmas hacia adelante y los codos apuntando hacia los lados.

**Movimiento:** Exhale a medida que vaya levantando las mancuernas en línea recta por encima de la cabeza. Mantenga esta posición durante un segundo y luego inhale a medida que las vaya bajando lentamente.

**Técnica:** No arquee la espalda. No levante las mancuernas hacia adelante o hacia atrás.

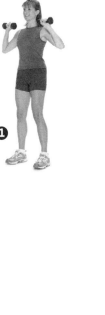

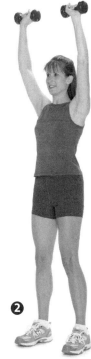

# Equípese para sus caminatas

Una de las mayores ventajas de caminar para hacer ejercicio es que no necesita mucho equipo, sólo un buen par de tenis para caminar. Si desea consejos que le ayuden a encontrar tenis que le queden bien, vea el Capítulo 10, "Camine para hacer desaparecer las libras". Pero eso no es lo único importante cuando se trata de tenis para caminar. Para que sus pies, rodillas y espalda se mantengan saludables y libres de lesiones, necesita reemplazar sus tenis para caminar con regularidad, más o menos cada 500 a 700 millas (805 a 1,126 km). Si los usa para recorrer distancias mayores, la capacidad de los tenis para absorber impactos deja de ser la misma, aunque estos no se vean desgastados. Además, si usted tiende a presentar problemas en los pies o las articulaciones, es posible que tenga que reemplazar sus tenis con mayor frecuencia, más o menos cada 300 a 500 millas (483 a 805 km).

Si no compró un par de tenis nuevos antes de comenzar el programa y no está segura de cuánto hace que compró los tenis que tiene actualmente, póngalos sobre una mesa e inspec-ciónelos desde el talón. ¿Se ve desgastado el talón? ¿La parte del empeine se ve como si estuviera ladeada? Si su respuesta a cualquiera de ambas preguntas es sí, entonces definitivamente es hora de que invierta en un nuevo par de tenis.

Cuando compre tenis nuevos, escriba la fecha adentro de ellos, en su bitácora o en un calendario. Así, cuando vaya acumulando millas, sabrá cuándo comprar un par nuevo. O si siempre camina, digamos, 3 millas (5 km) 5 días a la semana (o 15 millas/24 km a la semana), entonces puede marcar la "fecha de caducidad" de sus tenis actuales en su calendario.

Lo ideal es que tenga dos pares de tenis para caminar en vez de un solo par. De esta forma, puede dejar que cada par se seque completamente después de cada uso para evitar que huelan mal y para crear un ambiente menos hospitalario para las bacterias y los hongos. Además, si compra un nuevo par de tenis, puede alternarlos con los tenis que ya tiene, los cuales ya se han adaptado a la forma de sus pies. ¡Sus pies se lo agradecerán!

## TIP REAFIRMANTE

### EN SU PLATO

*Coma más fruta. En un estudio de investigación de 12 semanas de duración en el que participaron 35 mujeres con sobrepeso, las mujeres que comieron tres peras o manzanas al día bajaron un 30 por ciento más de peso que las mujeres que siguieron una dieta similar pero sin comer la fruta adicional. Los investigadores creen que la combinación de mucha fibra y pocas calorías que nos ofrecen las frutas ayuda a evitar la tentación de comer en exceso, ya que la fibra hace que se sienta más satisfecha con menos calorías.*

# Menú

La mayoría de estas recetas indican las cantidades suficientes para una porción y son fáciles y rápidas de preparar. Si una receta sirve para preparar más de una porción, ahí mismo aparecerá indicado. Guarde la porción sobrante para otra comida o compártala con su esposo o con su compañera de caminatas.

## Desayuno

*Cheerios* **con arándanos:** A 1 taza de *Cheerios* (o el equivalente a 100 calorías de otro cereal integral en forma de ruedtias), agregue $\frac{1}{2}$ taza de arándanos frescos o $\frac{1}{4}$ de taza de arándanos congelados, 2 cucharadas de almendras picadas y 1 taza de leche descremada (*fat-free milk* o *nonfat milk*). Tómese toda la leche.

## Merienda saludable

**Galletas con mantequilla de almendra:** Unte 2 cucharaditas de mantequilla de almendra a 1 pan crujiente *Wasa*. Sirva con 1 taza de leche descremada.

## Almuerzo

**Burrito de frijoles:** Siguiendo las instrucciones que aparezcan en el empaque, hornee en el horno de microondas un *Amy's Bean and Rice Burrito, Amy's Bean and Cheese Burrito, Don Miguel's Lean Olé! Bean and Rice Burrito* o *Don Miguel's Chicken and Black Bean Burrito* (revise las etiquetas para verificar que contengan de 260 a 280 calorías y de 6 a 9 gramos de grasa). Sírvalo con 1 taza de palitos de apio rellenos de 2 cucharadas de queso crema de grasa reducida.

## Merienda saludable

**Puñado de pasas y nueces:** Cómase una de las porciones que preparó el domingo.

## Cena

**Carne de res con cebada en la olla de cocimiento lento:** Suficiente para preparar 3 porciones. En una olla de cocimiento lento, combine 12 onzas (336 g) de carne de res (corte *round, sirloin* o *flank*) cortada en trozos de 1 pulgada (2.5 cm) con $\frac{1}{2}$ taza de cebada de rápido cocimiento, 1 lata de sopa de champiñones *Campbell's Healthy Request*, 1 taza de agua, $1\frac{1}{2}$ tazas de champiñones rebanados (frescos, congelados o enlatados), $1\frac{1}{2}$ tazas de zanahorias congeladas, $\frac{1}{2}$ cucharadita de sal, $\frac{1}{4}$ de cucharadita de pimienta negra y $\frac{1}{2}$ cucharadita de tomillo seco. Mezcle bien, cubra la olla y cocine a fuego lento de 7 a 8 horas.

## Gustito

*M&Ms:* Cómase una bolsa de $1\frac{1}{2}$ onzas (42 g) de *Crispy M&Ms*.

---

Análisis de nutrientes: 1,705 calorías, 73 g de proteínas, 230 g de carbohidratos, 60 g de grasa total, 17 g de grasa saturada, 111 mg de colesterol, 28 g de fibra dietética, 2,126 mg de sodio, 1,001 mg de calcio

## TIP REAFIRMANTE

### ELEVE SU ENERGÍA

*Convierta al placer en una prioridad diaria. No le tiene que costar mucho tiempo ni dinero. Dése tiempo para hacer una llamada de 10 minutos a su mejor amiga. Tómese 5 minutos para acurrucarse con su esposo. Acaricie a su perro. Rente una película cómica.*

# Sesión de ejercicio
## Nivel Nº 1

**Caminata por intervalos: Aproximadamente 30 minutos**

• Calentamiento de 5 minutos: Camine a una velocidad de 2–2$\frac{1}{2}$ millas por hora (3–4 km por hora) o de 95–100 pasos por minuto.

• Intervalo a paso moderado de 4 minutos: Aumente su velocidad a unas 3 millas por hora (5 km por hora) o aproximadamente 115 pasos por minuto.

• Intervalo a paso acelerado de 30 segundos: Acelere el paso aún más hasta llegar a unas 3$\frac{1}{2}$ millas por hora (5 km por hora) o aproximadamente 125 pasos por minuto.

• Repita los intervalos moderado y acelerado cuatro veces.

• Enfriamiento de 5 minutos: Disminuya su velocidad a 2–2$\frac{1}{2}$ millas por hora (3–4 km por hora) o a 95–100 pasos por minuto.

**Acondicionamiento Fundamental: 10 minutos**

• Haga la secuencia de ejercicios una vez.

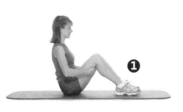

## Rodamiento con dos manos

**Posición inicial:** Siéntese en el piso con las rodillas dobladas y los pies planos sobre el piso. Coloque las manos detrás de los muslos.

**Movimiento:** Usando los músculos abdominales, ruede lentamente hacia abajo, vértebra por vértebra, hasta quedar a una distancia de 2 a 3 pulgadas (5 a 8 cm) del piso, e inhale al mismo tiempo. Mantenga esta posición durante un segundo y luego exhale a medida que vaya rodando lentamente hacia arriba. Haga 8 repeticiones.

**Técnica:** Debe sentir que los músculos abdominales son los que están realizando el movimiento. No haga el movimiento rápidamente.

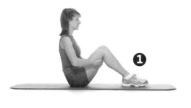

## Equilibrio abdominal

**Posición inicial:** Siéntese en el piso con las rodillas dobladas y los pies planos sobre el piso. Coloque las manos detrás de los muslos.

**Movimiento:** Levante ligeramente los pies del piso y equilíbrese sobre la rabadilla. Mantenga esta posición durante tres respiraciones lentas y luego relájese. Haga este ejercicio una sola vez.

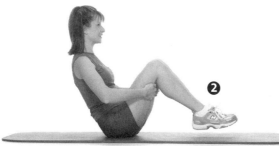

**Técnica:** Mantenga los músculos abdominales tensos y el resto del cuerpo relajado, especialmente los hombros.

---

EJERCICIO ESENCIAL

## Abdominal fácil

**Posición inicial:** Recuéstese boca arriba con las rodillas dobladas, los pies planos sobre el piso y los brazos a los lados con las palmas hacia abajo.

**Movimiento:** Usando los músculos abdominales, exhale y vaya levantando lentamente la cabeza, hombros y parte superior de la espalda hasta un ángulo de aproximadamente 45 grados. Imagine que quiere acortar la distancia que existe entre las costillas y la pelvis. Mantenga esta posición durante un segundo y luego inhale a medida que vaya bajando lentamente el cuerpo. Haga 8 repeticiones.

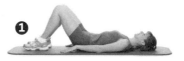

**Técnica:** No jale la barbilla hacia el pecho. No arquee la espalda.

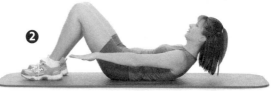

*(continúa)*

# Sesión de ejercicio
## Nivel Nº 1 (continuación)

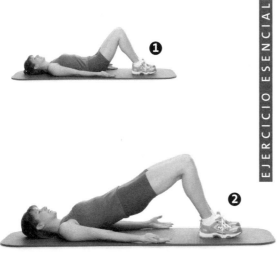

### Puente

**Posición inicial:** Recuéstese boca arriba con las rodillas dobladas, los pies planos sobre el piso y los brazos a los lados, con las palmas hacia arriba.

**Movimiento:** Contrayendo los músculos abdominales, glúteos y baja espalda, recargue el peso sobre los pies y levante el trasero, caderas y espalda del piso mientras exhala, para formar una línea recta desde los hombros hasta las rodillas. Mantenga esta posición durante tres respiraciones lentas y luego relájese. Haga este ejercicio una sola vez.

**Técnica:** No se levante demasiado; la parte superior de la espalda y los hombros deben permanecer sobre el piso. No se doble a nivel de la cintura o de las caderas. No deje que las rodillas se caigan hacia adentro o hacia afuera.

---

### Tabla de rodillas

**Posición inicial:** Recuéstese boca abajo y doble las rodillas para que los pies queden en el aire. Los codos deben quedar debajo de los hombros y los antebrazos y las palmas sobre el piso.

**Movimiento:** Contrayendo los músculos abdominales y espalda, recargue su peso sobre los antebrazos mientras exhala y levante la pelvis del piso hasta que la espalda y los muslos formen una línea recta. Mantenga esta posición durante tres respiraciones y luego relájese. Haga este ejercicio una sola vez.

**Técnica:** No levante la cabeza hacia el techo ni deje que caiga hacia el piso. No se doble a nivel de la cintura. No arquee la espalda.

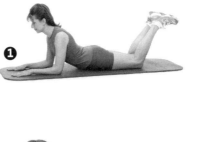

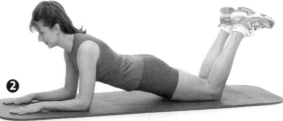

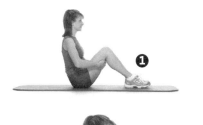

## Equilibrio abdominal

**Posición inicial:** Siéntese en el piso con las rodillas dobladas y los pies planos sobre el piso. Coloque las manos detrás de los muslos.

**Movimiento:** Levante ligeramente los pies del piso y equilíbrese sobre la rabadilla. Mantenga esta posición durante tres respiraciones lentas y luego relájese. Haga este ejercicio una sola vez.

**Técnica:** Mantenga los músculos abdominales tensos y el resto del cuerpo relajado, especialmente los hombros.

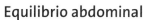

## Abdominal fácil

**Posición inicial:** Recuéstese boca arriba con las rodillas dobladas, los pies planos sobre el piso y los brazos a los lados con las palmas hacia abajo.

**Movimiento:** Usando los músculos abdominales, exhale y vaya levantando lentamente la cabeza, hombros y parte superior de la espalda hasta un ángulo de aproximadamente 45 grados. Imagine que quiere acortar la distancia que existe entre las costillas y la pelvis. Mantenga esta posición durante un segundo y luego inhale a medida que vaya bajando lentamente el cuerpo. Haga 8 repeticiones.

**Técnica:** No jale la barbilla hacia el pecho. No arquee la espalda.

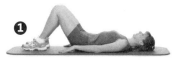

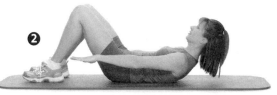

*(continúa)*

# Sesión de ejercicio

## Nivel Nº 1 (continuación)

### Puente

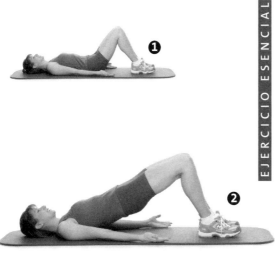

**Posición inicial:** Recuéstese boca arriba con las rodillas dobladas, los pies planos sobre el piso y los brazos a los lados, con las palmas hacia arriba.

**Movimiento:** Contrayendo los músculos abdominales, glúteos y baja espalda, recargue el peso sobre los pies y levante el trasero, caderas y espalda del piso mientras exhala, para formar una línea recta desde los hombros hasta las rodillas. Mantenga esta posición durante tres respiraciones lentas y luego relájese. Haga este ejercicio una sola vez.

**Técnica:** No se levante demasiado; la parte superior de la espalda y los hombros deben permanecer sobre el piso. No se doble a nivel de la cintura o de las caderas. No deje que las rodillas se caigan hacia adentro o hacia afuera.

---

### Tabla de rodillas

**Posición inicial:** Recuéstese boca abajo y doble las rodillas para que los pies queden en el aire. Los codos deben quedar debajo de los hombros y los antebrazos y las palmas sobre el piso.

**Movimiento:** Contrayendo los músculos abdominales y espalda, recargue su peso sobre los antebrazos mientras exhala y levante la pelvis del piso hasta que la espalda y los muslos formen una línea recta. Mantenga esta posición durante tres respiraciones y luego relájese. Haga este ejercicio una sola vez.

**Técnica:** No levante la cabeza hacia el techo ni deje que caiga hacia el piso. No se doble a nivel de la cintura. No arquee la espalda.

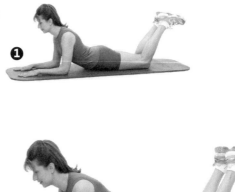

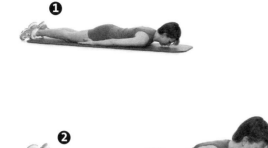

## Levantamiento de pecho

**Posición inicial:** Recuéstese boca abajo sobre el piso con los brazos a los lados y las palmas hacia arriba.

**Movimiento:** Exhale conforme vaya levantando la cabeza y el pecho hasta que queden a una distancia de 5 a 6 pulgadas (12–15 cm) del piso. Mantenga esta posición durante un segundo y luego inhale a medida que vaya bajando lentamente la cabeza y el pecho. Haga 8 repeticiones.

**Técnica:** No mire hacia el techo. No se levante demasiado.

# Sesión de ejercicio
## Nivel Nº 2

**Caminata por intervalos: Aproximadamente 30 minutos**

• Calentamiento de 5 minutos: Camine a una velocidad de 2½ a 3 millas por hora (4–5 km por hora) o de 100–115 pasos por minuto.

• Intervalo a paso moderado de 3 minutos: Aumente su velocidad a alrededor de 3½ millas por hora (5 km por hora) o aproximadamente 125 pasos por minuto.

• Intervalo a paso acelerado de 90 segundos: Acelere el paso aún más hasta llegar a unas 4 millas por hora (6 km por hora) o aproximadamente 135 pasos por minuto.

• Repita los intervalos moderado y acelerado cuatro veces.

• Enfriamiento de 5 minutos: Disminuya su velocidad a 2½–3 millas por hora (4–5 km por hora) o a 100–115 pasos por minuto.

**Acondicionamiento Fundamental: 10 minutos**

• Haga la secuencia de ejercicios una vez.

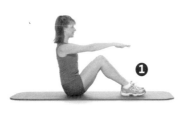

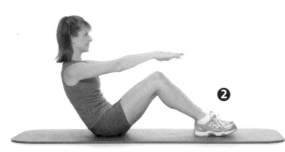

### Rodamiento

**Posición inicial:** Siéntese en el piso con las rodillas dobladas y los pies planos sobre el piso. Mantenga los brazos estirados hacia el frente y paralelos al piso.

**Movimiento:** Usando los músculos abdominales, ruede lentamente hacia abajo, vértebra por vértebra, hasta que quede a una distancia de 3–4 pulgadas (8–10 cm) del piso, e inhale al mismo tiempo. Mantenga esta posición durante un segundo y luego exhale conforme va rodando lentamente hacia arriba. Haga 8 repeticiones.

**Técnica:** Debe sentir que los músculos abdominales son los que están realizando el movimiento. No haga el movimiento rápidamente.

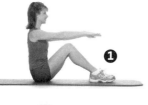

## Equilibrio abdominal parcial

**Posición inicial:** Siéntese en el piso con las rodillas dobladas y los pies planos sobre el piso. Mantenga los brazos estirados hacia el frente y paralelos al piso.

**Movimiento:** Levante ligeramente los pies del piso y equilíbrese sobre la rabadilla. Mantenga esta posición durante cuatro respiraciones y luego relájese. Haga este ejercicio una sola vez.

**Técnica:** Mantenga los músculos abdominales tensos y el resto del cuerpo relajado, especialmente los hombros.

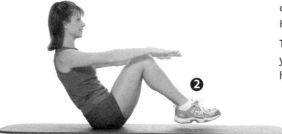

---

**EJERCICIO ESENCIAL**

## Abdominal

**Posición inicial:** Recuéstese boca arriba con las rodillas dobladas, los pies planos sobre el piso y las manos detrás de la cabeza.

**Movimiento:** Usando los músculos abdominales, exhale y vaya levantando lentamente la cabeza, hombros y parte superior de la espalda hasta un ángulo de aproximadamente 45 grados. Imagine que quiere acortar la distancia que existe entre las costillas y la pelvis. Mantenga esta posición durante un segundo y luego inhale a medida que vaya bajando lentamente el cuerpo. Haga 8 repeticiones.

**Técnica:** No jale la barbilla hacia el pecho. No arquee la espalda.

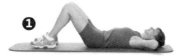

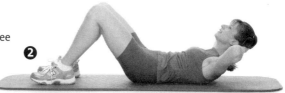

*(continúa)*

# Sesión de ejercicio
## Nivel Nº 2 (continuación)

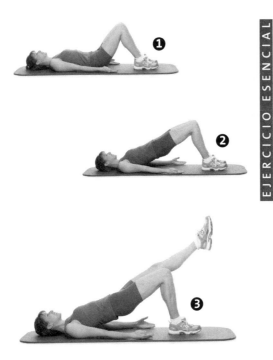

### EJERCICIO ESENCIAL

## Puente con elevación de pierna

**Posición inicial:** Recuéstese boca arriba con las rodillas dobladas, los pies planos sobre el piso y los brazos a los lados con las palmas hacia arriba.

**Movimiento:** Contrayendo los músculos abdominales, glúteos y baja espalda, recargue el peso sobre los pies y levante el trasero, las caderas y la espalda del piso mientras exhala, para formar una línea recta desde los hombros hasta las rodillas. Levante un pie del piso y extienda esa pierna. Mantenga esta posición durante dos respiraciones y luego baje el pie. Levante el otro pie y mantenga esta posición durante dos respiraciones. Baje el pie y regrese a la posición inicial. Haga este ejercicio una sola vez.

**Técnica:** No se levante demasiado; la parte superior de la espalda y los hombros deben permanecer sobre el piso. No se doble a nivel de la cintura o de las caderas. No deje que las rodillas se caigan hacia adentro o hacia afuera.

### EJERCICIO ESENCIAL

## Tabla

**Posición inicial:** Recuéstese boca abajo y flexione los pies para que los dedos de los pies queden sobre el piso. Los codos deben quedar debajo de los hombros y los antebrazos y palmas sobre el piso.

**Movimiento:** Contrayendo los músculos abdominales y espalda, recargue su peso sobre los antebrazos mientras exhala y levante la pelvis y piernas del piso para que la espalda y piernas formen una línea recta. Mantenga esta posición durante cuatro respiraciones y luego relájese. Haga este ejercicio una sola vez.

**Técnica:** No levante la cabeza hacia el techo ni deje que caiga hacia el piso. No se doble a nivel de la cintura o de las caderas. No deje que el vientre se caiga hacia el piso.

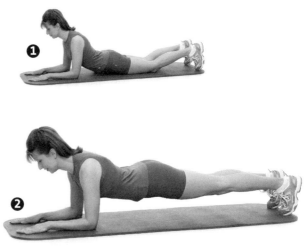

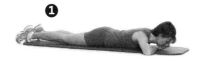

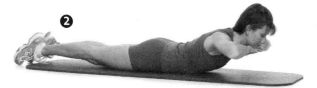

## Levantamiento de pecho (con los brazos doblados)

**Posición inicial:** Recuéstese boca abajo sobre el piso y coloque las manos debajo de la barbilla.

**Movimiento:** Exhale a medida que vaya levantando la cabeza y el pecho hasta que queden a una distancia de 5 a 6 pulgadas (12–15 cm) del piso. Mantenga esta posición durante un segundo y luego inhale a medida que vaya bajando lentamente el pecho y la cabeza. Haga 8 repeticiones.

**Técnica:** No se levante demasiado.

# Sesión de ejercicio
## Nivel Nº 3

**Caminata por intervalos: Aproximadamente 30 minutos**

• Calentamiento de 5 minutos: Camine a una velocidad de $2\frac{1}{2}$–3 millas por hora (4–5 km por hora) o de 100–115 pasos por minuto.

• Intervalo a paso moderado de 2 minutos: Aumente su velocidad a alrededor de 4 millas por hora (6 km por hora) o aproximadamente 135 pasos por minuto.

• Intervalo a paso acelerado de 2 minutos: Acelere el paso aún más hasta llegar a unas $4\frac{1}{2}$ millas por hora (7 km por hora) o aproximadamente 145 pasos por minuto.

• Repita los intervalos moderado y acelerado cinco veces.

• Enfriamiento de 5 minutos: Disminuya su velocidad a $2\frac{1}{2}$–3 millas por hora (4–5 km por hora) o a 100–115 pasos por minuto.

**Acondicionamiento Fundamental: 10 minutos**

• Haga la secuencia de ejercicios una vez.

---

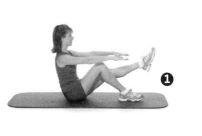

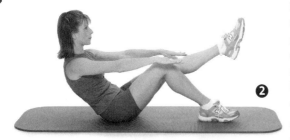

## Rodamiento con elevación de pierna

**Posición inicial:** Siéntese en el piso con las rodillas dobladas y los pies planos sobre el piso. Levante el pie izquierdo del piso y extienda la pierna izquierda. Mantenga los brazos estirados hacia el frente y paralelos al piso.

**Movimiento:** Usando los músculos abdominales, ruede lentamente hacia abajo, vértebra por vértebra, hasta que quede a una distancia de 4–5 pulgadas (10 a 12 cm) del piso, e inhale al mismo tiempo. Mantenga esta posición durante un segundo y luego exhale a medida que vaya rodando lentamente hacia arriba. Haga cuatro repeticiones, cambie de pierna y haga cuatro repeticiones más.

**Técnica:** Debe sentir que los músculos abdominales son los que están realizando el movimiento. No haga el movimiento rápidamente.

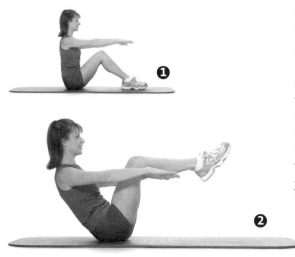

# Equilibrio abdominal completo

**Posición inicial:** Siéntese en el piso con las rodillas dobladas y los pies planos sobre el piso. Mantenga los brazos estirados hacia el frente y paralelos al piso.

**Movimiento:** Levante los pies de modo que las pantorrillas queden paralelas al piso y equilíbrese sobre la rabadilla. Mantenga esta posición durante cinco respiraciones y luego relájese. Haga este ejercicio una sola vez.

**Técnica:** Mantenga los músculos abdominales tensos y el resto del cuerpo relajado, especialmente los hombros.

EJERCICIO ESENCIAL

# Abdominal elevado

**Posición inicial:** Recuéstese boca arriba, eleve las piernas hacia el techo y coloque las manos detrás de la cabeza.

**Movimiento:** Usando los músculos abdominales, exhale y vaya levantando lentamente la cabeza, hombros y parte superior de la espalda hasta un ángulo de aproximadamente 45 grados. Imagine que quiere acortar la distancia que existe entre las costillas y la pelvis. Mantenga esta posición durante un segundo y luego inhale a medida que vaya bajando lentamente el cuerpo. Haga 8 repeticiones.

**Técnica:** No jale la barbilla hacia el pecho.

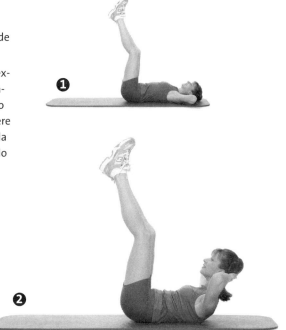

*(continúa)*

# Sesión de ejercicio

## Nivel Nº 3 (continuación)

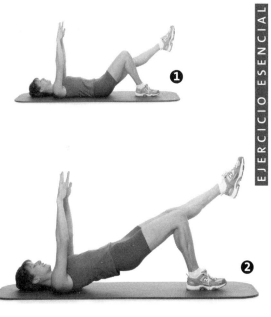

### Puente con una pierna

**Posición inicial:** Recuéstese boca arriba con las rodillas dobladas, los pies planos sobre el piso y los brazos extendidos hacia el techo. Levante el pie izquierdo del piso y extienda la pierna izquierda.

**Movimiento:** Contrayendo los músculos abdominales, glúteos y baja espalda, recargue su peso sobre el pie derecho y levante los glúteos, caderas y espalda del piso mientras exhala, para formar una línea recta desde los hombros hasta las rodillas. Mantenga esta posición durante tres respiraciones y luego baje el cuerpo. Repita lo mismo con la pierna derecha extendida. Haga este ejercicio una sola vez con cada pierna.

**Técnica:** No se levante demasiado; la parte superior de la espalda y los hombros deben permanecer sobre el piso. No se doble a nivel de la cintura o de las caderas. No deje que las rodillas se caigan hacia adentro o hacia afuera.

---

### Tabla con elevación de pierna

**Posición inicial:** Recuéstese boca abajo y flexione los pies para que los dedos de los pies queden sobre el piso. Los codos deben quedar debajo de los hombros y los antebrazos y las palmas sobre el piso.

**Movimiento:** Contrayendo los músculos abdominales y espalda, recargue su peso sobre las manos y antebrazos mientras exhala y levante la pelvis y las piernas del piso para que la espalda y las piernas formen una línea recta. Levante el pie izquierdo del piso, mantenga esta posición durante tres respiraciones y luego relájese. Repita lo mismo levantando el pie derecho del piso. Haga este ejercicio una sola vez con cada pierna.

**Técnica:** No levante la cabeza hacia el techo ni deje que caiga hacia el piso. No se doble a nivel de la cintura o de las caderas. No deje que el vientre se caiga hacia el piso.

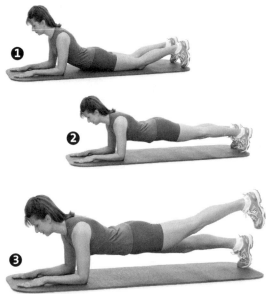

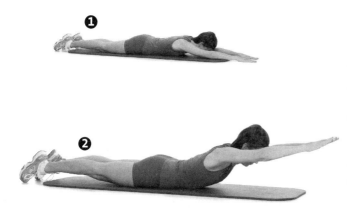

## Levantamiento de pecho (con los brazos extendidos)

**Posición inicial:** Recuéstese boca abajo sobre el piso con los brazos extendidos hacia el frente.

**Movimiento:** Exhale a medida que vaya levantando los brazos, cabeza y pecho hasta que queden a una distancia de 5 a 6 pulgadas (12–15 cm) del piso. Mantenga esta posición durante un segundo y luego inhale a medida que vaya bajando lentamente el cuerpo. Haga 8 repeticiones.

**Técnica:** No se levante demasiado.

## TIP REAFIRMANTE

### EL PODER DE LA MENTE

*Si algo le preocupa, escríbalo. Luego, lea sus preocupaciones durante sólo 15 minutos al día, ¡pero sólo si es absolutamente necesario hacerlo! No podemos controlar que los terroristas planeen o no otro ataque o que llueva o no durante la hora punta, pero sí podemos controlar cuánto tiempo pasamos preocupándonos. Cada vez que se empiece a preocupar por algo, anote su preocupación, meta la hoja en un sobre y olvídese de eso. Al final del día, dése 15 minutos para revisar las preocupaciones que haya anotado. Usted aprenderá dos cosas: una, que sí puede controlar la cantidad de tiempo que ocupa en preocuparse, y dos, que la preocupación es repetitiva y entonces le sirve para lo mismo preocuparse mucho o poco.*

# Imagínese más delgada

Cuando usted está tratando de adelgazar, su mente puede ser su mejor amiga o su peor enemiga. Sin previo aviso, esa vocecita interna que la alentó a hacer ejercicio o ingerir menos grasa se puede volver muy cruel, minando sus esfuerzos por bajar de peso con emociones negativas y una retahíla interminable de críticas. Las personas tendemos a lograr aquello en lo que nos centramos, así que cuando la ataque la negatividad, necesita contraatacarla de inmediato.

**Silencie la autocrítica.** Si usted tuviera una amiga que siempre le estuviera diciendo lo gorda que se ve, probablemente no seguiría siendo su amiga durante mucho tiempo. Entonces, si no esta dispuesta a soportar ese tipo de maltrato por parte de otras personas, no lo tolere aunque venga de usted misma. Cada vez que se empiece a autocriticar, deténgase en el acto. Luego piense en algo que la aliente, como si estuviera tratando de alentar a una amiga. Dígase, "De acuerdo, mi cuerpo no está tan delgado ni en tan buena forma como me gustaría, pero estoy haciendo algo al respecto. Estoy logrando algo".

**Elimine las palabras "o todo o nada" de su vocabulario.** Sólo porque no tenga 45 minutos para hacer ejercicio no significa que debe saltarse el ejercicio por completo. Después de que nació mi hijo, yo me tenía que repetir esto una y otra vez. Mis sesiones de ejercicios se volvieron más ocasionales. Me tuve que olvidar de tomarme un momento para ponerme mi ropa deportiva; simplemente me ponía mis tenis para salir a caminar rápidamente alrededor de la cuadra con Jacob montado en mis hombros. O subía y bajaba por las escaleras una vez más siempre que usaba las escaleras en el trabajo. Hacer algo siempre es mejor que no hacer nada. Por eso, cada día del plan de acción reafirmante incluye la opción de hacer una sesión de ejercicio rápida (simplemente haga los ejercicios señalados con la barrita que dice "ejercicio esencial") para esos días en que simplemente no encuentra el tiempo para hacer la sesión completa.

---

**TIP REAFIRMANTE**

### EN SU PLATO

*Coma lentamente durante los primeros 10 minutos de cada comida. Al hacer esto, su cerebro le ayudará a bajar de peso. Las imágenes de alta tecnología del cerebro de 21 adultos mostraron que 10 minutos después de que comenzaban a comer, su cerebro apagaba el interruptor del hambre. A partir de este momento, la urgencia por seguir comiendo disminuye. Entonces, aprenda a comer con calma durante 10 minutos en vez de atragantarse de comida y descubrirá que podrá sentirse satisfecha con menos comida.*

# Menú

La mayoría de estas recetas indican las cantidades suficientes para una porción y son fáciles y rápidas de preparar. Si una receta sirve para preparar más de una porción, ahí mismo aparecerá indicado. Guarde la porción sobrante para otra comida o compártala con su esposo o con su compañera de caminatas.

## Desayuno

**Waffle con mantequilla de cacahuate:** Tueste 1 *waffle* integral congelado. Úntele 1½ cucharadas de mantequilla de cacahuate (maní). Sírvalo con 1 taza de fruta (a su gusto) y ½ taza de leche descremada (*fat-free milk* o *nonfat milk*).

## Merienda saludable

**Yogur con nueces:** A 8 onzas/240 ml (1 taza) de yogur sin grasa (de cualquier sabor, pero lea la etiqueta para verificar que no contenga más de 120 calorías por taza), agregue 2 cucharadas de nueces picadas.

## Almuerzo

**Sandwiches Subway:** Ordene un *Subway Veggie Delite* de 6 pulgadas (15 cm) en pan integral con 2 raciones (4 triángulos) de queso de cualquier tipo y 1 cucharada de mayonesa *light*, mostaza con miel o aliño (aderezo) tipo *Southwest*. Pida que le agreguen muchas verduras, como tomates (jitomates) y pimientos (ajíes, pimientos morrones) a su sándwich (emparedado). O pida el sándwich *Subway Deli* de atún, jamón, rosbif o pechuga de pavo (chompipe) (los sándwiches tipo "*deli*" se preparan en un panecillo más pequeño) con una ensalada *Veggie Delite*, y agréguele 1 cucharada de aliño italiano sin grasa.

## Gustito

**Sándwich de helado Silhouette:** Sirva 1 sándwich (emparedado) de helado *Silhouette* con una galleta *graham* cuadrada de 2½ pulgadas (6 cm) untada con 2 cucharaditas de mantequilla de cacahuate (maní).

## Cena

**Pasta con albóndigas de pavo:** Prepare 1 taza de pasta cocida (cualquier tipo). Hierva de 5 a 7 minutos a fuego lento 3 albóndigas de pavo (chompipe) de 1 onza (28 g) en una sartén antiadherente que contenga ½ pulgada (1.25 cm) de agua (si es necesario, agregue más agua mientras se estén cociendo). Vierta ¼ de taza de salsa para espagueti sobre la pasta y las albóndigas y sirva el platillo con ⅔ de taza de habichuelas verdes (ejotes) cocidas.

Para hacer las albóndigas de pavo, combine 1 libra (448 g) de carne de pechuga de pavo con ⅓ de taza de pan molido estilo italiano y 1 huevo y mezcle bien. (Esto es suficiente para preparar 12 albóndigas de alrededor de 1¾ pulgadas/4 cm de diámetro cada una. Guarde 3 para mañana y congele las demás en una bolsa de plástico bien sellada para otro día).

## Merienda saludable

**Pudín con fruta:** Cómase 1 taza de pudín (budín) sin grasa listo para servir (de cualquier sabor). Sirva el pudín con ¾ de taza de arándanos.

---

Análisis de nutrientes: 1,629 calorías, 92 g de proteínas, 223 g de carbohidratos, 44 g de grasa total, 7 g de grasa saturada, 128 mg de colesterol, 29 g de fibra dietética, 2,764 mg de sodio, 1,227 mg de calcio

# Sesión de ejercicio
## Nivel Nº 1

**Caminata fácil: 20 minutos**

- Calentamiento de 5 minutos: Camine a una velocidad de 2–2½ millas por hora (3–4 km por hora) o de 95–100 pasos por minuto.

- Caminata moderada de 10 minutos: Aumente su velocidad a 2½–3 millas por hora (4–5 km por hora), a 100–115 pasos por minuto o a un paso que le permita conversar cómodamente mientras camina.

- Enfriamiento de 5 minutos: Disminuya su velocidad a 2–2½ millas por hora (3–4 km por hora) o a 95–100 pasos por minuto.

**Entrenamiento de fuerza básico: 20 minutos**

- Haga de 10 a 12 repeticiones de cada ejercicio. Repita la secuencia de ejercicios tres veces.

- Para calentar, no use las pesas la primera vez que haga la serie y cuando haga las sentadillas (cuclillas), baje sólo hasta la mitad.

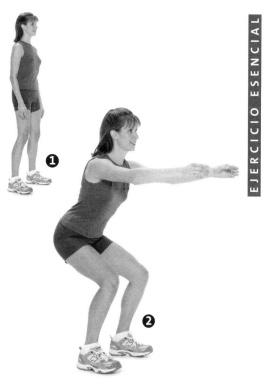

**EJERCICIO ESENCIAL**

## Sentadilla

**Posición inicial:** Párese con los pies separados de modo que queden alineados con los hombros y los brazos a los lados.

**Movimiento:** Manteniendo la espalda recta, baje el cuerpo doblando las rodillas y las caderas como si fuera a sentarse e inhale al mismo tiempo. Deje que los brazos se extiendan hacia el frente para que le ayuden a mantener el equilibrio. Deténgase justo antes de que los muslos queden paralelos al piso. Mantenga esta posición durante un segundo y luego exhale a medida que se vaya parando lentamente.

**Técnica:** No deje que las rodillas se desplacen hacia adelante más allá de los dedos de los pies. No arquee la espalda.

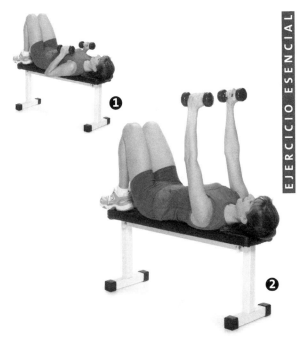

## Pres de pecho paralelo

**Posición inicial:** Recuéstese sobre el piso (o sobre una banca) y sostenga las mancuernas paralelas y encima de los hombros; los codos deberán quedar apuntando hacia los pies.

**Movimiento:** Exhale mientras levanta las mancuernas hacia el techo sobre el pecho, extendiendo los brazos. Mantenga esta posición durante un segundo y luego inhale a medida que las vaya bajando lentamente.

**Técnica:** No deje que las mancuernas se vayan hacia atrás de la cabeza ni hacia los pies; deben subir y bajar trazando una línea perfectamente perpendicular al piso. No arquee la espalda.

**Posición alterna:** Si le incomoda colocar los pies sobre la banca, puede ponerlos en el piso. Asegúrese de no arquear la espalda en esta posición.

## Remo (sentada e inclinada)

**Posición inicial:** Siéntese en la orilla de una silla con los pies separados de modo que queden alineados con las caderas y sostenga una mancuerna (pesa de mano) en cada mano. Mantenga la espalda recta e inclínese hacia adelante, doblándose desde la cadera para que las mancuernas queden colgando al lado de las pantorrillas con las palmas hacia adentro.

**Movimiento:** Doblando los codos hacia atrás y juntando los omóplatos, levante las pesas hacia las costillas mientras exhala. Mantenga esta posición durante un segundo y luego inhale a medida que las vaya bajando lentamente.

**Técnica:** No arquee la espalda. No levante el torso mientras eleva las mancuernas.

**Movimiento alterno:** Si tiene problemas en la espalda, haga los remos con un solo brazo a la vez y coloque el otro antebrazo sobre los muslos para apoyarse.

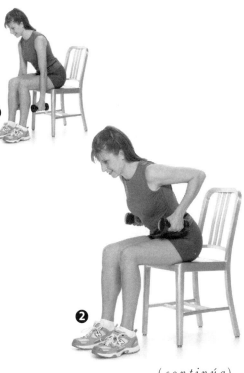

*(continúa)*

# Sesión de ejercicio
## Nivel Nº 1 (continuación)

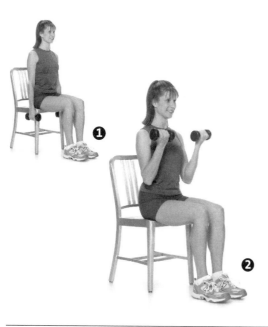

### *Curl* de bíceps con giro (sentada)

**Posición inicial:** Siéntese en la orilla de una silla con los pies separados de modo que queden alineados con las caderas y sostenga las mancuernas a los lados, con las palmas hacia adentro.

**Movimiento:** Doblando los codos y girando las muñecas hacia arriba, levante las mancuernas hacia los hombros y exhale. Deténgase cuando las mancuernas lleguen a la altura del pecho, con las palmas hacia el cuerpo. Mantenga esta posición durante un segundo y luego inhale a medida que las vaya bajando lentamente.

**Técnica:** No mueva la parte superior de los brazos.

### Extensión de tríceps con giro (sentada)

**Posición inicial:** Siéntese en la orilla de una silla con los pies separados de modo que queden alineados con las caderas y sostenga una mancuerna en cada mano. Mantenga la espalda recta e inclínese hacia adelante, doblándose desde la cadera. Doble los brazos a un ángulo de aproximadamente 90 grados de modo que las mancuernas queden más o menos a la altura de las caderas.

**Movimiento:** Sin mover la parte superior de los brazos, lleve las mancuernas hacia atrás mientras exhala, extendiendo los brazos y girando las muñecas de modo que las palmas de las manos queden volteadas hacia el techo. Mantenga esta posición durante un segundo y luego inhale a medida que las vaya bajando lentamente.

**Técnica:** No haga el movimiento desde los hombros. No levante el torso mientras eleva las mancuernas.

**Movimiento alterno:** Si tiene problemas en la espalda, haga las extensiones con un brazo a la vez y coloque el otro antebrazo sobre los muslos para apoyarse.

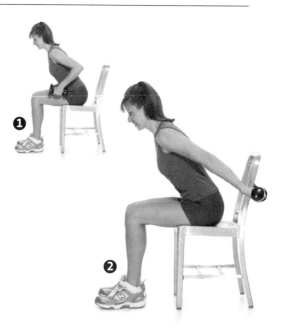

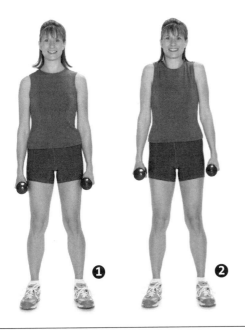

## Contracción de hombros

**Posición inicial:** Párese con los pies separados de modo que queden alineados con los hombros, doblando ligeramente las rodillas. Sostenga una mancuerna en cada mano con los brazos a los lados y las palmas hacia adentro.

**Movimiento:** Exhale a medida que vaya levantando lentamente los hombros hacia las orejas, llevándolos lo más alto que pueda. Mantenga esta posición durante un segundo y luego inhale a medida que los vaya bajando lentamente.

**Técnica:** No doble los codos. No use los brazos para levantarlos.

## TIPS REAFIRMANTES

| ELEVE SU ENERGÍA | HECHOS SORPRENDENTES |
|---|---|
| Sustituya su cafecito mañanero por una buena taza de té de menta (hierbabuena). Independientemente de que elija usar la hierba fresca o bolsas de té, deje las hierbas en infusión durante 10 minutos antes de tomarse el té. Mientras esté en infusión el té, inhale los vapores, ya que se ha comprobado que el fuerte aroma de la menta es muy bueno para despertar. | En promedio, los estadounidenses inactivos gastan aproximadamente $330 dólares más al año en gastos relacionados con su salud que sus homólogos más activos. Esta cifra se incrementa drásticamente a $1,053 dólares para las personas que sufren de afecciones que limitan su actividad física. |

# Sesión de ejercicio
## Nivel Nº 2

### Caminata fácil: 20 minutos

- Calentamiento de 5 minutos: Camine a una velocidad de 2½–3 millas por hora (4–5 km por hora) o de 100–115 pasos por minuto.

- Caminata moderada de 10 minutos: Aumente su velocidad a 3–3½ millas por hora (5–6 km por hora), a 115–125 pasos por minuto o a un paso que le permita conversar cómodamente mientras camina.

- Enfriamiento de 5 minutos: Disminuya su velocidad a 2½–3 millas por hora (4–5 km por hora) o a 100–115 pasos por minuto.

### Entrenamiento de fuerza básico: 30 minutos

- Haga de 10 a 12 repeticiones de cada ejercicio. Repita la secuencia de ejercicios tres veces.

- Para calentar, use pesas más ligeras o no use pesas la primera vez que haga la serie y cuando haga las sentadillas (cuclillas), baje sólo hasta la mitad.

EJERCICIO ESENCIAL

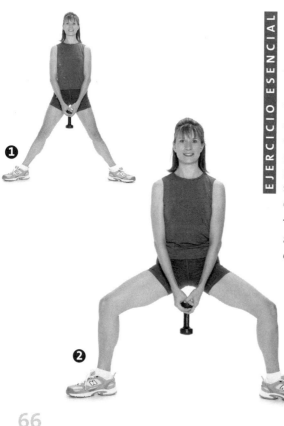

❶

❷

### Plié

**Posición inicial:** Párese con los pies separados a una distancia mayor que el ancho de los hombros, apuntando las puntas de los pies hacia afuera. Sostenga una mancuerna con ambas manos abajo y enfrente de usted.

**Movimiento:** Manteniendo la espalda recta, baje el cuerpo doblando las rodillas e inhale al mismo tiempo. Deténgase justo antes de que los muslos queden paralelos al piso. Mantenga esta posición durante un segundo y luego exhale a medida que se vaya parando lentamente.

**Técnica:** No deje que las rodillas se desplacen hacia adelante más allá de los dedos de los pies. No se incline hacia adelante.

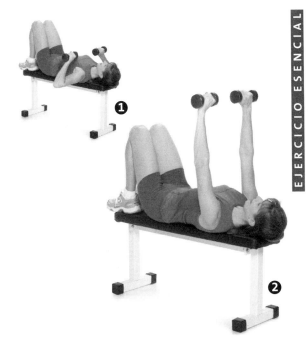

## Pres de pecho

**Posición inicial:** Recuéstese sobre el piso (o sobre una banca) y sostenga las mancuernas juntando los extremos de cada mancuerna, justo por encima de los hombros. Los codos deberán apuntar hacia los lados.

**Movimiento:** Exhale mientras levanta las mancuernas hacia el techo sobre el pecho, extendiendo los brazos. Mantenga esta posición durante un segundo y luego inhale a medida que las vaya bajando lentamente.

**Técnica:** No deje que las mancuernas se vayan hacia atrás de la cabeza ni hacia los pies; deben subir y bajar trazando una línea perfectamente perpendicular al piso. No arquee la espalda.

**Posición alterna:** Si le incomoda colocar los pies sobre la banca, puede ponerlos en el piso. Asegúrese de no arquear la espalda en esta posición.

## Remo doblado

**Posición inicial:** Párese con los pies separados de modo que queden alineados con los hombros, doblando ligeramente las rodillas. Sostenga una mancuerna en cada mano con los brazos a los lados. Mantenga la espalda recta e inclínese hacia adelante, doblándose desde la cadera para que las mancuernas queden colgando frente a usted, con las palmas hacia adentro.

**Movimiento:** Doblando los codos hacia atrás y juntando los omóplatos, levante las pesas hacia las costillas mientras exhala, hasta que los codos rebasen la espalda. Mantenga esta posición durante un segundo y luego inhale a medida que las vaya bajando lentamente.

**Técnica:** No arquee la espalda. No levante los hombros hacia las orejas. No levante el torso mientras eleva las mancuernas.

**Movimiento alterno:** Si tiene problemas en la espalda, ponga una mano sobre una silla y haga los remos con un solo brazo a la vez.

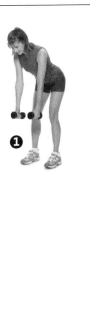

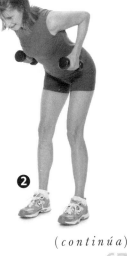

(*continúa*)

# Sesión de ejercicio
## Nivel Nº 2 (continuación)

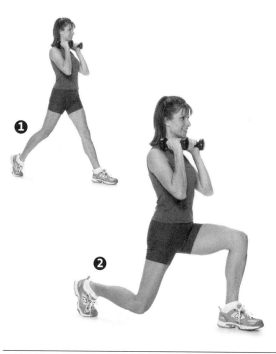

## Arco

**Posición inicial:** Párese con el pie izquierdo adelante del derecho de modo que queden separados a una distancia de 2 a 3 pies (60 a 90 cm). Sostenga una mancuerna en cada mano, ya sea a la altura de los hombros o colgando a los lados del cuerpo.

**Movimiento:** Inhale a medida que vaya doblando la rodilla izquierda y bajando el cuerpo en línea recta hasta que la rodilla izquierda quede doblada a un ángulo de 90 grados y la rodilla derecha llegue casi hasta el piso. El talón trasero se despegará del piso. Mantenga esta posición durante un segundo y luego exhale mientras que se vaya impulsando lentamente hacia arriba hasta llegar a la posición inicial. Termine todas las repeticiones y luego repita el ejercicio con el pie derecho enfrente del izquierdo.

**Técnica:** No se incline hacia adelante. No deje que la rodilla delantera se desplace hacia adelante más allá de los dedos de los pies.

## *Curl* de bíceps

**Posición inicial:** Párese con los pies separados de modo que queden alineados con los hombros, doblando ligeramente las rodillas. Sostenga una mancuerna en cada mano con las palmas hacia adelante.

**Movimiento:** Doblando los codos, levante las mancuernas hacia los hombros mientras exhala. Deténgase cuando las mancuernas lleguen a la altura del pecho, con las palmas hacia el cuerpo. Mantenga esta posición durante un segundo y luego inhale a medida que las vaya bajando lentamente.

**Técnica:** No mueva la parte superior de los brazos.

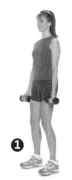

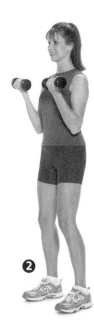

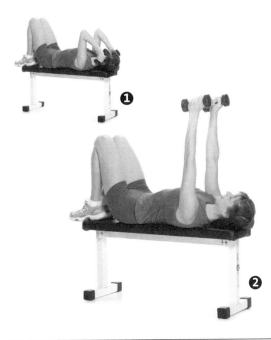

## Extensión de tríceps (acostada)

**Posición inicial:** Recuéstese boca arriba sobre el piso (o sobre una banca). Sostenga una mancuerna en cada mano encima del pecho. Doble los brazos de modo que los codos queden apuntando hacia el techo y las mancuernas queden al lado de las orejas.

**Movimiento:** Sin mover la parte superior de los brazos, levante las pesas hasta que queden encima del pecho mientras exhala. Mantenga esta posición durante un segundo y luego inhale a medida que las vaya bajando lentamente.

**Técnica:** No haga el movimiento desde los hombros. No arquee la espalda.

**Posición alterna:** Si le incomoda colocar los pies sobre la banca, puede ponerlos en el piso. Asegúrese de no arquear la espalda en esta posición.

## Elevación lateral de brazos

**Posición inicial:** Párese con los pies separados de modo que queden alineados con los hombros, doblando ligeramente las rodillas. Sostenga una mancuerna en cada mano con los brazos a los lados, las palmas hacia adentro y los codos ligeramente doblados.

**Movimiento:** Exhale a medida que vaya elevando las mancuernas hacia los lados hasta que lleguen más o menos a la altura de los hombros. Mantenga esta posición durante un segundo y luego inhale a medida que las vaya bajando lentamente.

**Técnica:** No levante los hombros. No permita que las mancuernas rebasen el nivel de los hombros.

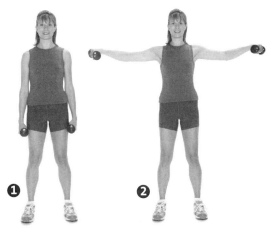

## TIP REAFIRMANTE

### REAFÍRMESE MÁS RÁPIDO

*Declare este martes como el día de cero televisión. Un día a la semana, apague la televisión y la computadora. Use ese tiempo para jugar con sus hijos o ponerse a bailar hasta el cansancio. Una vez que se dé cuenta de lo bien que esto la hará sentir, quizá hasta se le vuelva un hábito.*

# Sesión de ejercicio
## Nivel Nº 3

**MARTES / DÍA Nº 3**

**Caminata fácil: 20 minutos**

- Calentamiento de 5 minutos: Camine a una velocidad de 2$\frac{1}{2}$–3 millas por hora (4–5 km por hora) o de 100–115 pasos por minuto.

- Caminata moderada de 10 minutos: Aumente su velocidad a 3$\frac{1}{2}$–4 millas por hora (5–6 km por hora), a 125–135 pasos por minuto o a un paso que le permita conversar cómodamente mientras camina.

- Enfriamiento de 5 minutos: Disminuya su velocidad a 2$\frac{1}{2}$–3 millas por hora (4–5 km por hora) o a 100–115 pasos por minuto.

**Entrenamiento de fuerza básico: 40 minutos**

- Haga de 10 a 12 repeticiones de cada ejercicio. Repita la secuencia de ejercicios tres veces.

- Para calentar, use pesas más ligeras o no use pesas la primera vez que haga la serie y cuando haga las sentadillas (cuclillas), baje sólo hasta la mitad.

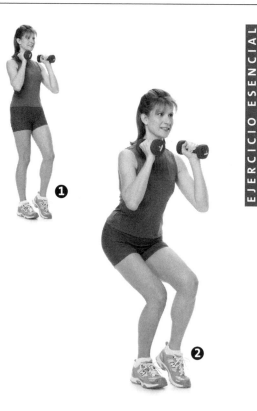

**EJERCICIO ESENCIAL**

## Sentadilla con una pierna

**Posición inicial:** Sostenga una mancuerna en cada mano a la altura de los hombros o colgando a los lados del cuerpo. Coloque el peso de su cuerpo sobre el pie derecho y levante el pie izquierdo del piso de modo que los dedos de este apenas toquen el piso para ayudarle a mantener el equilibrio.

**Movimiento:** Mientras inhala, doble la rodilla derecha e inclínese hacia adelante ligeramente desde las caderas, bajando el torso como si fuera a sentarse en una silla. Baje hasta donde le sea cómodo, pero no deje que el muslo derecho baje más allá del punto donde haya quedado paralelo al piso. Mantenga esta posición durante un segundo y luego exhale a medida que se vaya parando lentamente. Haga el número recomendado de repeticiones y luego cambie de pierna.

**Técnica:** No deje que la rodilla de la pierna que esté ejercitando se desplace hacia adelante más allá de los dedos del pie.

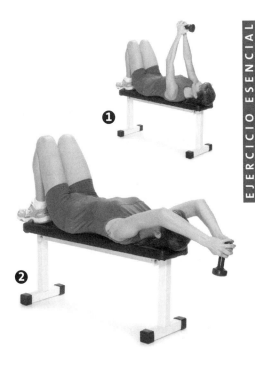

## Extensión hacia atrás

**Posición inicial:** Recuéstese boca arriba sobre el piso (o sobre una banca). Agarre una mancuerna con ambas manos y sosténgala arriba del pecho con los codos ligeramente doblados.

**Movimiento:** Inhale a medida que vaya bajando la mancuerna hacia atrás de la cabeza, llegando hasta donde le sea cómodo pero sin doblar los codos más que al principio. Mantenga esta posición durante un segundo y luego exhale a medida que vaya elevando la mancuerna hasta llegar a la posición inicial.

**Técnica:** No arquee la espalda. No doble los codos para bajar la mancuerna.

**Posición alterna:** Si le incomoda colocar los pies sobre la banca, puede ponerlos en el piso. Asegúrese de no arquear la espalda en esta posición.

## Remo doblado abierto

**Posición inicial:** Párese con los pies separados de modo que queden alineados con los hombros, doblando ligeramente las rodillas. Sostenga una mancuerna en cada mano con los brazos a los lados. Mantenga la espalda recta e inclínese hacia adelante, doblándose desde la cadera para que las mancuernas queden colgando frente a usted, con las palmas hacia adentro.

**Movimiento:** Doblando los codos de manera que queden apuntando hacia los lados y juntando los omóplatos, levante las mancuernas hacia las costillas mientras exhala, hasta que los codos rebasen la espalda. Mantenga esta posición durante un segundo y luego inhale a medida que las vaya bajando lentamente.

**Técnica:** No arquee la espalda. No levante los hombros hacia las orejas. No levante el torso mientras eleva las mancuernas.

**Movimiento alterno:** Si tiene problemas en la espalda, ponga una mano sobre una silla y haga los remos con un solo brazo a la vez.

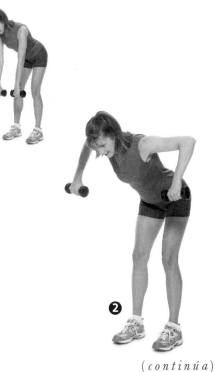

*(continúa)*

# Sesión de ejercicio
## Nivel Nº 3 (continuación)

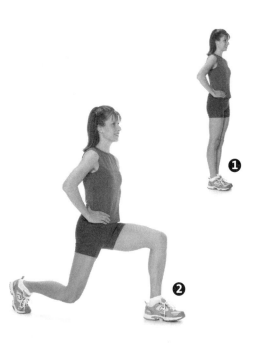

## Arco hacia atrás (sin pesas)

**Posición inicial:** Párese con los pies juntos y las manos en las caderas.

**Movimiento:** Dé un paso hacia atrás con el pie derecho de modo que quede a una distancia de 2 a 3 pies (60 a 90 cm) de el pie izquierdo. Inhale a medida que vaya doblando la rodilla izquierda y bajando el cuerpo en línea recta hasta que la rodilla izquierda quede doblada a un ángulo de 90 grados y la rodilla derecha llegue casi hasta el piso. El talón trasero se despegará del piso. Mantenga esta posición durante un segundo y luego exhale a medida que se vaya impulsando hacia arriba, juntando nuevamente el pie derecho con el pie izquierdo. Termine todas sus repeticiones y luego repita el ejercicio dando el paso hacia atrás con el pie izquierdo.

**Técnica:** No se incline hacia adelante. No deje que la rodilla delantera se desplace hacia adelante más allá de los dedos de los pies.

## *Curl* de bíceps

**Posición inicial:** Párese con los pies separados de modo que queden alineados con los hombros, doblando ligeramente las rodillas. Sostenga una mancuerna en cada mano con las palmas hacia adelante.

**Movimiento:** Doblando los codos, levante las mancuernas hacia los hombros mientras exhala. Deténgase cuando las mancuernas lleguen a la altura del pecho, con las palmas hacia el cuerpo. Mantenga esta posición durante un segundo y luego inhale a medida que las vaya bajando lentamente.

**Técnica:** No mueva la parte superior de los brazos.

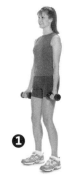
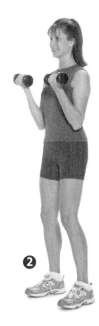

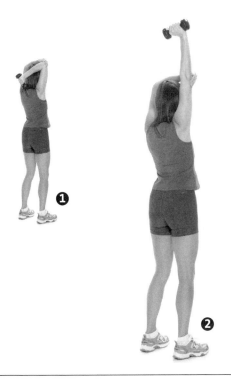

## Extensión de tríceps

**Posición inicial:** Párese con los pies separados de modo que queden alineados con los hombros y doble ligeramente las rodillas. Sostenga una mancuerna con la mano derecha y levántela para que quede arriba de la cabeza. Doble el codo de modo que quede apuntando hacia el techo y que la mancuerna quede detrás de la cabeza. Coloque la mano izquierda sobre el codo derecho para apoyarse.

**Movimiento:** Exhale a medida que vaya extendiendo el brazo derecho y levantando la mancuerna hasta que quede arriba de la cabeza. Mantenga esta posición durante un segundo y luego inhale conforme la va bajando lentamente. Haga el número recomendado de repeticiones y luego repita el ejercicio con el brazo izquierdo.

**Técnica:** No levante los hombros hacia las orejas. No doble la muñeca.

## Pres militar

**Posición inicial:** Párese con los pies separados de modo que queden alineados con los hombros y doble ligeramente las rodillas. Sostenga una mancuerna en cada mano a la altura de los hombros con las palmas hacia adelante y los codos apuntando hacia los lados.

**Movimiento:** Exhale a medida que vaya levantando las mancuernas en línea recta por encima de la cabeza. Mantenga esta posición durante un segundo y luego inhale a medida que las vaya bajando lentamente.

**Técnica:** No arquee la espalda. No levante las mancuernas hacia adelante o hacia atrás.

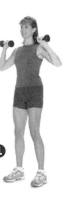

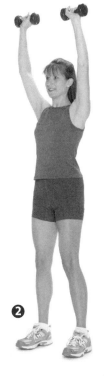

# Historia de éxito de la vida real

En enero de 2001, Cindy Reinitz de Henderson, Minnesota, tenía sobrepeso y constantemente sufría de dolores de cabeza y de espalda. "Me frustraba estar gorda, —dice—. No tenía la energía que necesitaba para seguirles el paso a mis alumnos de sexto grado". Tres años más tarde, pesa 40 libras (18 kg) menos, compite en carreras de 5 kilómetros y se va de excursión a las montañas.

Con la típica resolución de Año Nuevo de convertirse en una persona más saludable, la transformación de Cindy comenzó cuando empezó a seguir el programa de entrenamiento de fuerza de *Prevention*, que le llevaba tan sólo 20 minutos, dos o tres veces a la semana. "Al principio, sólo podía hacer de tres a cinco arcos y usaba pesas de 1 y 3 libras (0.45 y 1.3 kg) —dice—. Ahora estoy usando pesas de 8 y 10 libras (4 y 5 kg) y puedo hacer los ejercicios avanzados".

El secreto de Cindy para lograr hacer ejercicio de manera regular fue llevar un calendario de ejercicio. "Es muy fácil dejar que pasen los días sin darse cuenta —señala—. Yo tengo un calendario junto a mi estera mecánica (caminadora, *treadmill*) y cada día anoto el tipo de ejercicio que hice y cuántos minutos tardé. Luego, cada mes calculo un promedio diario. Al principio, calculaba un promedio semanal, pero me di cuenta de que así era muy fácil saltarme días. Con el promedio diario, puedo compensar cualquier disminución de inmediato". Y ciertamente lo ha hecho. Cindy ha pasado de sesiones de ejercicio de 20 minutos unas cuantas veces a la semana a un promedio de 75 minutos de ejercicio al día, que generalmente divide en sesiones de 30 minutos en la mañana y de 30 a 45 minutos en la noche.

Los resultados han valido la pena. A sus 49 años de edad, Cindy está delgada y pesa sólo 142 libras (64 kg). Logró bajar su nivel de colesterol en 87 puntos y se siente de maravilla. "Antes me tenía que forzar a hacer ejercicio, pero ahora no me siento bien si dejo de hacerlo un día", agrega.

# Menú

La mayoría de estas recetas indican las cantidades suficientes para una porción y son fáciles y rápidas de preparar. Si una receta sirve para preparar más de una porción, ahí mismo aparecerá indicado. Guarde la porción sobrante para otra comida o compártala con su esposo o con su compañera de caminatas.

## Desayuno

**Licuado para llevar:** Tómese 1 licuado (batido) *Yoplait Nouriche* (de cualquier sabor). Sírvalo con 8 cacahuates (maníes). (Aunque este es un producto saludable, sí contiene una cantidad considerable de azúcar refinada, por ello limítese a comer sólo uno o dos a la semana).

## Merienda saludable

**Fruta y queso:** Rebane una pera o una manzana madura; acompáñela con 1 rebanada de 1 onza (28 g) de queso de grasa reducida.

## Almuerzo

**Sándwich de albóndigas y queso:** Caliente 3 albóndigas de pavo (chompipe) de 1 onza (28 g) que le hayan sobrado de la cena de anoche con ¼ de taza de salsa para espagueti y ⅛ de taza de queso rallado de grasa reducida. Sirva las albóndigas en 1 panecillo integral tostado para hamburguesa y agregue 1½ tazas de lechuga romana (orejona), ½ tomate (jitomate) estilo romano picado y 2 cucharadas de aliño (aderezo) para ensaladas bajo en calorías.

## Gustito

**Papas a la francesa:** En un restaurante McDonald's, ordene unas papas a la francesa chicas (las papas chicas que venden en otras cadenas de restaurantes contienen más calorías) y un refresco de dieta.

## Cena

**Pasta con *zucchini* y pollo:** Sirva ½ taza de pasta cocida (cualquier variedad) con ¼ de taza de salsa para espagueti y 2 onzas/56 g (¼ de taza) de tiras de pollo cocidas. Pique ¾ de taza de *zucchini* (calabacita) (más o menos un *zucchini* pequeño) y póngalo en una coladera. Cueza el *zucchini* vertiendo el agua caliente de la pasta sobre el mismo cuando escurra la pasta cocida en la coladera. Mezcle todos los ingredientes y sirva.

## Merienda saludable

**Puñado de pasas y nueces:** Cómase una de las porciones que preparó el domingo.

---

Análisis de nutrientes: 1,671 calorías, 91 g de proteínas, 223 g de carbohidratos, 48 g de grasa total, 10 g de grasa saturada, 175 mg de colesterol, 25 g de fibra dietética, 1,865 mg de sodio, 909 mg de calcio

# Sesión de ejercicio
## Nivel Nº 1

**Caminata por intervalos: Aproximadamente 30 minutos**

• Calentamiento de 5 minutos: Camine a una velocidad de 2–2½ millas por hora (3–4 km por hora) o de 95–100 pasos por minuto.

• Intervalo a paso moderado de 4 minutos: Aumente su velocidad a unas 3 millas por hora (5 km por hora) o aproximadamente 115 pasos por minuto.

• Intervalo a paso acelerado de 30 segundos: Acelere el paso aún más hasta llegar a alrededor de 3½ millas por hora (6 km por hora) o aproximadamente 125 pasos por minuto.

• Repita los intervalos moderado y acelerado cuatro veces.

• Enfriamiento de 5 minutos: Disminuya su velocidad a 2–2½ millas por hora (3–4 km por hora) o a 95–100 pasos por minuto.

**Acondicionamiento Fundamental: 10 minutos**

• Haga la secuencia de ejercicios una vez.

---

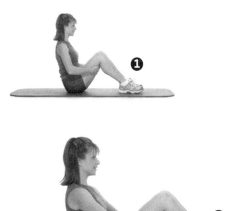

## Rodamiento con dos manos

**Posición inicial:** Siéntese en el piso con las rodillas dobladas y los pies planos sobre el piso. Coloque las manos detrás de los muslos.

**Movimiento:** Usando los músculos abdominales, ruede lentamente hacia abajo, vértebra por vértebra, hasta quedar a una distancia de 2 a 3 pulgadas (5 a 8 cm) del piso e inhale al mismo tiempo. Mantenga esta posición durante un segundo y luego exhale conforme vaya rodando lentamente hacia arriba. Haga 8 repeticiones.

**Técnica:** Debe sentir que los músculos abdominales son los que están realizando el movimiento. No haga el movimiento rápidamente.

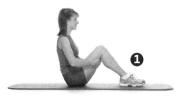

## Equilibrio abdominal

**Posición inicial:** Siéntese en el piso con las rodillas dobladas y los pies planos sobre el piso. Coloque las manos detrás de los muslos.

**Movimiento:** Levante ligeramente los pies del piso y equilíbrese sobre la rabadilla. Mantenga esta posición durante tres respiraciones lentas y luego relájese. Haga este ejercicio una sola vez.

**Técnica:** Mantenga los músculos abdominales tensos y el resto del cuerpo relajado, especialmente los hombros.

## Abdominal fácil

**Posición inicial:** Recuéstese boca arriba con las rodillas dobladas, los pies planos sobre el piso y los brazos a los lados con las palmas hacia abajo.

**Movimiento:** Usando los músculos abdominales, exhale y vaya levantando lentamente la cabeza, hombros y parte superior de la espalda hasta un ángulo de aproximadamente 45 grados. Imagine que quiere acortar la distancia que existe entre las costillas y la pelvis. Mantenga esta posición durante un segundo y luego inhale a medida que vaya bajando lentamente el cuerpo. Haga 8 repeticiones.

**Técnica:** No jale la barbilla hacia el pecho. No arquee la espalda.

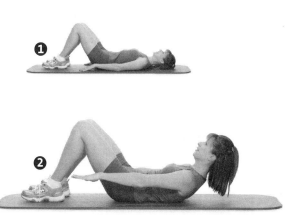

| TIPS REAFIRMANTES | |
|---|---|
| **HECHOS SORPRENDENTES** | **REAFÍRMESE MÁS RÁPIDO** |
| *La deshidratación puede hacer que su metabolismo sea hasta un 3 por ciento más lento. Por lo tanto, para una mujer que pesa 150 libras (67 kg), esto significa que quemará 45 calorías menos al día, lo cual puede traducirse en 5 libras (2 kg) más al año.* | *Múevase todo el tiempo. ¡Usted puede quemar hasta 700 calorías al día! Golpetee el piso con los dedos de los pies, cambie de posición en su silla con frecuencia, párese y camine por la oficina. . . entre más se mueva, más calorías podrá quemar.* |

*(continúa)*

# Sesión de ejercicio
## Nivel Nº 1 (continuación)

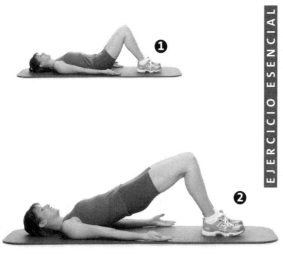

## Puente

**Posición inicial:** Recuéstese boca arriba con las rodillas dobladas, los pies planos sobre el piso y los brazos a los lados, con las palmas hacia arriba.

**Movimiento:** Contrayendo los músculos abdominales, glúteos y baja espalda, recargue el peso sobre los pies y levante el trasero, las caderas y la espalda del piso mientras exhala, para formar una línea recta desde los hombros hasta las rodillas. Mantenga esta posición durante tres respiraciones lentas y luego relájese. Haga este ejercicio una sola vez.

**Técnica:** No se levante demasiado; la parte superior de la espalda y los hombros deben permanecer sobre el piso. No se doble a nivel de la cintura o de las caderas. No deje que las rodillas se caigan hacia adentro o hacia afuera.

---

## Tabla de rodillas

**Posición inicial:** Recuéstese boca abajo y doble las rodillas para que los pies queden en el aire. Los codos deben quedar debajo de los hombros y los antebrazos y las palmas sobre el piso.

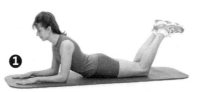

**Movimiento:** Contrayendo los músculos abdominales y espalda, recargue su peso sobre los antebrazos mientras exhala y levante la pelvis del piso hasta que la espalda y los muslos formen una línea recta. Mantenga esta posición durante tres respiraciones y luego relájese. Haga este ejercicio una sola vez.

**Técnica:** No levante la cabeza hacia el techo ni deje que caiga hacia el piso. No se doble a nivel de la cintura. No arquee la espalda.

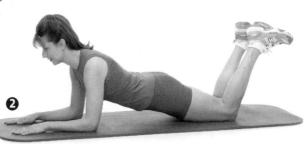

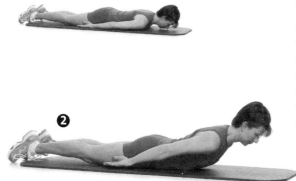

## Levantamiento de pecho

**Posición inicial:** Recuéstese boca abajo sobre el piso con los brazos a los lados y las palmas hacia arriba.

**Movimiento:** Exhale conforme va levantando la cabeza y el pecho hasta que queden a una distancia de 5–6 pulgadas (12–15 cm) del piso. Mantenga esta posición durante un segundo y luego inhale a medida que vaya bajando lentamente. Haga 8 repeticiones.

**Técnica:** No mire hacia el techo. No se levante demasiado.

---

**TIPS REAFIRMANTES**

### EN SU PLATO

*Guarde lo mejor para el final. Esperar a comer lo más sabroso hasta el final de una comida o de una fiesta puede ayudarle a evitar comer en exceso. Cuando a unas personas con sobrepeso se les dio una comida alta en grasa antes de comer en un bufé, comieron un 56 por ciento más que sus homólogos más delgados. Pero cuando se les ofreció una comida baja en grasa antes de comer en el bufé, ninguna de las personas de ambos grupos comió en exceso. Al parecer, el organismo tarda más tiempo en detectar que se están ingiriendo alimentos cuando los alimentos son altos en grasa.*

### REAFÍRMESE MÁS RÁPIDO

*Cada vez que se cepille los dientes, párese en un solo pie. Los músculos de su abdomen, espalda, caderas, glúteos y pierna ancla tendrán que ponerse a trabajar para evitar que se tambalee. Trate de mantener el equilibrio durante un minuto en cada pierna. Con el tiempo, estas minisesiones de ejercicio le ayudarán a reafirmar el abdomen.*

# Sesión de ejercicio
## Nivel Nº 2

**Caminata por intervalos: Aproximadamente 30 minutos**

• Calentamiento de 5 minutos: Camine a una velocidad de $2\frac{1}{2}$–3 millas por hora (4–5 km por hora) o de 100–115 pasos por minuto.

• Intervalo a paso moderado de 3 minutos: Aumente su velocidad a unas $3\frac{1}{2}$ millas por hora (6 km por hora) o aproximadamente 125 pasos por minuto.

• Intervalo a paso acelerado de 90 segundos: Acelere el paso aún más hasta llegar a unas 4 millas por hora (6 km por hora) o aproximadamente 135 pasos por minuto.

• Repita los intervalos moderado y acelerado cuatro veces.

• Enfriamiento de 5 minutos: Disminuya su velocidad a $2\frac{1}{2}$–3 millas por hora (4–5 km por hora) o a 100–115 pasos por minuto.

**Acondicionamiento Fundamental: 10 minutos**

• Haga la secuencia de ejercicios una vez.

---

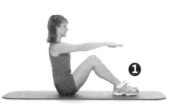

## Rodamiento

**Posición inicial:** Siéntese en el piso con las rodillas dobladas y los pies planos sobre el piso. Mantenga los brazos estirados hacia el frente y paralelos al piso.

**Movimiento:** Usando los músculos abdominales, ruede lentamente hacia abajo, vértebra por vértebra, hasta que quede a una distancia de 3–4 pulgadas (8–10 cm) del piso e inhale al mismo tiempo. Mantenga esta posición durante un segundo y luego exhale a medida que vaya rodando lentamente hacia arriba. Haga 8 repeticiones.

**Técnica:** Debe sentir que los músculos abdominales son los que están realizando el movimiento. No haga el movimiento rápidamente.

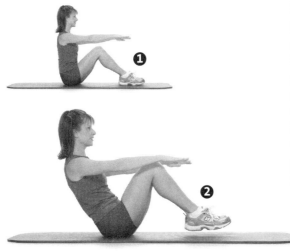

## Equilibrio abdominal parcial

**Posición inicial:** Siéntese en el piso con las rodillas dobladas y los pies planos sobre el piso. Mantenga los brazos estirados hacia el frente y paralelos al piso.

**Movimiento:** Levante ligeramente los pies del piso y equilíbrese sobre la rabadilla. Mantenga esta posición durante cuatro respiraciones y luego relájese. Haga este ejercicio una sola vez.

**Técnica:** Mantenga los músculos abdominales tensos y el resto del cuerpo relajado, especialmente los hombros.

## Abdominal

**Posición inicial:** Recuéstese boca arriba con las rodillas dobladas, los pies planos sobre el piso y las manos detrás de la cabeza.

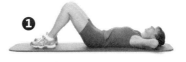

**Movimiento:** Usando los músculos abdominales, exhale y vaya levantando lentamente la cabeza, los hombros y la parte superior de la espalda hasta un ángulo de aproximadamente 45 grados. Imagine que quiere acortar la distancia que existe entre las costillas y la pelvis. Mantenga esta posición durante un segundo y luego inhale a medida que vaya bajando lentamente el cuerpo. Haga 8 repeticiones.

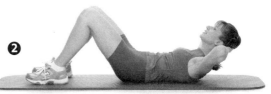

**Técnica:** No jale la barbilla hacia el pecho. No arquee la espalda.

(continúa)

**MIÉRCOLES / DÍA Nº 4**

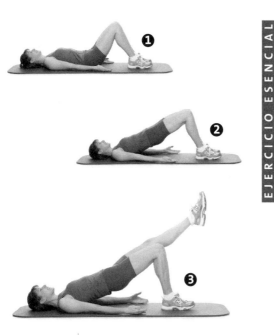

**EJERCICIO ESENCIAL**

## Puente con elevación de pierna

**Posición inicial:** Recuéstese boca arriba con las rodillas dobladas, los pies planos sobre el piso y los brazos a los lados con las palmas hacia arriba.

**Movimiento:** Contrayendo los músculos abdominales, glúteos y baja espalda, recargue el peso sobre los pies y levante el trasero, las caderas y la espalda del piso mientras exhala, para formar una línea recta desde los hombros hasta las rodillas. Levante un pie del piso y extienda esa pierna. Mantenga esta posición durante dos respiraciones y luego baje el pie. Levante el otro pie y mantenga esta posición durante dos respiraciones. Baje el pie y regrese a la posición inicial. Haga este ejercicio una sola vez.

**Técnica:** No se levante demasiado; la parte superior de la espalda y los hombros deben permanecer sobre el piso. No se doble a nivel de la cintura o de las caderas. No deje que las rodillas se caigan hacia adentro o hacia afuera.

**EJERCICIO ESENCIAL**

## Tabla

**Posición inicial:** Recuéstese boca abajo y flexione los pies para que los dedos de los pies queden sobre el piso. Los codos deben quedar debajo de los hombros y los antebrazos y las palmas sobre el piso.

**Movimiento:** Contrayendo los músculos abdominales y espalda, recargue su peso sobre los antebrazos mientras exhala y levante la pelvis y las piernas del piso para que la espalda y piernas formen una línea recta. Mantenga esta posición durante cuatro respiraciones y luego relájese. Haga este ejercicio una sola vez.

**Técnica:** No levante la cabeza hacia el techo ni deje que caiga hacia el piso. No se doble a nivel de la cintura o de las caderas. No deje que el vientre se caiga hacia el piso.

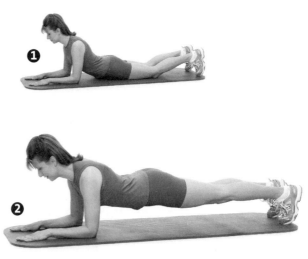

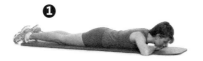

## Levantamiento de pecho (con los brazos doblados)

**Posición inicial:** Recuéstese boca abajo sobre el piso y coloque las manos debajo de la barbilla.

**Movimiento:** Exhale a medida que vaya levantando la cabeza y el pecho hasta que queden a una distancia de 5–6 pulgadas (12–15 cm) del piso. Mantenga esta posición durante un segundo y luego inhale a medida que vaya bajando lentamente el cuerpo. Haga 8 repeticiones.

**Técnica:** No se levante demasiado.

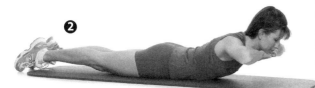

## TIP REAFIRMANTE

### ELEVE SU ENERGÍA

*Cómprese ropa deportiva de color rosado. Hay algo en el color rosado que nos hace vernos instantáneamente bien y cuando una se ve bien, también se siente bien. Las blusas rosadas reflejan el color en su rostro, haciéndola verse —y sentirse— fresca y relajada.*

# Sesión de ejercicio
## Nivel Nº 3

**Caminata por intervalos: Aproximadamente 30 minutos**

• Calentamiento de 5 minutos: Camine a una velocidad de 2½–3 millas por hora (4–5 km por hora) o de 100–115 pasos por minuto.

• Intervalo a paso moderado de 2 minutos: Aumente su velocidad a unas 4 millas por hora (6 km por hora) o aproximadamente 135 pasos por minuto.

• Intervalo a paso acelerado de 2 minutos: Acelere el paso aún más hasta llegar a alrededor de 4½ millas por hora (7 km por hora) o aproximadamente 145 pasos por minuto.

• Repita los intervalos moderado y acelerado cinco veces.

• Enfriamiento de 5 minutos: Disminuya su velocidad a 2½–3 millas por hora (4–5 km por hora) o a 100–115 pasos por minuto.

**Acondicionamiento Fundamental: 10 minutos**

• Haga la secuencia de ejercicios una vez.

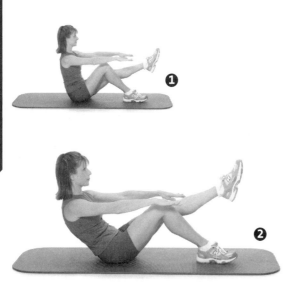

## Rodamiento con elevación de pierna

**Posición inicial:** Siéntese en el piso con las rodillas dobladas y los pies planos sobre el piso. Levante el pie izquierdo del piso y extienda la pierna izquierda. Mantenga los brazos estirados hacia el frente y paralelos al piso.

**Movimiento:** Usando los músculos abdominales, ruede lentamente hacia abajo, vértebra por vértebra, hasta que quede a una distancia de 4–5 pulgadas (10 a 12 cm) del piso e inhale al mismo tiempo. Mantenga esta posición durante un segundo y luego exhale a medida que vaya rodando lentamente hacia arriba. Haga cuatro repeticiones, cambie de pierna y haga cuatro repeticiones más.

**Técnica:** Debe sentir que los músculos abdominales son los que están realizando el movimiento. No haga el movimiento rápidamente.

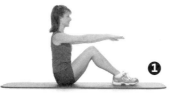

## Equilibrio abdominal completo

**Posición inicial:** Siéntese en el piso con las rodillas dobladas y los pies planos sobre el piso. Mantenga los brazos estirados hacia el frente y paralelos al piso.

**Movimiento:** Levante los pies del piso de modo que sus pantorrillas queden paralelas al piso y equilíbrese sobre la rabadilla. Mantenga esta posición durante cinco respiraciones y luego relájese. Haga este ejercicio una sola vez.

**Técnica:** Mantenga los músculos abdominales tensos y el resto del cuerpo relajado, especialmente los hombros.

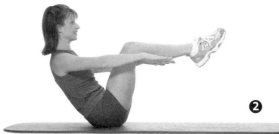

---

**EJERCICIO ESENCIAL**

## Abdominal elevado

**Posición inicial:** Recuéstese boca arriba, eleve las piernas hacia el techo y coloque las manos detrás de la cabeza.

**Movimiento:** Usando los músculos abdominales, exhale y vaya levantando lentamente la cabeza, los hombros y la parte superior de la espalda hasta un ángulo de aproximadamente 45 grados. Imagine que quiere acortar la distancia que existe entre las costillas y la pelvis. Mantenga esta posición durante un segundo y luego inhale a medida que vaya bajando lentamente su cuerpo. Haga 8 repeticiones.

**Técnica:** No jale la barbilla hacia el pecho.

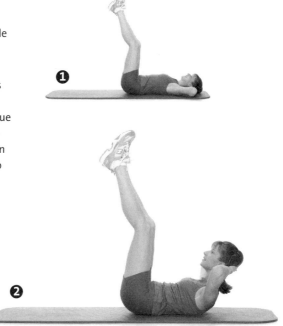

(*continúa*)

# Sesión de ejercicio
## Nivel N° 3 (continuación)

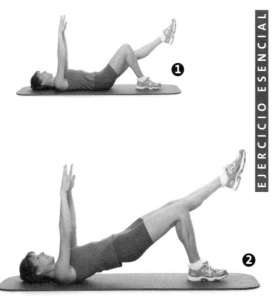

## Puente con una pierna

**Posición inicial:** Recuéstese boca arriba con las rodillas dobladas, los pies planos sobre el piso y los brazos extendidos hacia el techo. Levante el pie izquierdo del piso y extienda la pierna izquierda.

**Movimiento:** Contrayendo los músculos abdominales, glúteos y baja espalda, recargue su peso sobre el pie derecho y levante los glúteos, las caderas y la espalda del piso mientras exhala, para formar una línea recta desde los hombros hasta las rodillas. Mantenga esta posición durante tres respiraciones y luego baje el cuerpo. Repita lo mismo con la pierna derecha extendida. Haga este ejercicio una sola vez con cada pierna.

**Técnica:** No se levante demasiado; la parte superior de la espalda y los hombros deben permanecer sobre el piso. No se doble a nivel de la cintura o de las caderas. No deje que las rodillas se caigan hacia adentro o hacia afuera.

---

## Tabla con elevación de pierna

**Posición inicial:** Recuéstese boca abajo y flexione los pies para que los dedos de los pies queden sobre el piso. Los codos deben quedar debajo de los hombros y los antebrazos y las palmas sobre el piso.

**Movimiento:** Contrayendo los músculos abdominales y espalda, recargue su peso sobre las manos y los antebrazos mientras exhala y levante la pelvis y las piernas del piso para que la espalda y las piernas formen una línea recta. Levante el pie izquierdo del piso, mantenga esta posición durante tres respiraciones y luego relájese. Repita lo mismo levantando el pie derecho del piso. Haga este ejercicio una sola vez con cada pierna.

**Técnica:** No levante la cabeza hacia el techo ni deje que caiga hacia el piso. No se doble a nivel de la cintura o de las caderas. No deje que el vientre se caiga hacia el piso.

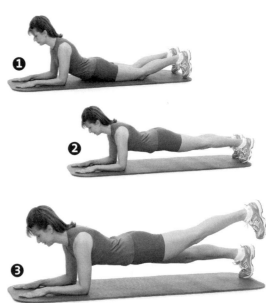

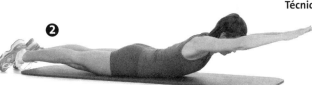

## Levantamiento de pecho (con los brazos extendidos)

**Posición inicial:** Recuéstese boca abajo sobre el piso con los brazos extendidos hacia el frente.

**Movimiento:** Exhale a medida que vaya levantando los brazos, cabeza y pecho hasta que queden a una distancia de 5–6 pulgadas (12–15 cm) del piso. Mantenga esta posición durante un segundo y luego inhale a medida que vaya bajando lentamente el cuerpo. Haga 8 repeticiones.

**Técnica:** No se levante demasiado.

### LA MENTIRA DETRÁS DEL MITO

*Hacer ejercicio a un ritmo más lento durante más tiempo* no *le ayudará a quemar más grasa en sus caderas. Aunque es posible que queme un mayor porcentaje de grasa al hacer ejercicio de baja intensidad, usted quemará más calorías provenientes de la grasa y más calorías totales al hacer sesiones de ejercicio o intervalos de alta intensidad. Y a fin de cuentas, las calorías totales son las que determinan cuántos kilos y centímetros perderá. Por ejemplo, una mujer que pesa 150 libras (67 kg) y que camina $1^{1}/_{2}$ millas (2 km) durante 30 minutos quema 112 calorías totales. Pero si corriera la misma distancia en un lapso de 15 minutos, entonces quemaría 170 calorías totales. Otra ventaja adicional: su metabolismo se mantendrá elevado cinco veces más tiempo después de una sesión de ejercicio vigoroso que después de una sesión de ejercicio de baja intensidad.*

# Relájese para eliminar la grasa abdominal

El estrés puede contribuir a la aparición de dolores de cabeza, malestares digestivos, resfriados (catarros) frecuentes y enfermedades cardíacas. Pero también puede acabar con su cintura, porque el estrés también contribuye a la acumulación de grasa en el abdomen.

El estrés no controlado puede hacer que aumente la grasa abdominal de dos formas distintas. Primero, hace que se eleve el nivel de una hormona llamada cortisol, la cual parece encaminar la grasa hacia su vientre. Además, el estrés puede provocar que coma en exceso en un esfuerzo por disminuir la tensión.

El ejercicio, dormir bien y las técnicas para reducir el estrés, como el siguiente ejercicio de respiración, pueden disminuir el nivel de cortisol. Pruebe esta técnica rápida para reducir el estrés: encuentre un lugar tranquilo y cómodo para sentarse o recostarse y ponga un reloj automático para que suene en 5 ó 10 minutos. Mantenga una buena postura para que sus pulmones puedan llenarse de aire. Centre su atención en su respiración, concentrándose en el sonido y la sensación que produce cada inhalación y exhalación. Cuando esté inhalando, llene totalmente sus pulmones y cuando esté exhalando, vacíelos por completo. Si le vienen otros pensamientos a la mente, tome nota sin emitir juicios acerca de que su mente está "conversando" y vuelva a centrar su atención en su respiración.

Si lo prefiere, puede enfocar su atención en una palabra, como "calma" o "paz", o en una frase que tenga significado para usted o en una oración. El Maestro Zen vietnamita Thich Nhat Hanh sugiere recitar mentalmente esta frase mientras respira: "Cuando inhalo me calmo, cuando exhalo sonrío". Procure hacer esto una o dos veces al día, aunque también puede hacerlo en cualquier momento y en cualquier lugar cuando necesite tranquilizarse y aliviar el estrés.

## TIP REAFIRMANTE

### ELEVE SU ENERGÍA

*Pruebe la digitopuntura. Cuando se empiece a sentir decaída a media tarde, pruebe golpetear o darse un masaje en estos tres puntos: los puntos K27, ubicados más o menos a 1 pulgada (2.5 cm) por debajo del centro de su clavícula en los ligeros hoyuelos que se forman debajo del hueso; el punto del timo, que se encuentra en el centro del esternón, y los puntos del bazo, que se localizan en las costillas justo por debajo de cada seno. Golpetee o dése un masaje en cada uno de estos puntos durante 15 a 20 segundos, respirando profundamente al mismo tiempo.*

# Menú

La mayoría de estas recetas indican las cantidades suficientes para una porción y son fáciles y rápidas de preparar. Si una receta sirve para preparar más de una porción, ahí mismo aparecerá indicado. Guarde la porción sobrante para otra comida o compártala con su esposo o con su compañera de caminatas.

### Desayuno
**Avena:** Prepare un paquete de avena instantánea sin sabor y agregue 1 cucharada de frutos secos picados. Sirva con 1 taza de leche descremada (*fat-free milk* o *nonfat milk*) y ½ taza de compota de manzana (*applesauce*) sin endulzar. (Pruebe los productos que se venden en recipientes de una sola ración y tapa desprendible, como *Mott's Natural Style* o *Mott's Healthy Harvest*, de cualquier sabor).

### Merienda saludable
**Puñado de pasas y nueces:** Cómase una de las porciones que preparó el domingo.

### Almuerzo
***Chili* vegetariano:** Abra 1 lata de *chili* vegetariano (como *Natural Touch Low-Fat Vegetarian Chili*). Caliente 1 taza de *chili* y agregue ⅓ de taza de queso rallado de grasa reducida. Sirva con ½ manzana y ½ taza de leche descremada.

### Gustito
**Cacahuates o pasas cubiertos de chocolate:** Disrute 16 cacahuates (maníes) cubiertos de chocolate o 40 pasas cubiertas de chocolate.

### Cena
**Comida china:** Ordene carne de res, pollo o camarón con brócoli o verduras mixtas. Pida que le pongan más verduras que carne, pollo o camarón y también pida que lo sofrían con muy poco aceite. Coma 1¼ tazas del platillo fuerte con ¾ de taza de arroz al vapor. Si el restaurante no puede preparar su platillo con menos aceite y más verduras, entonces pida las verduras cocidas al vapor con la salsa a un lado y sólo use 4 cucharadas de salsa.

### Merienda saludable
**Manzanas con mantequilla de cacahuate:** Coma ½ manzana con 2 cucharaditas de mantequilla de cacahuate (maní). Sirva con 1 taza de leche descremada.

---

Análisis de nutrientes: 1,713 calorías, 104 g de proteínas, 216 g de carbohidratos, 45 g de grasa total, 12 g de grasa saturada, 123 mg de colesterol, 29 g de fibra dietética, 2,090 mg de sodio, 1,104 mg de calcio

## TIP REAFIRMANTE
### EN SU PLATO

*Empiece su día comiendo copos de avena, ya que la avena le facilitará controlar las porciones durante el almuerzo. Según un estudio de investigación realizado en el Centro de Investigación de la Obesidad del Hospital St. Luke's–Roosevelt en la ciudad de Nueva York, cuando 60 personas desayunaron copos de avena ricos en fibra en vez de hojuelas de maíz bajas en fibra, la cantidad de calorías que consumieron durante el almuerzo fue un 30 por ciento menor.*

# Sesión de ejercicio
## Nivel Nº 1

**Caminata fácil: 20 minutos**

• Calentamiento de 5 minutos: Camine a una velocidad de 2–2½ millas por hora (3–4 km por hora) o de 95–100 pasos por minuto.

• Caminata moderada de 10 minutos: Aumente su velocidad a 2½–3 millas por hora (4–5 km por hora), a 100–115 pasos por minuto o a un paso que le permita conversar cómodamente mientras camina.

• Enfriamiento de 5 minutos: Disminuya su velocidad a 2–2½ millas por hora (3–4 km por hora) o a 95–100 pasos por minuto.

**Entrenamiento de fuerza básico: 20 minutos**

• Haga de 10 a 12 repeticiones de cada ejercicio. Repita la secuencia de ejercicios tres veces.

• Para calentar, no use pesas la primera vez que haga la serie y cuando haga las sentadillas (cuclillas), baje sólo hasta la mitad.

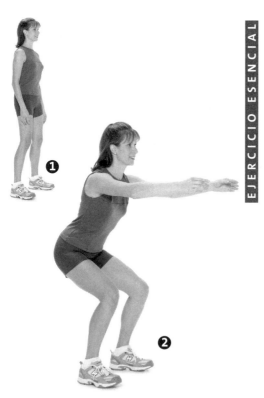

**EJERCICIO ESENCIAL**

## Sentadilla

**Posición inicial:** Párese con los pies separados de modo que queden alineados con los hombros y los brazos a los lados.

**Movimiento:** Manteniendo la espalda recta, baje el cuerpo, doblando las rodillas y caderas como si se fuera a sentar e inhale al mismo tiempo. Deje que los brazos se extiendan hacia el frente para que le ayuden a mantener el equilibrio. Deténgase justo antes de que los muslos queden paralelos al piso. Mantenga esta posición durante un segundo y luego exhale a medida que se vaya parando lentamente.

**Técnica:** No deje que las rodillas se desplacen hacia adelante más allá de los dedos de los pies. No arquee la espalda.

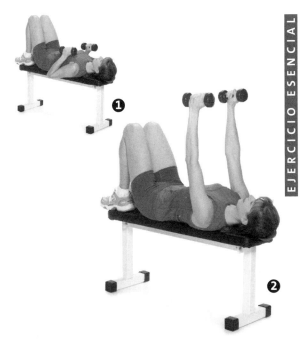

## Pres de pecho paralelo

**Posición inicial:** Recuéstese sobre el piso (o sobre una banca) y sostenga las mancuernas paralelas y encima de los hombros; los codos deberán quedar apuntando hacia los pies.

**Movimiento:** Exhale mientras levanta las mancuernas hacia el techo sobre el pecho, extendiendo los brazos. Mantenga esta posición durante un segundo y luego inhale a medida que las vaya bajando lentamente.

**Técnica:** No deje que las mancuernas se vayan hacia atrás de la cabeza ni hacia los pies; deben subir y bajar trazando una línea perfectamente perpendicular al piso. No arquee la espalda.

**Posición alterna:** Si le incomoda colocar los pies sobre la banca, puede ponerlos en el piso. Asegúrese de no arquear la espalda en esta posición.

## Remo (sentada e inclinada)

**Posición inicial:** Siéntese en la orilla de una silla con los pies separados de modo que queden alineados con las caderas y sostenga una mancuerna en cada mano. Mantenga la espalda recta e inclínese hacia adelante, doblándose desde la cadera para que las mancuernas queden colgando al lado de las pantorrillas con las palmas hacia adentro.

**Movimiento:** Doblando los codos hacia atrás y juntando los omóplatos, levante las pesas hacia las costillas mientras exhala. Mantenga esta posición durante un segundo y luego inhale a medida que las vaya bajando lentamente.

**Técnica:** No arquee la espalda. No levante el torso mientras eleva las mancuernas.

**Movimiento alterno:** Si tiene problemas en la espalda, haga los remos con un solo brazo a la vez y coloque el otro antebrazo sobre los muslos para apoyarse.

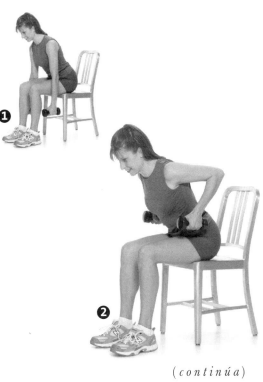

*(continúa)*

# Sesión de ejercicio
## Nivel Nº 1 (continuación)

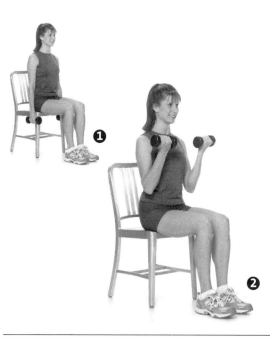

### *Curl* de bíceps con giro (sentada)

**Posición inicial:** Siéntese en la orilla de una silla con los pies separados de modo que queden alineados con las caderas y sostenga las mancuernas a los lados, con las palmas hacia adentro.

**Movimiento:** Doblando los codos y girando las muñecas hacia arriba, levante las mancuernas hacia los hombros y exhale. Deténgase cuando las mancuernas lleguen a la altura del pecho, con las palmas hacia el cuerpo. Mantenga esta posición durante un segundo y luego inhale a medida que las vaya bajando lentamente.

**Técnica:** No mueva la parte superior de los brazos.

### Extensión de tríceps con giro (sentada)

**Posición inicial:** Siéntese en la orilla de una silla con los pies separados de modo que queden alineados con las caderas y sostenga una mancuerna en cada mano. Mantenga la espalda recta e inclínese hacia adelante, doblándose desde la cadera. Doble los brazos a un ángulo de aproximadamente 90 grados de modo que las mancuernas queden más o menos a la altura de las caderas.

**Movimiento:** Sin mover la parte superior de los brazos, lleve las mancuernas hacia atrás mientras exhala, extendiendo los brazos y girando las muñecas de modo que las palmas de las manos queden volteadas hacia el techo. Mantenga esta posición durante un segundo y luego inhale a medida que las vaya bajando lentamente.

**Técnica:** No haga el movimiento desde los hombros. No levante el torso mientras eleva las mancuernas.

**Movimiento alterno:** Si tiene problemas en la espalda, haga las extensiones con un brazo a la vez y coloque el otro antebrazo sobre los muslos para apoyarse.

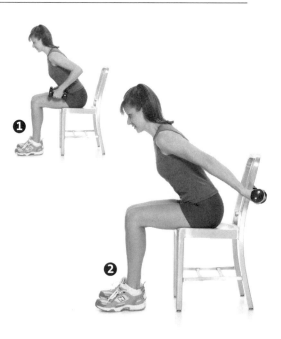

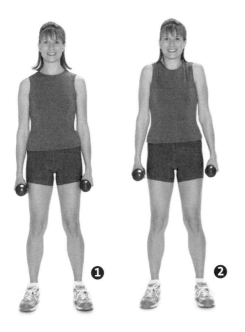

**①**　　**②**

## Contracción de hombros

**Posición inicial:** Párese con los pies separados de modo que queden alineados con los hombros, doblando ligeramente las rodillas. Sostenga una mancuerna en cada mano con los brazos a los lados y las palmas hacia adentro.

**Movimiento:** Exhale a medida que vaya levantando lentamente los hombros hacia las orejas, llevándolos lo más alto que pueda. Mantenga esta posición durante un segundo y luego inhale a medida que las vaya bajando lentamente.

**Técnica:** No doble los codos. No use los brazos para levantarlos.

## TIPS REAFIRMANTES

| EL PODER DE LA MENTE | REAFÍRMESE MÁS RÁPIDO |
|---|---|
| *Júntese con personas que la hagan reír. Evite el pesimismo de segunda mano, o sea, el tipo de pesimismo que se le "pega" cuando se junta con personas quejumbrosas y criticonas.* | *Siempre baje las mancuernas lentamente. La mayoría de las personas hacen fuerza para levantar las pesas y luego las bajan con demasiada rapidez. Resista la tentación de dejar que la gravedad le ayude a bajar la pesa y, en vez de eso, baje la pesa mientras cuenta lentamente hasta tres. Sus músculos trabajarán más arduamente y así, usted obtendrá mejores resultados en menos tiempo.* |

# Sesión de ejercicio
## Nivel Nº 2

**Caminata fácil: 20 minutos**

- Calentamiento de 5 minutos: Camine a una velocidad de 2½–3 millas por hora (4–5 km por hora) o de 100–115 pasos por minuto.

- Caminata moderada de 10 minutos: Aumente su velocidad a 3–3½ millas por hora (5–6 km por hora), a 115–125 pasos por minuto o a un paso que le permita conversar cómodamente mientras camina.

- Enfriamiento de 5 minutos: Disminuya su velocidad a 2½–3 millas por hora (4–5 km por hora) o a 100–115 pasos por minuto.

**Entrenamiento de fuerza básico: 30 minutos**

- Haga de 10 a 12 repeticiones de cada ejercicio. Repita la secuencia de ejercicios tres veces.

- Para calentar, use pesas más ligeras o no use pesas la primera vez que haga la serie y cuando haga las sentadillas (cuclillas), baje sólo hasta la mitad.

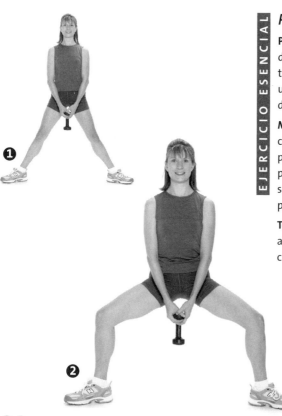

**EJERCICIO ESENCIAL**

### Plié

**Posición inicial:** Párese con los pies separados a una distancia mayor que el ancho de los hombros, apuntando las puntas de los pies hacia afuera. Sostenga una mancuerna con ambas manos abajo y enfrente de usted.

**Movimiento:** Manteniendo la espalda recta, baje el cuerpo doblando las rodillas e inhale al mismo tiempo. Deténgase justo antes de que los muslos queden paralelos al piso. Mantenga esta posición durante un segundo y luego exhale a medida que se vaya parando lentamente.

**Técnica:** No deje que las rodillas se desplacen hacia adelante más allá de los dedos de los pies. No se incline hacia adelante.

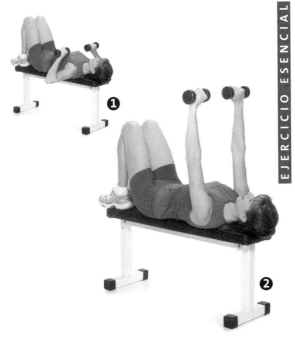

## Pres de pecho

**Posición inicial:** Recuéstese sobre el piso (o sobre una banca) y sostenga las mancuernas juntando los extremos de cada mancuerna, justo por encima de los hombros. Los codos deberán apuntar hacia los lados.

**Movimiento:** Exhale mientras levanta las mancuernas hacia el techo sobre el pecho, extendiendo los brazos. Mantenga esta posición durante un segundo y luego inhale a medida que las vaya bajando lentamente.

**Técnica:** No deje que las mancuernas se vayan hacia atrás de su cabeza ni hacia los pies; deben subir y bajar trazando una línea perfectamente perpendicular al piso. No arquee la espalda.

**Posición alterna:** Si le incomoda colocar los pies sobre la banca, puede ponerlos en el piso. Asegúrese de no arquear la espalda en esta posición.

## Remo doblado

**Posición inicial:** Párese con los pies separados de modo que queden alineados con los hombros, doblando ligeramente las rodillas. Sostenga una mancuerna en cada mano con los brazos a los lados. Mantenga la espalda recta e inclínese hacia adelante, doblándose desde la cadera para que las mancuernas queden colgando frente a usted, con las palmas hacia adentro.

**Movimiento:** Doblando los codos hacia atrás y juntando los omóplatos, levante las pesas hacia las costillas mientras exhala, hasta que los codos rebasen la espalda. Mantenga esta posición durante un segundo y luego inhale a medida que las vaya bajando lentamente.

**Técnica:** No arquee la espalda. No levante los hombros hacia las orejas. No levante el torso mientras eleva las mancuernas.

**Movimiento alterno:** Si tiene problemas en la espalda, ponga una mano sobre una silla y haga los remos con un solo brazo a la vez.

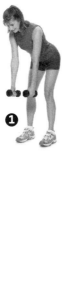

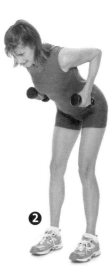

(continúa)

# Sesión de ejercicio
## Nivel Nº 2 (continuación)

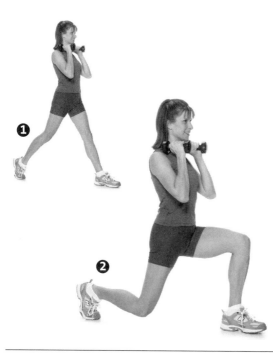

## Arco

**Posición inicial:** Párese con el pie izquierdo adelante del derecho de modo que queden separados a una distancia de 2 a 3 pies (60 a 90 cm). Sostenga una mancuerna en cada mano, ya sea a la altura de los hombros o colgando a los lados del cuerpo.

**Movimiento:** Inhale a medida que vaya doblando la rodilla izquierda y bajando el cuerpo en línea recta hasta que la rodilla izquierda quede doblada a un ángulo de 90 grados y la rodilla derecha llegue casi hasta el piso. El talón trasero se despegará del piso. Mantenga esta posición durante un segundo y luego exhale mientras que se vaya impulsando lentamente hacia arriba hasta llegar a la posición inicial. Termine todas las repeticiones y luego repita el ejercicio con el pie derecho enfrente del izquierdo.

**Técnica:** No se incline hacia adelante. No deje que la rodilla delantera se desplace hacia adelante más allá de los dedos de los pies.

## *Curl* de bíceps

**Posición inicial:** Párese con los pies separados de modo que queden alineados con los hombros, doblando ligeramente las rodillas. Sostenga una mancuerna en cada mano con las palmas hacia adelante.

**Movimiento:** Doblando los codos, levante las mancuernas hacia los hombros mientras exhala. Deténgase cuando las mancuernas lleguen a la altura del pecho, con las palmas hacia el cuerpo. Mantenga esta posición durante un segundo y luego inhale a medida que las vaya bajando lentamente.

**Técnica:** No mueva la parte superior de los brazos.

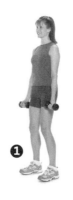

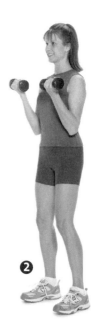

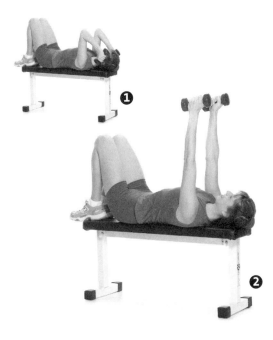

## Extensión de tríceps (acostada)

**Posición inicial:** Recuéstese boca arriba sobre el piso (o sobre una banca). Sostenga una mancuerna en cada mano encima del pecho. Doble los brazos de modo que los codos queden apuntando hacia el techo y las mancuernas queden al lado de las orejas.

**Movimiento:** Sin mover la parte superior de los brazos, levante las pesas hasta que queden encima del pecho mientras exhala. Mantenga esta posición durante un segundo y luego inhale a medida que las vaya bajando lentamente.

**Técnica:** No haga el movimiento desde los hombros. No arquee la espalda.

**Posición alterna:** Si le incomoda colocar los pies sobre la banca, puede ponerlos en el piso. Asegúrese de no arquear la espalda en esta posición.

## Elevación lateral de brazos

**Posición inicial:** Párese con los pies separados de modo que queden alineados con los hombros, doblando ligeramente las rodillas. Sostenga una mancuerna en cada mano con los brazos a los lados, las palmas hacia adentro y los codos ligeramente doblados.

**Movimiento:** Exhale a medida que vaya elevando las mancuernas hacia los lados hasta que lleguen más o menos a la altura de los hombros. Mantenga esta posición durante un segundo y luego inhale a medida que las vaya bajando lentamente.

**Técnica:** No levante los hombros. No permita que las mancuernas rebasen el nivel de los hombros.

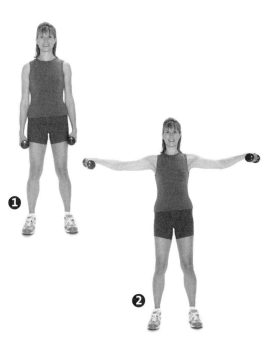

# Sesión de ejercicio
## Nivel Nº 3

**Caminata fácil: 20 minutos**

• Calentamiento de 5 minutos: Camine a una velocidad de 2½–3 millas por hora (4–5 km por hora) o de 100–115 pasos por minuto.

• Caminata moderada de 10 minutos: Aumente su velocidad a 3½–4 millas por hora (5–6 km por hora), a 125–135 pasos por minuto o a un paso que le permita conversar cómodamente mientras camina.

• Enfriamiento de 5 minutos: Disminuya su velocidad a 2½–3 millas por hora (4–5 km por hora) o a 100–115 pasos por minuto.

**Entrenamiento de fuerza básico: 40 minutos**

• Haga de 10 a 12 repeticiones de cada ejercicio. Repita la secuencia de ejercicios tres veces.

• Para calentar, use pesas más ligeras o no use pesas la primera vez que haga la serie y cuando haga las sentadillas (cuclillas), baje sólo hasta la mitad.

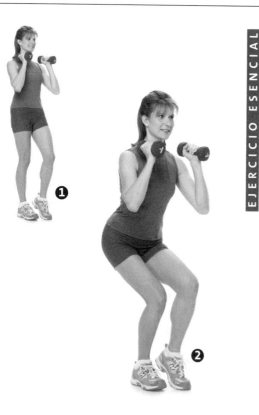

**EJERCICIO ESENCIAL**

## Sentadilla con una pierna

**Posición inicial:** Sostenga una mancuerna en cada mano a la altura de los hombros o colgando a los lados del cuerpo. Coloque el peso de su cuerpo sobre el pie derecho y levante el pie izquierdo del piso de modo que los dedos de este apenas toquen el piso para ayudarle a mantener el equilibrio.

**Movimiento:** Mientras inhala, doble la rodilla derecha e inclínese hacia adelante ligeramente desde las caderas, bajando el torso como si fuera a sentarse en una silla. Baje hasta donde le sea cómodo, pero no deje que el muslo derecho baje más allá del punto donde quede paralelo al piso. Mantenga esta posición durante un segundo y luego exhale a medida que se vaya parando lentamente. Haga el número recomendado de repeticiones y luego cambie de pierna.

**Técnica:** No deje que la rodilla de la pierna que esté ejercitando se desplace hacia adelante más allá de los dedos del pie.

## Extensión hacia atrás

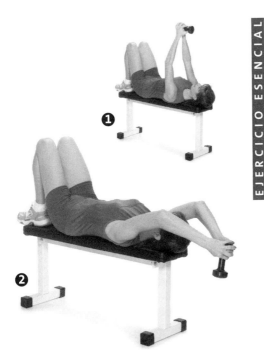

**Posición inicial:** Recuéstese boca arriba sobre el piso (o sobre una banca). Agarre una mancuerna con ambas manos y sosténgala arriba del pecho con los codos ligeramente doblados.

**Movimiento:** Inhale a medida que vaya bajando la mancuerna hacia atrás de la cabeza, llegando hasta donde le sea cómodo pero sin doblar los codos más que al principio. Mantenga esta posición durante un segundo y luego exhale a medida que vaya elevando la mancuerna hasta llegar a la posición inicial.

**Técnica:** No arquee la espalda. No doble los codos para bajar la mancuerna.

**Posición alterna:** Si le incomoda colocar los pies sobre la banca, puede ponerlos en el piso. Asegúrese de no arquear la espalda en esta posición.

## Remo doblado abierto

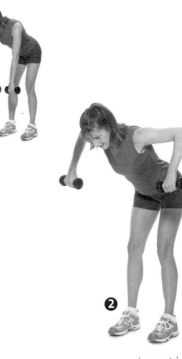

**Posición inicial:** Párese con los pies separados de modo que queden alineados con los hombros, doblando ligeramente las rodillas. Sostenga una mancuerna en cada mano con los brazos a los lados. Mantenga la espalda recta e inclínese hacia adelante, doblándose desde la cadera para que las mancuernas queden colgando frente a usted, con las palmas hacia adentro.

**Movimiento:** Doblando los codos de manera que queden apuntando hacia los lados y juntando los omóplatos, levante las mancuernas hacia las costillas mientras exhala, hasta que los codos rebasen la espalda. Mantenga esta posición durante un segundo y luego inhale a medida que las vaya bajando lentamente.

**Técnica:** No arquee la espalda. No levante los hombros hacia las orejas. No levante el torso mientras eleva las mancuernas.

**Movimiento alterno:** Si tiene problemas en la espalda, ponga una mano sobre una silla y haga los remos con un solo brazo a la vez.

*(continúa)*

# Sesión de ejercicio

## Nivel Nº 3 (continuación)

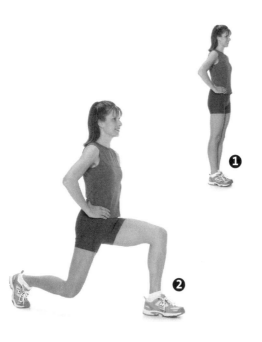

### Arco hacia atrás (sin pesas)

**Posición inicial:** Párese con los pies juntos y las manos en las caderas.

**Movimiento:** Dé un paso hacia atrás con el pie derecho de modo que quede a una distancia de 2 a 3 pies (60 a 90 cm) del pie izquierdo. Inhale a medida que vaya doblando la rodilla izquierda y bajando el cuerpo en línea recta hasta que la rodilla izquierda quede doblada a un ángulo de 90 grados y la rodilla derecha llegue casi hasta el piso. El talón trasero se despegará del piso. Mantenga esta posición durante un segundo y luego exhale a medida que se vaya impulsando hacia arriba, juntando nuevamente el pie derecho con el pie izquierdo. Termine todas sus repeticiones y luego repita el ejercicio dando el paso hacia atrás con el pie izquierdo.

**Técnica:** No se incline hacia adelante. No deje que la rodilla delantera se desplace hacia adelante más allá de los dedos de los pies.

### *Curl* de bíceps

**Posición inicial:** Párese con los pies separados de modo que queden alineados con los hombros, doblando ligeramente las rodillas. Sostenga una mancuerna en cada mano con las palmas hacia adelante.

**Movimiento:** Doblando los codos, levante las mancuernas hacia los hombros mientras exhala. Deténgase cuando las mancuernas lleguen a la altura del pecho, con las palmas hacia el cuerpo. Mantenga esta posición durante un segundo y luego inhale a medida que las vaya bajando lentamente.

**Técnica:** No mueva la parte superior de los brazos.

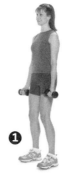

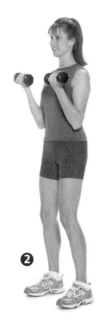

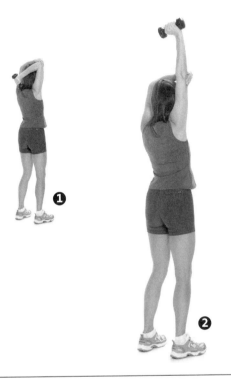

## Extensión de tríceps

**Posición inicial:** Párese con los pies separados de modo que queden alineados con los hombros y doble ligeramente las rodillas. Sostenga una mancuerna con la mano derecha y levántela para que quede arriba de la cabeza. Doble el codo de modo que quede apuntando hacia el techo y que la mancuerna quede detrás de la cabeza. Coloque la mano izquierda sobre el codo derecho para apoyarse.

**Movimiento:** Exhale a medida que vaya extendiendo el brazo derecho y levantando la mancuerna hasta que quede arriba de la cabeza. Mantenga esta posición durante un segundo y luego inhale conforme la va bajando lentamente. Haga el número recomendado de repeticiones y luego repita el ejercicio con el brazo izquierdo.

**Técnica:** No levante los hombros hacia las orejas. No doble la muñeca.

## Pres militar

**Posición inicial:** Párese con los pies separados de modo que queden alineados con los hombros y doble ligeramente las rodillas. Sostenga una mancuerna en cada mano a la altura de los hombros con las palmas hacia adelante y los codos apuntando hacia los lados.

**Movimiento:** Exhale a medida que vaya levantando las mancuernas en línea recta por encima de la cabeza. Mantenga esta posición durante un segundo y luego inhale a medida que las vaya bajando lentamente.

**Técnica:** No arquee la espalda. No levante las mancuernas hacia adelante o hacia atrás.

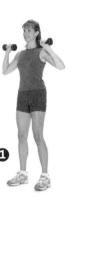

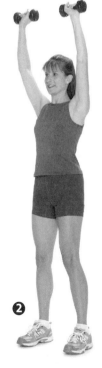

# Cuidado con las calorías líquidas

Según el Departamento de Agricultura de los Estados Unidos (o *USDA* por sus siglas en inglés), alrededor del 10 al 14 por ciento de las calorías que uno consume cada día no provienen de la comida, sino de las bebidas que se toman para pasarse toda esa comida saludable y baja en calorías. Si usted se toma un *caffe latte* en el desayuno, una lata de refresco en el almuerzo y un licuado (batido) de frutas como merienda (refrigerio, tentempié), ¡podría estarle agregando hasta 550 calorías adicionales a su cuota calórica diaria!

Aunque es cierto que son muy sabrosas, las calorías líquidas no son tan buenas como la comida sólida para satisfacer nuestro apetito. En un estudio en el que unos investigadores les pidieron a 15 personas que bebieran 450 calorías adicionales al día (la cantidad que contienen tres latas de refresco), estas personas aumentaron de peso. Sin embargo, cuando consumieron el mismo número de calorías adicionales, pero esta vez, provenientes de la comida, su peso se mantuvo sin cambios. Compensaron la comida adicional comiendo menos a lo largo del día. Pero no compensaron las calorías adicionales provenientes de las bebidas, por lo que en realidad estaban agregando 450 calorías al total de calorías que acostumbraban consumir a diario.

Además, se ha encontrado en otros estudios de investigación que entre más endulzadas estén las bebidas que toman las personas, menor es la probabilidad de que estén ingiriendo una cantidad suficiente de vitaminas y minerales esenciales, como el calcio, que fortalece y hace crecer los huesos (protegiéndola de la osteoporosis), y el folato, que protege el corazón.

Por estas razones, en el plan alimenticio reafirmante se restringen las bebidas repletas de calorías, salvo por la leche descremada (*fat-free milk* o *nonfat milk*) o semidescremada rica en calcio o la leche de soya y los jugos de tomate (jitomate), naranja (china) y uva de Concord, los cuales son ricos en antioxidantes. Sólo lleve un control de cuánto esté bebiendo o diluya el jugo con agua mineral o refresco dietético de limón para darle un sabor más refrescante. Sin embargo, se recomienda que la mayor parte del tiempo tome bebidas sin calorías, como agua, agua mineral, té helado sin azúcar o refrescos de dieta.

**TIP REAFIRMANTE**

### REAFÍRMESE MÁS RÁPIDO

*Recuerde enfriar sus músculos. Según un estudio de investigación realizado por Britton W. Brewer, Ph.D., de la Universidad de Springfield en Massachusetts, terminar cada sesión de ejercicio con 5 minutos de alguna actividad sencilla puede hacer que la sesión sea más placentera. "La última impresión que se llevan las personas de su sesión de ejercicio es la que perdura –dice–. Cuando usted termina con un período de enfriamiento, la última impresión que se lleva es que fue más fácil hacer ejercicio y es más probable que lo vuelva a hacer en el futuro".*

# Menú

La mayoría de estas recetas indican las cantidades suficientes para una porción y son fáciles y rápidas de preparar. Si una receta sirve para preparar más de una porción, ahí mismo aparecerá indicado. Guarde la porción sobrante para otra comida o compártala con su esposo o con su compañera de caminatas.

## Desayuno

**Barra alimenticia (*energy bar*):** Coma 1 barra *Luna*, ½ taza de leche descremada (*fat-free milk* o *nonfat milk*), ⅛ de taza de pistaches y un paquete de 0.9 onzas de ciruelas secas *Sunsweet*.

## Merienda saludable

**Compota de manzana:** Pruebe los productos que se venden en recipientes de una sola ración y tapa desprendible que contenga ½ taza de compota de manzana (*applesauce*), como *Mott's Natural Style* o *Mott's Healthy Harvest*, de cualquier sabor. Sírvala con 20 cacahuates (maníes).

## Almuerzo

**Sándwich de queso y tomate a la plancha:** Entre 2 rebanadas de pan de trigo integral, coloque 2 rebanadas de queso de grasa reducida y 3 rebanadas de tomate (jitomate). Ase el sándwich (emparedado) en una sartén de teflón con aceite antiadherente en aerosol o caliéntelo en el hornito eléctrico hasta que se derrita el queso. Sírvalo con 1 taza de verduras crudas de su elección, como tomates pequeños, pimientos (ajíes, pimientos morrones) verdes o rojos rebanados o zanahorias cambray (*baby carrots*).

## Merienda saludable

**Fruta con mantequilla de almendra:** Rebane una pera o manzana madura y unte las rebanadas con 2 cucharadas de mantequilla de almendra.

## Cena

**Ravioles y espinacas con ajo:** Caliente toda una caja de 10 onzas (280 g) de espinacas en el horno de microondas. Exprímalas para quitarles el exceso de agua. Mezcle las espinacas con ¼ de cucharadita de sal, ½ cucharadita de pimienta negra molida y 2 cucharaditas de ajo finamente picado. Elija alguna marca de ravioles bajos en grasa refrigerados como *Buitoni Light Four-Cheese Ravioli*. Prepare los ravioles siguiendo las instrucciones que aparezcan en el empaque. Sirva ¾ de taza de ravioles con ⅓ de taza de salsa para espagueti y acompáñelos con la mitad de las espinacas con ajo y 1 naranja (china) pequeña rebanada.

## Gustito

**Alitas de pollo tipo *Buffalo*:** Consiéntase con 6 alitas de pollo pequeñas tipo *Buffalo*.

---

Análisis de nutrientes: 1,706 calorías, 90 g de proteínas, 206 g de carbohidratos, 69 g de grasa total, 18 g de grasa saturada, 198 mg de colesterol, 28 g de fibra dietética, 2,140 mg de sodio, 1,343 mg de calcio

# Sesión de ejercicio
## Nivel Nº 1

**Caminata de velocidad: 20 minutos**

• Calentamiento de 5 minutos: Camine a una velocidad de 2 millas por hora (3 km por hora) o de alrededor de 95 pasos por minuto.

• Caminata a paso acelerado de 10 minutos: Aumente la velocidad, caminando lo más aprisa que pueda. Puede caminar en círculos o caminar hacia una dirección durante 5 minutos y luego darse la vuelta y caminar de regreso. Si elige la última opción, tome nota del lugar donde haya dado la vuelta, porque usará el mismo punto de referencia para sus caminatas de velocidad futuras.

• Enfriamiento de 5 minutos: Disminuya su velocidad a 2 millas por hora (3 km por hora) o a alrededor de 95 pasos por minuto.

**Acondicionamiento Fundamental: 10 minutos**

• Haga la secuencia de ejercicios una vez.

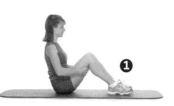

## Rodamiento con dos manos

**Posición inicial:** Siéntese en el piso con las rodillas dobladas y los pies planos sobre el piso. Coloque las manos detrás de los muslos.

**Movimiento:** Usando los músculos abdominales, ruede lentamente hacia abajo, vértebra por vértebra, hasta quedar a una distancia de 2 a 3 pulgadas (5 a 8 cm) del piso, e inhale al mismo tiempo. Mantenga esta posición durante un segundo y luego exhale conforme va rodando lentamente hacia arriba. Haga 8 repeticiones.

**Técnica:** Debe sentir que los músculos abdominales son los que están realizando el movimiento. No haga el movimiento rápidamente.

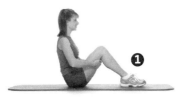

## Equilibrio abdominal

**Posición inicial:** Siéntese en el piso con las rodillas dobladas y los pies planos sobre el piso. Coloque las manos detrás de los muslos.

**Movimiento:** Levante ligeramente los pies del piso y equilíbrese sobre la rabadilla. Mantenga esta posición durante tres respiraciones lentas y luego relájese. Haga este ejercicio una sola vez.

**Técnica:** Mantenga los músculos abdominales tensos y el resto del cuerpo relajado, especialmente los hombros.

## Abdominal fácil

**Posición inicial:** Recuéstese boca arriba con las rodillas dobladas, los pies planos sobre el piso y los brazos a los lados con las palmas hacia abajo.

**Movimiento:** Usando los músculos abdominales, exhale y vaya levantando lentamente la cabeza, los hombros y la parte superior de la espalda hasta un ángulo de aproximadamente 45 grados. Imagine que quiere acortar la distancia que existe entre las costillas y la pelvis. Mantenga esta posición durante un segundo y luego inhale a medida que vaya bajando lentamente el cuerpo. Haga 8 repeticiones.

**Técnica:** No jale la barbilla hacia el pecho. No arquee la espalda.

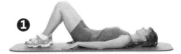

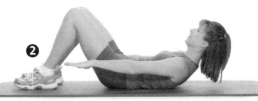

## TIPS REAFIRMANTES

| EN SU PLATO | LA MENTIRA DETRÁS DEL MITO |
|---|---|
| *Cómaselo sólo si vale la pena. A veces nos metemos una golosina alta en calorías a la boca, sólo para darnos cuenta luego de que realmente no vale las calorías adicionales. No tenga pena; sólo escúpala discretamente en una servilleta y tírela a la basura.* | *En sí, comer a altas horas de la noche no hará que aumente de peso. Lo que cuenta es el número de calorías que consume y no la hora a la que las consume.* |

*(continúa)*

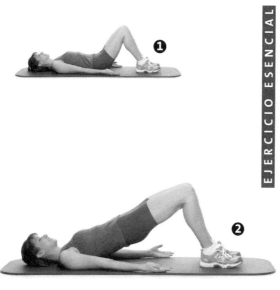

**EJERCICIO ESENCIAL**

## Puente

**Posición inicial:** Recuéstese boca arriba con las rodillas dobladas, los pies planos sobre el piso y los brazos a los lados, con las palmas hacia arriba.

**Movimiento:** Contrayendo los músculos abdominales, glúteos y baja espalda, recargue el peso sobre los pies y levante el trasero, las caderas y la espalda del piso mientras exhala, para formar una línea recta desde los hombros hasta las rodillas. Mantenga esta posición durante tres respiraciones lentas y luego relájese. Haga este ejercicio una sola vez.

**Técnica:** No se levante demasiado; la parte superior de la espalda y los hombros deben permanecer sobre el piso. No se doble a nivel de la cintura o de las caderas. No deje que las rodillas se caigan hacia adentro o hacia afuera.

---

**EJERCICIO ESENCIAL**

## Tabla de rodillas

**Posición inicial:** Recuéstese boca abajo y doble las rodillas para que los pies queden en el aire. Los codos deben quedar debajo de los hombros y los antebrazos y las palmas sobre el piso.

**Movimiento:** Contrayendo los músculos abdominales y espalda, recargue su peso sobre los antebrazos mientras exhala y levante la pelvis del piso hasta que la espalda y los muslos formen una línea recta. Mantenga esta posición durante tres respiraciones y luego relájese. Haga este ejercicio una sola vez.

**Técnica:** No levante la cabeza hacia el techo ni deje que caiga hacia el piso. No se doble a nivel de la cintura. No arquee la espalda.

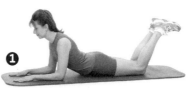

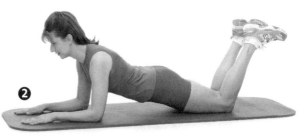

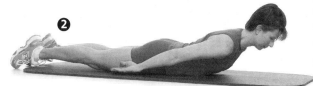

## Levantamiento de pecho

**Posición inicial:** Recuéstese boca abajo sobre el piso con los brazos a los lados y las palmas hacia arriba.

**Movimiento:** Exhale conforme va levantando la cabeza y el pecho hasta que queden a una distancia de 5–6 pulgadas (12–15 cm) del piso. Mantenga esta posición durante un segundo y luego inhale a medida que vaya bajando lentamente el cuerpo. Haga 8 repeticiones.

**Técnica:** No mire hacia el techo. No se levante demasiado.

### ELEVE SU ENERGÍA

*¿No pudo dormir mucho anoche? Tomarse una siesta de 10 minutos a mediodía es la mejor manera de recargar las pilas. En un estudio de investigación realizado en Australia en el que participaron 12 estudiantes universitarios, algunos no tomaron siesta, otros tomaron una siesta de 5 minutos y otros tomaron siestas de 10 minutos o de 30 minutos al día siguiente de haber pasado una noche en la que no pudieron dormir mucho. Los participantes que tomaron siestas de menos de 10 minutos no obtuvieron beneficio alguno, mientras que aquellos que tomaron siestas más largas se despertaron sintiéndose adormilados. Sin embargo, quienes tomaron una siesta de 10 minutos reportaron una mejoría inmediata en su capacidad para estar alerta, su estado de ánimo y su rendimiento, ya que la siesta no fue lo suficientemente larga como para que entraran a una fase de sueño más profundo, lo cual produce inercia del sueño, explican los investigadores.*

# Sesión de ejercicio
## Nivel Nº 2

**Caminata de velocidad: 20 minutos**

• Calentamiento de 5 minutos: Camine a una velocidad de 2–2½ millas por hora (3–4 km por hora) o de 95–100 pasos por minuto.

• Caminata a paso acelerado de 10 minutos: Aumente la velocidad, caminando lo más aprisa que pueda. Puede caminar en círculos o caminar hacia una dirección durante 5 minutos y luego darse la vuelta y caminar de regreso. Si elige la última opción, tome nota del lugar donde haya dado la vuelta, porque usará el mismo punto de referencia para sus caminatas de velocidad futuras.

• Enfriamiento de 5 minutos: Disminuya su velocidad a 2–2½ millas por hora (3–4 km por hora) o a 95–100 pasos por minuto.

**Acondicionamiento Fundamental: 10 minutos**

• Haga la secuencia de ejercicios una vez.

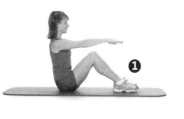

## Rodamiento

**Posición inicial:** Siéntese en el piso con las rodillas dobladas y los pies planos sobre el piso. Mantenga los brazos estirados hacia el frente y paralelos al piso.

**Movimiento:** Usando los músculos abdominales, ruede lentamente hacia abajo, vértebra por vértebra, hasta que quede a una distancia de 3–4 pulgadas (8–10 cm) del piso, e inhale al mismo tiempo. Mantenga esta posición durante un segundo y luego exhale conforme va rodando lentamente hacia arriba. Haga 8 repeticiones.

**Técnica:** Debe sentir que los músculos abdominales son los que están realizando el movimiento. No haga el movimiento rápidamente.

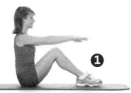

## Equilibrio abdominal parcial

**Posición inicial:** Siéntese en el piso con las rodillas dobladas y los pies planos sobre el piso. Mantenga los brazos estirados hacia el frente y paralelos al piso.

**Movimiento:** Levante los pies ligeramente del piso y equilíbrese sobre la rabadilla. Mantenga esta posición durante cuatro respiraciones y luego relájese. Haga este ejercicio una sola vez.

**Técnica:** Mantenga los músculos abdominales tensos y el resto del cuerpo relajado, especialmente los hombros.

## Abdominal

**Posición inicial:** Recuéstese boca arriba con las rodillas dobladas, los pies planos sobre el piso y las manos detrás de la cabeza.

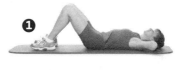

**Movimiento:** Usando los músculos abdominales, exhale y vaya levantando lentamente la cabeza, los hombros y la parte superior de la espalda hasta un ángulo de aproximadamente 45 grados. Imagine que quiere acortar la distancia que existe entre las costillas y la pelvis. Mantenga esta posición durante un segundo y luego inhale a medida que vaya bajando lentamente el cuerpo. Haga 8 repeticiones.

**Técnica:** No jale la barbilla hacia el pecho. No arquee la espalda.

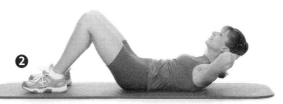

*(continúa)*

**VIERNES / DÍA Nº 6**

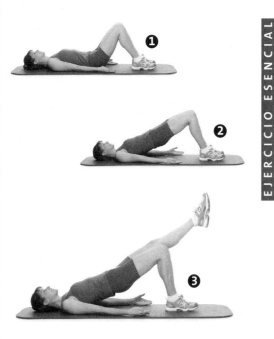

**EJERCICIO ESENCIAL**

## Puente con elevación de pierna

**Posición inicial:** Recuéstese boca arriba con las rodillas dobladas, los pies planos sobre el piso y los brazos a los lados con las palmas hacia arriba.

**Movimiento:** Contrayendo los músculos abdominales, glúteos y baja espalda, recargue el peso sobre los pies y levante el trasero, las caderas y la espalda del piso mientras exhala, para formar una línea recta desde los hombros hasta las rodillas. Levante un pie del piso y extienda esa pierna. Mantenga esta posición durante dos respiraciones y luego baje el pie. Levante el otro pie y mantenga esta posición durante dos respiraciones. Baje el pie y regrese a la posición inicial. Haga este ejercicio una sola vez.

**Técnica:** No se levante demasiado; la parte superior de la espalda y los hombros deben permanecer sobre el piso. No se doble a nivel de la cintura o de las caderas. No deje que las rodillas se caigan hacia adentro o hacia afuera.

**EJERCICIO ESENCIAL**

## Tabla

**Posición inicial:** Recuéstese boca abajo y flexione los pies para que los dedos de los pies queden sobre el piso. Los codos deben quedar debajo de los hombros y los antebrazos y las palmas sobre el piso.

**Movimiento:** Contrayendo los músculos abdominales y la espalda, recargue su peso sobre los antebrazos mientras exhala y levante la pelvis y las piernas del piso para que la espalda y las piernas formen una línea recta. Mantenga esta posición durante cuatro respiraciones y luego relájese. Haga este ejercicio una sola vez.

**Técnica:** No levante la cabeza hacia el techo ni deje que caiga hacia el piso. No se doble a nivel de la cintura o de las caderas. No deje que el vientre se caiga hacia el piso.

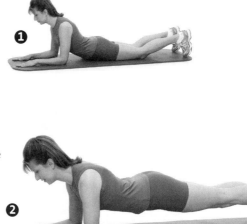

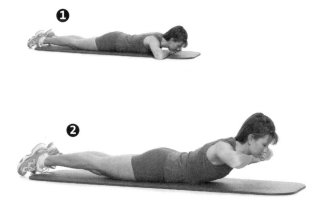

## Levantamiento de pecho (con los brazos doblados)

**Posición inicial:** Recuéstese boca abajo sobre el piso y coloque las manos debajo de la barbilla.

**Movimiento:** Exhale conforme va levantando la cabeza y el pecho hasta que queden a una distancia de 5–6 pulgadas (12–15 cm) del piso. Mantenga esta posición durante un segundo y luego inhale a medida que vaya bajando lentamente el cuerpo. Haga 8 repeticiones.

**Técnica:** No se levante demasiado.

### ELEVE SU ENERGÍA

*Baile un poco. Cuando las personas dicen que están demasiado cansadas para hacer ejercicio, la fatiga que sienten a menudo es más emocional que física, dice Rebecca Gorrell, una terapeuta del movimiento del Canyon Ranch Health Resort en Tucson, Arizona. "El movimiento puede ayudar a las personas a canalizar su energía, estabilizar sus emociones y alcanzar una profunda sensación de alegría". Encienda su aparato de música y simplemente muévase al ritmo de su canción favorita.*

# Sesión de ejercicio
## Nivel Nº 3

**Caminata de velocidad: 20 minutos**

• Calentamiento de 5 minutos: Camine a una velocidad de $2\frac{1}{2}$–3 millas por hora (4–5 km por hora) o de 100–115 pasos por minuto.

• Caminata a paso acelerado de 10 minutos: Aumente la velocidad, caminando lo más aprisa que pueda. Puede caminar en círculos o caminar hacia una dirección durante 5 minutos y luego darse la vuelta y caminar de regreso. Si elige la última opción, tome nota del lugar donde haya dado la vuelta, porque usará el mismo punto de referencia para sus caminatas de velocidad futuras.

• Enfriamiento de 5 minutos: Disminuya su velocidad a $2\frac{1}{2}$–3 millas por hora (4–5 km por hora) o a 100–115 pasos por minuto.

**Acondicionamiento Fundamental: 10 minutos**

• Haga la secuencia de ejercicios una vez.

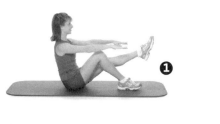

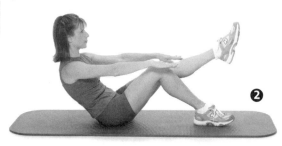

## Rodamiento con elevación de pierna

**Posición inicial:** Siéntese en el piso con las rodillas dobladas y los pies planos sobre el piso. Levante el pie izquierdo del piso y extienda la pierna izquierda. Mantenga los brazos estirados hacia el frente y paralelos al piso.

**Movimiento:** Usando los músculos abdominales, ruede lentamente hacia abajo, vértebra por vértebra, hasta que quede a una distancia de 4–5 pulgadas (10 a 12 cm) del piso, e inhale al mismo tiempo. Mantenga esta posición durante un segundo y luego exhale conforme va rodando lentamente hacia arriba. Haga cuatro repeticiones, cambie de pierna y haga cuatro repeticiones más.

**Técnica:** Debe sentir que los músculos abdominales son los que están realizando el movimiento. No haga el movimiento rápidamente.

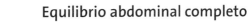

## Equilibrio abdominal completo

**Posición inicial:** Siéntese en el piso con las rodillas dobladas y los pies planos sobre el piso. Mantenga los brazos estirados hacia el frente y paralelos al piso.

**Movimiento:** Levante los pies del piso de modo que las pantorrillas queden paralelas al piso y equilíbrese sobre la rabadilla. Mantenga esta posición durante cinco respiraciones y luego relájese. Haga este ejercicio una sola vez.

**Técnica:** Mantenga los músculos abdominales tensos y el resto del cuerpo relajado, especialmente los hombros.

**❶**

**❷**

---

## Abdominal elevado

**Posición inicial:** Recuéstese boca arriba, eleve las piernas hacia el techo y coloque las manos detrás de la cabeza.

**Movimiento:** Usando los músculos abdominales, exhale y vaya levantando lentamente la cabeza, los hombros y la parte superior de la espalda hasta un ángulo de aproximadamente 45 grados. Imagine que quiere acortar la distancia que existe entre sus costillas y la pelvis. Mantenga esta posición durante un segundo y luego inhale a medida que vaya bajando lentamente el cuerpo. Haga 8 repeticiones.

**Técnica:** No jale la barbilla hacia el pecho.

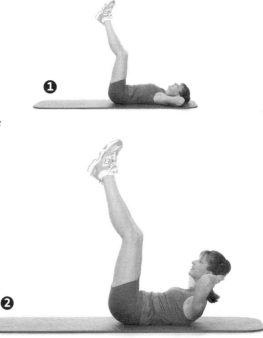

**❶**

**❷**

(continúa)

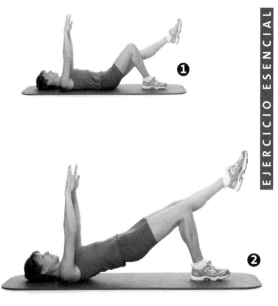

**EJERCICIO ESENCIAL**

## Puente con una pierna

**Posición inicial:** Recuéstese boca arriba con las rodillas dobladas, los pies planos sobre el piso y los brazos extendidos hacia el techo. Levante el pie izquierdo del piso y extienda la pierna izquierda.

**Movimiento:** Contrayendo los músculos abdominales, los glúteos y la baja espalda, recargue su peso sobre el pie derecho y levante los glúteos, las caderas y la espalda del piso mientras exhala, para formar una línea recta desde los hombros hasta las rodillas. Mantenga esta posición durante tres respiraciones y luego baje el cuerpo. Repita lo mismo con la pierna derecha extendida. Haga este ejercicio una sola vez con cada pierna.

**Técnica:** No se levante demasiado; la parte superior de la espalda y los hombros deben permanecer sobre el piso. No se doble a nivel de la cintura o de las caderas. No deje que las rodillas se caigan hacia adentro o hacia afuera.

**EJERCICIO ESENCIAL**

## Tabla con elevación de pierna

**Posición inicial:** Recuéstese boca abajo y flexione los pies para que los dedos de los pies queden sobre el piso. Los codos deben quedar debajo de los hombros y los antebrazos y las palmas sobre el piso.

**Movimiento:** Contrayendo los músculos abdominales y espalda, recargue su peso sobre las manos y los antebrazos mientras exhala y levante la pelvis y las piernas del piso para que la espalda y las piernas formen una línea recta. Levante el pie izquierdo del piso, mantenga esta posición durante tres respiraciones y luego relájese. Repita lo mismo levantando el pie derecho del piso. Haga este ejercicio una sola vez con cada pierna.

**Técnica:** No levante la cabeza hacia el techo ni deje que caiga hacia el piso. No se doble a nivel de la cintura o de las caderas. No deje que el vientre se caiga hacia el piso.

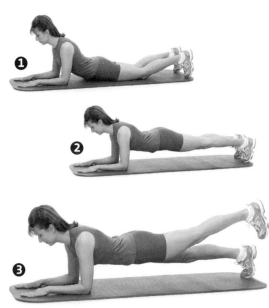

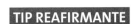

## Levantamiento de pecho (con los brazos extendidos)

**Posición inicial:** Recuéstese boca abajo sobre el piso con los brazos extendidos hacia el frente.

**Movimiento:** Exhale a medida que vaya levantando los brazos, cabeza y pecho hasta que queden a una distancia de 5–6 pulgadas (12–15 cm) del piso. Mantenga esta posición durante un segundo y luego inhale a medida que vaya bajando lentamente el cuerpo. Haga 8 repeticiones.

**Técnica:** No se levante demasiado.

---

**TIP REAFIRMANTE**

### HECHOS SORPRENDENTES

*En un estudio de investigación de 103 mujeres con personalidad tipo A, unos investigadores encontraron que aquellas que tenían un temperamento que las llevaba a enojarse con facilidad y que además no tenían una buena condición física, generalmente presentaban niveles de colesterol poco saludables, mientras que sus homólogas que sí tenían una buena condición física presentaban un nivel sano de colesterol. El enojo no controlado parece elevar los niveles de colesterol y de triglicéridos, dicen los investigadores, pero el ejercicio aparentemente vuelve a disminuir estos niveles a un rango saludable.*

# Divertido y lleno de recompensas

¿Recuerda los premios que anotó en el Capítulo 2 antes de comenzar con el programa Reafirme Su Figura en 3 Semanas? Bueno, ya se ha ganado el primero, así que vaya a disfrutarlo. De hecho, ¿por qué no hace que la caminata de hoy también sea una experiencia divertida y llena de recompensas? Aquí le damos algunas ideas para "encaminarla".

**Salga de la ciudad.** Vaya a conocer caminos para excursionistas, caminos *Rails-to-Trails* o caminos de sirga. El terreno irregular hará que su cuerpo se ejercite de una manera diferente y el paisaje le dará a su mente el descanso que tanto necesita. Llévese a su familia y empaque comida para hacer un día de campo y convertir su salida a caminar en una aventura de todo un día.

**Cambie de vista.** Maneje hasta una ciudad cercana por la que nunca haya caminado. Estacione su carro y empiece a explorar. Vaya viendo los escaparates de las tiendas mientras va caminando por la calle principal. Aventúrese a recorrer calles más pequeñas y observe la arquitectura, jardinería y decoraciones únicas del lugar (incluso hasta puede robarse unas cuantas ideas para decorar su hogar). Después de su caminata, visite alguna de las tiendas que le hayan parecido interesantes y cómprese algo especial. . . ¡se lo merece!

**Concerte una cita.** Invite a una amiga, a su esposo, a su mamá o papá o a uno de sus hijos a que vayan a caminar con usted. Aproveche este tiempo a solas para conversar con su compañero de caminatas, sin todas las distracciones de casa y sin las calorías que acabará ingiriendo si se reúne con esta persona para ir a almorzar o a cenar. ¡Estará tan ocupada conversando que quizá hasta termine caminando más tiempo del que había planeado!

## TIPS REAFIRMANTES

| EN SU PLATO | HECHOS SORPRENDENTES |
|---|---|
| *Vea una película de terror. Es menos probable que coma cuando siente miedo y más probable cuando está enojada o contenta.* | *Ver la televisión durante más de 4 horas al día puede duplicar su probabilidad de contraer diabetes, en comparación con ver la televisión durante menos de 2 horas a la semana. Y según un estudio de investigación sobre los hábitos televisivos de casi 38,000 hombres, ver la televisión durante 40 horas a la semana puede triplicar su riesgo.* |

# Menú

La mayoría de estas recetas indican las cantidades suficientes para una porción y son fáciles y rápidas de preparar. Si preparar más de una porción, ahí mismo aparecerá indicado. Guarde la porción sobrante para otra comida o compártala con su esposo o con su compañera de caminatas.

## Desayuno

**Bagel con queso:** Unte ½ *bagel* de 2½ a 3 onzas (70 a 84 onzas), como los *bagels* refrigerados de trigo y miel de la marca *Lender's* de 2.85 onzas con 2 cucharadas de queso de granjero (*farmer's cheese*) o queso crema de grasa reducida. Sirva con ½ taza de leche descremada (*fat-free milk* o *nonfat milk*) y ¾ de taza de melón tipo *honeydew* en trozos.

## Merienda saludable

**Café au Lait y muffin:** Mezcle 1 taza de café caliente percolado o instantáneo (normal o descafeinado), 1 taza de leche descremada caliente y 1 cucharadita de azúcar (opcional). Sirva con un *mini muffin* de arándanos.

## Almuerzo

**Ensalada César con pollo a la parrilla:** Muchos restaurantes sirven alrededor de 6 onzas (168 g) de pollo, pero la cantidad que usted debe comer es de 3 onzas (84 g) o más o menos el tamaño de una baraja de cartas. Coma 2 o más tazas de verduras de hojas verdes para ensalada. Pida que le traigan el aliño (aderezo) a un lado y sólo agregue 2 cucharadas de aliño a su ensalada. Esparza 3 cucharadas de crutones. De postre, coma ½ taza de fruta.

## Merienda saludable

**Galletas:** Unte 2 panes crujientes *Wasa* con 1 cucharada de mantequilla de almendra.

## Cena

**Pizza hecha en casa:** A una masa de pizza estilo napolitano agregue 1¼ tazas de salsa para espagueti y 1¾ tazas de queso rallado de grasa reducida. Agregue las verduras de su elección, como rebanadas delgadas de pimiento (ají, pimiento morrón) rojo fresco, cebolla picada, tomate (jitomate) fresco picado o una lata pequeña de tomates cocidos y una lata pequeña de champiñones escurridos. Recuerde que las verduras sólo agregan 25 calorías por cada ½ a 1 taza, de manera que puede ser generosa. Hornee la pizza a 400°F de 12–15 minutos. Corte la pizza en 8 rebanadas iguales. Sirva 1 rebanada de pizza con una ensalada de 2 tazas de espinacas tiernas en bolsa mezcladas con 2 cucharadas de aliño (aderezo) bajo en calorías y 2 cucharadas de nueces picadas. Cubra las otras 7 rebanadas con papel aluminio y guárdelas en el refrigerador durante un máximo de 3 días o congélelas para usarlas en el futuro.

## Gustito

**Queso y vino:** Disfrute 4 onzas (120 ml) de vino con 1 pan crujiente *Wasa* untado con 1 cucharada de queso de granjero.

---

Análisis de nutrientes: 1,690 calorías, 92 g de proteínas, 181 g de carbohidratos, 61 g de grasa total, 16 g de grasa saturada, 127 mg de colesterol, 23 g de fibra dietética, 2,384 mg de sodio, 1,170 mg de calcio

# Sesión de ejercicio
## Niveles Nº 1 y Nº 2

**Caminata larga: 40 minutos**

• Maneje a un barrio (colonia) diferente o encuentre un camino para excursionistas y camine a un paso cómodo que pueda mantener durante 40 minutos.

---

## Nivel Nº 3

**Caminata larga: 50 minutos**

• Maneje a un barrio diferente o encuentre un camino para excursionistas y camine a un paso cómodo que pueda mantener durante 50 minutos.

**TIP REAFIRMANTE**

### REAFÍRMESE MÁS RÁPIDO

*No deje que los premios minen sus esfuerzos. La mayoría de las personas que usan la comida como premio consumen más calorías de las que han quemado. Si va a usar un postre o una buena cena como la "zanahoria" para seguir motivada, entonces dése premios con menos frecuencia. Si ha hecho ejercicio de manera constante, vaya a su restaurante favorito una vez al mes y pida su platillo favorito. Si quiere darse premios con más frecuencia, entonces mejor opte por discos compactos, ropa y otras cosas que no sean comida.*

### Su diario de premios

Recuerde anotar aquí su premio semanal. ¿Que va a hacer por usted esta semana?

_____

_____

_____

_____

_____

_____

_____

_____

# CAPÍTULO 4

# Segunda semana

¡Felicidades! Ya ha terminado la Primera Semana del programa y está en camino de reafirmar y adelgazar su cuerpo. Antes de comenzar con la Segunda Semana del programa, o bien, durante esta segunda semana, échele un vistazo al Capítulo 8, "Una actitud triunfadora". La actitud que usted tenga con respecto a la actividad física es una de las claves para el éxito a largo plazo.

# Lista del supermercado

Fotocopie esta lista y llévesela al supermercado. Puede comprar de una vez todo lo que vaya a usar para preparar las comidas y meriendas (refrigerios, tentempiés) de la Segunda Semana del programa, para que tenga todos los ingredientes a la mano cuando los necesite. Se indican las cantidades de ingredientes frescos que deberá comprar para que sólo compre lo que vaya a necesitar. Además, todavía le deben de sobrar algunos de los artículos que compró para la Primera Semana, como especias y condimentos, que podrá usar esta semana. Si desea consultar algunas recomendaciones de marcas específicas, vea la página 327 en el Capítulo 7, "Comidas combinadas".

## Frutas y verduras

☐ 1 manojo de espárragos (si no es temporada de espárragos, compre 1 paquete pequeño de espárragos congelados)

☐ 1 Aguacate de California

☐ 1 plátano amarillo (guineo, banana)

☐ 1 cabeza de brócoli

☐ 1 cabeza de coliflor

☐ 1 pepino mediano

☐ 1 racimo pequeño de uvas

☐ 1 kiwi

☐ 1 bolsa de lechuga romana (orejona)

☐ 1 cebolla morada pequeña

☐ 1 cebolla dulce amarilla o cebolla *Vidalia* pequeña

☐ 2 naranjas (chinas)

☐ Elija: 2 melocotones (duraznos) *o* 2 frutas de tamaño similar

☐ Elija: 2 peras *o* 1 pera y 1 manzana

☐ 1 pimiento (ají, pimiento morrón) rojo

☐ 1 papa grande

☐ 3 canastas de frambuesas (si no encuentra frambuesas frescas, compre 1 paquete de 16 onzas de frambuesas congeladas sin endulzar)

☐ 1 bolsa de espinacas tiernas

☐ 2 botes de 16 onzas de fresas

☐ 2 tomates (jitomates)

## Productos lácteos

☐ 1 paquete de *bagels* refrigerados de la marca *Lender's* de miel y trigo de $2\frac{1}{2}$ a 3 onzas

☐ 1 paquete de 4 onzas de queso *feta* de grasa reducida (congele el sobrante en una bolsa de plástico sellada al final de la semana)

☐ 1 paquete de 8 onzas de queso *mozzarella* rallado de grasa reducida (elaborado con leche semidescremada con un 2 por ciento de grasa)

☐ 1 bote de $15\frac{1}{2}$ onzas de queso *ricotta* bajo en grasa (o sin grasa si no encuentra bajo en grasa; fíjese que el queso *ricotta* parcialmente descremado *no* es bajo en grasa)

☐ 1 paquete pequeño de palitos de queso de grasa reducida al 50 por ciento (se sugieren las marcas *Healthy Choice* o *Frigo*)

- [ ] 1 contenedor de 4 onzas de *hummus* (de cualquier sabor)

- [ ] 1 galón más 1 cuarto de galón de leche descremada (*fat-free milk* o *nonfat milk*)

- [ ] ½ pinta de jugo de naranja (china)

- [ ] 1 bote pequeño de crema agria de grasa reducida

- [ ] 1 paquete de 8 onzas de *tofu* firme bajo en grasa (como *Mori-Nu Low-Fat Silken Firm Tofu*)

- [ ] 1 paquete de tortillas suaves de harina de trigo integral de grasa reducida de 6½ pulgadas

### Frutas/verduras/frijoles/sopas enlatadas

- [ ] 1 lata de 8 onzas de jugo *V8* (el jugo reducido en sodio es una excelente opción)

### Pan

- [ ] 1 paquete de *muffins* ingleses de trigo integral

### Salchichonería/Carnes

- [ ] 3 onzas de carne de res molida magra al 93 por ciento

- [ ] 6 onzas de rosbif magro rebanado (compre de la marca *Healthy Choice* si lo encuentra)

- [ ] 4 onzas de filete de atún

### Otros

- [ ] 1 minibarra de chocolate amargo de la marca *Dove* (o cualquier minibarra de chocolate de su elección)

# Estiramientos posejercicio

Esta semana vamos a agregar algunos estiramientos a sus sesiones de ejercicio. Hacer estos estiramientos después de hacer ejercicio le ayudará a aumentar su flexibilidad, la cual a menudo se va perdiendo al pasar los años y disminuir nuestro nivel de actividad. Haga los estiramientos uno tras otro y luego repita la secuencia usando la pierna opuesta en los tres últimos estiramientos. Esto le llevará tan sólo 5 minutos, aproximadamente.

**PECHO.** Párese con los pies separados de modo que queden alineados con los hombros y tómese de las manos por detrás de la espalda con los dedos entrelazados y las palmas hacia adentro. Mantenga el pecho levantado y los hombros hacia abajo y junte los omóplatos mientras levanta los brazos lo más alto que le sea cómodo. No arquee la espalda. Mantenga esta posición mientras cuenta lentamente hasta tres y luego suéltela.

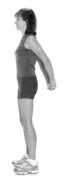

**ESPALDA.** Párese con los pies separados de modo que queden alineados con los hombros y doble ligeramente las rodillas. Inclínese hacia adelante doblándose desde la cadera y ponga las manos sobre los muslos, justo por encima de las rodillas. Meta las caderas, arquee la espalda y deje que la barbilla caiga hacia el pecho para que la espalda quede en forma de "C". Mantenga esta posición mientras cuenta lentamente hasta tres y luego suéltela.

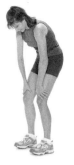

**CUÁDRICEPS.** Párese con los pies juntos y doble la pierna izquierda hacia atrás, llevando el pie izquierdo hacia los glúteos. Tome el pie izquierdo con la mano izquierda y empuje las caderas hacia adelante hasta que sienta cómo se estiran los músculos frontales del muslo y la cadera izquierdos. Mantenga esta posición mientras cuenta lentamente hasta tres y luego suéltela. (Si es necesario, puede apoyar la mano derecha sobre una silla o una pared para equilibrarse).

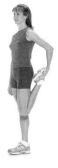

**PANTORRILLA.** Doble la pierna derecha y coloque el pie izquierdo a una distancia de alrededor de 2 pies (60 cm) atrás de usted, presionando el talón hacia el piso. La pierna izquierda deberá estar recta y usted deberá sentir cómo se estira la pantorrilla izquierda. Mantenga esta posición mientras cuenta lentamente hasta tres y luego suéltela. La próxima vez repita lo mismo pero con la pierna izquierda adelante.

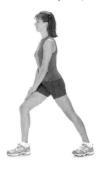

**TENDONES DE LA CORVA.** Desde la posición para hacer el estiramiento de pantorrilla, acerque el pie trasero de 6–12 pulgadas (15–30 cm) y doble esa pierna. Estire la pierna delantera, levantando los dedos del pie del piso y recargue su peso sobre el pie trasero, como si fuera a sentarse. No trabe la rodilla delantera. Coloque las manos sobre la pierna doblada para apoyarse. Debe sentir cómo se estira la parte trasera de la pierna que está estirada. Mantenga esta posición mientras cuenta lentamente hasta tres y luego suéltela. La próxima vez repita lo mismo con la otra pierna adelante.

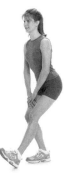

# Menú

La mayoría de estas recetas indican las cantidades suficientes para una porción y son fáciles y rápidas de preparar. Si una receta sirve para preparar más de una porción, ahí mismo aparecerá indicado. Guarde la porción sobrante para otra comida o compártala con su esposo o con su compañera de caminatas.

### Desayuno

**Pan francés con fresas:** Moje 1 rebanada de pan de trigo integral en ¼ de taza de *Egg Beaters* o 1 clara de huevo batida mezclada con 2 cucharadas de leche descremada (*fat-free milk* o *nonfat milk*). Ase el pan en una sartén antiadherente cubierta de aceite antiadherente en aerosol. Unte el pan con 1 cucharadita de margarina libre de ácidos transgrasos y ½ cucharada de almíbar (miel) de arce. Sírvalo con 1 taza de fresas y ½ taza de leche descremada.

### Merienda saludable

**Licuado de bayas:** En una licuadora (batidora) eléctrica o de mano, combine 1 taza de bayas congeladas ya descongeladas, 1 cucharadita de extracto de vainilla y 1 taza de leche descremada (*fat-free milk* o *nonfat milk*). Agregue lentamente 1 taza de hielo triturado.

### Almuerzo

**Sándwich de rosbif:** Unte 2 rebanadas de pan de trigo integral con 1 cucharada de mayonesa de grasa reducida y mostaza al gusto en cada rebanada (la mostaza con rábano picante/raíz fuerte sabe aún mejor). Coloque 3 onzas (84 g) de rosbif magro rebanado para sándwiches (emparedados) (generalmente 3 rebanadas), 4 rebanadas de tomate (jitomate) y lechuga romana (orejona). Sírvalo con una lata de 8 onzas (240 ml) de jugo *V8* reducido en sodio.

### Merienda saludable

**Verduras con *hummus*:** Coma 8 zanahorias cambray, ½ taza de pepino rebanado con 3 cucharadas de *hummus*. Sírvalo con 1 rebanada (1 onza/28 g) de queso de grasa reducida.

### Cena

**Atún a la parrilla marinado en miel de arce:** Adobe 4 onzas (112 g) de filete de atún crudo en 1 cucharada de almíbar (miel) de arce, 2 cucharadas de jugo de naranja (china) y pimienta negra fresca molida (al gusto) durante 20 minutos. Saque el filete de atún del adobo (marinado) y áselo en el horno o a la parrilla durante aproximadamente 3 minutos de cada lado. Sírvalo con ½ papa grande horneada con 2 cucharadas de crema agria baja en grasa y 8 espárragos grandes con 1 cucharadita de margarina libre de ácidos transgrasos.

### Gustito

**Frambuesas con chocolate derretido:** Derrita 2 cucharadas de minichispas de chocolate en el horno de microondas (caliéntelas en un recipiente de vidrio a una potencia del 50 por ciento durante unos 50 segundos). Vierta el chocolate sobre 1½ tazas de frambuesas frescas.

---

Análisis de nutrientes: 1,681 calorías, 100 g de proteínas, 236 g de carbohidratos, 45 g de grasa total, 15 g de grasa saturada, 106 mg de colesterol, 48 g de fibra dietética, 2,378 mg de sodio, 1,467 mg de calcio

# Sesión de ejercicio
## Nivel Nº 1

**Caminata fácil: 30 minutos**

• Calentamiento de 5 minutos: Camine a una velocidad de 2–2$\frac{1}{2}$ millas por hora (3–4 km por hora) o de 95–100 pasos por minuto.

• Caminata moderada de 20 minutos: Aumente su velocidad a 2$\frac{1}{2}$–3 millas por hora (4–5 km por hora), a 100–115 pasos por minuto o a un paso que le permita conversar cómodamente mientras camina.

• Enfriamiento de 5 minutos: Disminuya su velocidad a 2–2$\frac{1}{2}$ millas por hora (3–4 km por hora) o a 95–100 pasos por minuto.

**Entrenamiento de fuerza básico: 25 minutos**

• Haga de 10 a 12 repeticiones de cada ejercicio. Repita la secuencia de ejercicios tres veces.

• Para calentar, use pesas más ligeras o no use pesas la primera vez que haga la serie y cuando haga los arcos, sólo baje hasta la mitad.

---

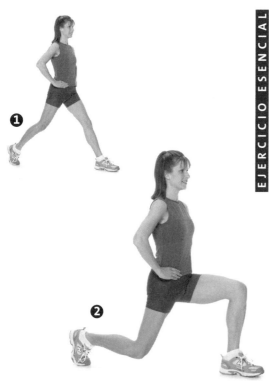

**EJERCICIO ESENCIAL**

## Arco (sin pesas)

**Posición inicial:** Párese con los pies separados a una distancia de 2–3 pies (60–90 cm) entre sí y con el pie izquierdo delante del pie derecho. Coloque las manos sobre las caderas.

**Movimiento:** Inhale a medida que vaya doblando la rodilla izquierda y bajando el cuerpo en línea recta hasta que la rodilla izquierda quede doblada a un ángulo de 90 grados y la rodilla derecha llegue casi hasta el piso. El talón trasero se despegará del piso. Mantenga esta posición durante un segundo y luego exhale a medida que se vaya impulsando lentamente hacia arriba hasta llegar a la posición inicial. Termine todas las repeticiones y luego repita el ejercicio con el pie derecho enfrente del izquierdo.

**Técnica:** No se incline hacia adelante. No deje que la rodilla delantera se desplace hacia adelante más allá de los dedos de los pies.

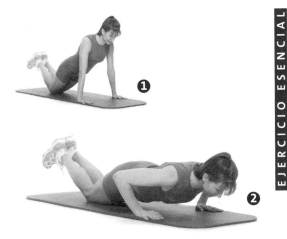

## Plancha (con las rodillas dobladas)

**Posición inicial:** Recuéstese boca abajo sobre el piso. Doble las rodillas de modo que los pies apunten hacia el techo y coloque las palmas sobre el piso cerca de los hombros de modo que los codos queden apuntando hacia arriba. Presione las manos contra el piso, extienda los brazos y levante el cuerpo del piso.

**Movimiento:** Manteniendo la cabeza, la espalda, las caderas y las rodillas en línea recta, doble los codos hacia los lados y vaya bajando el cuerpo mientras inhala, hasta que casi llegue a tocar el piso con el pecho. Mantenga esta posición durante un segundo y luego exhale a medida que se vaya impulsando hacia arriba.

**Técnica:** No se doble a nivel de las caderas. No arquee la espalda.

## Vuelo (cristo) dorsal (sentada)

**Posición inicial:** Siéntese en la orilla de una silla con los pies separados de modo que queden alineados con las caderas y sostenga una mancuerna en cada mano. Mantenga la espalda recta e inclínese hacia adelante, doblándose a la altura de las caderas para que las mancuernas queden colgando al lado de las pantorrillas con las palmas hacia adentro y los codos ligeramente doblados.

**Movimiento:** Manteniendo la espalda recta, junte los omóplatos y levante las mancuernas hacia arriba y hacia los lados mientras exhala, jalando los codos hacia atrás hasta donde le sea cómodamente posible. Mantenga esta posición durante un segundo y luego inhale a medida que vaya bajando lentamente las mancuernas.

**Técnica:** No arquee la espalda. No levante el torso mientras esté elevando las mancuernas.

**Movimiento alterno:** Si tiene problemas de espalda, haga los vuelos con un solo brazo a la vez y coloque el otro antebrazo sobre los muslos para apoyarse.

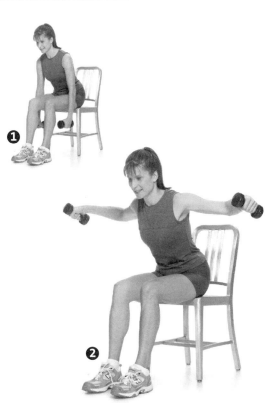

(continúa)

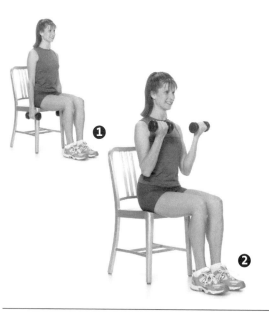

### *Curl* de bíceps con giro (sentada)

**Posición inicial:** Siéntese en la orilla de una silla con los pies separados de modo que queden alineados con las caderas. Sostenga las mancuernas a los lados con las palmas hacia adentro.

**Movimiento:** Doblando los codos y girando las muñecas hacia arriba, levante las mancuernas hacia los hombros y exhale. Deténgase cuando las mancuernas lleguen a la altura del pecho, con las palmas hacia el cuerpo. Mantenga esta posición durante un segundo y luego inhale a medida que vaya bajando lentamente las mancuernas.

**Técnica:** No mueva la parte superior de los brazos.

### Extensión de tríceps con giro (sentada)

**Posición inicial:** Siéntese en la orilla de una silla con los pies separados de modo que queden alineados con las caderas y sostenga una mancuerna en cada mano. Mantenga la espalda recta e inclínese hacia adelante, doblándose a la altura de las caderas. Doble los brazos a un ángulo de unos 90 grados de modo que las mancuernas queden más o menos a la altura de las caderas.

**Movimiento:** Sin mover la parte superior de los brazos, lleve las mancuernas hacia atrás mientras exhala, extendiendo los brazos y girando las muñecas de modo que las palmas de las manos queden hacia el techo. Mantenga esta posición durante un segundo y luego inhale a medida que vaya bajando lentamente las mancuernas.

**Técnica:** No haga el movimiento desde los hombros. No levante el torso mientras esté elevando las mancuernas.

**Movimiento alterno:** Si tiene problemas de espalda, haga las extensiones con un solo brazo a la vez y coloque el otro antebrazo sobre los muslos para apoyarse.

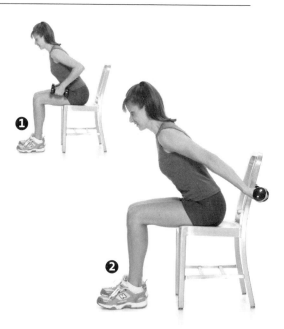

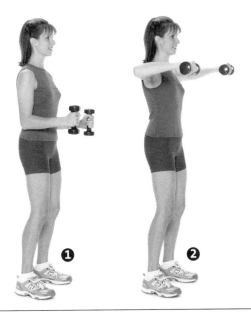

**❶**  **❷**

## Elevación lateral con los brazos doblados

**Posición inicial:** Párese con los pies separados de modo que queden alineados con los hombros y doble ligeramente las rodillas. Sostenga una mancuerna en cada mano con los brazos a los lados y doblados a un ángulo de 90 grados de modo que las palmas queden hacia adentro y las mancuernas queden frente a usted más o menos a la altura de la cintura.

**Movimiento:** Exhale a medida que vaya levantando lentamente los codos hacia los lados hasta que queden más o menos a la altura de los hombros. Mantenga esta posición durante un segundo y luego inhale a medida que vaya bajando lentamente las mancuernas.

**Técnica:** No levante los hombros. No permita que las mancuernas rebasen el nivel de los hombros.

---

**TIP REAFIRMANTE**

### HECHOS SORPRENDENTES

*En un estudio de 15 meses de duración que incluyó a casi 50 mujeres, unos investigadores hallaron que aquellas que hacían ejercicio en casa lograron no volver a recuperar un promedio de 10 libras (5 kg) más que aquellas que tenían que ir a un gimnasio para hacer ejercicio.*

**TIPS REAFIRMANTES**

| REAFÍRMESE MÁS RÁPIDO | EL PODER DE LA MENTE |
|---|---|
| *Cuente hacia atrás. ¿Alguna vez ha notado como los viajes de regreso parecen ser más cortos que los de ida? Aplique este principio al ejercicio contando las repeticiones en sentido inverso, es decir, de 10 a 1, en lugar de contar de 1 a 10.* | *Perdone las ofensas. Si usted le guarda resentimiento a alguien que la ha lastimado, lo único que está haciendo es permitir que la sigan lastimando. Las hormonas del estrés que usted produce cuando guarda rencor pueden hacer que la probabilidad de que sufra un ataque al corazón se quintuplique. Haga un esfuerzo por dejar el pasado en el pasado. Empiece por reconocer que nadie puede cambiar lo que ya pasó.* |

# Sesión de ejercicio
## Nivel Nº 2

**Caminata fácil: 30 minutos**

- Calentamiento de 5 minutos: Camine a una velocidad de 2½–3 millas por hora (4–5 km por hora) o de 100–115 pasos por minuto.

- Caminata moderada de 20 minutos: Aumente su velocidad a 3–3½ millas por hora (5–6 km por hora), a 115–125 pasos por minuto o a un paso que le permita conversar cómodamente mientras camina.

- Enfriamiento de 5 minutos: Disminuya su velocidad a 2½–3 millas por hora (4–5 km por hora) o a 100–115 pasos por minuto.

**Entrenamiento de fuerza básico: 30 minutos**

- Haga de 10 a 12 repeticiones de cada ejercicio. Repita la secuencia de ejercicios tres veces.

- Para calentar, use pesas más ligeras o no use pesas la primera vez que haga la serie y cuando haga las sentadillas (cuclillas) y los arcos, sólo baje hasta la mitad.

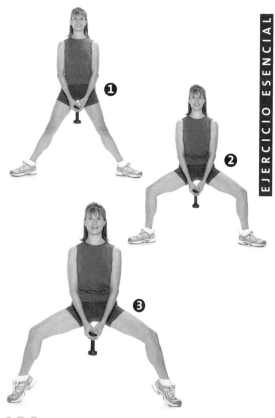

**EJERCICIO ESENCIAL**

### *Plié* con talones levantados

**Posición inicial:** Párese con los pies separados a una distancia mayor que el ancho de los hombros y con los dedos de los pies apuntando hacia afuera. Sostenga una mancuerna con ambas manos abajo y enfrente de usted.

**Movimiento:** Manteniendo la espalda recta, baje el cuerpo doblando las rodillas e inhale al mismo tiempo. Deténgase justo antes de que los muslos queden paralelos al piso y luego levante los talones del piso para que quede de puntas. Mantenga esta posición durante un segundo. Exhale a medida que se vaya parando lentamente y luego baje los talones al piso. (Si quiere, puede apoyar una mano sobre una silla para equilibrarse, sosteniendo la mancuerna con la otra mano).

**Técnica:** No deje que las rodillas se desplacen hacia adelante más allá de los dedos de los pies. No se incline hacia adelante.

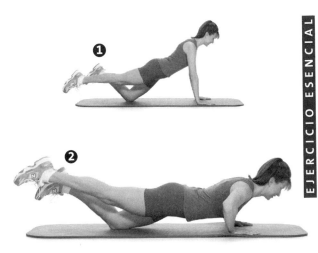

## Plancha sobre una rodilla

**Posición inicial:** Recuéstese boca abajo sobre el piso. Doble las rodillas de modo que los pies apunten hacia el techo y coloque las palmas sobre el piso cerca de los hombros de modo que los codos queden apuntando hacia arriba. Presione las manos contra el piso, extienda los brazos, levante el cuerpo y una rodilla del piso, extendiendo esa pierna.

**Movimiento:** Manteniendo la cabeza, espalda, caderas y rodillas en línea recta, doble los codos hacia los lados y vaya bajando el cuerpo mientras inhala, hasta que casi llegue a tocar el piso con el pecho. Mantenga esta posición durante un segundo y luego exhale a medida que se vaya impulsando hacia arriba. Haga la mitad de las repeticiones recomendadas y luego cambie de rodilla.

**Técnica:** No se doble a nivel de las caderas. No arquee la espalda.

## Vuelo (cristo) dorsal

**Posición inicial:** Párese con los pies separados de modo que queden alineados con los hombros y doble ligeramente las rodillas. Sostenga una mancuerna en cada mano con los brazos a los lados. Mantenga la espalda recta e inclínese hacia adelante, doblándose a la altura de las caderas para que las mancuernas queden colgando frente a usted, con las palmas hacia adentro y los codos ligeramente doblados.

**Movimiento:** Manteniendo la espalda recta, junte los omóplatos y levante las mancuernas hacia arriba y hacia los lados mientras exhala, jalando los codos hacia atrás hasta donde le sea cómodamente posible. Mantenga esta posición durante un segundo y luego inhale a medida que vaya bajando lentamente las mancuernas.

**Técnica:** No arquee la espalda. No levante el torso mientras esté elevando las mancuernas.

**Movimiento alterno:** Si tiene problemas de espalda, ponga una mano sobre una silla para apoyarse y haga los vuelos con un solo brazo a la vez.

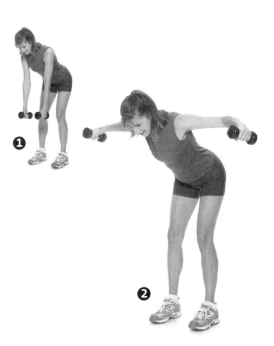

*(continúa)*

# Sesión de ejercicio
## Nivel Nº2 (continuación)

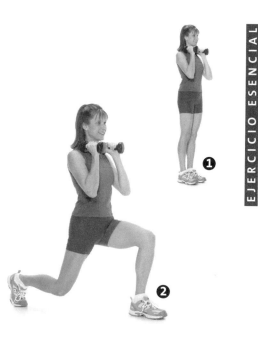

## Arco hacia atrás

**Posición inicial:** Párese con los pies juntos. Sostenga una mancuerna en cada mano ya sea a la altura de los hombros o colgando a los lados del cuerpo.

**Movimiento:** Dé un paso hacia atrás con el pie derecho de modo que quede a una distancia de 2–3 pies (60–90 cm) del pie izquierdo. Inhale a medida que vaya doblando la rodilla izquierda y bajando el cuerpo en línea recta hasta que la rodilla izquierda quede doblada a un ángulo de 90 grados y la rodilla derecha llegue casi hasta el piso. El talón trasero se despegará del piso. Mantenga esta posición durante un segundo y luego exhale a medida que se vaya impulsando hacia arriba, juntando nuevamente el pie derecho con el pie izquierdo. Termine todas las repeticiones y luego repita el ejercicio dando el paso hacia atrás con el pie izquierdo.

**Técnica:** No se incline hacia adelante. No deje que la rodilla delantera se desplace hacia adelante más allá de los dedos de los pies.

## *Curl* concentrado de bíceps

**Posición inicial:** Siéntese en la orilla de una silla con los pies separados de modo que queden alineados con los hombros. Sostenga una mancuerna con la mano izquierda e inclínese hacia adelante desde la cadera, descansando el codo izquierdo sobre la parte interna de la rodilla derecha de modo que la palma de la mano quede hacia la pierna derecha. Coloque la mano derecha sobre el muslo derecho para apoyarse.

**Movimiento:** Doble el codo y levante la mancuerna hacia el hombro izquierdo mientras exhala. Deténgase cuando la mancuerna llegue a la altura del pecho con la palma de la mano hacia el hombro. Mantenga esta posición durante un segundo y luego inhale conforme la va bajando lentamente. Haga la cantidad recomendada de repeticiones y luego cambie de lado.

**Técnica:** No mueva la parte superior de los brazos.

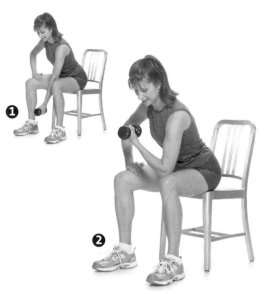

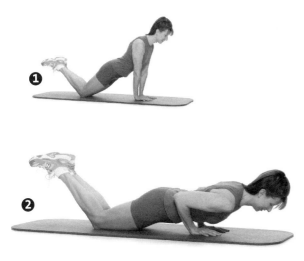

## Plancha para tríceps (de rodillas)

**Posición inicial:** Recuéstese boca abajo sobre el piso. Doble las rodillas de modo que los pies apunten hacia el techo y coloque las palmas sobre el piso cerca de las costillas de modo que los codos apunten hacia arriba. Presione las manos contra el piso, extienda los brazos y levante el cuerpo del piso.

**Movimiento:** Manteniendo la cabeza, espalda, caderas y rodillas en línea recta, doble los codos hacia atrás, manteniendo los brazos cerca del cuerpo e inhale al mismo tiempo. Baje el cuerpo hasta que casi llegue a tocar el piso con el pecho. Mantenga esta posición durante un segundo y luego exhale a medida que se vaya impulsando hacia arriba.

**Técnica:** No deje que los codos apunten hacia los lados. No se doble a nivel de las caderas. No deje que el vientre se caiga hacia el piso.

## Pres militar paralelo

**Posición inicial:** Párese con los pies separados de modo que queden alineados con los hombros y doble ligeramente las rodillas. Sostenga una mancuerna en cada mano a la altura de los hombros, con las palmas hacia adentro y los codos apuntando hacia adelante.

**Movimiento:** Exhale a medida que vaya levantando lentamente las mancuernas en línea recta por encima de la cabeza sin llegar a trabar los codos. Mantenga esta posición durante un segundo y luego inhale a medida que vaya bajando lentamente las mancuernas.

**Técnica:** No arquee la espalda. No levante las mancuernas hacia adelante o hacia atrás.

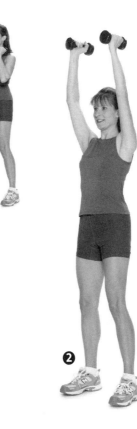

# Sesión de ejercicio
## Nivel Nº 3

**Caminata fácil: 30 minutos**

- Calentamiento de 5 minutos: Camine a una velocidad de $2\frac{1}{2}$–3 millas por hora (4–5 km por hora) o de 100–115 pasos por minuto.

- Caminata moderada de 20 minutos: Aumente su velocidad a $3\frac{1}{2}$–4 millas por hora (5–6 km por hora), a 125–135 pasos por minuto o a un paso que le permita conversar cómodamente mientras camina.

- Enfriamiento de 5 minutos: Disminuya su velocidad a $2\frac{1}{2}$–3 millas por hora (4–5 km por hora) o a 100–115 pasos por minuto.

**Entrenamiento de fuerza básico: 40 minutos**

- Haga de 10 a 12 repeticiones de cada ejercicio. Repita la secuencia de ejercicios tres veces.

- Para calentar, use pesas más ligeras o no use pesas la primera vez que haga la serie y cuando haga las sentadillas (cuclillas) y los arcos, sólo baje hasta la mitad.

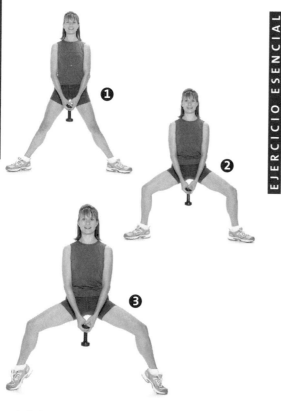

**EJERCICIO ESENCIAL**

### *Plié* con talón levantado

**Posición inicial:** Párese con los pies separados a una distancia mayor que el ancho de los hombros y con los dedos de los pies apuntando hacia afuera. Sostenga una mancuerna con ambas manos abajo y enfrente de usted.

**Movimiento:** Manteniendo la espalda recta, baje el cuerpo doblando las rodillas e inhale al mismo tiempo. Deténgase justo antes de que los muslos queden paralelos al piso y luego levante los talones del piso para que quede de puntas. Mantenga esta posición durante un segundo. Exhale a medida que se vaya parando lentamente y luego baje los talones al piso. (Si quiere, puede apoyar una mano sobre una silla para equilibrarse, sosteniendo la mancuerna con la otra mano).

**Técnica:** No deje que las rodillas se desplacen hacia adelante más allá de los dedos de los pies. No se incline hacia adelante.

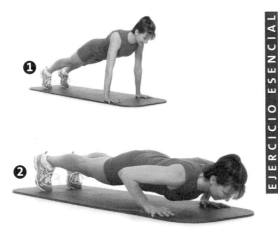

## Plancha

**Posición inicial:** Recuéstese boca abajo sobre el piso con los pies flexionados y los dedos de los pies sobre el piso. Coloque las palmas sobre el piso cerca de los hombros de modo que los codos queden apuntando hacia arriba. Presione las manos contra el piso, extienda los brazos y levante el cuerpo del piso de modo que quede en línea recta de pies a cabeza.

**Movimiento:** Mantenga la cabeza, espalda, caderas y piernas en línea recta, doble los codos hacia los lados y vaya bajando el cuerpo mientras inhala, hasta que casi llegue a tocar el piso con el pecho. Mantenga esta posición durante un segundo y luego exhale a medida que se vaya impulsando hacia arriba. Si no puede hacer todas las repeticiones recomendadas, no se preocupe. Simplemente baje una o ambas rodillas al piso y termine las repeticiones que le falten.

**Técnica:** No se doble a nivel de las caderas. No arquee la espalda.

## Vuelo (cristo) dorsal

**Posición inicial:** Párese con los pies separados de modo que queden alineados con los hombros y doble ligeramente las rodillas. Sostenga una mancuerna en cada mano con los brazos a los lados. Mantenga la espalda recta e inclínese hacia adelante, doblándose a la altura de las caderas para que las mancuernas queden colgando frente a usted, con las palmas hacia adentro y los codos ligeramente doblados.

**Movimiento:** Manteniendo la espalda recta, junte los omóplatos y levante las mancuernas hacia arriba y hacia los lados mientras exhala, jalando los codos hacia atrás hasta donde le sea cómodamente posible. Mantenga esta posición durante un segundo y luego inhale a medida que vaya bajando lentamente las mancuernas.

**Técnica:** No arquee la espalda. No levante el torso mientras esté elevando las mancuernas.

**Movimiento alterno:** Si tiene problemas de espalda, ponga una mano sobre una silla para apoyarse y haga los vuelos con un solo brazo a la vez.

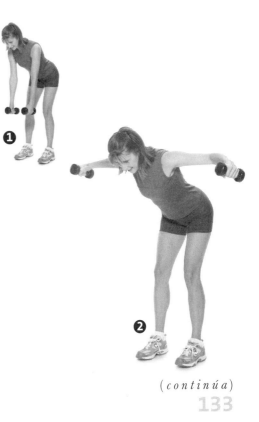

(*continúa*)

# Sesión de ejercicio
## Nivel Nº3 (continuación)

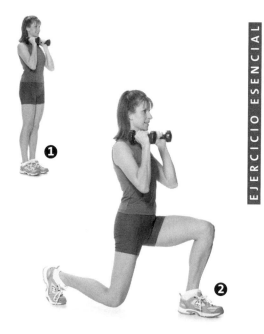

## Arco hacia adelante

**Posición inicial:** Párese con los pies juntos. Sostenga una mancuerna en cada mano ya sea a la altura de los hombros o colgando a los lados del cuerpo.

**Movimiento:** Con el pie izquierdo, dé un paso de 2–3 pies (60–90 cm) hacia adelante. Inhale a medida que vaya doblando la rodilla izquierda y bajando el cuerpo en línea recta hasta que la rodilla izquierda quede doblada a un ángulo de 90 grados y la rodilla derecha llegue casi hasta el piso. El talón trasero se despegará del piso. Mantenga esta posición durante un segundo y luego exhale a medida que se vaya impulsando hacia arriba, juntando nuevamente el pie izquierdo con el pie derecho. Termine todas las repeticiones y luego repita el ejercicio dando el paso hacia delante con el pie derecho.

**Técnica:** No se incline hacia adelante. No deje que la rodilla delantera se desplace hacia adelante más allá de los dedos de los pies.

## *Curl* concentrado de bíceps

**Posición inicial:** Siéntese en la orilla de una silla con los pies separados de modo que queden alineados con los hombros. Sostenga una mancuerna con la mano izquierda e inclínese hacia adelante desde la cadera, descansando el codo izquierdo sobre la parte interna de la rodilla derecha de modo que la palma de la mano quede hacia la pierna derecha. Coloque la mano derecha sobre el muslo derecho para apoyarse.

**Movimiento:** Doble el codo y levante la mancuerna hacia el hombro izquierdo mientras exhala. Deténgase cuando la mancuerna llegue a la altura del pecho con la palma de la mano hacia el hombro. Mantenga esta posición durante un segundo y luego inhale conforme la va bajando lentamente. Haga la cantidad recomendada de repeticiones y luego cambie de lado.

**Técnica:** No mueva la parte superior de los brazos.

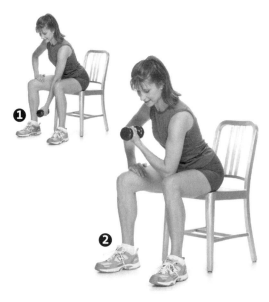

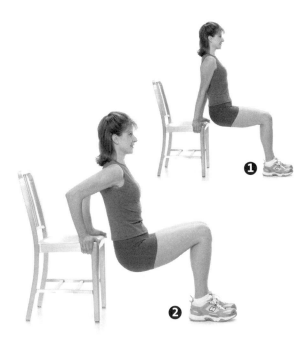

## Tonificador de tríceps con silla

**Posición inicial:** Siéntese en la orilla de una silla y coloque las manos sobre el asiento de la silla a ambos lados de la cadera. Levante los glúteos de la silla y dé unos pasitos hacia adelante hasta que las piernas queden dobladas a un ángulo de aproximadamente 90 grados. Debe quedar equilibrada sobre las manos y los pies.

**Movimiento:** Doble los brazos para que los codos apunten hacia atrás y baje lentamente el cuerpo hacia el piso mientras inhala. Mantenga los glúteos tan cerca de la silla como le sea posible. Deténgase cuando los codos se doblen a un ángulo de aproximadamente 90 grados. Mantenga esta posición durante un segundo y luego exhale a medida que se vaya impulsando hacia arriba.

**Técnica:** No deje que el cuerpo se hunda permitiendo que los hombros se eleven hacia las orejas. No doble las rodillas para ayudarse a bajar el cuerpo.

**Movimiento alterno:** Si desea aumentar la dificultad de este ejercicio, levante una pierna del piso.

## Elevación lateral

**Posición inicial:** Párese con los pies separados de modo que queden alineados con los hombros y doble ligeramente las rodillas. Sostenga una mancuerna en cada mano con los brazos a los lados, las palmas hacia adentro y los codos ligeramente doblados.

**Movimiento:** Exhale a medida que vaya elevando las mancuernas hacia los lados hasta que lleguen más o menos a la altura de los hombros. Mantenga esta posición durante un segundo y luego inhale a medida que vaya bajando lentamente las mancuernas.

**Técnica:** No levante los hombros. No permita que las mancuernas rebasen el nivel de los hombros.

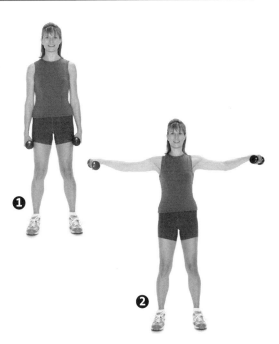

# Historia de éxito de la vida real

Cuando de niña vivía en Jamaica, Yvonne Rubie de Brooklyn, Nueva York, recuerda que "era mal visto que las mujeres hicieran ejercicio y sudaran". Pero hace 2 años, Yvonne leyó un artículo acerca de una mujer que estaba en la cincuentena y que había realizado su primer maratón de caminata en Honolulu.

"Yo estaba a punto de cumplir los 50 años de edad y estaba buscando hacer algo para celebrar este momento tan importante en mi vida —dice—. Decidí que si ella pudo hacerlo, yo también podría".

Yvonne le pidió a tres amigas que se unieran a su esfuerzo. "Caminábamos durante una hora cada mañana y nos empezábamos a llamar por teléfono más o menos a las 5:10 A.M. —dice Yvonne, quien, además de tener un trabajo de tiempo completo, está estudiando para obtener una maestría en Salud Pública por las noches—. El apoyo social fue crucial, porque cuando no tenía ganas de salirme de la cama, yo sabía que mis amigas se molestarían conmigo. Además, al habernos fijado la meta de caminar en un maratón, sabíamos que teníamos que estar en buena forma física para lograrlo".

Los sábados hacían una caminata larga que duraba de 1 a 5 horas. Las mujeres lograron su meta de completar un maratón en menos de 7 horas —Yvonne lo terminó en un tiempo de 6 horas, 42 minutos— y luego siguieron entrenando para participar en el Maratón de Jamaica en diciembre de 2002.

"Caminar me ha ayudado a fortalecer mi cuerpo y controlar mi nivel de colesterol", señala Yvonne, quien bajó de 130 a 120 libras (58 a 54 kg) de peso y también logró disminuir su colesterol de un nivel alto de 250 hasta el rango normal de menos de 200, sin tomar medicamentos.

## TIP REAFIRMANTE

### HECHOS SORPRENDENTES

*Lo que cuenta no es lo que haya hecho cuando era más joven, sino lo que está haciendo ahora. Cuando unos investigadores revisaron los niveles de actividad pasados y recientes de más de 5,000 personas, las personas que estaban haciendo algún tipo de actividad presentaron una probabilidad alrededor del 40 por ciento menor de morir durante el seguimiento de 16 años que el grupo de personas menos activas. Malas noticias para los ex deportistas: haber hecho ejercicio en el pasado no parece ofrecer protección alguna.*

# Menú

La mayoría de estas recetas indican las cantidades suficientes para una porción y son fáciles y rápidas de preparar. Si una receta sirve para preparar más de una porción, ahí mismo aparecerá indicado. Guarde la porción sobrante para otra comida o compártala con su esposo o con su compañera de caminatas.

## Desayuno

**Queso *ricotta* cremoso en un *waffle* tostado:** Combine un bote de 15½ onzas (434 g) de queso *ricotta* bajo en grasa con 2 cucharadas de miel y 3 cucharadas de mantequilla de cacahuate (maní) cremosa o con trocitos. (Esta receta es suficiente para preparar 6 raciones de ⅓ de taza. Usted usará 2 raciones más a lo largo de esta semana. Puede guardarla en el refrigerador durante un máximo de 7 días o congelar las raciones durante un mes). Unte ⅓ de taza de la mezcla de queso *ricotta* en un *waffle* integral tostado y sirva con 1 taza de leche descremada (*fat-free milk* o *nonfat milk*).

## Merienda saludable

**Yogur con frambuesas:** Mezcle ½ taza de frambuesas frescas o ¼ de taza de frambuesas descongeladas con 8 onzas (240 ml) o 1 taza de yogur sin grasa con bayas, que no tenga más de 120 calorías por taza. Sírvalo con 5 almendras o 1 rebanada de queso de grasa reducida.

## Almuerzo

**Pizza y brócoli:** Caliente 1 rebanada de pizza que le haya sobrado de la cena del sábado. Sírvala con 1 taza de floretes de brócoli cocidos mezclados con 1 cucharada de nueces picadas.

## Merienda saludable

**Verduras con *hummus*:** Sirva 8 zanahorias cambray y ½ taza de pepino rebanado con 3 cucharadas de *hummus*.

## Cena

**Ensalada mixta con pollo rostizado y queso *feta*:** Mezcle 2 tazas de lechuga (de preferencia, use algún tipo de lechuga de hojas de color verde oscuro y rica en vitaminas, como la lechuga romana/orejona) con 5 zanahorias cambray picadas; 1 cucharada de aceitunas negras rebanadas; 1 tomate (jitomate) mediano rebanado; ¼ de aguacate (palta); ¼ de taza de cebolla morada picada y 2 cucharadas de queso *feta* desmoronado. Revuelva la ensalada con 2 cucharaditas de aceite de oliva y una cantidad generosa de vinagre balsámico o 2 cucharadas de aliño (aderezo) para ensalada normal (no las versiones reducidas o bajas en grasa). Agregue 3 onzas (84 g) o ½ taza de pollo rostizado frío picado y sirva la ensalada junto con 7 fresas.

## Gustito

**Palomitas de maíz:** Coma 1 minibolsa de palomitas (rositas) de maíz (cotufo) —alrededor de 5 tazas de rositas ya hechas— de la marca *Orville Redenbacher Movie Theater Butter Popcorn*.

---

Análisis de nutrientes: 1,651 calorías, 98 g de proteínas, 181 g de carbohidratos, 67 g de grasa total, 16 g de grasa saturada, 117 mg de colesterol, 29 g de fibra dietética, 2,346 mg de sodio, 1,884 mg de calcio

# Sesión de ejercicio
## Nivel Nº 1

**Caminata por intervalos: Aproximadamente 30 minutos**

- Calentamiento de 5 minutos: Camine a una velocidad de 2–2½ millas por hora (3–4 km por hora) o de 95–100 pasos por minuto.

- Intervalo a paso moderado de 4 minutos: Aumente su velocidad a unas 3 millas por hora (5 km por hora) o aproximadamente 115 pasos por minuto.

- Intervalo a paso acelerado de 1 minuto: Acelere el paso aún más hasta llegar a unas 3½ millas por hora (6 km por hora) o aproximadamente 125 pasos por minuto.

- Repita la secuencia de intervalos moderado y acelerado cuatro veces.

- Enfriamiento de 5 minutos: Disminuya su velocidad a 2–2½ millas por hora (3–4 km por hora) o a 95–100 pasos por minuto.

**Acondicionamiento Fundamental: 15 minutos**

- Haga la secuencia de ejercicios una vez.

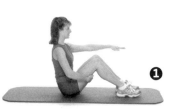

## Rodamiento con una mano

**Posición inicial:** Siéntese en el piso con las rodillas dobladas y los pies planos sobre el piso. Coloque una mano detrás del muslo del mismo lado. Mantenga el otro brazo estirado hacia adelante y paralelo al piso.

**Movimiento:** Usando los músculos abdominales, ruede lentamente hacia abajo, vértebra por vértebra, hasta quedar a una distancia de 2–3 pulgadas (5–8 cm) del piso, e inhale al mismo tiempo. Mantenga esta posición durante un segundo y luego exhale conforme va rodando lentamente hacia arriba. Haga 10 repeticiones.

**Técnica:** Debe sentir que los músculos abdominales son los que están realizando el movimiento. No haga el movimiento rápidamente.

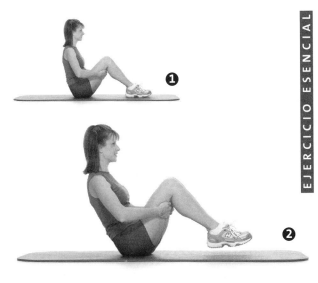

## Equilibrio abdominal

**Posición inicial:** Siéntese en el piso con las rodillas dobladas y los pies planos sobre el piso. Coloque las manos detrás de los muslos.

**Movimiento:** Levante ligeramente los pies del piso y equilíbrese sobre la rabadilla. Mantenga esta posición durante cuatro respiraciones y luego relájese. Haga este ejercicio una sola vez.

**Técnica:** Mantenga los músculos abdominales tensos y el resto del cuerpo relajado, especialmente los hombros.

## Abdominal (con brazos cruzados)

**Posición inicial:** Recuéstese boca arriba con las rodillas dobladas, los pies planos sobre el piso y los brazos cruzados encima del pecho.

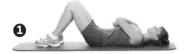

**Movimiento:** Usando los músculos abdominales, exhale y vaya levantando lentamente la cabeza, hombros y parte superior de la espalda hasta un ángulo de aproximadamente 45 grados. Imagine que quiere acortar la distancia que existe entre las costillas y la pelvis. Mantenga esta posición durante un segundo y luego inhale conforme va bajando lentamente hacia el piso. Haga 10 repeticiones.

**Técnica:** No jale la barbilla hacia el pecho. No arquee la espalda.

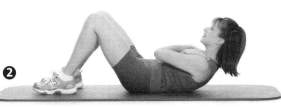

**TIP REAFIRMANTE**

### EN SU PLATO

*No se salte el desayuno. En una encuesta de más de 2,000 personas que bajaron 67 libras (30 kg) en promedio y se mantuvieron en su nuevo peso durante más de 5 años, se encontró que el 78 por ciento desayunaba los 7 días de la semana.*

(continúa)

# Sesión de ejercicio
## Nivel Nº 1 (continuación)

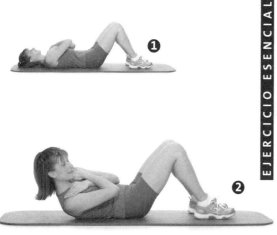

## Abdominal con brazos cruzados y giro

**Posición inicial:** Recuéstese boca arriba con las rodillas dobladas, los pies planos sobre el piso y los brazos cruzados encima del pecho.

**Movimiento:** Usando los músculos abdominales, levante lentamente la cabeza y hombro izquierdo del piso, gire hacia la derecha llevando el hombro izquierdo hacia la rodilla derecha mientras exhala. Mantenga esta posición durante un segundo y luego inhale conforme va bajando lentamente hacia el piso. Repita, alternando lados. Haga un total de 10 repeticiones, es decir, 5 repeticiones hacia cada lado.

**Técnica:** No jale la barbilla hacia el pecho. No arquee la espalda.

---

## Puente de talones

**Posición inicial:** Recuéstese boca arriba con las rodillas dobladas y los brazos a los lados con las palmas hacia arriba. Levante los dedos de los pies para que sólo los talones queden tocando el piso.

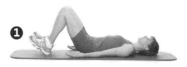

**Movimiento:** Contrayendo los músculos abdominales, glúteos y baja espalda, recargue su peso sobre los talones y levante los glúteos, las caderas y la espalda del piso mientras exhala, para formar una línea recta desde los hombros hasta las rodillas. Mantenga esta posición durante cuatro respiraciones y luego relájese. Haga este ejercicio una sola vez.

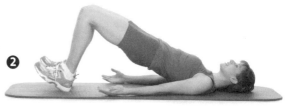

**Técnica:** No se levante demasiado; la parte superior de la espalda y los hombros deben permanecer sobre el piso. No se doble a nivel de la cintura o de las caderas. No deje que las rodillas se caigan hacia adentro o hacia afuera.

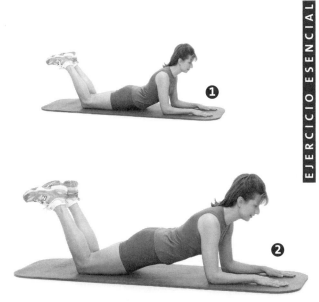

## Tabla de rodillas

**Posición inicial:** Recuéstese boca abajo y doble las rodillas para que los pies queden en el aire. Los codos deben quedar debajo de los hombros y los antebrazos y las palmas sobre el piso.

**Movimiento:** Contrayendo los músculos abdominales y espalda, recargue su peso sobre los antebrazos mientras exhala y levante la pelvis del piso hasta que la espalda y los muslos formen una línea recta. Mantenga esta posición durante cuatro respiraciones y luego relájese. Haga este ejercicio una sola vez.

**Técnica:** No levante la cabeza hacia el techo ni deje que caiga hacia el piso. No se doble a nivel de la cintura. No arquee la espalda.

## Levantamiento en T de rodillas

**Posición inicial:** Siéntese sobre la cadera izquierda con la pierna izquierda doblada y la pierna derecha extendida y coloque la mano derecha sobre la cadera y la mano izquierda sobre el piso debajo del hombro.

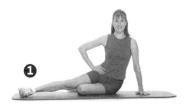

**Movimiento:** Usando los músculos abdominales, levante las caderas del piso mientras exhala. Mantenga esta posición durante cuatro respiraciones, relájese y luego repita lo mismo al otro lado. Haga este ejercicio una sola vez a cada lado.

**Técnica:** No deje que el cuerpo ruede hacia adelante; imagine que está prensada entre dos paredes. Mantenga todo el cuerpo alineado.

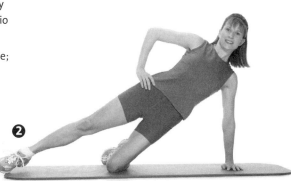

# Sesión de ejercicio
## Nivel Nº 2

**Caminata por intervalos: Aproximadamente 30 minutos**

- Calentamiento de 5 minutos: Camine a una velocidad de 2½–3 millas por hora (4–5 km por hora) o de 100–115 pasos por minuto.

- Intervalo a paso moderado de 4 minutos: Aumente su velocidad a unas 3½ millas por hora (6 km por hora) o aproximadamente 125 pasos por minuto.

- Intervalo a paso acelerado de 2 minutos: Acelere el paso aún más hasta llegar a unas 4 millas por hora (6 km por hora) o aproximadamente 135 pasos por minuto.

- Repita la secuencia de intervalos moderado y acelerado tres veces.

- Enfriamiento de 5 minutos: Disminuya su velocidad a 2½–3 millas por hora (4–5 km por hora) o a 100–115 pasos por minuto.

**Acondicionamiento Fundamental: 15 minutos**

- Haga la secuencia de ejercicios una vez.

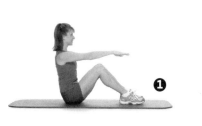

## Rodamiento con giro

**Posición inicial:** Siéntese en el piso con las rodillas dobladas y los pies planos sobre el piso. Extienda los brazos hacia adelante, de modo que queden paralelos al piso.

**Movimiento:** Usando los músculos abdominales, ruede lentamente hacia abajo, vértebra por vértebra, hasta que quede a una distancia de 3–4 pulgadas (8–10 cm) del piso, mientras inhala y gira el cuerpo a la derecha. Mantenga esta posición durante un segundo y luego exhale conforme va rodando lentamente hacia arriba. Haga 10 repeticiones, alternando el lado hacia donde gire cada vez.

**Técnica:** Debe sentir que los músculos abdominales son los que están realizando el movimiento. No haga el movimiento rápidamente.

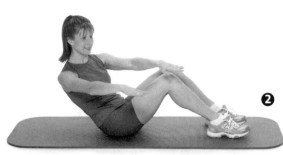

LUNES / DÍA Nº 9

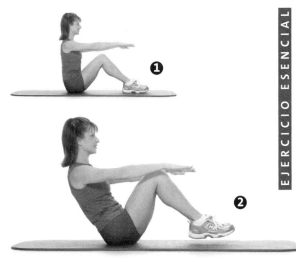

## Equilibrio abdominal parcial

**Posición inicial:** Siéntese en el piso con las rodillas dobladas y los pies planos sobre el piso. Extienda los brazos hacia adelante, de modo que queden paralelos al piso.

**Movimiento:** Levante ligeramente los pies del piso y equilíbrese sobre la rabadilla. Mantenga esta posición durante cinco respiraciones y luego relájese. Haga este ejercicio una sola vez.

**Técnica:** Mantenga los músculos abdominales tensos y el resto del cuerpo relajado, especialmente los hombros.

## Abdominal

**Posición inicial:** Recuéstese boca arriba con las rodillas dobladas, los pies planos sobre el piso y las manos detrás de la cabeza.

**Movimiento:** Usando los músculos abdominales, exhale y vaya levantando lentamente la cabeza, los hombros y la parte superior de la espalda hasta un ángulo de aproximadamente 45 grados. Imagine que quiere acortar la distancia que existe entre las costillas y la pelvis. Mantenga esta posición durante un segundo y luego inhale conforme va bajando lentamente hacia el piso. Haga 10 repeticiones.

**Técnica:** No jale la barbilla hacia el pecho. No arquee la espalda.

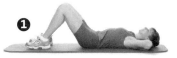

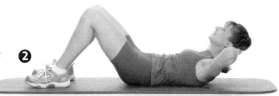

(*continúa*)

# Sesión de ejercicio
## Nivel Nº 2 (continuación)

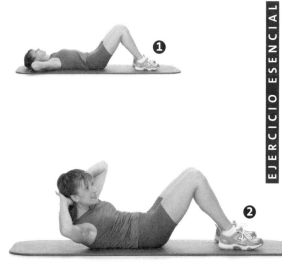

**EJERCICIO ESENCIAL**

### Abdominal con giro

**Posición inicial:** Recuéstese boca arriba con las rodillas dobladas, los pies planos sobre el piso y las manos detrás de la cabeza.

**Movimiento:** Usando los músculos abdominales, levante lentamente la cabeza y hombro izquierdo del piso, gire hacia la derecha llevando el hombro izquierdo hacia la rodilla derecha mientras exhala. Mantenga esta posición durante un segundo y luego inhale conforme va bajando lentamente hacia el piso. Repita, alternando lados. Haga un total de 10 repeticiones, es decir, 5 repeticiones hacia cada lado.

**Técnica:** No jale la barbilla hacia el pecho. No arquee la espalda.

**EJERCICIO ESENCIAL**

### Puente elevado

**Posición inicial:** Recuéstese boca arriba con las rodillas dobladas, los pies planos sobre el piso y los brazos a los lados con las palmas hacia arriba.

**Movimiento:** Contrayendo los músculos abdominales, glúteos y baja espalda, recargue el peso sobre los pies y levante el trasero, las caderas y la espalda del piso mientras exhala, para formar una línea recta desde los hombros hasta las rodillas. Levante un pie del piso y extienda esa pierna. Mantenga esta posición durante tres respiraciones y luego baje el pie. Levante el otro pie y mantenga esta posición durante tres respiraciones. Baje el pie y regrese a la posición inicial. Haga este ejercicio una sola vez.

**Técnica:** No se levante demasiado; la parte superior de la espalda y los hombros deben permanecer sobre el piso. No se doble a nivel de la cintura o de las caderas. No deje que las rodillas se caigan hacia adentro o hacia afuera.

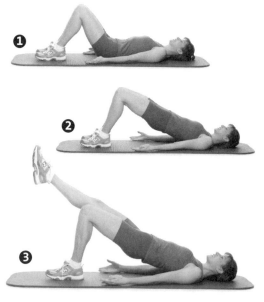

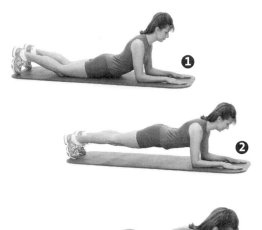

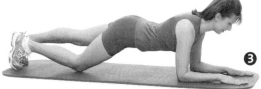

## Tabla con la rodilla doblada

**Posición inicial:** Recuéstese boca abajo con los pies flexionados y los dedos de los pies sobre el piso. Los codos deben quedar debajo de los hombros y los antebrazos y palmas sobre el piso.

**Movimiento:** Contrayendo los músculos abdominales y espalda, recargue su peso sobre los antebrazos mientras exhala y levante la pelvis y las piernas del piso para que la espalda y las piernas formen una línea recta. Deje caer lentamente la rodilla derecha hacia el piso y luego enderécela. Haga esto cinco veces con la pierna derecha y mantenga esta posición durante tres respiraciones. Deje caer la rodilla izquierda cinco veces y mantenga esta posición durante tres respiraciones y luego relájese. Haga este ejercicio una sola vez.

**Técnica:** No levante la cabeza hacia el techo ni deje que caiga hacia el piso. No se doble a nivel de la cintura o de las caderas. No deje que el vientre se caiga hacia el piso.

## Levantamiento en T

**Posición inicial:** Siéntese sobre la cadera izquierda con las piernas extendidas hacia un lado, colocando el tobillo derecho sobre el tobillo izquierdo y poniendo la mano derecha sobre la cadera y la mano izquierda sobre el piso debajo del hombro.

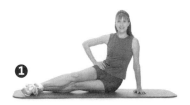

**Movimiento:** Usando los músculos abdominales, levante las caderas, las piernas y los tobillos del piso mientras exhala. Mantenga esta posición durante cinco respiraciones, relájese y luego repita lo mismo al otro lado. Haga este ejercicio una sola vez a cada lado.

**Técnica:** No deje que el cuerpo ruede hacia adelante; imagine que está prensada entre dos paredes. Mantenga todo el cuerpo alineado. No deje que los tobillos toquen el piso.

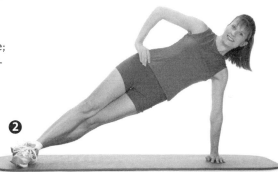

# Sesión de ejercicio
## Nivel Nº 3

**Caminata por intervalos: Aproximadamente 30 minutos**

- Calentamiento de 5 minutos: Camine a una velocidad de 2½–3 millas por hora (4–5 km por hora) o de 100–115 pasos por minuto.
- Intervalo a paso moderado de 2 minutos: Aumente su velocidad a unas 4 millas por hora (6 km por hora) o aproximadamente 135 pasos por minuto.
- Intervalo a paso acelerado de 3 minutos: Acelere el paso aún más hasta llegar a unas 4½ millas por hora (7 km por hora) o aproximadamente 145 pasos por minuto.
- Repita la secuencia de intervalos moderado y acelerado cuatro veces.
- Enfriamiento de 5 minutos: Disminuya su velocidad a 2½–3 millas por hora (4–5 km por hora) o a 100–115 pasos por minuto.

**Acondicionamiento Fundamental: 15 minutos**

- Haga la secuencia de ejercicios una vez.

---

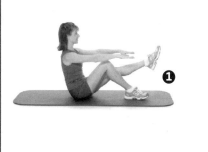

### Rodamiento elevado con giro

**Posición inicial:** Siéntese en el piso con las rodillas dobladas y los pies planos sobre el piso. Eleve el pie izquierdo del piso y extienda la pierna izquierda. Mantenga los brazos estirados hacia adelante y paralelos al piso.

**Movimiento:** Usando los músculos abdominales, ruede lentamente hacia abajo, vértebra por vértebra, hasta que quede a una distancia de 4–5 pulgadas (10–12 cm) del piso, mientras inhala y gira el cuerpo a la derecha. Mantenga esta posición durante un segundo y luego exhale conforme va rodando lentamente hacia arriba. Haga cinco repeticiones y luego cambie de pierna y gire hacia la izquierda.

**Técnica:** Debe sentir que los músculos abdominales son los que están realizando el movimiento. No haga el movimiento rápidamente.

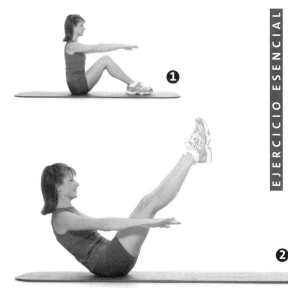

## Equilibrio abdominal extendido

**Posición inicial:** Siéntese en el piso con las rodillas dobladas y los pies planos sobre el piso. Extienda los brazos hacia adelante, de modo que queden paralelos al piso.

**Movimiento:** Levante los pies del piso, extienda las piernas hasta que queden rectas y equilíbrese sobre la rabadilla. Mantenga esta posición durante cinco respiraciones y luego relájese. Haga este ejercicio una sola vez.

**Técnica:** Mantenga los músculos abdominales tensos y el resto del cuerpo relajado, especialmente los hombros.

## Abdominal invertido

**Posición inicial:** Recuéstese boca arriba levantando las piernas de modo que los pies apunten hacia el techo y coloque las manos detrás de la cabeza. Cruce las piernas a la altura de las espinillas.

**Movimiento:** Contrayendo lentamente los músculos abdominales mientras exhala, recargue la espalda contra el piso, inclinando la pelvis y levantando las caderas a una distancia de 2–4 pulgadas (5–10 cm) del piso. Mantenga relajada la parte superior del cuerpo. Mantenga esta posición durante un segundo y luego inhale a medida que vaya bajando lentamente las caderas hacia el piso. Haga 10 repeticiones.

**Técnica:** No deje que las piernas se columpien.

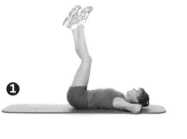

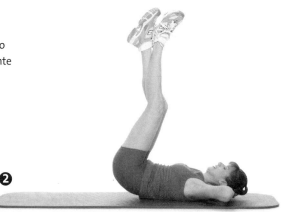

*(continúa)*

# Sesión de ejercicio

## Nivel N° 3 (continuación)

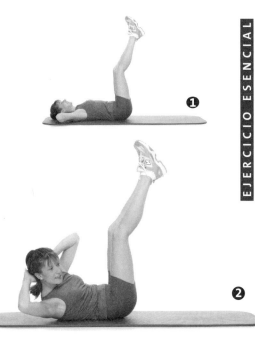

**EJERCICIO ESENCIAL**

### Abdominal elevado con giro

**Posición inicial:** Recuéstese boca arriba levantando las piernas de modo que los pies apunten hacia el techo y coloque las manos detrás de la cabeza.

**Movimiento:** Usando los músculos abdominales, levante lentamente la cabeza y el hombro izquierdo del piso y gire hacia la derecha llevando el hombro izquierdo hacia la rodilla derecha mientras exhala. Mantenga esta posición durante un segundo y luego inhale conforme va bajando lentamente hacia el piso. Repita, alternando lados. Haga un total de 10 repeticiones, 5 hacia cada lado.

**Técnica:** No jale la barbilla hacia el pecho.

### Puente de talones elevado

**EJERCICIO ESENCIAL**

**Posición inicial:** Recuéstese boca arriba con las rodillas dobladas, los pies planos sobre el piso y los brazos extendidos hacia el techo. Levante los dedos de los pies para que sólo los talones queden tocando el piso.

**Movimiento:** Contrayendo los músculos abdominales, glúteos y baja espalda, recargue su peso sobre los talones y eleve los glúteos, las caderas y la espalda del piso mientras exhala, para formar una línea recta desde los hombros hasta las rodillas. Eleve el pie derecho del piso y extienda esa pierna. Mantenga esta posición durante tres respiraciones y luego baje el pie. Eleve el otro pie y mantenga esta posición durante tres respiraciones. Baje el pie y regrese a la posición inicial. Haga este ejercicio una sola vez.

**Técnica:** No se levante demasiado; la parte superior de la espalda y los hombros deben permanecer sobre el piso. No se doble a nivel de la cintura o de las caderas. No deje que las rodillas se caigan hacia adentro o hacia afuera.

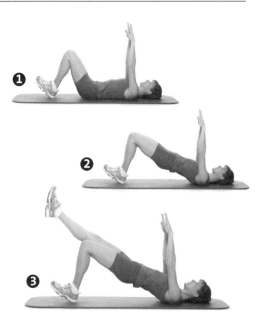

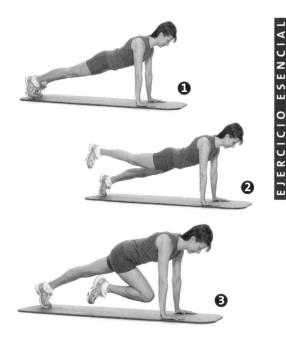

## Tabla extendida y elevada

**Posición inicial:** Recuéstese boca abajo y flexione los pies para que los dedos de los pies queden sobre el piso. Coloque las palmas sobre el piso cerca de los hombros de modo que los codos queden apuntando hacia arriba. Contrayendo los músculos abdominales y espalda, recargue su peso sobre las manos mientras exhala, enderece los brazos y levante el torso y las piernas del piso de manera que la cabeza, la espalda y las piernas formen una línea recta.

**Movimiento:** Eleve el pie derecho del piso y mantenga esta posición durante tres respiraciones. Luego, doble la rodilla derecha, jálela hacia el pecho y luego vuelva a extenderla hacia atrás. Repita esto cinco veces y baje ese pie al piso. Eleve el pie izquierdo del piso y mantenga esta posición durante tres respiraciones. Luego, doble la rodilla izquierda, jálela hacia el pecho y luego vuelva a extenderla hacia atrás. Repita esto cinco veces, baje el pie izquierdo al piso y luego relájese. Haga este ejercicio una sola vez.

**Técnica:** No eleve la cabeza hacia el techo ni deje que caiga hacia el piso. No se doble a nivel de la cintura o de las caderas. No deje que el vientre se caiga hacia el piso.

## Levantamiento en T con el brazo elevado

**Posición inicial:** Siéntese sobre la cadera izquierda con las piernas extendidas hacia un lado, colocando el tobillo derecho sobre el tobillo izquierdo, extendiendo el brazo derecho sobre la pierna y poniendo la mano izquierda sobre el piso debajo del hombro.

**Movimiento:** Usando los músculos abdominales, levante las caderas, las piernas y los tobillos del piso y eleve el brazo derecho por encima de la cabeza mientras exhala. Levante la vista hacia la mano derecha. Mantenga esta posición durante cinco respiraciones, relájese y luego repita lo mismo al otro lado. Haga este ejercicio una sola vez a cada lado.

**Técnica:** No deje que el cuerpo ruede hacia adelante; imagine que está prensada entre dos paredes. Mantenga todo el cuerpo alineado. No deje que los tobillos toquen el piso.

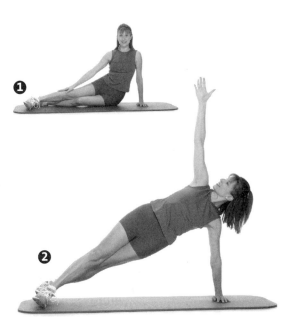

# Evite comer por razones emocionales

Durante mucho tiempo hemos relacionado la comida con las emociones. (Por ejemplo, en toda buena fiesta hay comida; forma parte de la celebración). Además, la comida sí nos levanta el ánimo. La comida puede provocar cambios tranquilizantes en la química cerebral e incluso el simple acto de masticar puede aumentar la secreción de endorfinas y aliviar el dolor. Por desgracia, el alivio sólo dura hasta que una se pasa el último bocado. Para evitar comer por razones emocionales, usted tiene que averiguar qué es lo que realmente está necesitando en ese momento. Aquí le decimos cómo lograrlo.

**Juegue al detective.** Cada vez que coma, anote qué es lo que está comiendo y cómo se está sintiendo. ¿Está aburrida? ¿Frustrada? ¿Contenta? Al cabo de poco tiempo, empezará a ver un patrón. Luego podrá empezar a hacer cosas para romper con ese patrón.

**Estimule sus sentidos sin comida.** ¿Come cuando está aburrida? Entonces es hora de hacer otro tipo de lista para ir de compras. Compre cosas baratas y accesibles, como libros, discos compactos o DVD de sus películas favoritas, para que pueda recurrir a ellos en lugar de recurrir a la comida cuando su estado de ánimo necesite un empujoncito.

**Consuélese con contacto humano.** ¿Está buscando amor o compañía? Llame por teléfono a su mejor amiga o a su hermana. Asegúrese de elegir a alguien que la haga sentir bien. Si llama a una persona con la que está teniendo problemas, como alguno de sus padres o una amiga, podría terminar acabándose la caja entera de galletas.

**Hágase nuevos hábitos.** Muchas personas comen cada vez que hay una pausa, por ejemplo, durante los comerciales de televisión. Prepárese para esos momentos. Tenga a la mano equipo para hacerse una manicura, álbumes de fotos vacíos junto con las pilas de fotos que aún no ha organizado o bien un bordado cerca de la televisión: lo importante es que se mantenga ocupada y que no coma. O aún mejor, encuentre un pasatiempo que realmente disfrute. Cuando se quede absorta haciendo algo que le encanta, será fácil olvidarse de comer, especialmente si está activa.

**Empiece a materializar sus sueños.** Quizá lo que usted necesita es un cambio importante, como una vida profesional más satisfaciente. De pasito en pasito, empiece a hacer cosas para lograr su sueño. Inscríbase a una clase en una universidad comunitaria o simplemente empiece a entablar conversaciones con personas que estén en ese campo. Es muy emocionante encaminarse para lograr sus metas.

**Reconsidere las recompensas.** Al igual que la mayoría de las personas, usted probablemente come para celebrar las alegrías. Pues trate de encontrar otras recompensas económicas, como un par de aretes o unos boletos para ir al teatro o al cine.

# Menú

La mayoría de estas recetas indican las cantidades suficientes para una porción y son fáciles y rápidas de preparar. Si una receta sirve para preparar más de una porción, ahí mismo aparecerá indicado. Guarde la porción sobrante para otra comida o compártala con su esposo o con su compañera de caminatas.

## Desayuno

**Cereal de trigo rallado y fresas:** A 1 taza de cereal de trigo rallado (como *Post Bite-Size Shredded Wheat 'n Bran* u otro cereal que contenga alrededor de 160 calorías por cada ración de 1 taza), agregue 1 taza de fresas rebanadas y 1 taza de leche descremada (*fat-free milk* o *nonfat milk*). (Bébase la leche que le sobre o agréguela a su café o té). Sírvalo con 10 almendras.

## Merienda saludable

**Barra *Luna* y fruta:** Sirva 1 barra *Luna* (de cualquier sabor) con ½ naranja (china).

## Almuerzo

**Ravioles y verduras:** Disfrute 1 taza de ravioles bajos en grasa cocidos (como *Buitoni Light Four-Cheese Ravioli*) con ⅓ de taza de salsa para espagueti. Sírvalos con ½ taza de leche descremada y 1 taza de brócoli crudo sumergido en 2 cucharadas de vinagre balsámico.

## Gustito

***Chicken McNuggets*:** Ordene unos *Chicken McNuggets* de 4 piezas en un restaurante McDonald's con la salsa de su elección. Coma además 1 taza de frambuesas.

## Cena

**Tortilla de huevo con queso y tomate:** Recubra una sartén antiadherente con aceite de oliva en aerosol y ponga la sartén a fuego mediano. Bata 1 huevo entero y 2 claras de huevo (3 huevos en total; deseche 2 yemas o cuézalas y déselas como premio especial a su mascota) con 2 cucharadas de leche descremada (*fat-free milk* o *nonfat milk*) y ½ cucharadita de pimienta negra molida. Mezcle bien y vierta la mezcla en la sartén. Agregue ¼ taza de queso de grasa reducida rallado, 1 tomate (jitomate) estilo romano picado y ⅛ de taza de cebolla dulce picada (opcional). Sirva la tortilla de huevo con 1 taza de leche descremada y 1 rebanada de pan de trigo integral tostado con 1 cucharadita de margarina libre de ácidos transgrasos.

## Merienda saludable

**Galletas y *dip*:** Sumerja 2 panes crujientes *Wasa* en ⅓ de taza de la mezcla de queso *ricotta* que preparó el lunes.

---

Análisis de nutrientes: 1,780 calorías, 112 g de proteínas, 224 g de carbohidratos, 55 g de grasa total, 16 g de grasa saturada, 346 mg de colesterol, 29 g de fibra dietética, 2,283 mg de sodio, 1,921 mg de calcio

# Sesión de ejercicio
## Nivel Nº 1

**Caminata fácil: 30 minutos**

• Calentamiento de 5 minutos: Camine a una velocidad de 2–2½ millas por hora (3–4 km por hora) o de 95–100 pasos por minuto.

• Caminata moderada de 20 minutos: Aumente su velocidad a 2½–3 millas por hora (4–5 km por hora), a 100–115 pasos por minuto o a un paso que le permita conversar cómodamente mientras camina.

• Enfriamiento de 5 minutos: Disminuya su velocidad a 2–2½ millas por hora (3–4 km por hora) o a 95–100 pasos por minuto.

**Entrenamiento de fuerza con muchas repeticiones: 25 minutos**

• Haga tres repeticiones de cada ejercicio. Empiece a hacer otra repetición, pero deténgase a la mitad de esta y haga tres pulsos, moviéndose dentro de un rango de movimiento más corto. Termine regresando a la posición inicial. Haga esto tres veces para cada ejercicio y repita la secuencia de ejercicios tres veces. Si es necesario, use pesas más ligeras.

• Para calentar, use pesas más ligeras o no use pesas la primera vez que haga la serie y cuando haga los arcos, sólo baje hasta la mitad.

---

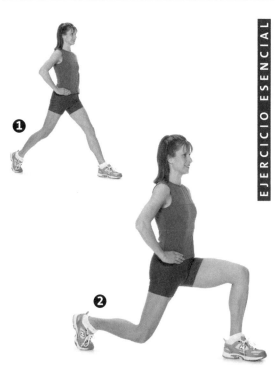

**EJERCICIO ESENCIAL**

## Arco (sin pesas)

**Posición inicial:** Párese con los pies separados a una distancia de 2–3 pies (60–90 cm) entre sí y con el pie izquierdo delante del pie derecho. Coloque las manos sobre las caderas.

**Movimiento:** Inhale a medida que vaya doblando la rodilla izquierda y bajando el cuerpo en línea recta hasta que la rodilla izquierda quede doblada a un ángulo de 90 grados y la rodilla derecha llegue casi hasta el piso. El talón trasero se despegará del piso. Mantenga esta posición durante un segundo y luego exhale a medida que se vaya impulsando lentamente hacia arriba hasta llegar a la posición inicial. Termine todas las repeticiones y luego repita el ejercicio con el pie derecho enfrente del izquierdo.

**Técnica:** No se incline hacia adelante. No deje que la rodilla delantera se desplace hacia adelante más allá de los dedos de los pies.

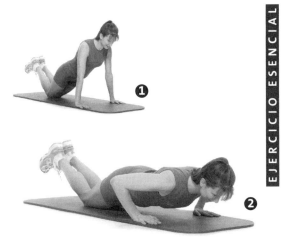

# Plancha (con las rodillas dobladas)

**Posición inicial:** Recuéstese boca abajo sobre el piso. Doble las rodillas de modo que los pies apunten hacia el techo y coloque las palmas sobre el piso cerca de los hombros de modo que los codos queden apuntando hacia arriba. Presione las manos contra el piso, extienda los brazos y levante el cuerpo del piso.

**Movimiento:** Manteniendo la cabeza, la espalda, las caderas y las rodillas en línea recta, doble los codos hacia los lados y vaya bajando el cuerpo mientras inhala, hasta que casi llegue a tocar el piso con el pecho. Mantenga esta posición durante un segundo y luego exhale a medida que se vaya impulsando hacia arriba.

**Técnica:** No se doble a nivel de las caderas. No arquee la espalda.

# Vuelo (cristo) dorsal (sentada)

**Posición inicial:** Siéntese en la orilla de una silla con los pies separados de modo que queden alineados con las caderas y sostenga una mancuerna en cada mano. Mantenga la espalda recta e inclínese hacia adelante, doblándose a la altura de las caderas para que las mancuernas queden colgando al lado de las pantorrillas con las palmas hacia adentro y los codos ligeramente doblados.

**Movimiento:** Manteniendo la espalda recta, junte los omóplatos y levante las mancuernas hacia arriba y hacia los lados mientras exhala, jalando los codos hacia atrás hasta donde le sea cómodamente posible. Mantenga esta posición durante un segundo y luego inhale a medida que vaya bajando lentamente las mancuernas.

**Técnica:** No arquee la espalda. No levante el torso mientras esté elevando las mancuernas.

**Movimiento alterno:** Si tiene problemas de espalda, haga los vuelos con un solo brazo a la vez y coloque el otro antebrazo sobre los muslos para apoyarse.

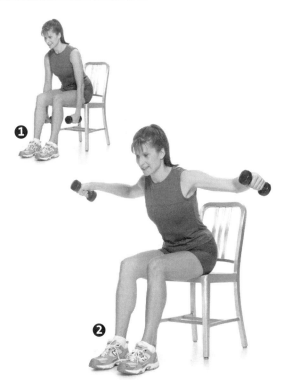

*(continúa)*

# Sesión de ejercicio
## Nivel Nº 1 (continuación)

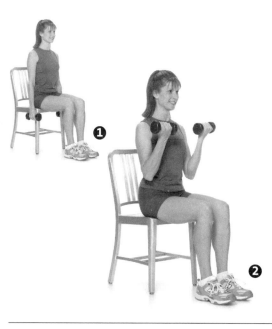

### *Curl* de bíceps con giro (sentada)

**Posición inicial:** Siéntese en la orilla de una silla con los pies separados de modo que queden alineados con las caderas. Sostenga las mancuernas a los lados con las palmas hacia adentro.

**Movimiento:** Doblando los codos y girando las muñecas hacia arriba, levante las mancuernas hacia los hombros y exhale. Deténgase cuando las mancuernas lleguen a la altura del pecho, con las palmas hacia el cuerpo. Mantenga esta posición durante un segundo y luego inhale a medida que vaya bajando lentamente las mancuernas.

**Técnica:** No mueva la parte superior de los brazos.

### Extensión de tríceps (sentada)

**Posición inicial:** Siéntese en la orilla de una silla con los pies separados de modo que queden alineados con las caderas y sostenga una mancuerna en cada mano. Mantenga la espalda recta e inclínese hacia adelante, doblándose a la altura de las caderas. Doble los brazos a un ángulo de unos 90 grados de modo que las mancuernas queden más o menos a la altura de las caderas.

**Movimiento:** Sin mover la parte superior de los brazos, lleve las mancuernas hacia atrás mientras exhala, extendiendo los brazos hasta que queden rectos. Mantenga esta posición durante un segundo y luego inhale a medida que vaya bajando lentamente las mancuernas.

**Técnica:** No haga el movimiento desde los hombros. No levante el torso mientras esté elevando las mancuernas.

**Movimiento alterno:** Si tiene problemas de espalda, haga las extensiones con un solo brazo a la vez y coloque el otro antebrazo sobre los muslos para apoyarse.

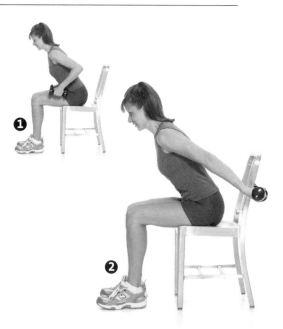

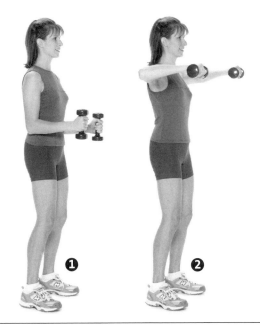

**①**  **②**

## Elevación lateral con los brazos doblados

**Posición inicial:** Párese con los pies separados de modo que queden alineados con los hombros y doble ligeramente las rodillas. Sostenga una mancuerna en cada mano con los brazos a los lados y doblados a un ángulo de 90 grados de modo que las palmas queden hacia adentro y las mancuernas queden frente a usted más o menos a la altura de la cintura.

**Movimiento:** Exhale a medida que vaya levantando lentamente los codos hacia los lados hasta que queden más o menos a la altura de los hombros. Mantenga esta posición durante un segundo y luego inhale a medida que vaya bajando lentamente las mancuernas.

**Técnica:** No levante los hombros. No permita que las mancuernas rebasen el nivel de los hombros.

## TIPS REAFIRMANTES

| REAFÍRMESE MÁS RÁPIDO | ELEVE SU ENERGÍA |
|---|---|
| *Tome té. En dos estudios de investigación, los hombres que tomaron de 3 a 5 tazas de té verde o té oolong al día quemaron 80 calorías más a lo largo de 24 horas. Los investigadores creen que la cafeína y los compuestos polifenólicos que contiene el té ayudan a promover la pérdida de peso de dos formas distintas: al acelerar el metabolismo y al encender los quemadores de grasa del cuerpo.* | *Consuma más vitamina C. Unos investigadores de la Universidad Estatal de Arizona en Tempe dicen que muchas personas no consumen cantidades suficientes de esta vitamina esencial, la cual ayuda al cuerpo a quemar combustible para obtener energía. Para que siempre tenga un nivel alto de energía, asegúrese de comer suficientes alimentos ricos en vitamina C. Las naranjas (chinas) y el jugo de naranja son opciones obvias, pero los pimientos (ajíes, pimientos morrones), las fresas y el brócoli también son buenas fuentes naturales de vitamina C.* |

# Sesión de ejercicio
## Nivel Nº 2

**Caminata fácil: 30 minutos**

- Calentamiento de 5 minutos: Camine a una velocidad de 2½–3 millas por hora (4–5 km por hora) o de 100–115 pasos por minuto.

- Caminata moderada de 20 minutos: Aumente su velocidad a 3–3½ millas por hora (5–6 km por hora), a 115–125 pasos por minuto o a un paso que le permita conversar cómodamente mientras camina.

- Enfriamiento de 5 minutos: Disminuya su velocidad a 2½–3 millas por hora (4–5 km por hora) o a 100–115 pasos por minuto.

**Entrenamiento de fuerza con muchas repeticiones: 30 minutos**

- Haga tres repeticiones de cada ejercicio. Empiece a hacer otra repetición pero deténgase a la mitad de esta y haga tres pulsos, moviéndose dentro de un rango de movimiento más corto. Termine regresando a la posición inicial. Haga esto tres veces para cada ejercicio y repita la secuencia de ejercicios tres veces. Si es necesario, use pesas más ligeras.

- Para calentar, use pesas más ligeras o no use pesas la primera vez que haga la serie y cuando haga las sentadillas (cuclillas) y los arcos, sólo baje hasta la mitad.

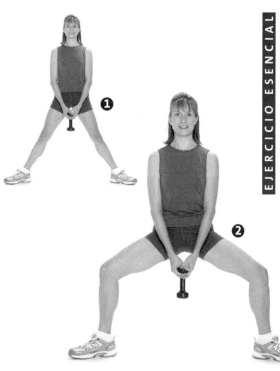

**EJERCICIO ESENCIAL**

### Plié

**Posición inicial:** Párese con los pies separados a una distancia mayor que el ancho de los hombros y con los dedos de los pies apuntando hacia afuera. Sostenga una mancuerna con ambas manos abajo y enfrente de usted.

**Movimiento:** Manteniendo la espalda recta, baje el cuerpo doblando las rodillas e inhale al mismo tiempo. Deténgase justo antes de que los muslos queden paralelos al piso. Mantenga esta posición durante un segundo y luego exhale a medida que se vaya parando lentamente.

**Técnica:** No deje que las rodillas se desplacen hacia adelante más allá de los dedos de los pies. No se incline hacia adelante.

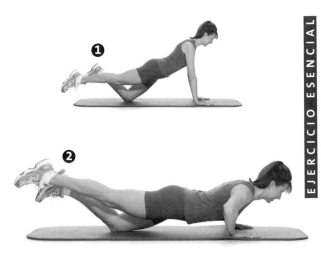

## Plancha sobre una rodilla

**Posición inicial:** Recuéstese boca abajo sobre el piso. Doble las rodillas de modo que los pies apunten hacia el techo y coloque las palmas sobre el piso cerca de los hombros de modo que los codos queden apuntando hacia arriba. Presione las manos contra el piso, extienda los brazos, levante el cuerpo del piso y levante una rodilla del piso, extendiendo esa pierna.

**Movimiento:** Manteniendo la cabeza, la espalda, las caderas y las rodillas en línea recta, doble los codos hacia los lados y vaya bajando el cuerpo mientras inhala, hasta que casi llegue a tocar el piso con el pecho. Mantenga esta posición durante un segundo y luego exhale a medida que se vaya impulsando hacia arriba. Haga la mitad de las repeticiones recomendadas y luego cambie de rodilla.

**Técnica:** No se doble a nivel de las caderas. No arquee la espalda.

## Vuelo (cristo) dorsal

**Posición inicial:** Párese con los pies separados de modo que queden alineados con los hombros y doble ligeramente las rodillas. Sostenga una mancuerna en cada mano con los brazos a los lados. Mantenga la espalda recta e inclínese hacia adelante, doblándose a la altura de las caderas para que las mancuernas queden colgando frente a usted, con las palmas hacia adentro y los codos ligeramente doblados.

**Movimiento:** Manteniendo la espalda recta, junte los omóplatos y levante las mancuernas hacia arriba y hacia los lados mientras exhala, jalando los codos hacia atrás hasta donde le sea cómodamente posible. Mantenga esta posición durante un segundo y luego inhale a medida que vaya bajando lentamente las mancuernas.

**Técnica:** No arquee la espalda. No levante el torso mientras esté elevando las mancuernas.

**Movimiento alterno:** Si tiene problemas de espalda, ponga una mano sobre una silla para apoyarse y haga los vuelos con un solo brazo a la vez.

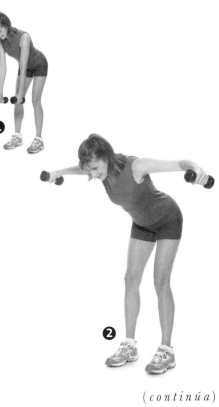

(continúa)

# Sesión de ejercicio
## Nivel Nº 2 (continuación)

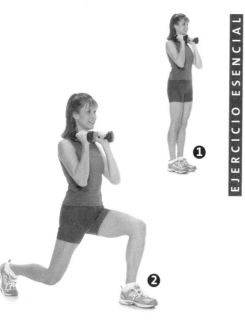

## Arco hacia atrás

**Posición inicial:** Párese con los pies juntos. Sostenga una mancuerna en cada mano ya sea a la altura de los hombros o colgando a los lados del cuerpo.

**Movimiento:** Dé un paso hacia atrás con el pie derecho de modo que quede a una distancia de 2–3 pies (60–90 cm) del pie izquierdo. Inhale a medida que vaya doblando la rodilla izquierda y bajando el cuerpo en línea recta hasta que la rodilla izquierda quede doblada a un ángulo de 90 grados y la rodilla derecha llegue casi hasta el piso. El talón trasero se despegará del piso. Mantenga esta posición durante un segundo y luego exhale a medida que se vaya impulsando hacia arriba, juntando nuevamente el pie derecho con el pie izquierdo. Termine todas las repeticiones, luego repita el ejercicio, dando el paso hacia atrás con el pie izquierdo.

**Técnica:** No se incline hacia adelante. No deje que la rodilla delantera se desplace hacia adelante más allá de los dedos de los pies.

## *Curl* concentrado de bíceps

**Posición inicial:** Siéntese en la orilla de una silla con los pies separados de modo que queden alineados con los hombros. Sostenga una mancuerna con la mano izquierda e inclínese hacia adelante desde la cadera, descansando el codo izquierdo sobre la parte interna de la rodilla derecha de modo que la palma de la mano quede hacia la pierna derecha. Coloque la mano derecha sobre el muslo derecho para apoyarse.

**Movimiento:** Doble el codo y levante la mancuerna hacia el hombro izquierdo mientras exhala. Deténgase cuando la mancuerna llegue a la altura del pecho con la palma de la mano hacia el hombro. Mantenga esta posición durante un segundo y luego inhale conforme la va bajando lentamente. Haga la cantidad recomendada de repeticiones y luego cambie de lado.

**Técnica:** No mueva la parte superior de los brazos.

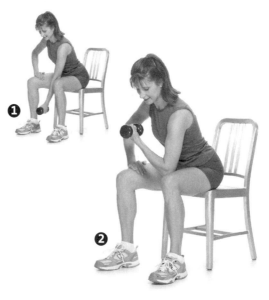

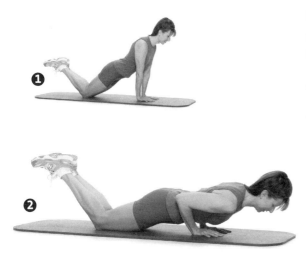

## Plancha para tríceps (de rodillas)

**Posición inicial:** Recuéstese boca abajo sobre el piso. Doble las rodillas de modo que los pies apunten hacia el techo y coloque las palmas sobre el piso cerca de las costillas de modo que los codos apunten hacia arriba. Presione las manos contra el piso, extienda los brazos y levante el cuerpo del piso.

**Movimiento:** Manteniendo la cabeza, la espalda, caderas y rodillas en línea recta, doble los codos hacia atrás, manteniendo los brazos cerca del cuerpo e inhale al mismo tiempo. Baje el cuerpo hasta que casi llegue a tocar el piso con el pecho. Mantenga esta posición durante un segundo y luego exhale a medida que se vaya impulsando hacia arriba.

**Técnica:** No deje que los codos apunten hacia los lados. No se doble a nivel de las caderas. No deje que el vientre se caiga hacia el piso.

## Pres militar paralelo

**Posición inicial:** Párese con los pies separados de modo que queden alineados con los hombros y doble ligeramente las rodillas. Sostenga una mancuerna en cada mano a la altura de los hombros, con las palmas hacia adentro y los codos apuntando hacia adelante.

**Movimiento:** Exhale a medida que vaya levantando lentamente las mancuernas en línea recta por encima de la cabeza sin llegar a trabar los codos. Mantenga esta posición durante un segundo y luego inhale a medida que vaya bajando lentamente las mancuernas.

**Técnica:** No arquee la espalda. No levante las mancuernas hacia adelante o hacia atrás.

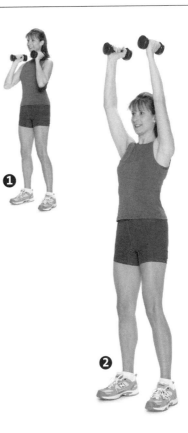

### TIP REAFIRMANTE

#### EN SU PLATO

*Evite las dietas muy estrictas; pueden hacer que empeore su celulitis. Cuando baja de peso muy rápido, usted pierde tejido muscular, es decir, eso que hace que sus piernas y su trasero se vean tonificados y suaves.*

# Sesión de ejercicio
## Nivel Nº 3

### Caminata fácil: 30 minutos

- Calentamiento de 5 minutos: Camine a una velocidad de $2\frac{1}{2}$–3 millas por hora (4–5 km por hora) o de 100–115 pasos por minuto.

- Caminata moderada de 20 minutos: Aumente su velocidad a $3\frac{1}{2}$–4 millas por hora (5–6 km por hora), a 125–135 pasos por minuto o a un paso que le permita conversar cómodamente mientras camina.

- Enfriamiento de 5 minutos: Disminuya su velocidad a $2\frac{1}{2}$–3 millas por hora (4–5 km por hora) o a 100–115 pasos por minuto.

### Entrenamiento de fuerza con muchas repeticiones: 30 minutos

- Haga tres repeticiones de cada ejercicio. Empiece a hacer otra repetición pero deténgase a la mitad de esta y haga tres pulsos, moviéndose dentro de un rango de movimiento más corto. Termine regresando a la posición inicial. Haga esto tres veces para cada ejercicio y repita la secuencia de ejercicios tres veces. Si es necesario, use pesas más ligeras.

- Para calentar, use pesas más ligeras o no use pesas la primera vez que haga la serie y cuando haga las sentadillas (cuclillas) y los arcos, sólo baje hasta la mitad.

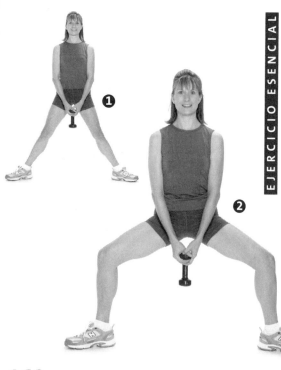

**EJERCICIO ESENCIAL**

### Plié

**Posición inicial:** Párese con los pies separados a una distancia mayor que el ancho de los hombros y con los dedos de los pies apuntando hacia afuera. Sostenga una mancuerna con ambas manos abajo y enfrente de usted.

**Movimiento:** Manteniendo la espalda recta, baje el cuerpo doblando las rodillas e inhale al mismo tiempo. Deténgase justo antes de que los muslos queden paralelos al piso. Mantenga esta posición durante un segundo y luego exhale a medida que se vaya parando lentamente.

**Técnica:** No deje que las rodillas se desplacen hacia adelante más allá de los dedos de los pies. No se incline hacia adelante.

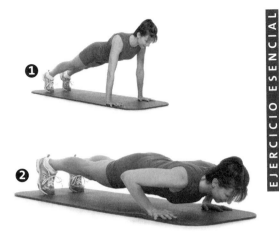

## Plancha

**Posición inicial:** Recuéstese boca abajo sobre el piso con los pies flexionados y los dedos de los pies sobre el piso. Coloque las palmas sobre el piso cerca de los hombros de modo que los codos queden apuntando hacia arriba. Presione las manos contra el piso, extienda los brazos y levante el cuerpo del piso de modo que quede en línea recta de pies a cabeza.

**Movimiento:** Mantenga la cabeza, espalda, caderas y piernas en línea recta, doble los codos hacia los lados y vaya bajando el cuerpo mientras inhala, hasta que casi llegue a tocar el piso con el pecho. Mantenga esta posición durante un segundo y luego exhale a medida que se vaya impulsando hacia arriba. Si no puede hacer todas las repeticiones recomendadas, no se preocupe. Simplemente baje una o ambas rodillas al piso y termine las repeticiones que le falten.

**Técnica:** No se doble a nivel de las caderas. No arquee la espalda.

## Vuelo (cristo) dorsal

**Posición inicial:** Párese con los pies separados de modo que queden alineados con los hombros y doble ligeramente las rodillas. Sostenga una mancuerna en cada mano con los brazos a los lados. Mantenga la espalda recta e inclínese hacia adelante, doblándose a la altura de las caderas para que las mancuernas queden colgando frente a usted, con las palmas hacia adentro y los codos ligeramente doblados.

**Movimiento:** Manteniendo la espalda recta, junte los omóplatos y levante las mancuernas hacia arriba y hacia los lados mientras exhala, jalando los codos hacia atrás hasta donde le sea cómodamente posible. Mantenga esta posición durante un segundo y luego inhale a medida que vaya bajando lentamente las mancuernas.

**Técnica:** No arquee la espalda. No levante el torso mientras esté elevando las mancuernas.

**Movimiento alterno:** Si tiene problemas de espalda, ponga una mano sobre una silla para apoyarse y haga los vuelos con un solo brazo a la vez.

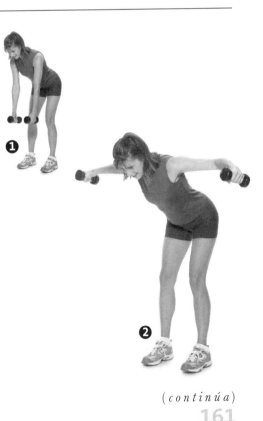

(continúa)

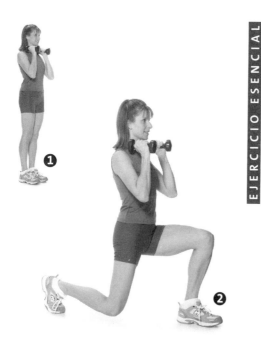

**EJERCICIO ESENCIAL**

## Arco hacia adelante

**Posición inicial:** Párese con los pies juntos. Sostenga una mancuerna en cada mano ya sea a la altura de los hombros o colgando a los lados del cuerpo.

**Movimiento:** Con el pie izquierdo, dé un paso de 2–3 pies (60–90 cm) hacia adelante. Inhale a medida que vaya doblando la rodilla izquierda y bajando el cuerpo en línea recta hasta que la rodilla izquierda quede doblada a un ángulo de 90 grados y la rodilla derecha llegue casi hasta el piso. El talón trasero se despegará del piso. Mantenga esta posición durante un segundo y luego exhale a medida que se vaya impulsando hacia arriba, juntando nuevamente el pie izquierdo con el pie derecho. Termine todas las repeticiones y luego repita el ejercicio dando el paso hacia delante con el pie derecho.

**Técnica:** No se incline hacia adelante. No deje que la rodilla delantera se desplace hacia adelante más allá de los dedos de los pies.

## *Curl* concentrado de bíceps

**Posición inicial:** Siéntese en la orilla de una silla con los pies separados de modo que queden alineados con los hombros. Sostenga una mancuerna con la mano izquierda e inclínese hacia adelante desde la cadera, descansando el codo izquierdo sobre la parte interna de la rodilla derecha de modo que la palma de la mano quede hacia la pierna derecha. Coloque la mano derecha sobre el muslo derecho para apoyarse.

**Movimiento:** Doble el codo y levante la mancuerna hacia el hombro izquierdo mientras exhala. Deténgase cuando la mancuerna llegue a la altura del pecho con la palma de la mano hacia el hombro. Mantenga esta posición durante un segundo y luego inhale conforme la va bajando lentamente. Haga la cantidad recomendada de repeticiones y luego cambie de lado.

**Técnica:** No mueva la parte superior de los brazos.

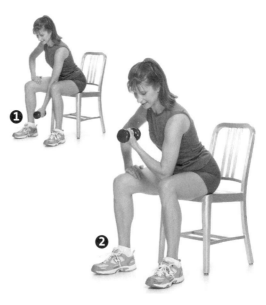

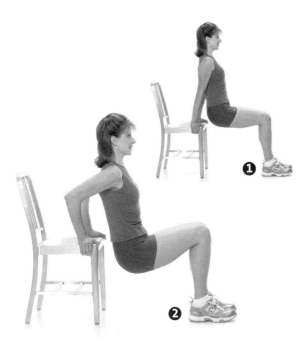

## Tonificador de tríceps con silla

**Posición inicial:** Siéntese en la orilla de una silla y coloque las manos sobre el asiento de la silla a ambos lados de la cadera. Levante los glúteos de la silla y dé unos pasitos hacia adelante hasta que las piernas queden dobladas a un ángulo de unos 90 grados. Debe quedar equilibrada sobre las manos y los pies.

**Movimiento:** Doble los brazos para que los codos apunten hacia atrás y baje lentamente el cuerpo hacia el piso mientras inhala. Mantenga los glúteos tan cerca de la silla como le sea posible. Deténgase cuando los codos se doblen a un ángulo de aproximadamente 90 grados. Mantenga esta posición durante un segundo y luego exhale a medida que se vaya impulsando hacia arriba.

**Técnica:** No deje que el cuerpo se hunda permitiendo que los hombros se eleven hacia las orejas. No doble las rodillas para ayudarse a bajar el cuerpo.

**Movimiento alterno:** Si desea aumentar la dificultad de este ejercicio, levante una pierna del piso.

## Elevación lateral

**Posición inicial:** Párese con los pies separados de modo que queden alineados con los hombros y doble ligeramente las rodillas. Sostenga una mancuerna en cada mano con los brazos a los lados, las palmas hacia adentro y los codos ligeramente doblados.

**Movimiento:** Exhale a medida que vaya elevando las mancuernas hacia los lados hasta que lleguen más o menos a la altura de los hombros. Mantenga esta posición durante un segundo y luego inhale a medida que vaya bajando lentamente las mancuernas.

**Técnica:** No levante los hombros. No permita que las mancuernas rebasen el nivel de los hombros.

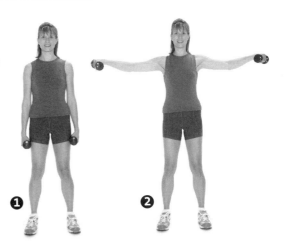

### TIP REAFIRMANTE

#### EL PODER DE LA MENTE

*Sonría. Existen pruebas fehacientes que demuestran que sonreír y aparentar estar feliz la hará sentirse más feliz. Los estudios de investigación han demostrado que los cambios musculares en su cara, al igual que la buena postura, pueden hacerla sentir más contenta.*

163

# Sugerencias para verse más delgada

Casi todo lo que hacemos en la vida moderna —desde navegar por la Internet y trabajar detrás de un escritorio hasta conducir y comer— hace que nuestro cuerpo se encorve. Casi nada de lo que hacemos causa lo contrario, es decir, que nos arqueemos hacia atrás. Por lo tanto, la mala postura es muy común y puede contribuir a provocar toda una serie de afecciones, desde dolores de cabeza hasta espasmos musculares en la espalda. Además, una mala postura puede hacer que usted se vea y se sienta con más años y más libras de los que realmente tiene.

¿Alguna vez ha notado cómo las personas que siempre andan con el cuerpo bien alineado hacen todo con gracia y parecen ser seguras de sí mismas, mientras que aquellos con una postura encorvada a menudo parecen tener problemas con su estado de ánimo? Debido a que existe un vínculo entre el cuerpo y la mente, nuestra postura refleja nuestro estado emocional: cuando nos sentimos deprimidas, nuestro cuerpo refleja este colapso. Cuando nos sentimos contentas, lucimos —y nos sentimos— como si estuviéramos caminando sobre las nubes.

Las emociones estresantes pueden ejercer un efecto sutil pero dañino en nuestra postura.

Cuando estamos crónicamente tensas, ciertos músculos —a menudo los de los hombros, la espalda y el cuello— permanecen en un estado constante de contracción, desalineando la columna y creando aún más estrés. Aprender a mantener una buena postura mientras está de pie o sentada puede ayudar a relajar los músculos, lo cual, a su vez, puede ayudar a relajar la mente. Aprender a levantar la cabeza y abrir el pecho también puede ayudar a levantarle el ánimo. . . y además la hace lucir más delgada.

El siguiente es un ejercicio sencillo para mejorar la postura que usted puede hacer en cualquier lugar y en cualquier momento, estando de pie o sentada, para abrir el área del pecho y evitar redondear los hombros. Pruébelo: con los hombros siempre abajo, junte los omóplatos. Mantenga esta posición durante alrededor de 10 segundos y repita el ejercicio con la mayor frecuencia posible. Quizá le ayude imaginarse que está usando los omóplatos para partir una nuez que ha colocado entre ellos. O haga de cuenta que tiene un lápiz equilibrado sobre la columna y que tiene que juntar los omóplatos para que el lápiz no se le caiga.

# Menú

La mayoría de estas recetas indican las cantidades suficientes para una porción y son fáciles y rápidas de preparar. Si una receta sirve para preparar más de una porción, ahí mismo aparecerá indicado. Guarde la porción sobrante para otra comida o compártala con su esposo o con su compañera de caminatas.

## Desayuno

**Muffin inglés con queso *ricotta* cremoso:** Unte ⅓ de taza de la mezcla de queso *ricotta* que preparó el lunes sobre ½ *muffin* inglés de trigo integral y sírvalo con 1 taza de leche descremada (*fat-free milk* o *nonfat milk*).

## Merienda saludable

**Uvas congeladas:** Congele 1 taza de uvas durante varias horas. Cómase las uvas justo al sacarlas del congelador; son como dulces. Sírvalas con 1 pan crujiente *Wasa* con 1 cucharada de queso *feta*.

## Almuerzo

**Platillo mexicano:** Siguiendo las instrucciones que aparezcan en el paquete, hornee en el horno de microondas una *Lean Cuisine Chicken Enchilada Suiza with Mexican-Style Rice, Smart Ones Chicken Enchilada Suiza, Smart Ones Fajita Chicken Supreme, Amy's Black Bean Enchilada Whole Meal* o algún platillo congelado similar (lea la etiqueta para verificar que contenga de 270 a 280 calorías y de 6 a 9 gramos de grasa). Una vez que esté cocido, rebane ¼ de aguacate (palta) fresco sobre el platillo. Sírvalo con 1½ tazas de floretes de coliflor sumergidos en 1 cucharada de aliño (aderezo) para ensalada bajo en calorías y ½ taza de naranjas (chinas) mandarinas.

## Gustito

**Papitas fritas:** Disfrute una bolsa de 1.25 onzas (35 g) de papitas fritas (de cualquier tipo).

## Cena

**Sofrito de verduras:** Caliente una sartén antiadherente recubierta de aceite antiadherente en aerosol y 2 cucharaditas de aceite de oliva. Fría en la sartén un bloque de 6 onzas (168 g) de *tofu* firme bajo en grasa durante 2 minutos de cada lado. Desmenuce el *tofu* en la sartén y agregue 2 onzas (60 ml) de sopa de tomate (jitomate) baja en sodio y 2 onzas (60 ml) de agua. Siga cociendo de 6 a 8 minutos. Saque el *tofu* y póngalo a un lado. En el líquido que haya sobrado en la sartén, sofría 1 taza de floretes de brócoli frescos o congelados y ½ taza de comelotodos (arvejas chinas) frescos o congelados con ½ cucharadita de comino y ½ cucharadita de coriandro. Si es necesario, agregue 2 cucharadas de agua a la vez durante el cocimiento. Mezcle con el *tofu* y sirva en 1 tortilla de harina de trigo integral. Coma 1 taza de fruta fresca picada (por ejemplo, 1 melocotón/durazno y 5 fresas) de postre.

## Merienda saludable

**Pudín de chocolate con mantequilla de cacahuate:** Derrita 1 cucharada de mantequilla de cacahuate (maní) en el horno de microondas (caliente de 30 a 35 segundos a potencia media) y mezcle inmediatamente con 1 taza de pudín (budín) de chocolate sin grasa listo para servir.

Análisis de nutrientes: 1,746 calorías, 80 g de proteínas, 221 g de carbohidratos, 67 g de grasa total, 18 g de grasa saturada, 69 mg de colesterol, 23 g de fibra dietética, 2,645 mg de sodio, 1,411 mg de calcio

# Sesión de ejercicio
## Nivel Nº 1

**Caminata por intervalos: Aproximadamente 30 minutos**

- Calentamiento de 5 minutos: Camine a una velocidad de 2–2½ millas por hora (3–4 km por hora) o de 95–100 pasos por minuto.

- Intervalo a paso moderado de 4 minutos: Aumente su velocidad a unas 3 millas por hora (5 km por hora) o aproximadamente 115 pasos por minuto.

- Intervalo a paso acelerado de 1 minuto: Acelere el paso aún más hasta llegar a unas 3½ millas por hora (6 km por hora) o aproximadamente 125 pasos por minuto.

- Repita la secuencia de intervalos moderado y acelerado cuatro veces.

- Enfriamiento de 5 minutos: Disminuya su velocidad a 2–2½ millas por hora (3–4 km por hora) o a 95–100 pasos por minuto.

**Acondicionamiento Fundamental: 15 minutos**

- Haga la secuencia de ejercicios una vez.

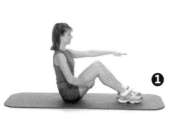

## Rodamiento con una mano

**Posición inicial:** Siéntese en el piso con las rodillas dobladas y los pies planos sobre el piso. Coloque una mano detrás del muslo del mismo lado. Mantenga el otro brazo estirado hacia adelante y paralelo al piso.

**Movimiento:** Usando los músculos abdominales, ruede lentamente hacia abajo, vértebra por vértebra, hasta quedar a una distancia de 2–3 pulgadas (5–8 cm) del piso, e inhale al mismo tiempo. Mantenga esta posición durante un segundo y luego exhale conforme va rodando lentamente hacia arriba. Haga 10 repeticiones.

**Técnica:** Debe sentir que los músculos abdominales son los que están realizando el movimiento. No haga el movimiento rápidamente.

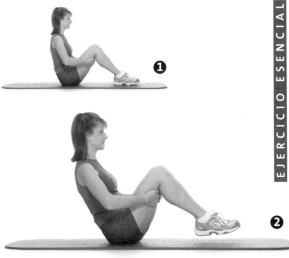

## Equilibrio abdominal

**Posición inicial:** Siéntese en el piso con las rodillas dobladas y los pies planos sobre el piso. Coloque las manos detrás de los muslos.

**Movimiento:** Levante ligeramente los pies del piso y equilíbrese sobre la rabadilla. Mantenga esta posición durante cuatro respiraciones y luego relájese. Haga este ejercicio una sola vez.

**Técnica:** Mantenga los músculos abdominales tensos y el resto del cuerpo relajado, especialmente los hombros.

## Abdominal con brazos cruzados

**Posición inicial:** Recuéstese boca arriba con las rodillas dobladas, los pies planos sobre el piso y los brazos cruzados encima del pecho.

**Movimiento:** Usando los músculos abdominales, exhale y vaya levantando lentamente la cabeza, los hombros y la parte superior de la espalda hasta un ángulo de aproximadamente 45 grados. Imagine que quiere acortar la distancia que existe entre las costillas y la pelvis. Mantenga esta posición durante un segundo y luego inhale conforme va bajando lentamente hacia el piso. Haga 10 repeticiones.

**Técnica:** No jale la barbilla hacia el pecho. No arquee la espalda.

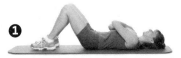

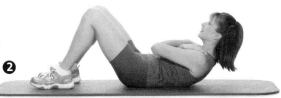

(continúa)

# Sesión de ejercicio
## Nivel Nº 1 (continuación)

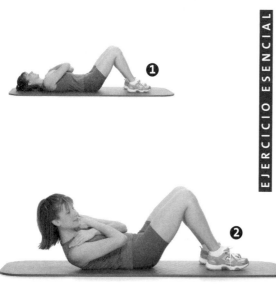

### Abdominal con brazos cruzados y giro

**Posición inicial:** Recuéstese boca arriba con las rodillas dobladas, los pies planos sobre el piso y los brazos cruzados encima del pecho.

**Movimiento:** Usando los músculos abdominales, levante lentamente la cabeza y hombro izquierdo del piso, gire hacia la derecha llevando el hombro izquierdo hacia la rodilla derecha mientras exhala. Mantenga esta posición durante un segundo y luego inhale conforme va bajando lentamente hacia el piso. Repita, alternando lados. Haga un total de 10 repeticiones, es decir, 5 repeticiones hacia cada lado.

**Técnica:** No jale la barbilla hacia el pecho. No arquee la espalda.

---

### Puente de talones

**Posición inicial:** Recuéstese boca arriba con las rodillas dobladas y los brazos a los lados con las palmas hacia arriba. Levante los dedos de los pies para que sólo los talones queden tocando el piso.

**Movimiento:** Contrayendo los músculos abdominales, glúteos y baja espalda, recargue su peso sobre los talones y levante los glúteos, las caderas y la espalda del piso mientras exhala, para formar una línea recta desde los hombros hasta las rodillas. Mantenga esta posición durante cuatro respiraciones y luego reléjese. Haga este ejercicio una sola vez.

**Técnica:** No se levante demasiado; la parte superior de la espalda y los hombros deben permanecer sobre el piso. No se doble a nivel de la cintura o de las caderas. No deje que las rodillas se caigan hacia adentro o hacia afuera.

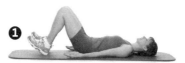

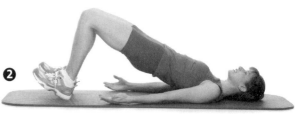

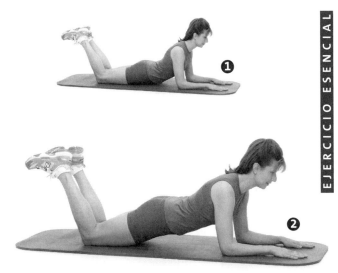

## Tabla de rodillas

**Posición inicial:** Recuéstese boca abajo y doble las rodillas para que los pies queden en el aire. Los codos deben quedar debajo de los hombros y los antebrazos y las palmas sobre el piso.

**Movimiento:** Contrayendo los músculos abdominales y espalda, recargue su peso sobre los antebrazos mientras exhala y levante la pelvis del piso hasta que la espalda y los muslos formen una línea recta. Mantenga esta posición durante cuatro respiraciones y luego relájese. Haga este ejercicio una sola vez.

**Técnica:** No levante la cabeza hacia el techo ni deje que caiga hacia el piso. No se doble a nivel de la cintura. No arquee la espalda.

## Elevación de piernas

**Posición inicial:** Recuéstese boca abajo sobre el piso dejando que la cabeza descanse sobre las manos.

**Movimiento:** Exhale mientras eleva las piernas a una distancia de 10–12 pulgadas (25–30 cm) del piso. Mantenga esta posición durante un segundo y luego inhale a medida que las vaya bajando lentamente. Haga 10 repeticiones.

**Técnica:** No las levante demasiado.

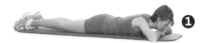

## TIPS REAFIRMANTES

| ELEVE SU ENERGÍA | HECHOS SORPRENDENTES |
|---|---|
| *Recójaselo y listo. Si tiene el cabello lo suficientemente largo, hágase una simple colita de caballo. Así, su cabello no se le estará viniendo a la cara mientras esté haciendo ejercicio y también le será más fácil arreglarse después de que haya terminado su sesión. Además, es un* look *clásico que puede producir los efectos de un pequeño estiramiento facial temporal.* | *En un estudio de investigación que incluyó a 3,500 hombres y mujeres, se encontró que las mujeres que sufrían de depresión moderada o ansiedad comían un promedio de 118 calorías adicionales al día. Eso podría traducirse en un aumento de 12 libras (5 kg) de peso en tan sólo un año.* |

# Sesión de ejercicio
## Nivel Nº 2

**Caminata por intervalos: Aproximadamente 30 minutos**

- Calentamiento de 5 minutos: Camine a una velocidad de $2\frac{1}{2}$–3 millas por hora (4–5 km por hora) o de 100–115 pasos por minuto.

- Intervalo a paso moderado de 4 minutos: Aumente su velocidad a unas $3\frac{1}{2}$ millas por hora (6 km por hora) o aproximadamente 125 pasos por minuto.

- Intervalo a paso acelerado de 2 minutos: Acelere el paso aún más hasta llegar a unas 4 millas por hora (6 km por hora) o aproximadamente 135 pasos por minuto.

- Repita la secuencia de intervalos moderado y acelerado tres veces.

- Enfriamiento de 5 minutos: Disminuya su velocidad a $2\frac{1}{2}$–3 millas por hora (4–5 km por hora) o a 100–115 pasos por minuto.

**Acondicionamiento Fundamental: 15 minutos**

- Haga la secuencia de ejercicios una vez.

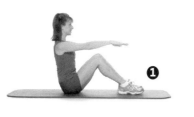

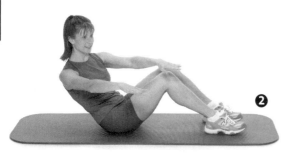

## Rodamiento con giro

**Posición inicial:** Siéntese en el piso con las rodillas dobladas y los pies planos sobre el piso. Extienda los brazos hacia adelante, de modo que queden paralelos al piso.

**Movimiento:** Usando los músculos abdominales, ruede lentamente hacia abajo, vértebra por vértebra, hasta que quede a una distancia de 3–4 pulgadas (8–10 cm) del piso, mientras inhala y gira el cuerpo a la derecha. Mantenga esta posición durante un segundo y luego exhale conforme va rodando lentamente hacia arriba. Haga 10 repeticiones, alternando el lado hacia donde gire cada vez.

**Técnica:** Debe sentir que los músculos abdominales son los que están realizando el movimiento. No haga el movimiento rápidamente.

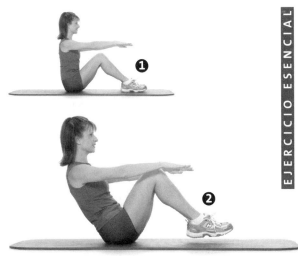

## Equilibrio abdominal parcial

**Posición inicial:** Siéntese en el piso con las rodillas dobladas y los pies planos sobre el piso. Extienda los brazos hacia adelante, de modo que queden paralelos al piso.

**Movimiento:** Levante ligeramente los pies del piso y equilíbrese sobre la rabadilla. Mantenga esta posición durante cinco respiraciones y luego relájese. Haga este ejercicio una sola vez.

**Técnica:** Mantenga los músculos abdominales tensos y el resto del cuerpo relajado, especialmente los hombros.

## Abdominal

**Posición inicial:** Recuéstese boca arriba con las rodillas dobladas, los pies planos sobre el piso y las manos detrás de la cabeza.

**Movimiento:** Usando los músculos abdominales, exhale y vaya levantando lentamente la cabeza, los hombros y la parte superior de la espalda hasta un ángulo de aproximadamente 45 grados. Imagine que quiere acortar la distancia que existe entre las costillas y la pelvis. Mantenga esta posición durante un segundo y luego inhale conforme va bajando lentamente hacia el piso. Haga 10 repeticiones.

**Técnica:** No jale la barbilla hacia el pecho. No arquee la espalda.

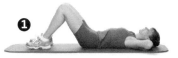

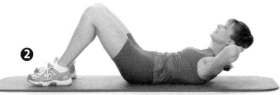

(continúa)

# Sesión de ejercicio
## Nivel Nº 2 (continuación)

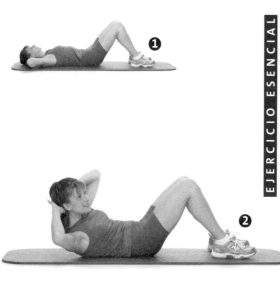

## Abdominal con giro

**Posición inicial:** Recuéstese boca arriba con las rodillas dobladas, los pies planos sobre el piso y las manos detrás de la cabeza.

**Movimiento:** Usando los músculos abdominales, levante lentamente la cabeza y el hombro izquierdo del piso, gire hacia la derecha llevando el hombro izquierdo hacia la rodilla derecha mientras exhala. Mantenga esta posición durante un segundo y luego inhale conforme va bajando lentamente hacia el piso. Repita, alternando lados. Haga un total de 10 repeticiones, es decir, 5 repeticiones hacia cada lado.

**Técnica:** No jale la barbilla hacia el pecho. No arquee la espalda.

## Puente elevado

**Posición inicial:** Recuéstese boca arriba con las rodillas dobladas, los pies planos sobre el piso y los brazos a los lados con las palmas hacia arriba.

**Movimiento:** Contrayendo los músculos abdominales, los glúteos y la baja espalda, recargue el peso sobre los pies y levante el trasero, las caderas y la espalda del piso mientras exhala, para formar una línea recta desde los hombros hasta las rodillas. Levante un pie del piso y extienda esa pierna. Mantenga esta posición durante tres respiraciones y luego baje el pie. Levante el otro pie y mantenga esta posición durante tres respiraciones. Baje el pie y regrese a la posición inicial. Haga este ejercicio una sola vez.

**Técnica:** No se levante demasiado; la parte superior de la espalda y los hombros deben permanecer sobre el piso. No se doble a nivel de la cintura o de las caderas. No deje que las rodillas se caigan hacia adentro o hacia afuera.

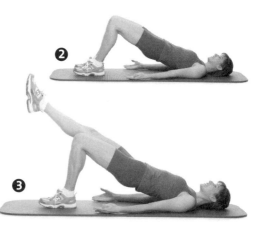
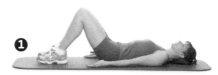

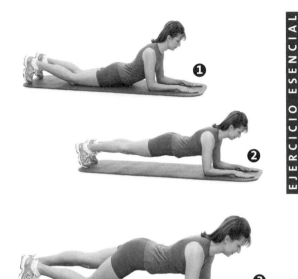

## Tabla con la rodilla doblada

**Posición inicial:** Recuéstese boca abajo y flexione los pies para que los dedos de los pies queden sobre el piso. Los codos deben quedar debajo de los hombros y los antebrazos y las palmas sobre el piso.

**Movimiento:** Contrayendo los músculos abdominales y espalda, recargue su peso sobre los antebrazos mientras exhala y levante la pelvis y las piernas del piso para que la espalda y las piernas formen una línea recta. Deje caer lentamente la rodilla derecha hacia el piso y luego enderécela. Haga esto cinco veces con la pierna derecha. Mantenga esta posición durante tres respiraciones, deje caer la rodilla izquierda cinco veces, mantenga esta posición durante tres respiraciones y luego reléjese. Haga este ejercicio una sola vez.

**Técnica:** No levante la cabeza hacia el techo ni deje que caiga hacia el piso. No se doble a nivel de la cintura o de las caderas. No deje que el vientre se caiga hacia el piso.

## Elevación de piernas y pecho

**Posición inicial:** Recuéstese boca abajo sobre el piso y coloque las manos debajo de la barbilla.

**Movimiento:** Exhale mientras levanta la cabeza, pecho y piernas hasta que queden a una distancia de 5–10 pulgadas (12–25 cm) del piso. Mantenga esta posición durante un segundo y luego inhale conforme va bajando lentamente hacia el piso. Haga 10 repeticiones.

**Técnica:** No se levante demasiado.

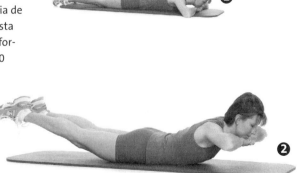

# Sesión de ejercicio
## Nivel Nº 3

**Caminata por intervalos: Aproximadamente 30 minutos**

• Calentamiento de 5 minutos: Camine a una velocidad de 2½–3 millas por hora (4–5 km por hora) o de 100–115 pasos por minuto.

• Intervalo a paso moderado de 2 minutos: Aumente su velocidad a unas 4 millas por hora (6 km por hora) o aproximadamente 135 pasos por minuto.

• Intervalo a paso acelerado de 3 minutos: Acelere el paso aún más hasta llegar a unas 4½ millas por hora (7 km por hora) o aproximadamente 145 pasos por minuto.

• Repita la secuencia de intervalos moderado y acelerado cuatro veces.

• Enfriamiento de 5 minutos: Disminuya su velocidad a 2½–3 millas por hora (4–5 km por hora) o a 100–115 pasos por minuto.

**Acondicionamiento Fundamental: 15 minutos**

• Haga la secuencia de ejercicios una vez.

---

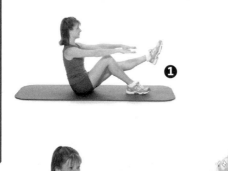

## Rodamiento elevado con giro

**Posición inicial:** Siéntese en el piso con las rodillas dobladas y los pies planos sobre el piso. Eleve el pie izquierdo del piso y extienda la pierna izquierda. Mantenga los brazos estirados hacia adelante y paralelos al piso.

**Movimiento:** Usando los músculos abdominales, ruede lentamente hacia abajo, vértebra por vértebra, hasta que quede a una distancia de 4–5 pulgadas (10–12 cm) del piso, mientras inhala y gira el cuerpo a la derecha. Mantenga esta posición durante un segundo y luego exhale conforme va rodando lentamente hacia arriba. Haga cinco repeticiones y luego cambie de pierna y gire hacia la izquierda.

**Técnica:** Debe sentir que los músculos abdominales son los que están realizando el movimiento. No haga el movimiento rápidamente.

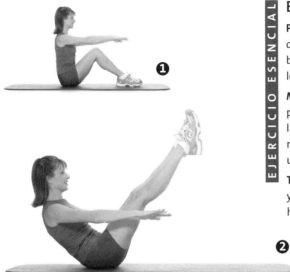

## Equilibrio abdominal extendido

**Posición inicial:** Siéntese en el piso con las rodillas dobladas y los pies planos sobre el piso. Extienda los brazos hacia adelante, de modo que queden paralelos al piso.

**Movimiento:** Levante los pies del piso, extienda las piernas hasta que queden rectas y equilíbrese sobre la rabadilla. Mantenga esta posición durante cinco respiraciones y luego relájese. Haga este ejercicio una sola vez.

**Técnica:** Mantenga los músculos abdominales tensos y el resto del cuerpo relajado, especialmente los hombros.

## Abdominal invertido

**Posición inicial:** Recuéstese boca arriba levantando las piernas de modo que los pies apunten hacia el techo y coloque las manos detrás de la cabeza. Cruce las piernas a la altura de las espinillas.

**Movimiento:** Contrayendo lentamente los músculos abdominales mientras exhala, recargue la espalda contra el piso, incline la pelvis y levante las caderas a una distancia de 2–4 pulgadas (5–10 cm) del piso. Mantenga relajada la parte superior del cuerpo. Mantenga esta posición durante un segundo y luego inhale a medida que vaya bajando lentamente las caderas hacia el piso. Haga 10 repeticiones.

**Técnica:** No deje que las piernas se columpien.

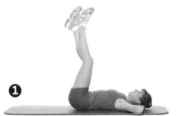

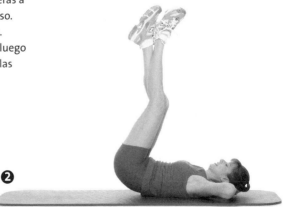

*(continúa)*

# Sesión de ejercicio
## Nivel Nº 3 (continuación)

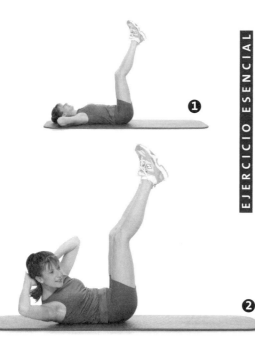

## Abdominal elevado con giro

**Posición inicial:** Recuéstese boca arriba levantando las piernas de modo que los pies apunten hacia el techo y coloque las manos detrás de la cabeza.

**Movimiento:** Usando los músculos abdominales, levante lentamente la cabeza y el hombro izquierdo del piso, gire hacia la derecha llevando el hombro izquierdo hacia la rodilla derecha mientras exhala. Mantenga esta posición durante un segundo y luego inhale conforme va bajando lentamente hacia el piso. Repita, alternando lados. Haga un total de 10 repeticiones, 5 hacia cada lado.

**Técnica:** No jale la barbilla hacia el pecho.

## Puente de talones elevado

**Posición inicial:** Recuéstese boca arriba con las rodillas dobladas, los pies planos sobre el piso y los brazos extendidos hacia el techo. Levante los dedos de los pies para que sólo los talones queden tocando el piso.

**Movimiento:** Contrayendo los músculos abdominales, los glúteos y la baja espalda, recargue su peso sobre los talones y eleve los glúteos, las caderas y la espalda del piso mientras exhala, para formar una línea recta desde los hombros hasta las rodillas. Eleve el pie derecho del piso y extienda esa pierna. Mantenga esta posición durante tres respiraciones y luego baje el pie. Eleve el otro pie y mantenga esta posición durante tres respiraciones. Baje el pie y regrese a la posición inicial. Haga este ejercicio una sola vez.

**Técnica:** No se eleve demasiado; la parte superior de la espalda y los hombros deben permanecer sobre el piso. No se doble a nivel de la cintura o de las caderas. No deje que las rodillas se caigan hacia adentro o hacia afuera.

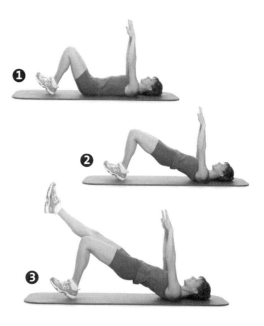

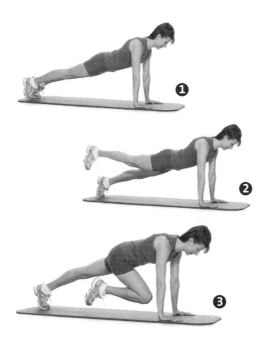

## Tabla extendida

**Posición inicial:** Recuéstese boca abajo y flexione los pies para que los dedos de los pies queden sobre el piso. Coloque las palmas sobre el piso cerca de los hombros de modo que los codos queden apuntando hacia arriba. Contrayendo los músculos abdominales y espalda, recargue su peso sobre las manos mientras exhala, enderece los brazos y levante el torso y las piernas del piso de manera que la cabeza, espalda y piernas formen una línea recta.

**Movimiento:** Levante el pie derecho del piso y mantenga esta posición durante tres respiraciones. Luego, doble la rodilla derecha, jálela hacia el pecho y luego vuelva a extenderla hacia atrás. Repita esto cinco veces y baje ese pie al piso. Levante el pie izquierdo del piso y mantenga esta posición durante tres respiraciones. Luego, doble la rodilla izquierda, jálela hacia el pecho y luego vuelva a extenderla hacia atrás. Repita esto cinco veces, baje el pie izquierdo al piso y luego relájese. Haga este ejercicio una sola vez.

**Técnica:** No levante la cabeza hacia el techo ni deje que caiga hacia el piso. No se doble a nivel de la cintura o de las caderas. No deje que el vientre se caiga hacia el piso.

## Brazada abdominal

**Posición inicial:** Recuéstese boca abajo sobre el piso con los brazos extendidos hacia adelante.

**Movimiento:** Levante los brazos, cabeza y pecho hasta que queden a una distancia de 5–6 pulgadas (12–15 cm) del piso. Mientras esté manteniendo esta posición, haga semicírculos hacia atrás y hacia adelante con los brazos, como si estuviera haciendo la brazada de pecho y luego baje el cuerpo lentamente al piso. Haga 10 repeticiones.

**Técnica:** No se levante demasiado.

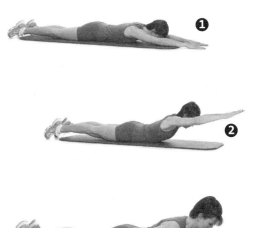

# Aparte el tiempo para el ejercicio

"No tengo tiempo". Esa es la excusa más común para no hacer ejercicio que he escuchado (incluso saliendo de mi propia boca). Pero yo he podido encontrar más tiempo para el ejercicio al controlar las distracciones en otras áreas de mi vida.

Mi secreto: yo uso mi reloj no sólo para saber qué hora es. Tengo un reloj deportivo que se puede ajustar para que suene una alarma cada hora. Cuando suena la alarma, yo me detengo un momento para asegurarme de que en realidad estoy haciendo lo que supuestamente debería estar haciendo. Por ejemplo, un día vengo a trabajar sabiendo que necesito escribir un artículo. Enciendo la computadora y empiezo a escribir. Poco después, necesito encontrar cierta información. Entonces, empiezo a buscarla en la Internet y sin darme cuenta, empiezo a leer un artículo interesante que no tiene nada que ver con el artículo que estoy escribiendo. O me acuerdo de que tengo que asignarle un artículo a una escritora, entonces la llamo por teléfono. Al final del día, he hecho todo menos escribir el artículo, o sea, lo que era mi prioridad para ese día. Ahora cuando suena la alarma de mi reloj, me doy cuenta de que me he distraído y regreso a hacer lo que era mi prioridad. Si me desvío de lo que tengo que hacer, ya nunca me quedo haciendo otra cosa durante más de una hora y termino con lo que tengo que hacer con más rapidez. Como resultado, ya no trabajo tanto en casa ni durante los fines de semana, porque me mantengo enfocada en lo que estoy haciendo.

También tengo un reloj automático que suena a los 10 minutos cuando presiono un botón. Lo pongo cuando sé que me estoy desviando de lo que tengo que hacer, por ejemplo, cuando alguien entra a mi oficina a conversar o hacerme una pregunta o cuando platico con alguien junto a la fotocopiadora. A veces es bueno tomarse estos descansos y estoy a favor de la socialización, pero es muy fácil que estas interacciones inofensivas absorban horas de su tiempo a lo largo del día. Ahora cuando suena el reloj automático, me retiro cortésmente de donde esté o a veces la alarma es suficiente para terminar la conversación. Estas estrategias también funcionan bien en casa.

---

## TIP REAFIRMANTE

### EN SU PLATO

*Agregue más productos lácteos a su alimentación. Según un estudio de investigación que incluyó a 34 personas, las personas obesas que comieron tres raciones de yogur sin grasa al día perdieron un 22 por ciento más de peso, un 61 por ciento más de grasa corporal y un 81 por ciento más de grasa abdominal que aquellas personas que comieron el mismo número de calorías pero no el yogur. Es posible que comer más productos lácteos haga que disminuyan los niveles de cortisol, una hormona que permite que se deposite grasa en el abdomen, por lo que al comer estos alimentos, usted pierde más grasa abdominal.*

# Menú

La mayoría de estas recetas indican las cantidades suficientes para una porción y son fáciles y rápidas de preparar. Si una receta sirve para preparar más de una porción, ahí mismo aparecerá indicado. Guarde la porción sobrante para otra comida o compártala con su esposo o con su compañera de caminatas.

## Desayuno

**Waffle con fresas:** Tueste 1 *waffle* de trigo integral congelado. Úntele 2 cucharadas de mantequilla de cacahuate (maní) y ¾ de taza de fresas frescas o ⅓ de taza de fresas congeladas sin endulzar, machacadas.

## Merienda saludable

**Cóctel de frutas con queso *ricotta*:** Escurra ¾ de taza (6 onzas/180 ml) de cóctel de frutas (enlatado en jugo, no en almíbar). Mezcle con ⅓ de taza de la mezcla de queso *ricotta* que preparó el lunes.

## Almuerzo

**Sopa y medio sándwich:** Caliente ½ taza de sopa de pollo con tallarines, pollo con arroz, carne de res con tallarines, sopa de quimbombó con pollo o el equivalente a 100 calorías de cualquier sopa similar (como la sopa *Campbell's Healthy Request Chicken Noodle*) con ½ taza de agua. Unte 1 rebanada de pan de trigo integral con mostaza al gusto y corte la rebanada a la mitad. Agregue 2 rebanadas (2 onzas/56 g) de rosbif y ⅛ de aguacate (palta) rebanado. Sírvalo con 1 taza de floretes de coliflor frescos sumergidos en 2 cucharadas de aliño (aderezo) tipo *ranch* bajo en calorías.

## Merienda saludable

**Mezcla de frutas y cacahuates:** Combine ½ taza de arándanos agrios secos endulzados, ½ taza de pasas y ½ taza de cacahuates (maníes) sin sal. Divida la mezcla en 4 raciones iguales. Cómase una ración ahora y guarde las otras para después.

## Cena

**Fettuccini Alfredo:** Siguiendo las instrucciones que aparezcan en el empaque, hornee en el horno de microondas un *Lean Cuisine Everyday Favorites Chicken Fettuccini* o un platillo congelado similar (lea la etiqueta para verificar que contenga de 270 a 280 calorías y de 6 a 10 gramos de grasa). Cueza al vapor o en el horno de microondas 1 taza de espinacas frescas o congeladas. Vierta el *fettuccini* con pollo sobre las espinacas. Sírvalo con 7 uvas rojas congeladas.

## Gustito

**Sundae de helado:** Sirva ½ taza de helado *Healthy Choice* (cualquier variedad), helado normal de chocolate o café *Edy's* o helado sabor cereza (*Cherries Jubilee*) de *Baskin-Robbins* con 1½ cucharadas de nueces picadas y 2 cucharadas de crema chantilly batida baja en calorías.

---

Análisis de nutrientes: 1,664 calorías, 76 g de proteínas, 210 g de carbohidratos, 68 g de grasa total, 19 g de grasa saturada, 89 mg de colesterol, 29 g de fibra dietética, 2,827 mg de sodio, 1,393 mg de calcio

## TIP REAFIRMANTE

### LA MENTIRA DETRÁS DEL MITO

*El ejercicio vigoroso no la hará comer en exceso, sino todo lo contrario. El ejercicio a cualquier nivel de intensidad le ayuda a disminuir su apetito inmediatamente después de hacerlo.*

# Sesión de ejercicio
## Nivel Nº 1

**Caminata fácil: 30 minutos**

- Calentamiento de 5 minutos: Camine a una velocidad de 2–2½ millas por hora (3–4 km por hora) o de 95–100 pasos por minuto.

- Caminata moderada de 20 minutos: Aumente su velocidad a 2½–3 millas por hora (4–5 km por hora), a 100–115 pasos por minuto o a un paso que le permita conversar cómodamente mientras camina.

- Enfriamiento de 5 minutos: Disminuya su velocidad a 2–2½ millas por hora (3–4 km por hora) o a 95–100 pasos por minuto.

**Entrenamiento de fuerza con más peso: 25 minutos**

- Haga de cuatro a seis repeticiones de cada ejercicio, usando pesas más pesadas. Repita la secuencia de ejercicios tres veces.

- Para calentar, use pesas más ligeras o no use pesas la primera vez que haga la serie y cuando haga las sentadillas (cuclillas) y los arcos, sólo baje hasta la mitad.

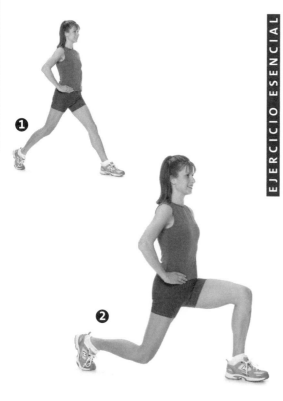

## Arco (sin pesas)

**EJERCICIO ESENCIAL**

**Posición inicial:** Párese con los pies separados a una distancia de 2–3 pies (60–90 cm) entre sí y con el pie izquierdo delante del pie derecho. Coloque las manos sobre las caderas.

**Movimiento:** Inhale a medida que vaya doblando la rodilla izquierda y bajando el cuerpo en línea recta hasta que la rodilla izquierda quede doblada a un ángulo de 90 grados y la rodilla derecha llegue casi hasta el piso. El talón trasero se despegará del piso. Mantenga esta posición durante un segundo y luego exhale a medida que se vaya impulsando lentamente hacia arriba hasta llegar a la posición inicial. Termine todas las repeticiones y luego repita el ejercicio con el pie derecho enfrente del izquierdo.

**Técnica:** No se incline hacia adelante. No deje que la rodilla delantera se desplace hacia adelante más allá de los dedos de los pies.

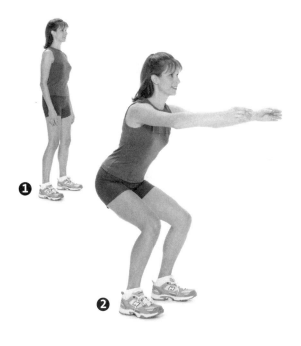

# Sentadilla

**Posición inicial:** Párese con los pies separados de modo que queden alineados con los hombros y los brazos a los lados.

**Movimiento:** Mantenga la espalda recta y baje el cuerpo doblando las rodillas y las caderas como si se fuera a sentar, inhalando al mismo tiempo. Deje que los brazos se extiendan hacia adelante para que le ayuden a mantener el equilibrio. Deténgase justo antes de que los muslos queden paralelos al piso. Mantenga esta posición durante un segundo y luego exhale a medida que se vaya parando lentamente.

**Técnica:** No deje que las rodillas se desplacen hacia adelante más allá de los dedos de los pies. No arquee la espalda.

# Pres de pecho paralelo

**Posición inicial:** Recuéstese sobre el piso (o sobre una banca) y sostenga las mancuernas paralelas y encima de los hombros; los codos deberán quedar apuntando hacia los pies.

**Movimiento:** Exhale mientras extiende los brazos para levantar las mancuernas hacia el techo sobre el pecho. Mantenga esta posición durante un segundo y luego inhale a medida que vaya bajando lentamente las mancuernas.

**Técnica:** No deje que las mancuernas se vayan hacia atrás de la cabeza ni hacia los pies; deben subir y bajar trazando una línea perfectamente perpendicular al piso. No arquee la espalda.

**Posición alterna:** Si le incomoda colocar los pies sobre la banca, puede ponerlos en el piso. Asegúrese de no arquear la espalda en esta posición.

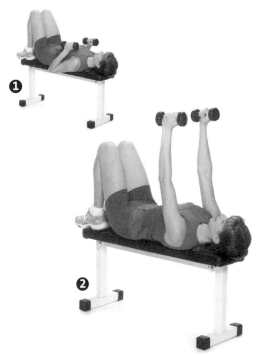

*(continúa)*

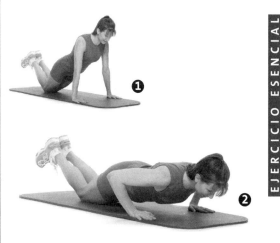

**EJERCICIO ESENCIAL**

### Plancha con las rodillas dobladas

**Posición inicial:** Recuéstese boca abajo sobre el piso. Doble las rodillas de modo que los pies apunten hacia el techo y coloque las palmas sobre el piso cerca de los hombros de modo que los codos queden apuntando hacia arriba. Presione las manos contra el piso, extienda los brazos y levante el cuerpo del piso.

**Movimiento:** Manteniendo la cabeza, la espalda, las caderas y las rodillas en línea recta, doble los codos hacia los lados y vaya bajando el cuerpo mientras inhala, hasta que el pecho llegue casi a tocar el piso. Mantenga esta posición durante un segundo y luego exhale a medida que se vaya impulsando lentamente hacia arriba.

**Técnica:** No se doble a nivel de las caderas. No arquee la espalda.

### Vuelo (cristo) dorsal (sentada)

**Posición inicial:** Siéntese en la orilla de una silla con los pies separados de modo que queden alineados con las caderas y sostenga una mancuerna en cada mano. Mantenga la espalda recta e inclínese hacia adelante, doblándose a la altura de las caderas para que las mancuernas queden colgando al lado de las pantorrillas con las palmas hacia adentro y los codos ligeramente doblados.

**Movimiento:** Manteniendo la espalda recta, junte los omóplatos y levante las mancuernas hacia arriba y hacia los lados mientras exhala, jalando los codos hacia atrás hasta donde le sea cómodamente posible. Mantenga esta posición durante un segundo y luego inhale a medida que vaya bajando lentamente las mancuernas.

**Técnica:** No arquee la espalda. No levante el torso mientras esté elevando las mancuernas.

**Movimiento alterno:** Si tiene problemas de espalda, haga los vuelos con un solo brazo a la vez y coloque el otro antebrazo sobre los muslos para apoyarse.

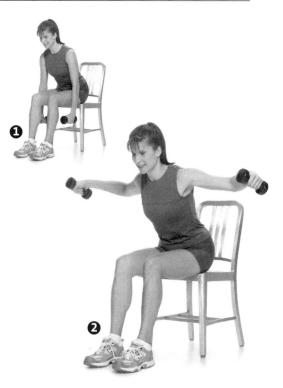

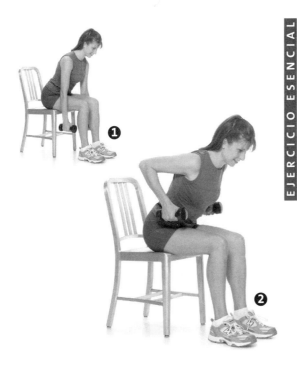

## Remo (sentada e inclinada)

**Posición inicial:** Siéntese en la orilla de una silla con los pies separados de modo que queden alineados con las caderas y sostenga una mancuerna en cada mano. Mantenga la espalda recta e inclínese hacia adelante, doblándose a la altura de las caderas para que las mancuernas queden colgando al lado de las pantorrillas con las palmas hacia adentro.

**Movimiento:** Doblando los codos hacia atrás y juntando los omóplatos, levante las pesas hacia las costillas mientras exhala. Mantenga esta posición durante un segundo y luego inhale a medida que vaya bajando lentamente las mancuernas.

**Técnica:** No arquee la espalda. No levante el torso mientras esté elevando las mancuernas.

**Movimiento alterno:** Si tiene problemas de espalda, haga los remos con un solo brazo a la vez y coloque el otro antebrazo sobre los muslos para apoyarse.

## *Curl* de bíceps con giro (sentada)

**Posición inicial:** Siéntese en la orilla de una silla con los pies separados de modo que queden alineados con las caderas. Sostenga las mancuernas a los lados con las palmas hacia adentro.

**Movimiento:** Doblando los codos y girando las muñecas hacia arriba, levante las mancuernas hacia los hombros y exhale. Deténgase cuando las mancuernas lleguen a la altura del pecho, con las palmas hacia el cuerpo. Mantenga esta posición durante un segundo y luego inhale a medida que vaya bajando lentamente las mancuernas.

**Técnica:** No mueva la parte superior de los brazos.

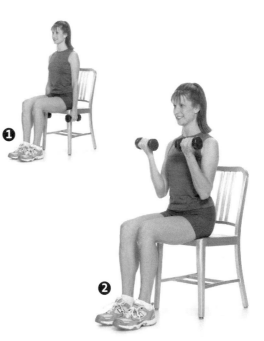

*(continúa)*

# Sesión de ejercicio
## Nivel Nº 1 (continuación)

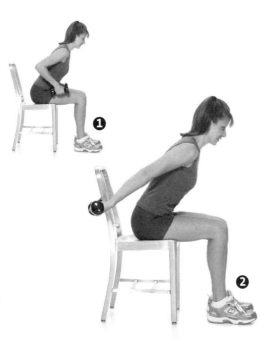

① ②

## Extensión de tríceps con giro (sentada)

**Posición inicial:** Siéntese en la orilla de una silla con los pies separados de modo que queden alineados con las caderas y sostenga una mancuerna en cada mano. Mantenga la espalda recta e inclínese hacia adelante, doblándose a la altura de las caderas. Doble los brazos a un ángulo de unos 90 grados de modo que las mancuernas queden más o menos a la altura de las caderas.

**Movimiento:** Sin mover la parte superior de los brazos, lleve las mancuernas hacia atrás mientras exhala, extendiendo los brazos y girando las muñecas de modo que las palmas de las manos queden hacia el techo. Mantenga esta posición durante un segundo y luego inhale a medida que vaya bajando lentamente las mancuernas.

**Técnica:** No haga el movimiento desde los hombros. No levante el torso mientras esté elevando las mancuernas.

**Movimiento alterno:** Si tiene problemas de espalda, haga las extensiones con un solo brazo a la vez y coloque el otro antebrazo sobre los muslos para apoyarse.

## Elevación lateral con los brazos doblados

**Posición inicial:** Párese con los pies separados de modo que queden alineados con los hombros y doble ligeramente las rodillas. Sostenga una mancuerna en cada mano con los brazos a los lados y doblados a un ángulo de 90 grados de modo que las palmas queden hacia adentro y las mancuernas queden frente a usted más o menos a la altura de la cintura.

**Movimiento:** Exhale a medida que vaya levantando lentamente los codos hacia los lados hasta que queden más o menos a la altura de los hombros. Mantenga esta posición durante un segundo y luego inhale a medida que vaya bajando lentamente las mancuernas.

**Técnica:** No levante los hombros. No permita que las mancuernas rebasen el nivel de los hombros.

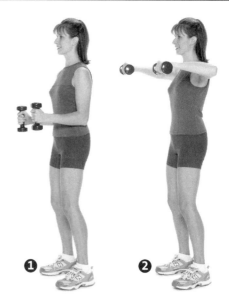

① ②

## Contracción de hombros

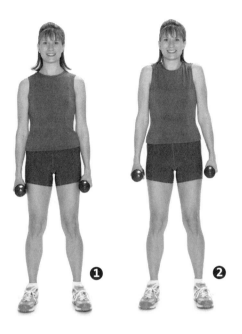

**Posición inicial:** Párese con los pies separados de modo que queden alineados con los hombros y doble ligeramente las rodillas. Sostenga una mancuerna en cada mano con los brazos a los lados y las palmas hacia adentro.

**Movimiento:** Exhale a medida que vaya levantando lentamente los hombros hacia las orejas, llevándolos lo más alto que pueda. Mantenga esta posición durante un segundo y luego inhale a medida que los vaya bajando lentamente.

**Técnica:** No doble los codos. No use los brazos para levantar.

## TIPS REAFIRMANTES

| REAFÍRMESE MÁS RÁPIDO | HECHOS SORPRENDENTES |
|---|---|
| *No olvide el pomo. ¿Usted piensa que no necesita llevar su pomo de agua cuando va a hacer ejercicio durante menos de una hora? Mejor piénselo dos veces. "Los estudios de investigación han mostrado que una persona se puede deshidratar en tan sólo 45 a 50 minutos y eso hace que baje drásticamente su nivel de energía —dice Nancy Clark, R.D., experta en nutrición—. Tome un poco de agua cada 15 a 20 minutos mientras esté haciendo ejercicio".* | *Unos investigadores alemanes han encontrado un potente germicida justo debajo de la superficie de nuestra piel. Este antibiótico natural, llamado dermcidina, se fabrica en las glándulas sudoríparas del cuerpo. Cuando hacemos ejercicio, este compuesto sube a la superficie y nos protege de algunas bacterias que causan infecciones comunes del estómago y la piel.* |

# Sesión de ejercicio
## Nivel Nº 2

**Caminata fácil: 30 minutos**

• Calentamiento de 5 minutos: Camine a una velocidad de 2½–3 millas por hora (4–5 km por hora) o de 100–115 pasos por minuto.

• Caminata moderada de 20 minutos: Aumente su velocidad a 3–3½ millas por hora (5–6 km por hora), a 115–125 pasos por minuto o a un paso que le permita conversar cómodamente mientras camina.

• Enfriamiento de 5 minutos: Disminuya su velocidad a 2½–3 millas por hora (4–5 km por hora) o a 100–115 pasos por minuto.

**Entrenamiento de fuerza con más peso: 25 minutos**

• Haga de cuatro a seis repeticiones de cada ejercicio, usando pesas más pesadas. Repita la secuencia de ejercicios tres veces.

• Para calentar, use pesas más ligeras o no use pesas la primera vez que haga la serie y cuando haga las sentadillas (cuclillas) y los arcos, sólo baje hasta la mitad.

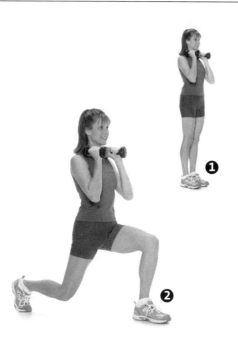

## Arco hacia atrás

**Posición inicial:** Párese con los pies juntos. Sostenga una mancuerna en cada mano ya sea a la altura de los hombros o colgando a los lados del cuerpo.

**Movimiento:** Dé un paso hacia atrás con el pie derecho de modo que quede a una distancia de 2–3 pies (60–90 cm) del pie izquierdo. Inhale a medida que vaya doblando la rodilla izquierda y bajando el cuerpo en línea recta hasta que la rodilla izquierda quede doblada a un ángulo de 90 grados y la rodilla derecha llegue casi hasta el piso. El talón trasero se despegará del piso. Mantenga esta posición durante un segundo y luego exhale a medida que se vaya impulsando hacia arriba, juntando nuevamente el pie derecho con el pie izquierdo. Termine todas las repeticiones y luego repita el ejercicio dando el paso hacia atrás con el pie izquierdo.

**Técnica:** No se incline hacia adelante. No deje que la rodilla delantera se desplace hacia adelante más allá de los dedos de los pies.

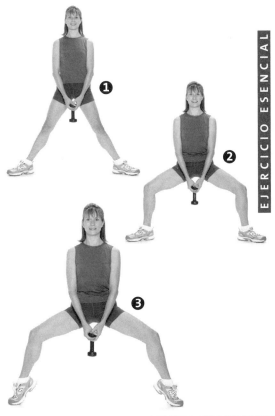

## *Plié* con talones levantados

**Posición inicial:** Párese con los pies separados a una distancia mayor que el ancho de los hombros y con los dedos de los pies apuntando hacia afuera. Sostenga una mancuerna con ambas manos abajo y enfrente de usted.

**Movimiento:** Manteniendo la espalda recta, baje el cuerpo doblando las rodillas e inhale al mismo tiempo. Deténgase justo antes de que los muslos queden paralelos al piso y luego levante los talones del piso para que quede de puntas. Mantenga esta posición durante un segundo. Exhale a medida que se vaya parando lentamente y luego baje los talones al piso. (Si quiere, puede apoyar una mano sobre una silla para equilibrarse, sosteniendo la mancuerna con la otra mano).

**Técnica:** No deje que las rodillas se desplacen hacia adelante más allá de los dedos de los pies. No se incline hacia adelante.

## Pres de pecho

**Posición inicial:** Recuéstese sobre el piso (o sobre una banca) y sostenga las mancuernas juntando los extremos de cada mancuerna, justo por encima de los hombros. Los codos deberán apuntar hacia los lados.

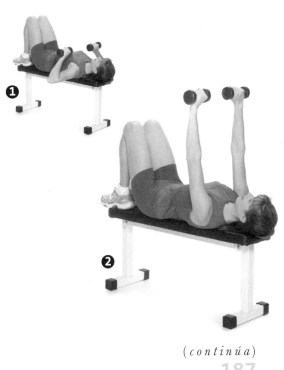

**Movimiento:** Exhale mientras extiende los brazos para levantar las mancuernas hacia el techo sobre el pecho. Mantenga esta posición durante un segundo y luego inhale a medida que vaya bajando lentamente las mancuernas.

**Técnica:** No deje que las mancuernas se vayan hacia atrás de la cabeza ni hacia los pies; deben subir y bajar trazando una línea perfectamente perpendicular al piso. No arquee la espalda.

**Posición alterna:** Si le incomoda colocar los pies sobre la banca, puede ponerlos en el piso. Asegúrese que la espalda no se arquee en esta posición.

*(continúa)*

# Sesión de ejercicio
## Nivel Nº 2 (continuación)

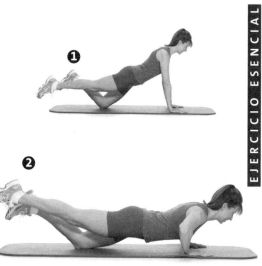

### Plancha sobre una rodilla

**Posición inicial:** Recuéstese boca abajo sobre el piso. Doble las rodillas de modo que los pies apunten hacia el techo y coloque las palmas sobre el piso cerca de los hombros de modo que los codos queden apuntando hacia arriba. Presione las manos contra el piso, extienda los brazos, levante el cuerpo del piso y levante una rodilla del piso, extendiendo esa pierna.

**Movimiento:** Manteniendo la cabeza, la espalda, las caderas y las rodillas en línea recta, doble los codos hacia los lados y vaya bajando el cuerpo mientras inhala, hasta que casi llegue a tocar el piso con el pecho. Mantenga esta posición durante un segundo y luego exhale a medida que se vaya impulsando hacia arriba. Haga la mitad de las repeticiones recomendadas y luego cambie de rodilla.

**Técnica:** No se doble a nivel de las caderas. No arquee la espalda.

---

### Vuelo (cristo) dorsal

**Posición inicial:** Párese con los pies separados de modo que queden alineados con los hombros y doble ligeramente las rodillas. Sostenga una mancuerna en cada mano con los brazos a los lados. Mantenga la espalda recta e inclínese hacia adelante, doblándose a la altura de las caderas para que las mancuernas queden colgando frente a usted, con las palmas hacia adentro y los codos ligeramente doblados.

**Movimiento:** Manteniendo la espalda recta, junte los omóplatos y levante las mancuernas hacia arriba y hacia los lados mientras exhala, jalando los codos hacia atrás hasta donde le sea cómodamente posible. Mantenga esta posición durante un segundo y luego inhale a medida que vaya bajando lentamente las mancuernas.

**Técnica:** No arquee la espalda. No levante el torso mientras esté elevando las mancuernas.

**Movimiento alterno:** Si tiene problemas de espalda, ponga una mano sobre una silla para apoyarse y haga los vuelos con un solo brazo a la vez.

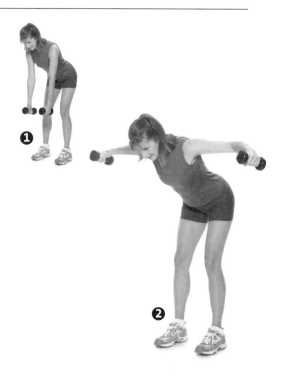

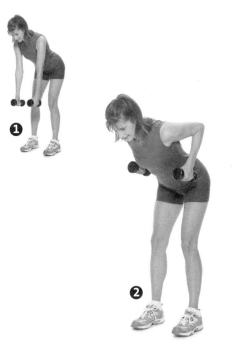

# Remo (doblada hacia adelante)

**Posición inicial:** Párese con los pies separados de modo que queden alineados con los hombros y doble ligeramente las rodillas. Sostenga una mancuerna en cada mano con los brazos a los lados. Mantenga la espalda recta e inclínese hacia adelante, doblándose a la altura de las caderas para que las mancuernas queden colgando frente a usted, con las palmas hacia adentro.

**Movimiento:** Doblando los codos hacia atrás y juntando los omóplatos, levante las pesas hacia las costillas mientras exhala, hasta que los codos rebasen la espalda. Mantenga esta posición durante un segundo y luego inhale a medida que vaya bajando lentamente las mancuernas.

**Técnica:** No arquee la espalda. No levante los hombros hacia las orejas. No levante el torso mientras esté elevando las mancuernas.

**Movimiento alterno:** Si tiene problemas de espalda, ponga una mano sobre una silla y haga los remos con un solo brazo a la vez.

# *Curl* de bíceps

**Posición inicial:** Párese con los pies separados de modo que queden alineados con los hombros y doble ligeramente las rodillas. Sostenga una mancuerna en cada mano con las palmas hacia adelante.

**Movimiento:** Doblando los codos, vaya levantando las mancuernas hacia los hombros mientras exhala. Deténgase cuando las mancuernas lleguen a la altura del pecho, con las palmas hacia el cuerpo. Mantenga esta posición durante un segundo y luego inhale a medida que vaya bajando lentamente las mancuernas.

**Técnica:** No mueva la parte superior de los brazos.

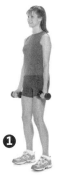

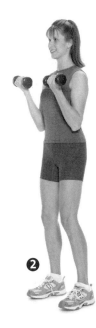

(*continúa*)

# Sesión de ejercicio
## Nivel Nº 2 (continuación)

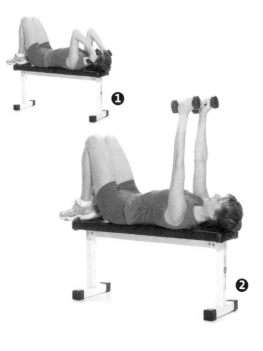

## Extensión de tríceps (acostada)

**Posición inicial:** Recuéstese boca arriba sobre el piso (o sobre una banca). Sostenga una mancuerna en cada mano encima del pecho. Doble los brazos de modo que los codos queden apuntando hacia el techo y las mancuernas queden al lado de las orejas.

**Movimiento:** Sin mover la parte superior de los brazos, levante las pesas hasta que queden encima del pecho mientras exhala. Mantenga esta posición durante un segundo y luego inhale a medida que vaya bajando lentamente las mancuernas.

**Técnica:** No haga el movimiento desde los hombros. No arquee la espalda.

**Posición alterna:** Si le incomoda colocar los pies sobre la banca, puede ponerlos en el piso. Asegúrese de no arquear la espalda en esta posición.

## Plancha para tríceps (de rodillas)

**Posición inicial:** Recuéstese boca abajo sobre el piso. Doble las rodillas de modo que los pies apunten hacia el techo y coloque las palmas sobre el piso cerca de las costillas de modo que los codos apunten hacia arriba. Presione las manos contra el piso, extienda los brazos y levante el cuerpo del piso.

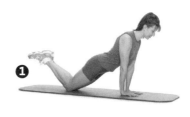

**Movimiento:** Manteniendo la cabeza, la espalda, las caderas y las rodillas en línea recta, doble los codos, manteniendo los brazos cerca del cuerpo e inhale al mismo tiempo. Baje el cuerpo hasta que el pecho llegue casi a tocar el piso. Mantenga esta posición durante un segundo y luego exhale a medida que se vaya impulsando hacia arriba.

**Técnica:** No deje que los codos apunten hacia los lados. No se doble a nivel de las caderas. No deje que el vientre se caiga hacia el piso.

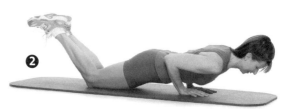

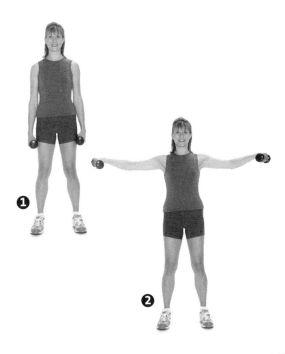

## Elevación lateral

**Posición inicial:** Párese con los pies separados de modo que queden alineados con los hombros y doble ligeramente las rodillas. Sostenga una mancuerna en cada mano con los brazos a los lados, las palmas hacia adentro y los codos ligeramente doblados.

**Movimiento:** Exhale a medida que vaya elevando las mancuernas hacia los lados hasta que lleguen más o menos a la altura de los hombros. Mantenga esta posición durante un segundo y luego inhale a medida que vaya bajando lentamente las mancuernas.

**Técnica:** No levante los hombros. No permita que las mancuernas rebasen el nivel de los hombros.

## Pres militar paralelo

**Posición inicial:** Párese con los pies separados de modo que queden alineados con los hombros y doble ligeramente las rodillas. Sostenga una mancuerna en cada mano a la altura de los hombros, con las palmas hacia adentro y los codos apuntando hacia adelante.

**Movimiento:** Exhale a medida que vaya levantando lentamente las mancuernas en línea recta por encima de la cabeza sin llegar a trabar los codos. Mantenga esta posición durante un segundo y luego inhale a medida que vaya bajando lentamente las mancuernas.

**Técnica:** No arquee la espalda. No levante las mancuernas hacia adelante o hacia atrás.

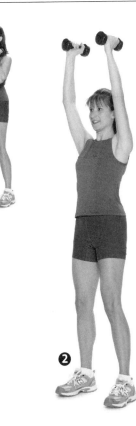

# Sesión de ejercicio
## Nivel Nº 3

**Caminata fácil: 30 minutos**

• Calentamiento de 5 minutos: Camine a una velocidad de 2½–3 millas por hora (4–5 km por hora) o de 100–115 pasos por minuto.

• Caminata moderada de 20 minutos: Aumente su velocidad a 3½–4 millas por hora (5– 6 km por hora), a 125–135 pasos por minuto o a un paso que le permita conversar cómodamente mientras camina.

• Enfriamiento de 5 minutos: Disminuya su velocidad a 2½–3 millas por hora (4–5 km por hora) o a 100–115 pasos por minuto.

**Entrenamiento de fuerza con más peso: 30 minutos**

• Haga de cuatro a seis repeticiones de cada ejercicio, usando pesas más pesadas. Repita la secuencia de ejercicios tres veces.

• Para calentar, use pesas más ligeras o no use pesas la primera vez que haga la serie y cuando haga los arcos, sólo baje hasta la mitad.

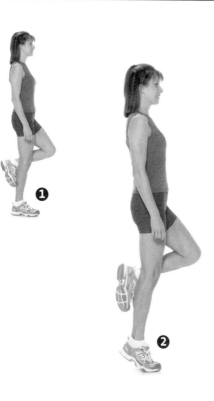

## Elevación de un solo talón

**Posición inicial:** Párese sobre un solo pie y descanse el otro pie sobre la pantorrilla de la pierna opuesta. Si es necesario, ponga una mano suavemente sobre una silla o sobre la pared para equilibrarse.

**Movimiento:** Exhale a medida que vaya levantando lentamente el talón del piso, rodando sobre la planta del pie hasta que quede de punta. Mantenga esta posición durante un segundo y luego inhale conforme lo va bajando lentamente. Haga la cantidad recomendada de repeticiones y luego cambie de pie.

**Técnica:** No se doble a nivel de la cintura ni se incline hacia adelante, hacia atrás o hacia un lado. No doble la pierna de apoyo.

## Extensión hacia atrás

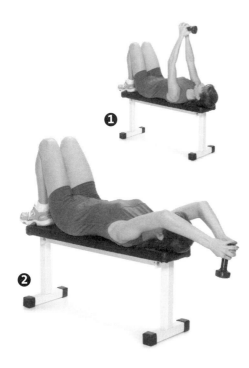

**Posición inicial:** Recuéstese boca arriba sobre el piso (o sobre una banca). Agarre una mancuerna con ambas manos y sosténgala arriba del pecho con los codos ligeramente doblados.

**Movimiento:** Inhale a medida que vaya bajando la mancuerna hacia atrás de la cabeza, llegando hasta donde le sea cómodo pero sin doblar los codos más que al principio. Mantenga esta posición durante un segundo y luego exhale a medida que vaya elevando la mancuerna hasta llegar a la posición inicial.

**Técnica:** No arquee la espalda. No doble los codos para bajar la mancuerna.

**Posición alterna:** Si le incomoda colocar los pies sobre la banca, puede ponerlos en el piso. Asegúrese de no arquear la espalda en esta posición.

## Plancha

**Posición inicial:** Recuéstese boca abajo sobre el piso con los pies flexionados y los dedos de los pies sobre el piso. Coloque las palmas sobre el piso cerca de los hombros de modo que los codos queden apuntando hacia arriba. Presione las manos contra el piso, extienda los brazos y levante el cuerpo del piso de modo que quede en línea recta de pies a cabeza.

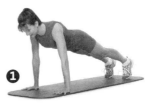

**Movimiento:** Mantenga la cabeza, la espalda, las caderas y las piernas en línea recta, doble los codos hacia los lados y vaya bajando el cuerpo mientras inhala, hasta que casi llegue a tocar el piso con el pecho. Mantenga esta posición durante un segundo y luego exhale a medida que se vaya impulsando hacia arriba. Si no puede hacer todas las repeticiones recomendadas, no se preocupe. Simplemente baje una o ambas rodillas al piso y termine las repeticiones que le falten.

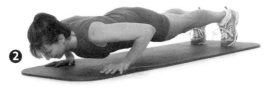

**Técnica:** No se doble a nivel de las caderas. No arquee la espalda.

*( continúa )*

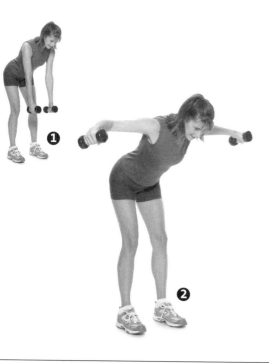

### Vuelo (cristo) dorsal

**Posición inicial:** Párese con los pies separados de modo que queden alineados con los hombros y doble ligeramente las rodillas. Sostenga una mancuerna en cada mano con los brazos a los lados. Mantenga la espalda recta e inclínese hacia adelante, doblándose a la altura de las caderas para que las mancuernas queden colgando frente a usted, con las palmas hacia adentro y los codos ligeramente doblados.

**Movimiento:** Manteniendo la espalda recta, junte los omóplatos y levante las mancuernas hacia arriba y hacia los lados mientras exhala, jalando los codos hacia atrás hasta donde le sea cómodamente posible. Mantenga esta posición durante un segundo y luego inhale a medida que vaya bajando lentamente las mancuernas.

**Técnica:** No arquee la espalda. No levante el torso mientras esté elevando las mancuernas.

**Movimiento alterno:** Si tiene problemas de espalda, ponga una mano sobre una silla para apoyarse y haga los vuelos con un solo brazo a la vez.

### Remo abierto (doblada hacia adelante)

**Posición inicial:** Párese con los pies separados de modo que queden alineados con los hombros y doble ligeramente las rodillas. Sostenga una mancuerna en cada mano con los brazos a los lados. Mantenga la espalda recta e inclínese hacia adelante, doblándose a la altura de las caderas para que las mancuernas queden colgando frente a usted, con las palmas hacia adentro.

**Movimiento:** Doble los codos de manera que queden apuntando hacia los lados y junte los omóplatos, levantando las mancuernas hacia las costillas mientras exhala, hasta que los codos rebasen la espalda. Mantenga esta posición durante un segundo y luego inhale a medida que vaya bajando lentamente las mancuernas.

**Técnica:** No arquee la espalda. No levante los hombros hacia las orejas. No levante el torso mientras esté elevando las mancuernas.

**Movimiento alterno:** Si tiene problemas de espalda, ponga una mano sobre una silla y haga los remos con un solo brazo a la vez.

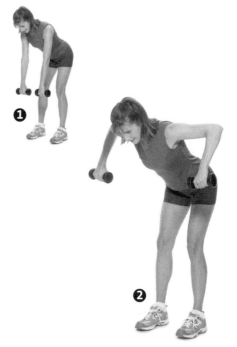

EJERCICIO ESENCIAL

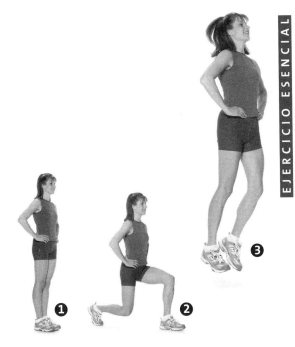

## Arco hacia adelante con salto

**Posición inicial:** Párese con los pies juntos y las manos en las caderas.

**Movimiento:** Con el pie izquierdo, dé un paso de 2–3 pies (60–90 cm) hacia adelante. Inhale a medida que vaya doblando la rodilla izquierda y bajando el cuerpo en línea recta hasta que la rodilla izquierda quede doblada a un ángulo de 90 grados y la rodilla derecha llegue casi hasta el piso. El talón trasero se despegará del piso. Mantenga esta posición durante un segundo y luego exhale cuando se impulse con el pie izquierdo y dé un salto para juntar los pies. Termine todas las repeticiones y luego repita el ejercicio dando el paso hacia delante con el pie derecho.

**Técnica:** No se incline hacia adelante. No deje que la rodilla delantera se desplace hacia adelante más allá de los dedos de los pies.

## *Curl* de bíceps

**Posición inicial:** Párese con los pies separados de modo que queden alineados con los hombros y doble ligeramente las rodillas. Sostenga una mancuerna en cada mano con las palmas hacia adelante.

**Movimiento:** Doblando los codos, vaya levantando las mancuernas hacia los hombros mientras exhala. Deténgase cuando las mancuernas lleguen a la altura del pecho, con las palmas hacia el cuerpo. Mantenga esta posición durante un segundo y luego inhale a medida que vaya bajando lentamente las mancuernas.

**Técnica:** No mueva la parte superior de los brazos.

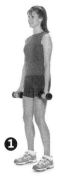

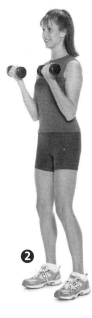

(*continúa*)

# Sesión de ejercicio
## Nivel Nº 3 (continuación)

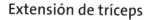

## Extensión de tríceps

**Posición inicial:** Párese con los pies separados de modo que queden alineados con los hombros y doble ligeramente las rodillas. Sostenga una mancuerna con la mano derecha y levántela para que quede arriba de la cabeza. Doble el codo de modo que quede apuntando hacia el techo y que la mancuerna quede detrás de la cabeza. Coloque la mano izquierda sobre el codo derecho para apoyarse.

**Movimiento:** Exhale a medida que vaya extendiendo el brazo derecho y levantando la mancuerna hasta que quede arriba de la cabeza. Mantenga esta posición durante un segundo y luego inhale conforme la va bajando lentamente. Haga la cantidad recomendada de repeticiones y luego repita el ejercicio con el brazo izquierdo.

**Técnica:** No levante los hombros hacia las orejas. No doble la muñeca.

## Tonificador de tríceps con silla

**Posición inicial:** Siéntese en la orilla de una silla y coloque las manos sobre el asiento de la silla a ambos lados de la cadera. Levante los glúteos de la silla y dé unos pasitos hacia adelante hasta que las piernas queden dobladas a un ángulo de aproximadamente 90 grados. Debe quedar equilibrada sobre las manos y los pies.

**Movimiento:** Doble los brazos para que los codos apunten hacia atrás y baje lentamente el cuerpo hacia el piso mientras inhala. Mantenga los glúteos tan cerca de la silla como le sea posible. Deténgase cuando los codos se doblen a un ángulo de aproximadamente 90 grados. Mantenga esta posición durante un segundo y luego exhale a medida que se vaya impulsando hacia arriba.

**Técnica:** No deje que el cuerpo se hunda permitiendo que los hombros se eleven hacia las orejas. No doble las rodillas para ayudarse a bajar el cuerpo.

**Movimiento alterno:** Si desea aumentar la dificultad de este ejercicio, levante una pierna del piso.

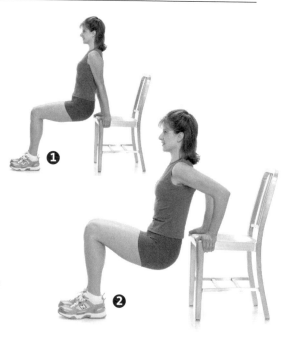

## Elevación lateral

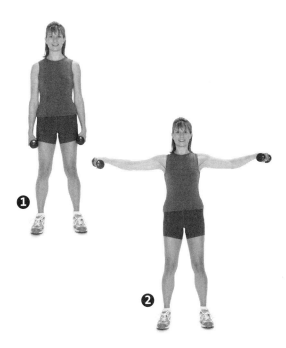

**Posición inicial:** Párese con los pies separados de modo que queden alineados con los hombros y doble ligeramente las rodillas. Sostenga una mancuerna en cada mano con los brazos a los lados, las palmas hacia adentro y los codos ligeramente doblados.

**Movimiento:** Exhale a medida que vaya elevando las mancuernas hacia los lados hasta que lleguen más o menos a la altura de los hombros. Mantenga esta posición durante un segundo y luego inhale a medida que vaya bajando lentamente las mancuernas.

**Técnica:** No levante los hombros. No permita que las mancuernas rebasen el nivel de los hombros.

## Pres militar

**Posición inicial:** Párese con los pies separados de modo que queden alineados con los hombros y doble ligeramente las rodillas. Sostenga una mancuerna en cada mano a la altura de los hombros con las palmas hacia adelante y los codos apuntando hacia los lados.

**Movimiento:** Exhale a medida que vaya levantando las mancuernas en línea recta por encima de la cabeza. Mantenga esta posición durante un segundo y luego inhale a medida que vaya bajando lentamente las mancuernas.

**Técnica:** No arquee la espalda. No levante las mancuernas hacia adelante o hacia atrás.

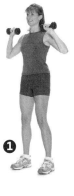

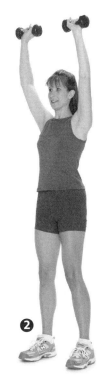

## REAFIRME SU FIGURA / DÍA Nº 13

# *Historia de éxito de la vida real*

"Yo creo que tendré que olvidarme de la *pizza* con *pepperoni*, ¿verdad?", fue lo primero que dijo Eileen Fehr, una mujer de 51 años de edad de Quakertown, Pensilvania, cuando se unió al programa de *Prevention* hace 5 años. Pero para su gran sorpresa, ¡no lo tuvo que hacer! "Este programa me ha dado la flexibilidad que nunca antes había tenido en mi alimentación —exclama Eileen, quien dice que su amor por los alimentos grasosos siempre había sido la causa por la que fracasaban todos sus esfuerzos por bajar de peso—. "Mi salvación ha sido consumir más fibra. Odio contar calorías, raciones y porciones. Al agregar frutas y verduras repletas de fibra a mis comidas, ya no tengo que hacerlo. La fibra me llena e impide que coma en exceso y además me ayuda a sentirme satisfecha con menos comida, ¡aunque sea un sándwich (emparedado) de cecina o *pizza*! Y cuando levanto pesas con regularidad, puedo seguir disfrutando mi comida favorita sin aumentar de peso".

Eileen ha bajado 18 libras (8 kg) de peso y no lo ha vuelto a recuperar en 5 años. "Pesarme regularmente me ayuda a mantenerme por el camino indicado —dice—. No me preocupan las fluctuaciones normales de alrededor de 1 libra (0.45 kg). Pero si veo que la pesa (báscula) empieza a subir más, entonces ya sé que es hora de tomar las cosas más en serio".

"Y el mayor beneficio que he obtenido de esto es que me siento joven —dice Eileen—. Y si una se siente joven, *es* joven. También hago algo de ejercicio aeróbico, como caminar dos o tres veces a la semana, pero principalmente levanto pesas. Puedo subir y bajar las escaleras corriendo sin perder el aliento y ya no me siento aletargada".

| TIPS REAFIRMANTES | |
|---|---|
| **¡DIVIÉRTASE!** | **EN SU PLATO** |
| *Colúmpiese. Al columpiarse y mover las piernas para adelante y para atrás durante media hora, usted quemará más de 100 calorías y ejercitará las partes anterior y posterior de los muslos. Y si empuja a otra persona, también ejercitará los tríceps.* | *Compre poco. Entre más grande sea la ración, más probable será que coma de más. De hecho, según un estudio de investigación, puede llegar a comer hasta un 44 por ciento más.* |

# Menú

La mayoría de estas recetas indican las cantidades suficientes para una porción y son fáciles y rápidas de preparar. Si una receta sirve para preparar más de una porción, ahí mismo aparecerá indicado. Guarde la porción sobrante para otra comida o compártala con su esposo o con su compañera de caminatas.

### Desayuno

**Queso y galletas:** Si tiene que salir aprisa de casa, llévese 3 panes crujientes *Wasa*, 1 palito de queso de grasa reducida y 1 melocotón (durazno) pequeño. Sirva con 1 taza de leche descremada (*fat-free milk* o *nonfat milk*).

### Merienda saludable

*Café au Lait* y *muffin*: Mezcle 1 taza de café instantáneo o colado caliente (normal o descafeinado), 1 taza de leche descremada caliente y 1 cucharadita de azúcar (opcional). Sírvalo con un *mini muffin* de arándano (como un *Hostess Blueberry Mini Muffin*).

### Almuerzo

**Crema de tomate:** Prepare ½ taza de sopa de tomate (jitomate) reducida en sodio *Campbell's* con ¾ de taza de leche descremada. Caliéntela en el horno de microondas hasta que adquiera la temperatura deseada y revuélvala bien. Agréguele 1 cucharada (½ onza/14 g) de nueces de soya. Sírvala con ½ plátano amarillo (guineo) pequeño y ½ *muffin* inglés de trigo integral. Coloque la mitad de plátano que le haya sobrado en una bolsa de plástico con cierre y déjelo en el mostrador para mañana.

### Merienda saludable

**Deleite de albaricoque:** Coma 3 albaricoques (chabacanos, damascos) secos (o 6 mitades). Sírvalos con 2 cuadrados de galletitas *Graham* de 2½ pulgadas (6 cm) untados con 1 cucharada de mantequilla de cacahuate (maní).

### Cena

**Comida griega o del Medio Oriente:** Ordene un alambre de pollo con verduras. Coma todas las verduras y alrededor de 2½ onzas (70 g) de pollo (que generalmente equivale a una ⅓ parte de lo que le sirven). Pida también una ensalada griega (con 1½ tazas de verduras de hojas verdes y sin queso *feta*; pida que le traigan el aliño/aderezo a un lado y agregue 1 cucharada del mismo a su ensalada) y 1 taza de arroz.

### Gustito

**Vino y chocolate:** Disfrute 4 onzas (120 ml) de vino con 1 minibarra de chocolate amargo *Dove*.

---

Análisis de nutrientes: 1,746 calorías, 75 g de proteínas, 256 g de carbohidratos, 44 g de grasa total, 13 g de grasa saturada, 93 mg de colesterol, 23 g de fibra dietética, 1,854 mg de sodio, 943 mg de calcio

## TIP REAFIRMANTE

### EL PODER DE LA MENTE

*Haga algo nuevo. Haga algo que nunca haya hecho, sólo para usted. Vaya al cine a ver la película más taquillera del momento. Píntese las uñas de los dedos de los pies de color anaranjado. Párese a cantar en un bar de* karaoke. *Esto le ayudará a combatir la depresión y a estimular la mente, lo cual también fortalece el sistema inmunitario.*

# Sesión de ejercicio
## Nivel Nº 1

**Caminata de velocidad: Menos de 20 minutos**

• Siga la misma ruta que siguió la semana pasada. La meta es recorrer la misma distancia en menos tiempo.

• Calentamiento de 5 minutos: Camine a una velocidad de 2 millas por hora (3 km por hora) o de alrededor de 95 pasos por minuto.

• Caminata a paso acelerado en menos de 10 minutos: Empezando en el mismo lugar en el que comenzó la semana pasada, aumente la velocidad, caminando lo más aprisa que pueda, hasta que llegue al lugar donde comenzaba a caminar más lento la semana pasada. Esta semana deberá poder recorrer la misma distancia en unos cuantos segundos menos como mínimo.

• Enfriamiento de 5 minutos: Disminuya su velocidad a 2 millas (3 km) por hora o a unos 95 pasos por minuto.

**Acondicionamiento Fundamental: 15 minutos**

• Haga la secuencia de ejercicios una vez.

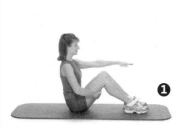

## Rodamiento con una mano

**Posición inicial:** Siéntese en el piso con las rodillas dobladas y los pies planos sobre el piso. Coloque una mano detrás del muslo del mismo lado. Mantenga el otro brazo estirado hacia adelante y paralelo al piso.

**Movimiento:** Usando los músculos abdominales, ruede lentamente hacia abajo, vértebra por vértebra, hasta quedar a una distancia de 2–3 pulgadas (5–8 cm) del piso, e inhale al mismo tiempo. Mantenga esta posición durante un segundo y luego exhale conforme va rodando lentamente hacia arriba. Haga 10 repeticiones.

**Técnica:** Debe sentir que los músculos abdominales son los que están realizando el movimiento. No haga el movimiento rápidamente.

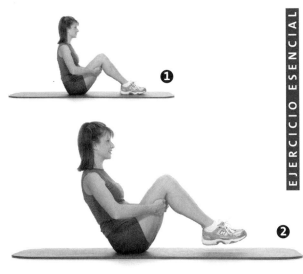

## Equilibrio abdominal

**Posición inicial:** Siéntese en el piso con las rodillas dobladas y los pies planos sobre el piso. Coloque las manos detrás de los muslos.

**Movimiento:** Levante ligeramente los pies del piso y equilíbrese sobre la rabadilla. Mantenga esta posición durante cuatro respiraciones y luego relájese. Haga este ejercicio una sola vez.

**Técnica:** Mantenga los músculos abdominales tensos y el resto del cuerpo relajado, especialmente los hombros.

## Abdominal con brazos cruzados

**Posición inicial:** Recuéstese boca arriba con las rodillas dobladas, los pies planos sobre el piso y los brazos cruzados encima del pecho.

**Movimiento:** Usando los músculos abdominales, exhale y vaya levantando lentamente la cabeza, los hombros y la parte superior de la espalda hasta un ángulo de aproximadamente 45 grados. Imagine que quiere acortar la distancia que existe entre las costillas y la pelvis. Mantenga esta posición durante un segundo y luego inhale conforme va bajando lentamente hacia el piso. Haga 10 repeticiones.

**Técnica:** No jale la barbilla hacia el pecho. No arquee la espalda.

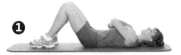

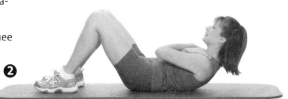

(continúa)

VIERNES / DÍA Nº13

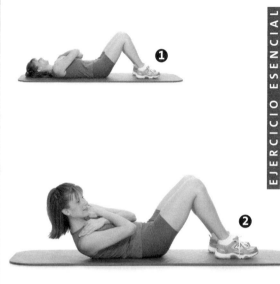

**EJERCICIO ESENCIAL**

### Abdominal con brazos cruzados y giro

**Posición inicial:** Recuéstese boca arriba con las rodillas dobladas, los pies planos sobre el piso y los brazos cruzados encima del pecho.

**Movimiento:** Usando los músculos abdominales, levante lentamente la cabeza y el hombro izquierdo del piso, gire hacia la derecha llevando el hombro izquierdo hacia la rodilla derecha mientras exhala. Mantenga esta posición durante un segundo y luego inhale conforme va bajando lentamente hacia el piso. Repita, alternando lados. Haga un total de 10 repeticiones, es decir, 5 repeticiones hacia cada lado.

**Técnica:** No jale la barbilla hacia el pecho. No arquee la espalda.

**EJERCICIO ESENCIAL**

### Puente de talones

**Posición inicial:** Recuéstese boca arriba con las rodillas dobladas y los brazos a los lados con las palmas hacia arriba. Levante los dedos de los pies para que sólo los talones queden tocando el piso.

**Movimiento:** Contrayendo los músculos abdominales, los glúteos y la baja espalda, recargue su peso sobre los talones y levante los glúteos, las caderas y la espalda del piso mientras exhala, para formar una línea recta desde los hombros hasta las rodillas. Mantenga esta posición durante cuatro respiraciones y luego relájese. Haga este ejercicio una sola vez.

**Técnica:** No se levante demasiado; la parte superior de la espalda y los hombros deben permanecer sobre el piso. No se doble a nivel de la cintura o de las caderas. No deje que las rodillas se caigan hacia adentro o hacia afuera.

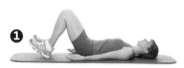

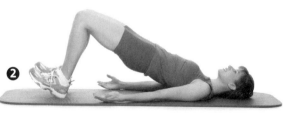

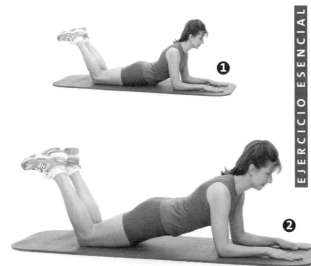

## Tabla de rodillas

**Posición inicial:** Recuéstese boca abajo y doble las rodillas para que los pies queden en el aire. Los codos deben quedar debajo de los hombros y los antebrazos y las palmas sobre el piso.

**Movimiento:** Contrayendo los músculos abdominales y espalda, recargue su peso sobre los antebrazos mientras exhala y levante la pelvis del piso hasta que la espalda y muslos formen una línea recta. Mantenga esta posición durante cuatro respiraciones y luego relájese. Haga este ejercicio una sola vez.

**Técnica:** No levante la cabeza hacia el techo ni deje que caiga hacia el piso. No se doble a nivel de la cintura. No arquee la espalda.

## Levantamiento en T de rodillas

**Posición inicial:** Siéntese sobre la cadera izquierda con la pierna izquierda doblada y la pierna derecha extendida y coloque la mano derecha sobre la cadera y la mano izquierda sobre el piso debajo del hombro.

**Movimiento:** Usando los músculos abdominales, levante las caderas del piso mientras exhala. Mantenga esta posición durante cuatro respiraciones, relájese y luego repita lo mismo al otro lado. Haga este ejercicio una sola vez a cada lado.

**Técnica:** No deje que el cuerpo ruede hacia adelante; imagine que está prensada entre dos paredes. Mantenga todo el cuerpo alineado.

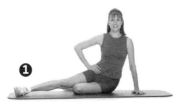

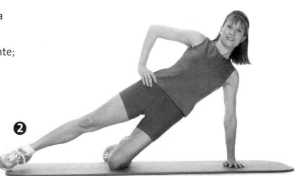

# Sesión de ejercicio
## Nivel Nº 2

**Caminata de velocidad: Menos de 20 minutos**

• Siga la misma ruta que siguió la semana pasada. La meta es recorrer la misma distancia en menos tiempo.

• Calentamiento de 5 minutos: Camine a una velocidad de 2–2½ millas por hora (3–4 km por hora) o de 95–100 pasos por minuto.

• Caminata a paso acelerado en menos de 10 minutos: Empezando en el mismo lugar en el que empezó la semana pasada, aumente la velocidad, caminando lo más aprisa que pueda, hasta que llegue al lugar donde comenzaba a caminar más lento la semana pasada. Esta semana deberá poder recorrer la misma distancia en unos cuantos segundos menos como mínimo.

• Enfriamiento de 5 minutos: Disminuya su velocidad a 2–2½ millas por hora (3–4 km por hora) o a 95–100 pasos por minuto.

**Acondicionamiento Fundamental: 15 minutos**

• Haga la secuencia de ejercicios una vez.

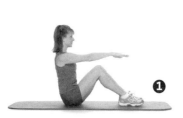

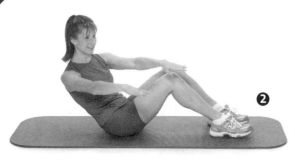

## Rodamiento con giro

**Posición inicial:** Siéntese en el piso con las rodillas dobladas y los pies planos sobre el piso. Extienda los brazos hacia adelante, de modo que queden paralelos al piso.

**Movimiento:** Usando los músculos abdominales, ruede lentamente hacia abajo, vértebra por vértebra, hasta que quede a una distancia de 3–4 pulgadas (8–10 cm) del piso, mientras inhala y gira el cuerpo a la derecha. Mantenga esta posición durante un segundo y luego exhale conforme va rodando lentamente hacia arriba. Haga 10 repeticiones, alternando el lado hacia donde gire cada vez.

**Técnica:** Debe sentir que los músculos abdominales son los que están realizando el movimiento. No haga el movimiento rápidamente.

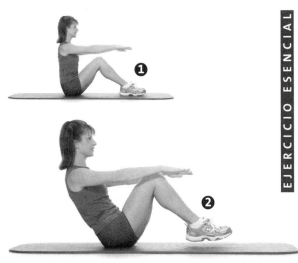

## Equilibrio abdominal parcial

**Posición inicial:** Siéntese en el piso con las rodillas dobladas y los pies planos sobre el piso. Extienda los brazos hacia adelante, de modo que queden paralelos al piso.

**Movimiento:** Levante los pies ligeramente del piso y equilíbrese sobre la rabadilla. Mantenga esta posición durante cinco respiraciones y luego relájese. Haga este ejercicio una sola vez.

**Técnica:** Mantenga los músculos abdominales tensos y el resto del cuerpo relajado, especialmente los hombros.

## Abdominal

**Posición inicial:** Recuéstese boca arriba con las rodillas dobladas, los pies planos sobre el piso y las manos detrás de la cabeza.

**Movimiento:** Usando los músculos abdominales, exhale y vaya levantando lentamente la cabeza, hombros y parte superior de la espalda hasta un ángulo de aproximadamente 45 grados. Imagine que quiere acortar la distancia que existe entre las costillas y la pelvis. Mantenga esta posición durante un segundo y luego inhale conforme va bajando lentamente hacia el piso. Haga 10 repeticiones.

**Técnica:** No jale la barbilla hacia el pecho. No arquee la espalda.

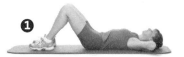

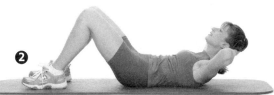

*(continúa)*

# Sesión de ejercicio
## Nivel Nº 2 (continuación)

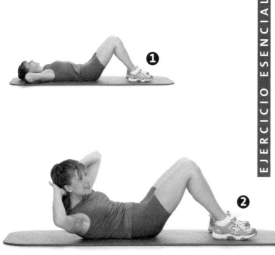

### Abdominal con giro

**Posición inicial:** Recuéstese boca arriba con las rodillas dobladas, los pies planos sobre el piso y las manos detrás de la cabeza.

**Movimiento:** Usando los músculos abdominales, levante lentamente la cabeza y el hombro izquierdo del piso, gire hacia la derecha llevando el hombro izquierdo hacia la rodilla derecha mientras exhala. Mantenga esta posición durante un segundo y luego inhale conforme va bajando lentamente hacia el piso. Repita, alternando lados. Haga un total de 10 repeticiones, es decir, 5 repeticiones hacia cada lado.

**Técnica:** No jale la barbilla hacia el pecho. No arquee la espalda.

### Puente elevado

**Posición inicial:** Recuéstese boca arriba con las rodillas dobladas, los pies planos sobre el piso y los brazos a los lados con las palmas hacia arriba.

**Movimiento:** Contrayendo los músculos abdominales, los glúteos y la baja espalda, recargue el peso sobre los pies y levante el trasero, las caderas y la espalda del piso mientras exhala, para formar una línea recta desde los hombros hasta las rodillas. Levante un pie del piso y extienda esa pierna. Mantenga esta posición durante tres respiraciones y luego baje el pie. Levante el otro pie y mantenga esta posición durante tres respiraciones. Baje el pie y regrese a la posición inicial. Haga este ejercicio una sola vez.

**Técnica:** No se levante demasiado; la parte superior de la espalda y los hombros deben permanecer sobre el piso. No se doble a nivel de la cintura o de las caderas. No deje que las rodillas se caigan hacia adentro o hacia afuera.

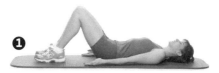

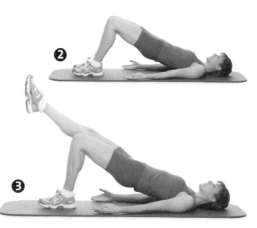

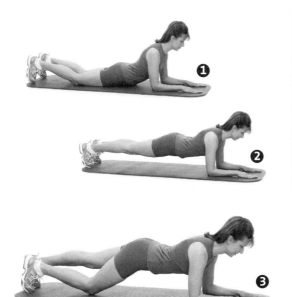

## Tabla con la rodilla doblada

**Posición inicial:** Recuéstese boca abajo y flexione los pies para que los dedos de los pies queden sobre el piso. Los codos deben quedar debajo de los hombros y los antebrazos y las palmas sobre el piso.

**Movimiento:** Contrayendo los músculos abdominales y espalda, recargue su peso sobre los antebrazos mientras exhala y levante la pelvis y las piernas del piso para que la espalda y piernas formen una línea recta. Deje caer lentamente la rodilla derecha hacia el piso y luego enderécela. Haga esto cinco veces con la pierna derecha, mantenga esta posición durante tres respiraciones, deje caer la rodilla izquierda cinco veces, mantenga esta posición durante tres respiraciones y luego relájese. Haga este ejercicio una sola vez.

**Técnica:** No levante la cabeza hacia el techo ni deje que caiga hacia el piso. No se doble a nivel de la cintura o de las caderas. No deje que el vientre se caiga hacia el piso.

## Levantamiento en T

**Posición inicial:** Siéntese sobre la cadera izquierda con las piernas extendidas hacia un lado, colocando el tobillo derecho sobre el tobillo izquierdo y poniendo la mano derecha sobre la cadera y la mano izquierda sobre el piso debajo del hombro.

**Movimiento:** Usando los músculos abdominales, levante las caderas, las piernas y los tobillos del piso mientras exhala. Mantenga esta posición durante cinco respiraciones, relájese y luego repita lo mismo al otro lado. Haga este ejercicio una sola vez a cada lado.

**Técnica:** No deje que el cuerpo ruede hacia adelante; imagine que está prensada entre dos paredes. Mantenga todo el cuerpo alineado. No deje que los tobillos toquen el piso.

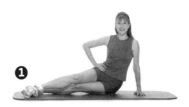

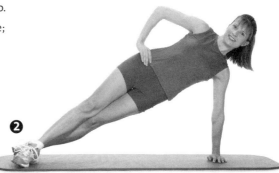

# Sesión de ejercicio
## Nivel Nº 3

**Caminata de velocidad: Menos de 20 minutos**

• Siga la misma ruta que siguió la semana pasada. La meta es recorrer la misma distancia en menos tiempo.

• Calentamiento de 5 minutos: Camine a una velocidad de $2\frac{1}{2}$–3 millas por hora (4–5 km por hora) o de 100–115 pasos por minuto.

• Caminata a paso acelerado en menos de 10 minutos: Empezando en el mismo lugar en el que comenzó la semana pasada, aumente la velocidad, caminando lo más aprisa que pueda, hasta que llegue al lugar donde comenzaba a caminar más lento la semana pasada. Esta semana deberá poder recorrer la misma distancia en unos cuantos segundos menos como mínimo.

• Enfriamiento de 5 minutos: Disminuya su velocidad a $2\frac{1}{2}$–3 millas por hora (4–5 km por hora) o a 100–115 pasos por minuto.

**Acondicionamiento Fundamental: 15 minutos**

• Haga la secuencia de ejercicios una vez.

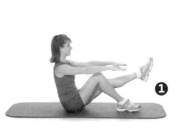

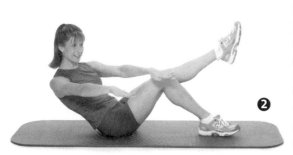

## Rodamiento elevado con giro

**Posición inicial:** Siéntese en el piso con las rodillas dobladas y los pies planos sobre el piso. Eleve el pie izquierdo del piso y extienda la pierna izquierda. Mantenga los brazos estirados hacia adelante y paralelos al piso.

**Movimiento:** Usando los músculos abdominales, ruede lentamente hacia abajo, vértebra por vértebra, hasta que quede a una distancia de 4–5 pulgadas (10–12 cm) del piso, mientras inhala y gira el cuerpo a la derecha. Mantenga esta posición durante un segundo y luego exhale conforme va rodando lentamente hacia arriba. Haga cinco repeticiones y luego cambie de pierna y gire hacia la izquierda.

**Técnica:** Debe sentir que los músculos abdominales son los que están realizando el movimiento. No haga el movimiento rápidamente.

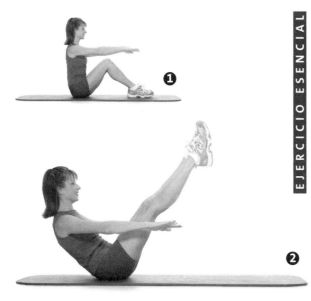

## Equilibrio abdominal extendido

**Posición inicial:** Siéntese en el piso con las rodillas dobladas y los pies planos sobre el piso. Extienda los brazos hacia adelante, de modo que queden paralelos al piso.

**Movimiento:** Levante los pies del piso, extienda las piernas hasta que queden rectas y equilíbrese sobre la rabadilla. Mantenga esta posición durante cinco respiraciones y luego relájese. Haga este ejercicio una sola vez.

**Técnica:** Mantenga los músculos abdominales tensos y el resto del cuerpo relajado, especialmente los hombros.

## Abdominal invertido

**Posición inicial:** Recuéstese boca arriba levantando las piernas de modo que los pies apunten hacia el techo y coloque las manos detrás de la cabeza. Cruce las piernas a la altura de las espinillas.

**Movimiento:** Contrayendo lentamente los músculos abdominales mientras exhala, recargue la espalda contra el piso, inclinando la pelvis y levantando las caderas a una distancia de 2–4 pulgadas (5–10 cm) del piso. Mantenga relajada la parte superior del cuerpo. Mantenga esta posición durante un segundo y luego inhale conforme va bajando lentamente hacia el piso. Haga 10 repeticiones.

**Técnica:** No deje que las piernas se columpien.

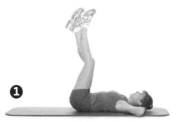

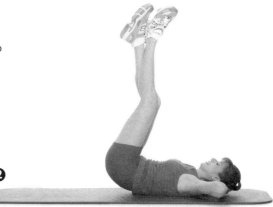

*(continúa)*

EJERCICIO ESENCIAL

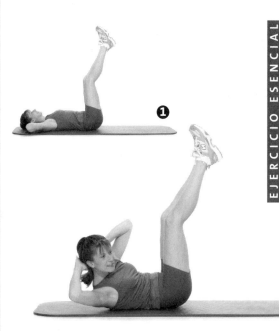

### Abdominal elevado con giro

**Posición inicial:** Recuéstese boca arriba levantando las piernas de modo que los pies apunten hacia el techo y coloque las manos detrás de la cabeza.

**Movimiento:** Usando los músculos abdominales, levante lentamente la cabeza y el hombro izquierdo del piso y gire hacia la derecha llevando el hombro izquierdo hacia la rodilla derecha mientras exhala. Mantenga esta posición durante un segundo y luego inhale conforme va bajando lentamente hacia el piso. Repita, alternando lados. Haga un total de 10 repeticiones, 5 hacia cada lado.

**Técnica:** No jale la barbilla hacia el pecho.

EJERCICIO ESENCIAL

### Puente de talones elevado

**Posición inicial:** Recuéstese boca arriba con las rodillas dobladas, los pies planos sobre el piso y los brazos extendidos hacia el techo. Levante los dedos de los pies para que sólo los talones queden tocando el piso.

**Movimiento:** Contrayendo los músculos abdominales, los glúteos y la baja espalda, recargue su peso sobre los talones y eleve los glúteos, las caderas y la espalda del piso mientras exhala, para formar una línea recta desde los hombros hasta las rodillas. Eleve el pie derecho del piso y extienda esa pierna. Mantenga esta posición durante tres respiraciones y luego baje el pie. Eleve el otro pie y mantenga esta posición durante tres respiraciones. Baje el pie y regrese a la posición inicial. Haga este ejercicio una sola vez.

**Técnica:** No se eleve demasiado; la parte superior de la espalda y los hombros deben permanecer sobre el piso. No se doble a nivel de la cintura o de las caderas. No deje que las rodillas se caigan hacia adentro o hacia afuera.

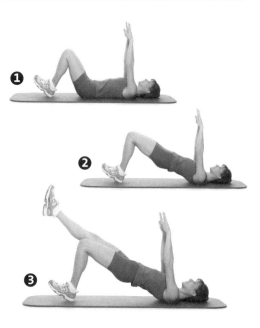

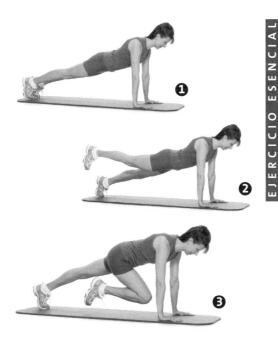

# Tabla extendida y elevada

**Posición inicial:** Recuéstese boca abajo y flexione los pies para que los dedos de los pies queden sobre el piso. Coloque las palmas sobre el piso cerca de los hombros de modo que los codos queden apuntando hacia arriba. Contrayendo los músculos abdominales y espalda, recargue su peso sobre las manos mientras exhala, enderece los brazos y levante el torso y piernas del piso de manera que la cabeza, la espalda y las piernas formen una línea recta.

**Movimiento:** Levante el pie derecho del piso y mantenga esta posición durante tres respiraciones. Luego, doble la rodilla derecha, jálela hacia el pecho y luego vuelva a extenderla hacia atrás. Repita esto cinco veces y baje ese pie al piso. Levante el pie izquierdo del piso y mantenga esta posición durante tres respiraciones. Luego, doble la rodilla izquierda, jálela hacia el pecho y luego vuelva a extenderla hacia atrás. Repita esto cinco veces, baje el pie izquierdo al piso y luego relájese. Haga este ejercicio una sola vez.

**Técnica:** No levante la cabeza hacia el techo ni deje que caiga hacia el piso. No se doble a nivel de la cintura o de las caderas. No deje que el vientre se caiga hacia el piso.

# Levantamiento en T con el brazo elevado

**Posición inicial:** Siéntese sobre la cadera izquierda con las piernas extendidas hacia un lado, colocando el tobillo derecho sobre el tobillo izquierdo, extendiendo el brazo derecho sobre la pierna y poniendo la mano izquierda sobre el piso debajo del hombro.

**Movimiento:** Usando los músculos abdominales, levante las caderas, las piernas y los tobillos del piso y eleve el brazo derecho por encima de la cabeza mientras exhala. Levante la vista hacia la mano derecha. Mantenga esta posición durante cinco respiraciones, relájese y luego repita lo mismo al otro lado. Haga este ejercicio una sola vez a cada lado.

**Técnica:** No deje que el cuerpo ruede hacia adelante; imagine que está prensada entre dos paredes. Mantenga todo el cuerpo alineado. No deje que los tobillos toquen el piso.

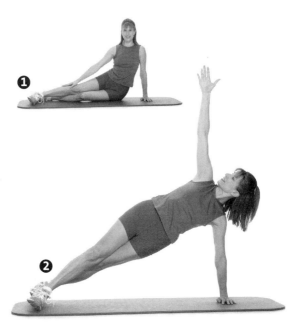

# Se merece una palmadita en la espalda

¡Bravo! Ya lleva 2 semanas y lo sigue haciendo muy bien. Es hora de darse un premio y tomarse unos cuantos minutos para regodearse por todo lo que ha logrado hasta ahora: hacer ejercicio todos los días, llevar una alimentación más sana y cualquiera de las otras docenas de cambios que ya haya hecho en su estilo de vida. También debe haber empezado ya a notar cierta firmeza, especialmente en los brazos y pantorrillas, e incluso es posible que su ropa ya le esté quedando un poco más holgada. Ya va camino de usar blusas sin mangas, fajarse las camisas y presumir sus piernas con un par de *shorts*. Y no se olvide de cómo se está sintiendo. ¿Con más energía? ¿Más fuerte? ¿Menos estresada? ¿Durmiendo mejor? El ejercicio puede tener un enorme impacto en muchas áreas de su vida.

Aunque no esté siguiendo el programa al pie de la letra, debe sentirse muy orgullosa de sí misma. La regularidad es la clave para lograr resultados y mantenerlos, ¡así que siga haciendo todo igual de bien!

## TIPS REAFIRMANTES

| REAFÍRMESE MÁS RÁPIDO | ELEVE SU ENERGÍA |
|---|---|
| *Evite las punzadas.* En vez de tomarse una bebida grande de un solo trago, tome tragos pequeños (de 4 a 8 onzas/ 120 a 240 ml) con mayor frecuencia. Si sigue siendo propensa a las punzadas, pruebe estos remedios comprobados.<br><br>• *Dóblese desde la cintura y apriete los músculos abdominales.*<br><br>• *Dése un masaje en el área donde le duela.*<br><br>• *Respire sin exhalar completamente.*<br><br>• *Use un cinturón ancho bien apretado alrededor de la cintura.*<br><br>• *Exhale con los labios fruncidos.* | *Duplique o triplique la diversión.* Si le agradan los masajes, pida la sesión de 90 minutos en lugar de la de 30 minutos. ¿Le agrada especialmente la compañía de una amiga? Planee pasar todo el día con ella: podrían ir a caminar y luego ir a cenar, o pasar la mañana en un curso de cerámica y luego salir a almorzar. ¿Necesita cortarse el cabello? Haga una cita con el mejor estilista de su localidad y también pida que le hagan una manicura o una pedicura. Así se estará dando un premio más especial y entre más placer obtenga, menos estrés tendrá y más fuerte se pondrá su sistema inmunitario. |

# Menú

La mayoría de estas recetas indican las cantidades suficientes para una porción y son fáciles y rápidas de preparar. Si una receta sirve para preparar más de una porción, ahí mismo aparecerá indicado. Guarde la porción sobrante para otra comida o compártala con su esposo o con su compañera de caminatas.

### Desayuno

**Yogur con *granola* y plátano amarillo:** A 4 onzas (120 ml) o ½ taza de yogur de sabor sin grasa, agregue ½ taza de *granola* baja en grasa (sin pasas, como de la marca *Healthy Choice*), 1 cucharada de nueces picadas y ½ plátano amarillo (guineo). Sirva con 1 taza de leche descremada (*fat-free milk* o *nonfat milk*).

### Gustito

**Galletitas en el centro comercial:** Vaya a una tienda de galletitas *Mrs. Fields* y coma 4 galletitas tamaño bocado sabor *Nibbler Chewy Chocolate Fudge*.

### Almuerzo

**Sándwich de pollo a la parrilla:** Coma un *Wendy's Grilled Chicken Sandwich* o *McDonald's Chicken McGrill* sin mayonesa. Si no puede con sin mayonesa, pida que sólo le po poca, a lo mucho ½ cucharada. tazas de pimiento (ají, pimiento banado (u otra verdura) y 1 pera.

### Merienda saludable

**Puñado de pasas y nueces:** Disfrute 1 ra la mezcla que preparó el jueves.

### Cena

**Carne de res y arroz:** Prepare ⅓ de taza de arroz integral cocido. En una sartén antiadherente, cueza a fuego mediano 3 onzas de carne de res magra (93 por ciento sin grasa) molida y desmoronada hasta que esté cocida a la mitad. En un tazón (recipiente), combine ½ taza de hongos rebanados (bien enjuagados y escurridos), ½ taza de cebolla picada cruda o congelada, ½ taza de crema de hongos baja en grasa y baja en sodio y 1 cucharadita de ajo finamente picado. Vierta la mezcla sobre la carne de res molida, tape la sartén y siga cocinando hasta que la carne de res esté bien cocida. Sirva sobre el arroz integral. Coma 1 kiwi rebanado de postre.

### Merienda saludable

**Fruta y queso:** Rebane una pera o manza dura y cómala con 1 rebanada de 1 o queso de grasa reducida.

Análisis de nutrientes: teínas, 245 g de ca 20 g de grasa fibra dieté

SÁBADO

que dia qu cuencia.

214

# Sesión de ejercicio
## Niveles Nº 1, 2 y 3

**Caminata larga: 50 minutos**

• Maneje hasta un barrio (colonia) diferente o encuentre un camino para excursionistas y camine a un paso cómodo que pueda mantener durante 50 minutos.

## TIPS REAFIRMANTES

### EL PODER DE LA MENTE

*¡Ríase a carcajadas! El buen humor puede inocularla contra la ansiedad. En un estudio de investigación, se encontró que las personas que veían una comedia popular por televisión antes de abordar una tarea estresante no presentaban las mismas elevaciones drásticas en su presión arterial y frecuencia cardíaca que presentaban las personas a quienes se les había privado de un poco de buen humor.*

### HECHOS SORPRENDENTES

*Salir a cenar a restaurantes más de ...co veces a la semana puede hacer ...ingiera casi 300 calorías más al ...e si sale a cenar con menos fre-*

### Su diario de premios

Recuerde anotar aquí su premio semanal. ¿Que va a hacer por usted esta semana?

_____

_____

_____

_____

_____

_____

_____

_____

# CAPÍTULO 5

# Tercera semana

Ya lleva 2 semanas y sólo le falta una semana más. ¡Usted puede lograrlo!

Si su motivación ha empezado a decaer, pase ahora mismo al Capítulo 12, "Mantenga la motivación". Las sugerencias que se dan en este capítulo le ayudarán a encontrar la motivación que necesita para completar la última semana del programa. Aunque su entusiasmo siga tan fuerte como al principio, los consejos que le damos en ese capítulo la pueden ayudar a superar los declives que inevitablemente ocurrirán a largo plazo.

# Lista del supermercado

Fotocopie esta lista y llévesela al supermercado. Puede comprar de una vez todo lo que vaya a usar para preparar las comidas y meriendas (refrigerios, tentempiés) de la Tercera Semana del programa, para que tenga todos los ingredientes a la mano cuando los necesite. Se indican las cantidades de ingredientes frescos que deberá comprar para que sólo adquiera lo que vaya a necesitar. Además, todavía le deben sobrar algunos de los artículos que compró para la Primera Semana, como especias y condimentos, que podrá usar esta semana. Si desea consultar algunas recomendaciones de marcas específicas, vea la página 327 en el Capítulo 7, "Comidas combinadas".

## Frutas y verduras

☐ 1 manzana verde (perón)

☐ 1 manojo de espárragos (si no están de temporada, compre una caja de 8 onzas de espárragos congelados)

☐ 3 plátanos amarillos (guineos, bananas)

☐ 2 pintas de arándanos

☐ 1 bolsa pequeña de zanahorias cambray

☐ 3 tallos de apio

☐ 1 pepino mediano

☐ 1 racimo de 6 onzas de uva blanca o roja

☐ 2 bolsas de hojas de lechuga romana (orejona)

☐ 2 melocotones (duraznos)

☐ Elija: 3 peras o 3 manzanas (o una combinación de ambas)

☐ 1 bolsa de espinacas tiernas

☐ 1 contenedor de 16 onzas de fresas

☐ 2 tomates (jitomates)

## Productos lácteos

☐ 1 trozo de 8 onzas de queso de grasa reducida al 50% (cualquier tipo)

☐ 1 paquete de 8 onzas de queso rallado de grasa reducida, elaborado con leche con un 2% de grasa (cualquier tipo; se sugiere *Cheddar*)

☐ 1 lata de masa para preparar *Pillsbury Cornbread Twists*

☐ 1 docena de huevos (opcional: elija huevos con ácidos grasos omega-3, como los de la marca *Eggland's Best* para ahorrarse 60 miligramos de colesterol y 0.5 gramos de grasa saturada por huevo) o 2 cartones de *Egg Beaters* (sustituto de huevos)

☐ 1 galón más 1 cuarto de galón de leche descremada (*fat-free milk* o *nonfat milk*)

☐ 1 bote de 4 onzas de crema agria de grasa reducida

☐ 3 botes de 8 onzas de yogur sin grasa (que contenga 120 calorías o menos por taza); si lo desea, elija 1 yogur sabor piña (ananá) o albaricoque (chabacano, damasco)

## Frutas/verduras/frijoles/sopas enlatadas

☐ 1 botella de 8 onzas de jugo de manzana

## Galletas/Botanas/Cereales/Pasta

☐ 1 *brownie* de la marca *Little Debbie Brownie Lights*

☐ 1 bolsa pequeña de totopos (tostaditas, nachos)

### Pan

☐ 1 *muffin* de salvado de 2½ pulgadas (6 cm) de diámetro

☐ 1 paquete de *muffins* ingleses de trigo y miel o de salvado de avena

☐ 1 paquete de pan árabe (pan de *pita*) integral de 6½ pulgadas (16.25 cm)

### Salchichonería/Carnes

☐ 4 pechugas de pollo de 4 onzas

☐ 6 onzas de salmón

### Frutos secos/productos para hornear/especias

☐ 1 frasco especiero pequeño de hojas de laurel

☐ 1 frasco especiero pequeño de granos de pimienta (opcional)

### Otros

☐ 1 barra de chocolate *Milky Way Lite*

☐ 1 barra *Pria*

**TIP REAFIRMANTE**

**EL PODER DE LA MENTE**

*Dé y reciba afecto. El contacto amoroso diario con su pareja puede protegerla de los efectos negativos del estrés, como la presión arterial alta. Pruebe acurrucarse durante 10 minutos cada la mañana antes de levantarse de la cama.*

**TIP REAFIRMANTE**

**EN SU PLATO**

*Engañe a su paladar. Usted puede deshacerse de los antojos al instante chupando una pastilla para la tos de mentol/eucalipto.*

**REAFÍRMESE MÁS RÁPIDO**

*No saque la barbilla hacia adelante cuando camine. Al sacar la barbilla, los hombros se caen, el estómago se cuelga y la baja espalda se desvía. Esta postura encorvada puede provocar que aparente tener más años de los que tiene y, a la larga, puede hacer que le sea difícil tener una buena postura, por lo cual también se sentirá más vieja. Para enderezarse, mantenga la cabeza nivelada y meta la barbilla hacia atrás.*

**HECHOS SORPRENDENTES**

*Las imágenes de resonancia magnética de las personas que no tienen una buena condición física muestran más pruebas de encogimiento del cerebro —lo cual se sospecha que es una de las causas de la pérdida de la memoria— en comparación con las imágenes de personas que tienen una buena condición física.*

# Estiramientos para antes de irse a acostar

Para ayudarla a relajarse y a conciliar el sueño más rápido, pruebe estos estiramientos para acallar la mente y liberar la tensión.

**COSTADOS.** Párese con los pies separados a una distancia mayor que el ancho de los hombros. Tómese de las manos y levántelas encima de la cabeza, presionando las palmas de las manos hacia el techo. Estírese hacia arriba y luego dóblese ligeramente hacia la izquierda. Debe sentir que se estira el costado derecho del torso. Mantenga esta posición durante tres respiraciones profundas y luego relájese. Repita lo mismo hacia el otro lado.

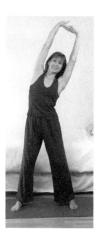

**ESPINILLAS.** Dé un paso hacia atrás con el pie derecho de modo que quede a una distancia de alrededor de 6 pulgadas (15 cm) del otro pie y haga punta con el pie trasero para que el empeine del pie descanse sobre el piso. Doble la rodilla izquierda y recargue el peso de su cuerpo sobre el pie derecho para que sienta un estiramiento a lo largo de la espinilla derecha. Mantenga esta posición

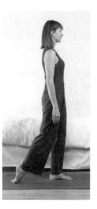

durante tres respiraciones profundas y luego relájese. Repita lo mismo, estirando la espinilla izquierda. (Este estiramiento también es maravilloso para cuando le queden adoloridas las espinillas después de una caminata. Sin embargo, tendrá que quitarse los tenis para hacerlo).

**CADERAS.** Siéntese en la orilla de la cama y ponga el pie izquierdo sobre la rodilla derecha. La mano derecha debe estar sobre el tobillo izquierdo y la mano izquierda debe estar sobre la rodilla izquierda. Mantenga la espalda recta, dóblese desde las caderas e inclínese hacia adelante. Debe sentir que se estira la cadera izquierda. Para lograr un estiramiento más profundo, empuje

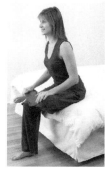

suavemente la rodilla izquierda hacia abajo. Mantenga esta posición durante tres respiraciones profundas y luego relájese. Repita lo mismo al otro lado.

**ESPALDA.** Siéntese en la orilla de la cama o de una silla con los pies planos sobre el piso. Cruce la mano derecha por enfrente del cuerpo y colóquela sobre el muslo izquierdo. Gire ligeramente el torso y la cabeza hacia la izquierda. No debe mover las caderas ni las piernas. Mantenga esta posición durante tres respiraciones profundas y luego relájese. Repita lo mismo, girando hacia la derecha.

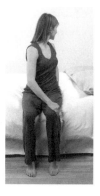

**CUELLO.** Siéntese en la orilla de la cama con los pies planos sobre el piso. Mantenga los hombros hacia atrás y deje que la barbilla caiga hacia el pecho. Ruede lentamente la cabeza hacia la derecha hasta que el oído derecho esté cerca del hombro derecho. Mantenga esta posición durante tres respiraciones profundas y luego ruede la cabeza hacia la izquierda. Mantenga esta posición durante tres respiraciones profundas y

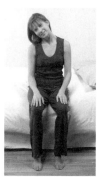

luego ruede la cabeza hasta que la barbilla quede apuntando hacia el pecho y luego levante la cabeza.

# Menú

La mayoría de estas recetas indican las cantidades suficientes para una porción y son fáciles y rápidas de preparar. Si una receta sirve para preparar más de una porción, ahí mismo aparecerá indicado. Guarde la porción sobrante para otra comida o compártala con su esposo o con su compañera de caminatas.

### Desayuno

*Muffin* **inglés con huevo revuelto:** Prepare 1 huevo revuelto en una sartén antiadherente con 1 cucharadita de margarina libre de ácidos transgrasos. Coloque el huevo revuelto sobre 1 *muffin* inglés partido a la mitad y tostado. Sirva con 1 taza de leche descremada.

### Merienda saludable

**Yogur tropical:** Mezcle 2 cucharadas de una mezcla de frutas tropicales deshidratadas con 8 onzas de yogur sin grasa sabor piña (ananá) o albaricoque (chabacano, damasco). Agregue unas cuantas gotas de extracto de coco y mezcle. Agregue 1 cucharada de nueces picadas.

### Almuerzo

**Hamburguesa vegetariana con papas:** Hornee ½ taza de papas a la francesa *Ore-Ida* tipo *shoestring* en el hornito eléctrico. Mientras se estén horneando, caliente una sartén antiadherente recubierta con aceite de oliva en aerosol a fuego lento o mediano. Cuando la sartén ya esté caliente, agregue 2 tazas de hojas sueltas de espinacas tiernas y 1 cucharadita de ajo finamente picado y revuelva suavemente durante 2 minutos. Las hojas deberán quedar ligeramente marchitas pero sin hacerse puré. Luego agregue de 1 a 2 cucharadas de vinagre balsámico a las espinacas. Caliente una hamburguesa vegetariana en el horno de microondas

según las instrucciones que aparezcan en el empaque y sírvala en el panecillo.

### Merienda saludable

**Verduras y *dip*:** Sumerja 15 zanahorias cambray en 2 cucharadas de queso crema de grasa reducida con verduras y sírvalas con 1¼ tazas de fresas frescas.

### Cena

**Salmón, arroz y espárragos:** Para 2 porciones. Precaliente el horno a 350°F (177°C). En un refractario para hornear pequeño, vierta 1 taza de vino blanco y 1 taza de agua. Agregue 5 granos de pimienta, 2 hojas de laurel y 1 diente de ajo pelado. Meta el refractario al horno. Cuando empiece a hervir suavemente, agregue 2 piezas de 3 onzas (84 g) cada una de filete de salmón sin espinas. Cueza el salmón con el lado de las escamas hacia abajo durante 8 minutos o hasta que esté completamente cocido. Con una cuchara calada (espumadera), saque el salmón del líquido. Sirva cada pieza de salmón con 1 taza de arroz cocido con sabor y 1 taza de espárragos cocidos al vapor o en el horno de microondas con un chorrito de limón.

### Gustito

***Banana split*:** Rebane a lo largo 1 plátano amarillo (guineo, banana). Agregue ⅓ de taza de helado *Healthy Choice* y 2 cucharadas de crema chantilly batida baja en calorías.

---

Análisis de nutrientes: 1,731 calorías, 91 g de proteínas, 249 g de carbohidratos, 45 g de grasa total, 15 g de grasa saturada, 292 mg de colesterol, 32 g de fibra dietética, 1,930 mg de sodio, 1,228 mg de calcio

# Sesión de ejercicio
## Nivel Nº 1

**Caminata fácil: 40 minutos**

• Calentamiento de 5 minutos: Camine a una velocidad de 2–2½ millas por hora (3–4 km por hora) o de 95–100 pasos por minuto.

• Caminata moderada de 30 minutos: Aumente su velocidad a 2½–3 millas por hora (4–5 km por hora), a 100–115 pasos por minuto o a un paso que le permita conversar cómodamente mientras camina.

• Enfriamiento de 5 minutos: Disminuya su velocidad a 2–2½ millas por hora (3–4 km por hora) o a 95–100 pasos por minuto.

**Entrenamiento de fuerza básico: 30 minutos**

• Haga de 10 a 12 repeticiones de cada ejercicio. Repita la secuencia de ejercicios tres veces.

• Para calentar, use pesas más ligeras o no use pesas la primera vez que haga la serie y cuando haga las sentadillas (cuclillas) y los arcos, sólo baje hasta la mitad.

---

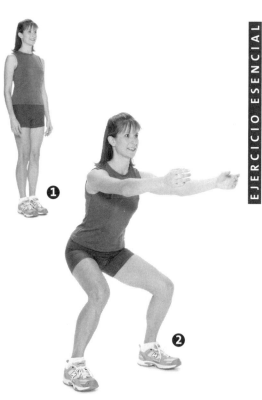

**EJERCICIO ESENCIAL**

### Sentadilla con paso

**Posición inicial:** Párese con los pies juntos y las manos colgando a los lados.

**Movimiento:** Con el pie izquierdo, dé un paso hacia el lado de modo que quede a una distancia de 2–2½ pies (60–75 cm) del otro pie. Mantenga la espalda recta, baje el cuerpo doblando las rodillas y las caderas como si se fuera a sentar e inhale al mismo tiempo. Deje que los brazos se extiendan hacia adelante para que le ayuden a mantener el equilibrio. Deténgase justo antes de que los muslos queden paralelos al piso. Mantenga esta posición durante un segundo y luego exhale a medida que se vaya impulsando hacia arriba, juntando nuevamente el pie izquierdo con el pie derecho. Haga cinco o seis repeticiones con el pie izquierdo y luego haga cinco o seis repeticiones dando el paso hacia el lado con el pie derecho.

**Técnica:** No deje que las rodillas se desplacen hacia adelante más allá de los dedos de los pies. No arquee la espalda.

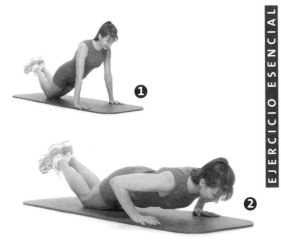

## Plancha con las rodillas dobladas

**Posición inicial:** Recuéstese boca abajo sobre el piso. Doble las rodillas de modo que los pies apunten hacia el techo y coloque las palmas sobre el piso cerca de los hombros de modo que los codos queden apuntando hacia arriba. Presione las manos contra el piso, extienda los brazos y levante el cuerpo del piso.

**Movimiento:** Manteniendo la cabeza, la espalda, las caderas y las rodillas en línea recta, doble los codos hacia los lados y vaya bajando el cuerpo mientras inhala, hasta que casi llegue a tocar el piso con el pecho. Mantenga esta posición durante un segundo y luego exhale a medida que se vaya impulsando lentamente hacia arriba.

**Técnica:** No se doble a nivel de las caderas. No arquee la espalda.

## Arco hacia atrás

**Posición inicial:** Párese con los pies juntos. Sostenga una mancuerna en cada mano ya sea a la altura de los hombros o colgando a los lados del cuerpo.

**Movimiento:** Dé un paso hacia atrás con el pie izquierdo de modo que quede a una distancia de 2–3 pies (60–90 cm) del otro pie. Inhale a medida que vaya doblando la rodilla derecha y baje el cuerpo en línea recta hasta que la rodilla derecha quede doblada a un ángulo de 90 grados y la rodilla izquierda llegue casi hasta el piso. El talón trasero se despegará del piso. Mantenga esta posición durante un segundo y luego exhale a medida que se vaya impulsando hacia arriba, juntando nuevamente el pie izquierdo con el pie derecho. Termine todas las repeticiones, luego repita el ejercicio dando el paso hacia atrás con el pie derecho.

**Técnica:** No se incline hacia adelante. No deje que la rodilla delantera se desplace hacia adelante más allá de los dedos de los pies.

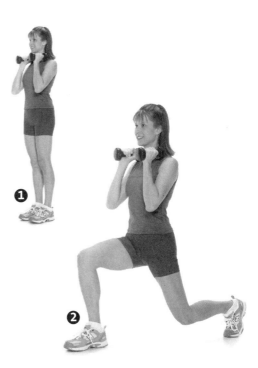

(continúa)

# Sesión de ejercicio
## Nivel Nº 1 (continuación)

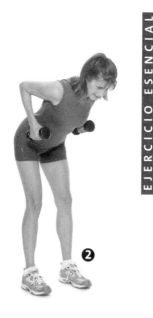

## Remo (doblada hacia adelante)

**Posición inicial:** Párese con los pies separados de modo que queden alineados con los hombros y doble ligeramente las rodillas. Sostenga una mancuerna en cada mano con los brazos a los lados. Mantenga la espalda recta e inclínese hacia adelante, doblándose a la altura de las caderas para que las mancuernas queden colgando frente a usted, con las palmas hacia adentro.

**Movimiento:** Doblando los codos hacia atrás y juntando los omóplatos, levante las pesas hacia las costillas mientras exhala, hasta que los codos rebasen la espalda. Mantenga esta posición durante un segundo y luego inhale a medida que vaya bajando lentamente las mancuernas.

**Técnica:** No arquee la espalda. No levante los hombros hacia las orejas. No levante el torso mientras esté elevando las mancuernas.

**Movimiento alterno:** Si tiene problemas de espalda, ponga una mano sobre una silla y haga los remos con un solo brazo a la vez.

## *Curl* de bíceps con giro (sentada)

**Posición inicial:** Siéntese en la orilla de una silla con los pies separados de modo que queden alineados con las caderas. Sostenga las mancuernas a los lados con las palmas hacia adentro.

**Movimiento:** Doblando los codos y girando las muñecas hacia arriba, levante las mancuernas hacia los hombros y exhale. Deténgase cuando las mancuernas lleguen a la altura del pecho, con las palmas hacia el cuerpo. Mantenga esta posición durante un segundo y luego inhale a medida que vaya bajando lentamente las mancuernas.

**Técnica:** No mueva la parte superior de los brazos.

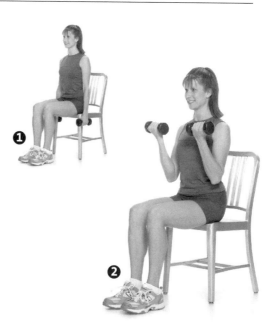

## Extensión de tríceps con giro (sentada)

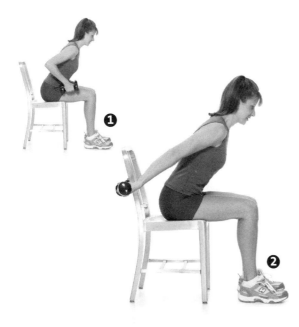

**Posición inicial:** Siéntese en la orilla de una silla con los pies separados de modo que queden alineados con las caderas y sostenga una mancuerna en cada mano. Mantenga la espalda recta e inclínese hacia adelante, doblándose a la altura de las caderas. Doble los brazos a un ángulo de alrededor de 90 grados de modo que las mancuernas queden más o menos a la altura de las caderas.

**Movimiento:** Sin mover la parte superior de los brazos, lleve las mancuernas hacia atrás mientras exhala, extendiendo los brazos y girando las muñecas de modo que las palmas de las manos queden hacia el techo. Mantenga esta posición durante un segundo y luego inhale a medida que vaya bajando lentamente las mancuernas.

**Técnica:** No haga el movimiento desde los hombros. No levante el torso mientras esté elevando las mancuernas.

**Movimiento alterno:** Si tiene problemas de espalda, haga las extensiones con un solo brazo a la vez y coloque el otro antebrazo sobre los muslos para apoyarse.

## Elevación lateral

**Posición inicial:** Párese con los pies separados de modo que queden alineados con los hombros y doble ligeramente las rodillas. Sostenga una mancuerna en cada mano con los brazos a los lados, las palmas hacia adentro y los codos ligeramente doblados.

**Movimiento:** Exhale a medida que vaya elevando las mancuernas hacia los lados hasta que lleguen más o menos a la altura de los hombros. Mantenga esta posición durante un segundo y luego inhale a medida que vaya bajando lentamente las mancuernas.

**Técnica:** No levante los hombros. No permita que las mancuernas rebasen el nivel de los hombros.

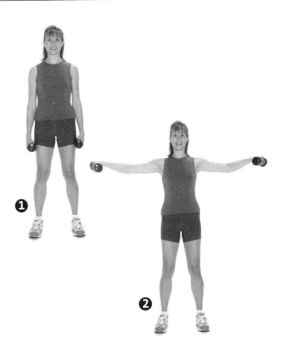

# Sesión de ejercicio
## Nivel Nº 2

**Caminata fácil: 40 minutos**

- Calentamiento de 5 minutos: Camine a una velocidad de 2½–3 millas por hora (4–5 km por hora) o de 100–115 pasos por minuto.

- Caminata moderada de 30 minutos: Aumente su velocidad a 3–3½ millas por hora (5–6 km por hora), a 115–125 pasos por minuto o a un paso que le permita conversar cómodamente mientras camina.

- Enfriamiento de 5 minutos: Disminuya su velocidad a 2½–3 millas por hora (4–5 km por hora) o a 100–115 pasos por minuto.

**Entrenamiento de fuerza básico: 35 minutos**

- Haga de 10 a 12 repeticiones de cada ejercicio. Repita la secuencia de ejercicios tres veces.

- Para calentar, use pesas más ligeras o no use pesas la primera vez que haga la serie y cuando haga las sentadillas (cuclillas) y los arcos, sólo baje hasta la mitad.

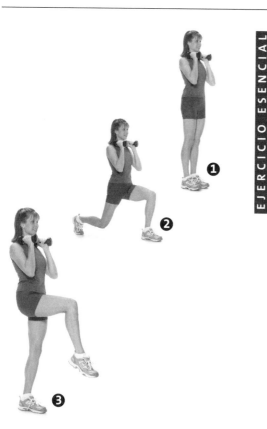

**EJERCICIO ESENCIAL**

## Arco hacia atrás y elevado

**Posición inicial:** Párese con los pies juntos. Sostenga una mancuerna en cada mano ya sea a la altura de los hombros o colgando a los lados del cuerpo.

**Movimiento:** Dé un paso hacia atrás con el pie derecho de modo que quede a una distancia de 2–3 pies (60–90 cm) del pie izquierdo. Inhale a medida que vaya doblando la rodilla izquierda y bajando el cuerpo en línea recta hasta que la rodilla izquierda quede doblada a un ángulo de 90 grados y la rodilla derecha llegue casi hasta el piso. El talón trasero se despegará del piso. Mantenga esta posición durante un segundo y luego exhale a medida que se vaya impulsando hacia arriba. Eleve la rodilla derecha hacia adelante antes de llevarla nuevamente a la posición inicial. Termine todas las repeticiones y luego repita el ejercicio dando el paso hacia atrás con el pie izquierdo.

**Técnica:** No se incline hacia adelante. No deje que la rodilla delantera se desplace hacia adelante más allá de los dedos de los pies.

**Movimiento alterno:** Si le cuesta demasiado trabajo hacer este ejercicio, trate de hacerlo sin las mancuernas.

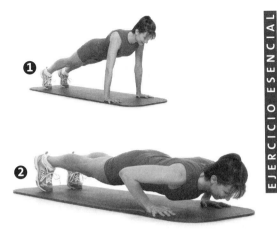

## Plancha

**Posición inicial:** Recuéstese boca abajo sobre el piso con los pies flexionados y los dedos de los pies sobre el piso. Coloque las palmas sobre el piso cerca de los hombros de modo que los codos queden apuntando hacia arriba. Presione las manos contra el piso, extienda los brazos y levante el cuerpo del piso de modo que quede en línea recta de pies a cabeza.

**Movimiento:** Mantenga la cabeza, espalda, caderas y piernas en línea recta, doble los codos hacia los lados y vaya bajando el cuerpo mientras inhala, hasta que casi llegue a tocar el piso con el pecho. Mantenga esta posición durante un segundo y luego exhale a medida que se vaya impulsando hacia arriba. Si no puede hacer todas las repeticiones recomendadas, no se preocupe. Simplemente baje una o ambas rodillas al piso y termine las repeticiones que le falten.

**Técnica:** No se doble a nivel de las caderas. No arquee la espalda.

## Remo (doblada hacia adelante)

**Posición inicial:** Párese con los pies separados de modo que queden alineados con los hombros y doble ligeramente las rodillas. Sostenga una mancuerna en cada mano con los brazos a los lados. Mantenga la espalda recta e inclínese hacia adelante, doblándose a la altura de las caderas para que las mancuernas queden colgando frente a usted, con las palmas hacia adentro.

**Movimiento:** Doblando los codos hacia atrás y juntando los omóplatos, levante las pesas hacia las costillas mientras exhala, hasta que los codos rebasen la espalda. Mantenga esta posición durante un segundo y luego inhale a medida que vaya bajando lentamente las mancuernas.

**Técnica:** No arquee la espalda. No levante los hombros hacia las orejas. No levante el torso mientras esté elevando las mancuernas.

**Movimiento alterno:** Si tiene problemas de espalda, ponga una mano sobre una silla y haga los remos con un solo brazo a la vez.

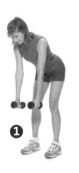

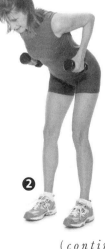

(continúa)

# Sesión de ejercicio
## Nivel Nº 2 (continuación)

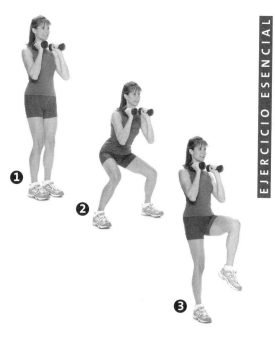

## Sentadilla elevada con paso

**Posición inicial:** Párese con los pies juntos. Sostenga una mancuerna en cada mano ya sea a la altura de los hombros o colgando a los lados del cuerpo.

**Movimiento:** Con el pie izquierdo, dé un paso hacia el lado de modo que quede a una distancia de 2–2½ pies (60–75 cm) del otro pie. Mantenga la espalda recta, baje el cuerpo doblando las rodillas y las caderas como si se fuera a sentar e inhale al mismo tiempo. Deténgase justo antes de que los muslos queden paralelos al piso. Mantenga esta posición durante un segundo y luego exhale a medida que se vaya impulsando hacia arriba, elevando la rodilla izquierda hacia el cuerpo antes de regresar a la posición inicial. Haga cinco o seis repeticiones con el pie izquierdo y luego haga cinco o seis repeticiones dando el paso hacia el lado con el pie derecho.

**Técnica:** No deje que las rodillas se desplacen hacia adelante más allá de los dedos de los pies. No arquee la espalda.

## *Curl* de bíceps

**Posición inicial:** Párese con los pies separados de modo que queden alineados con los hombros y doble ligeramente las rodillas. Sostenga una mancuerna en cada mano con las palmas hacia adelante.

**Movimiento:** Doble los codos y vaya levantando las mancuernas hacia los hombros mientras exhala. Deténgase cuando las mancuernas lleguen a la altura del pecho, con las palmas hacia el cuerpo. Mantenga esta posición durante un segundo y luego inhale a medida que vaya bajando lentamente las mancuernas.

**Técnica:** No mueva la parte superior de los brazos.

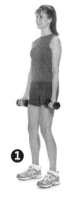

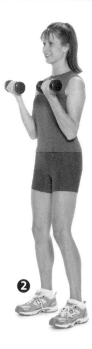

## Plancha para tríceps

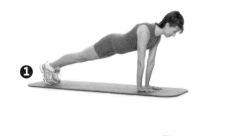

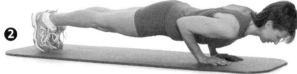

**Posición inicial:** Recuéstese boca abajo sobre el piso con los pies flexionados y los dedos de los pies sobre el piso. Coloque las palmas sobre el piso cerca de las costillas de modo que los codos apunten hacia arriba. Presione las manos contra el piso, extienda los brazos y levante el cuerpo del piso.

**Movimiento:** Manteniendo la cabeza, la espalda, las caderas y las piernas en línea recta, doble los codos hacia atrás, manteniendo los brazos cerca del cuerpo e inhale al mismo tiempo. Baje el cuerpo hasta que casi llegue a tocar el piso con el pecho. Mantenga esta posición durante un segundo y luego exhale a medida que se vaya impulsando hacia arriba. Si no puede hacer todas las repeticiones recomendadas, no se preocupe. Simplemente baje una o ambas rodillas al piso y termine las repeticiones que le falten.

**Técnica:** No deje que los codos apunten hacia los lados. No se doble a nivel de las caderas. No deje que el vientre se caiga hacia el piso.

## Pres militar paralelo

**Posición inicial:** Párese con los pies separados de modo que queden alineados con los hombros y doble ligeramente las rodillas. Sostenga una mancuerna en cada mano a la altura de los hombros, con las palmas hacia adentro y los codos apuntando hacia adelante.

**Movimiento:** Exhale a medida que vaya levantando lentamente las mancuernas en línea recta por encima de la cabeza sin llegar a trabar los codos. Mantenga esta posición durante un segundo y luego inhale a medida que vaya bajando lentamente las mancuernas.

**Técnica:** No arquee la espalda. No levante las mancuernas hacia adelante o hacia atrás.

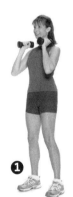

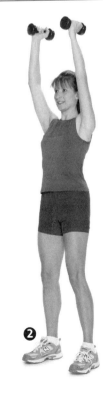

# Sesión de ejercicio
## Nivel Nº 3

**Caminata fácil: 40 minutos**

- Calentamiento de 5 minutos: Camine a una velocidad de 2½–3 millas por hora (4–5 km por hora) o de 100–115 pasos por minuto.

- Caminata moderada de 30 minutos: Aumente su velocidad a 3½–4 millas por hora (5–6 km por hora), a 125–135 pasos por minuto o a un paso que le permita conversar cómodamente mientras camina.

- Enfriamiento de 5 minutos: Disminuya su velocidad a 2½–3 millas por hora (4–5 km por hora) o a 100–115 pasos por minuto.

**Entrenamiento de fuerza básico: 35 minutos**

- Haga de 10 a 12 repeticiones de cada ejercicio. Repita la secuencia de ejercicios tres veces.

- Para calentar, use pesas más ligeras o no use pesas la primera vez que haga la serie y cuando haga las sentadillas (cuclillas) y los arcos, sólo baje hasta la mitad.

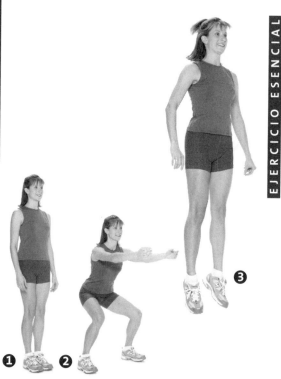

**EJERCICIO ESENCIAL**

## Sentadilla con paso y salto

**Posición inicial:** Párese con los pies juntos y las manos colgando a los lados.

**Movimiento:** Con el pie izquierdo, dé un paso hacia el lado de modo que quede a una distancia de 2–2½ pies (60–75 cm) del otro pie. Mantenga la espalda recta, baje el cuerpo doblando las rodillas y las caderas como si se fuera a sentar e inhale al mismo tiempo. Deje que los brazos se extiendan hacia adelante para que le ayuden a mantener el equilibrio. Deténgase justo antes de que los muslos queden paralelos al piso. Mantenga esta posición durante un segundo y luego exhale y al mismo tiempo salte para volver a juntar el pie izquierdo con el pie derecho. Haga cinco o seis repeticiones con el pie izquierdo y luego haga cinco o seis repeticiones dando el paso hacia el lado con el pie derecho.

**Técnica:** No deje que las rodillas se desplacen hacia adelante más allá de los dedos de los pies. No arquee la espalda. No haga este ejercicio con mancuernas.

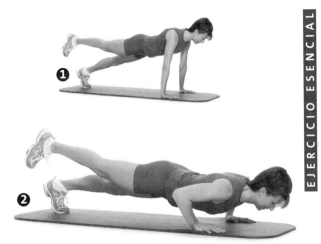

## Plancha con una pierna

**Posición inicial:** Recuéstese boca abajo sobre el piso con los pies flexionados y los dedos de los pies sobre el piso. Coloque las palmas sobre el piso cerca de los hombros de modo que los codos queden apuntando hacia arriba. Presione las manos contra el piso, extienda los brazos y levante el cuerpo del piso de modo que quede en línea recta de pies a cabeza y luego levante el pie derecho del piso.

**Movimiento:** Mantenga la cabeza, espalda, caderas y piernas en línea recta, doble los codos hacia los lados y vaya bajando el cuerpo mientras inhala, hasta que llegue casi a tocar el piso con el pecho. Mantenga esta posición durante un segundo y luego exhale a medida que se vaya impulsando hacia arriba. Si no puede hacer todas las repeticiones recomendadas, sólo baje el pie al piso, o bien, baje una o ambas rodillas al piso y termine las repeticiones que le falten. Haga la mitad de las repeticiones recomendadas con la pierna derecha elevada y la otra mitad con la pierna izquierda elevada.

**Técnica:** No se doble a nivel de las caderas. No arquee la espalda.

## Remo doblada hacia adelante y equilibrándose en una pierna

**Posición inicial:** Párese con el pie derecho enfrente del pie izquierdo. Sostenga una mancuerna en cada mano con los brazos a los lados. Mantenga la espalda recta e inclínese hacia adelante, levantando el pie trasero del piso de modo que la pierna izquierda, la espalda y la cabeza queden lo más paralelas al piso como sea posible. Las mancuernas deben quedar colgando con los brazos estirados directamente por debajo de los hombros y con las palmas hacia adentro.

**Movimiento:** Doblando los codos hacia atrás y juntando los omóplatos, levante las pesas hacia las costillas mientras exhala, hasta que los codos rebasen la espalda. Mantenga esta posición durante un segundo y luego inhale a medida que vaya bajando lentamente las mancuernas. Haga la mitad de las repeticiones recomendadas equilibrándose sobre la pierna derecha y la otra mitad equilibrándose sobre la pierna izquierda.

**Técnica:** No arquee la espalda. No levante los hombros hacia las orejas. No levante el torso mientras esté elevando las mancuernas. Si tiene problemas de espalda, mantenga las dos piernas abajo, ponga una mano sobre una silla para apoyarse y haga los remos con un solo brazo a la vez.

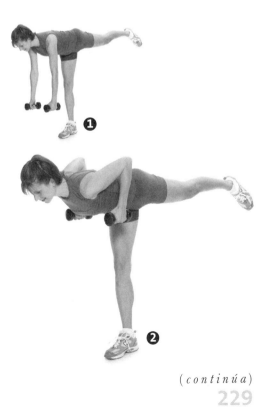

(continúa)

# Sesión de ejercicio
## Nivel Nº 3 (continuación)

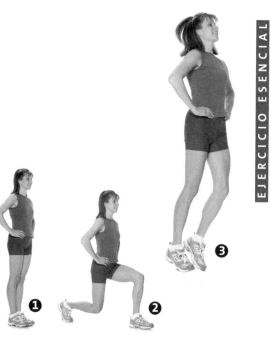

## Arco hacia adelante con salto

**Posición inicial:** Párese con los pies juntos y las manos en las caderas.

**Movimiento:** Con el pie izquierdo, dé un paso de 2–3 pies (60–90 cm) hacia adelante. Inhale a medida que vaya doblando la rodilla izquierda y bajando el cuerpo en línea recta hasta que la rodilla izquierda quede doblada a un ángulo de 90 grados y la rodilla derecha llegue casi hasta el piso. El talón trasero se despegará del piso. Mantenga esta posición durante un segundo y luego exhale cuando se impulse con el pie izquierdo y dé un salto para juntar los pies. Termine todas las repeticiones y luego repita el ejercicio dando el paso hacia adelante con el pie derecho.

**Técnica:** No se incline hacia adelante. No deje que la rodilla delantera se desplace hacia adelante más allá de los dedos de los pies.

## *Curl* de bíceps de equilibrio

**Posición inicial:** Párese con los pies juntos y doble ligeramente las rodillas. Sostenga una mancuerna en cada mano con las palmas hacia adelante. Levante la rodilla derecha hacia adelante de modo que quede equilibrada sobre la pierna izquierda.

**Movimiento:** Doble los codos y vaya levantando las mancuernas hacia los hombros mientras exhala. Deténgase cuando las mancuernas lleguen a la altura del pecho, con las palmas hacia el cuerpo. Mantenga esta posición durante un segundo y luego inhale a medida que vaya bajando lentamente las mancuernas. Haga la mitad de las repeticiones recomendadas equilibrándose sobre la pierna izquierda y la otra mitad equilibrándose sobre la pierna derecha.

**Técnica:** No mueva la parte superior de los brazos.

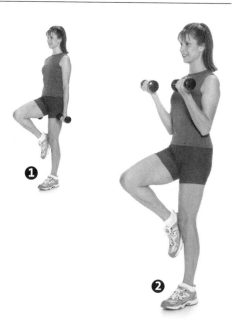

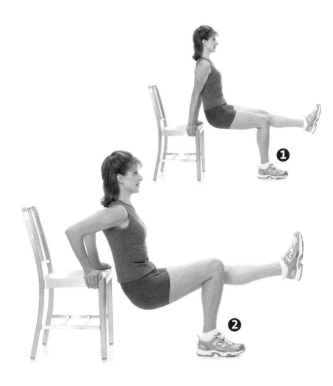

## Tonificador de tríceps con silla y con una sola pierna

**Posición inicial:** Siéntese en la orilla de una silla y coloque las manos sobre el asiento de la silla a ambos lados de la cadera. Levante los glúteos de la silla y dé unos pasitos hacia adelante hasta que las piernas queden dobladas a un ángulo de aproximadamente 90 grados, luego levante el pie izquierdo del piso y extienda la pierna izquierda. Debe quedar equilibrada sobre las manos y el pie derecho.

**Movimiento:** Doble los brazos para que los codos apunten hacia atrás y baje lentamente el cuerpo hacia el piso mientras inhala. Mantenga los glúteos tan cerca de la silla como le sea posible. Deténgase cuando los codos se doblen a un ángulo de aproximadamente 90 grados. Mantenga esta posición durante un segundo y luego exhale a medida que se vaya impulsando hacia arriba. Haga la mitad de las repeticiones recomendadas con la pierna izquierda extendida y la otra mitad con la pierna derecha extendida.

**Técnica:** No deje que el cuerpo se hunda permitiendo que los hombros se eleven hacia las orejas. No doble las rodillas para ayudarse a bajar el cuerpo.

**Movimiento alterno:** Si desea aumentar la dificultad de este ejercicio, extienda las piernas hasta que queden rectas y equilíbrese sobre los talones.

## Pres militar de equilibrio

**Posición inicial:** Párese con los pies juntos y doble ligeramente las rodillas. Sostenga una mancuerna en cada mano a la altura de los hombros con las palmas hacia adelante y los codos apuntando hacia los lados. Levante la rodilla derecha hacia adelante de modo que quede equilibrada sobre la pierna izquierda.

**Movimiento:** Exhale a medida que vaya levantando las mancuernas en línea recta por encima de la cabeza. Mantenga esta posición durante un segundo y luego inhale a medida que vaya bajando lentamente las mancuernas. Haga la mitad de las repeticiones recomendadas equilibrándose sobre la pierna izquierda y la otra mitad equilibrándose sobre la pierna derecha.

**Técnica:** No arquee la espalda. No levante las mancuernas hacia adelante o hacia atrás.

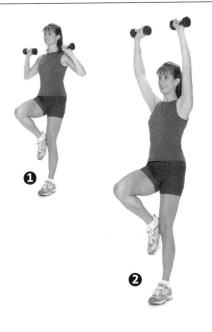

# Cuide sus pies

A estas alturas, sus pies ya han recorrido grandes distancias y merecen un descanso. Si usted es como la mayoría de las personas, lo más probable es que los tenga olvidados. Pero si los ignora demasiado tiempo, puede llegar a sufrir consecuencias dolorosas: al 75 por ciento de la población estadounidense le da dolor en los pies en algún momento de su vida y las mujeres presentan una probabilidad cuatro veces mayor de presentar dolor en los pies. Pero la buena noticia es que muchos de estos problemas se pueden evitar. Aquí le decimos cómo cuidar bien a sus pies.

• Use zapatos apropiados para la actividad que esté realizando: zapatos bien acojinados para cuando vaya a estar parada durante períodos prolongados y tenis específicos a cada actividad para cuando vaya a hacer ejercicio. (Vea el Capítulo 10, "Camine para hacer desaparecer las libras", donde le damos detalles específicos para ayudarla a encontrar los tenis adecuados para caminar).

• Si usa tacones, que no midan más de ¾ de pulgada (2 cm) de alto. Los tacones altos contribuyen a causar problemas en las rodillas y la espalda, así como caídas y una marcha torpe y poco natural. Con el tiempo, pueden llegar a causar suficientes cambios en sus pies como para impedir que funcionen de la manera apropiada.

• Evite las medias o los calcetines (medias) que le aprieten los dedos de los pies o que se hagan bolas debajo de los pies.

• Dése un masaje de pies al menos una vez por semana. Coloque una pequeña botella de vidrio grueso o una pelota de golf sobre el piso y ruédela con la planta del pie, haciendo un poco de presión hacia abajo con el pie. (Para obtener mayor alivio, enfríe la botella o la pelota antes de darse el masaje). O consiéntase con un masaje profesional de pies de vez en cuando.

• Estire los dedos de los pies al final del día entrelazando los dedos de la mano derecha entre los dedos del pie izquierdo. Quédese con los dedos entrelazados durante más o menos un minuto y luego cambie de pie.

• Ejercite sus pies y sus piernas. En la página 422 se dan ejemplos de ejercicios específicos.

# Menú

La mayoría de estas recetas indican las cantidades suficientes para una porción y son fáciles y rápidas de preparar. Si una receta sirve para preparar más de una porción, ahí mismo aparecerá indicado. Guarde la porción sobrante para otra comida o compártala con su esposo o con su compañera de caminatas.

### Desayuno

**Galletitas *Graham* y yogur:** Agregue 4 onzas (120 ml o ½ taza) de yogur sin grasa (cualquier sabor) a un plato hondo para cereal. Desmorone dos galletitas *Graham* cuadradas de 2½ pulgadas (6 cm) sobre el yogur y agregue 1 cucharada de almendras o nueces picadas. Sírvalo con ¾ de taza de arándanos.

### Merienda saludable

**Mezcla de queso *ricotta* y *muffin* inglés:** Unte ⅓ de taza de la mezcla de queso *ricotta* que preparó la semana pasada sobre ½ *muffin* inglés de trigo integral.

### Almuerzo

**Tortilla con *chili*:** Caliente 1 tortilla de harina de trigo integral. Agregue ¾ de taza de *chili* vegetariano (como *Natural Touch Low-Fat Vegetarian Chili*), 1 cucharada de crema agria de grasa reducida y ⅛ de taza de queso rallado de grasa reducida. Sirva con ¾ de taza de leche descremada (*fat-free milk* o *nonfat milk*).

### Merienda saludable

**Manzanas con mantequilla de cacahuate:** Corte 1 manzana pequeña y agregue 2 cucharaditas de mantequilla de cacahuate (maní). Sirva con 1 taza de leche descremada.

### Cena

**Pollo al albaricoque en la olla de cocimiento lento:** Suficiente para preparar 4 porciones. Vierta ½ taza de jugo de manzana y ½ taza de agua en una olla de cocimiento lento. Coloque 4 pechugas de pollo sin hueso congeladas de 4 onzas (112 g) cada una (una pechuga congelada de 4 onzas es un poco más grande que un juego de barajas) en la olla de cocimiento lento. En un tazón (recipiente) pequeño, mezcle ¼ de taza de jalea de albaricoque (chabacano, damasco) hecha con pura fruta con ¼ de taza de aliño (aderezo) "mil islas" y 1 cucharadita de cebolla en polvo. Agregue la mezcla a las pechugas de pollo. Deje la olla prendida en "bajo" y cueza el pollo de 5 a 6 horas. Sirva cada pieza de pollo sobre ⅔ de taza de arroz cocido o 1 taza de pasta cocida.

### Gustito

**Brownie:** Consiéntase con 1 *brownie* de la marca *Little Debbie Brownie Lights*.

---

Análisis de nutrientes: 1,627 calorías, 95 g de proteínas, 224 g de carbohidratos, 42 g de grasa total, 12 g de grasa saturada, 106 mg de colesterol, 45 g de fibra dietética, 1,979 mg de sodio, 1,977 mg de calcio

# Sesión de ejercicio
## Nivel Nº 1

**Caminata por intervalos: Aproximadamente 30 minutos**

- Calentamiento de 5 minutos: Camine a una velocidad de 2–2½ millas por hora (3–4 km por hora) o de 95–100 pasos por minuto.

- Intervalo a paso moderado de 3 minutos: Aumente su velocidad a unas 3 millas por hora (5 km por hora) o aproximadamente 115 pasos por minuto.

- Intervalo a paso acelerado de 1 minuto: Acelere el paso aún más hasta llegar a unas 3½ millas por hora (6 km por hora) o aproximadamente 125 pasos por minuto.

- Repita la secuencia de intervalos moderado y acelerado cinco veces.

- Enfriamiento de 5 minutos: Disminuya su velocidad a 2–2½ millas por hora (3–4 km por hora) o a 95–100 pasos por minuto.

**Acondicionamiento Fundamental: 20 minutos**

- Haga la secuencia de ejercicios una vez.

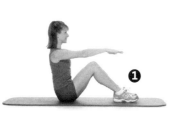

## Rodamiento

**Posición inicial:** Siéntese en el piso con las rodillas dobladas y los pies planos sobre el piso. Extienda los brazos hacia adelante, de modo que queden paralelos al piso.

**Movimiento:** Usando los músculos abdominales, ruede lentamente hacia abajo, vértebra por vértebra, hasta que quede a una distancia de 3–4 pulgadas (8–10 cm) del piso e inhale al mismo tiempo. Mantenga esta posición durante un segundo y luego exhale conforme va rodando lentamente hacia arriba. Haga 12 repeticiones.

**Técnica:** Debe sentir que los músculos abdominales son los que están realizando el movimiento. No haga el movimiento rápidamente.

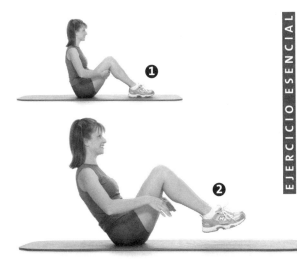

## Equilibrio abdominal a piernas sueltas

**Posición inicial:** Siéntese en el piso con las rodillas dobladas y los pies planos sobre el piso. Coloque las manos detrás de los muslos.

**Movimiento:** Levante ligeramente los pies del piso y equilíbrese sobre la rabadilla. Trate de soltarse las piernas. Mantenga esta posición durante cinco respiraciones y luego relájese. Haga este ejercicio una sola vez.

**Técnica:** Mantenga los músculos abdominales tensos y el resto del cuerpo relajado, especialmente los hombros.

## Abdominal

**Posición inicial:** Recuéstese boca arriba con las rodillas dobladas, los pies planos sobre el piso y las manos detrás de la cabeza.

**Movimiento:** Usando los músculos abdominales, exhale y vaya levantando lentamente la cabeza, los hombros y la parte superior de la espalda hasta un ángulo de aproximadamente 45 grados. Imagine que quiere acortar la distancia que existe entre las costillas y la pelvis. Mantenga esta posición durante un segundo y luego inhale conforme va bajando lentamente hacia el piso. Haga 12 repeticiones.

**Técnica:** No jale la barbilla hacia el pecho. No arquee la espalda.

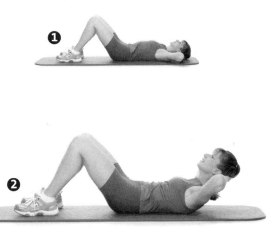

## TIP REAFIRMANTE

### HECHOS SORPRENDENTES

*En una encuesta reciente, una de cada cuatro personas que comían cereal admitieron que dejaban la leche —y los nutrientes vitales— en el plato. Las vitaminas con las que enriquecen los cereales se rocían en el cereal durante su procesamiento, por lo que se disuelven en la leche. Si no se toma toda la leche, entonces todas esas vitaminas se van por el caño, junto con el calcio y la vitamina D que contiene la leche.*

*(continúa)*

# Sesión de ejercicio
## Nivel Nº 1 (continuación)

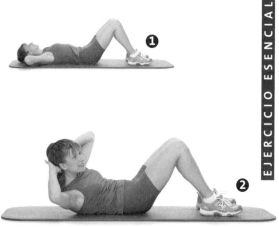

EJERCICIO ESENCIAL

## Abdominal con giro

**Posición inicial:** Recuéstese boca arriba con las rodillas dobladas, los pies planos sobre el piso y las manos detrás de la cabeza.

**Movimiento:** Usando los músculos abdominales, levante lentamente la cabeza y el hombro izquierdo del piso, gire hacia la derecha llevando el hombro izquierdo hacia la rodilla derecha mientras exhala. Mantenga esta posición durante un segundo y luego inhale conforme va bajando lentamente hacia el piso. Repita, alternando lados. Haga un total de 12 repeticiones, es decir, 6 repeticiones hacia cada lado.

**Técnica:** No jale la barbilla hacia el pecho. No arquee la espalda.

## Puente con pie elevado

EJERCICIO ESENCIAL

**Posición inicial:** Recuéstese boca arriba con las rodillas dobladas, los pies planos sobre el piso y los brazos a los lados con las palmas hacia arriba.

**Movimiento:** Contrayendo los músculos abdominales, glúteos y baja espalda, recargue el peso sobre los pies y levante el trasero, las caderas y la espalda del piso mientras exhala, para formar una línea recta desde los hombros hasta las rodillas. Levante un pie de modo que quede a unas cuantas pulgadas del piso. Mantenga esta posición durante tres respiraciones y luego baje el pie. Levante el otro pie y mantenga esta posición durante tres respiraciones. Baje el pie y luego relájese. Haga este ejercicio una sola vez.

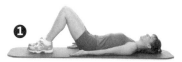

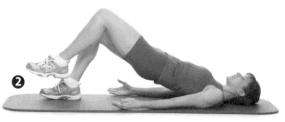

**Técnica:** No se levante demasiado; la parte superior de la espalda y los hombros deben permanecer sobre el piso. No se doble a nivel de la cintura o de las caderas. No deje que las rodillas se caigan hacia adentro o hacia afuera.

## Tabla

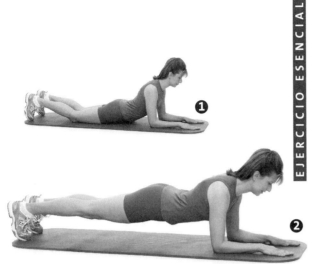

**Posición inicial:** Recuéstese boca abajo y flexione los pies para que los dedos de los pies queden sobre el piso. Los codos deben quedar debajo de los hombros y los antebrazos y las palmas sobre el piso.

**Movimiento:** Contrayendo los músculos abdominales y espalda, recargue su peso sobre los antebrazos mientras exhala y levante la pelvis y las piernas del piso para que la espalda y las piernas formen una línea recta. Mantenga esta posición durante cinco respiraciones y luego relájese. Haga este ejercicio una sola vez.

**Técnica:** No levante la cabeza hacia el techo ni deje que caiga hacia el piso. No se doble a nivel de la cintura o de las caderas. No deje que el vientre se caiga hacia el piso.

## Elevación de pecho y piernas

**Posición inicial:** Recuéstese boca abajo sobre el piso con los brazos a los lados.

**Movimiento:** Exhale mientras levanta la cabeza, el pecho y las piernas hasta que queden a una distancia de 5–10 pulgadas (12–25 cm) del piso. Mantenga esta posición durante un segundo y luego inhale conforme va bajando lentamente hacia el piso. Haga 12 repeticiones.

**Técnica:** No se levante demasiado.

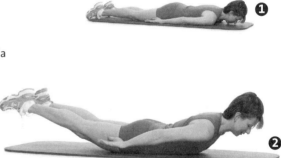

### TIP REAFIRMANTE

#### EN SU PLATO

*Consiéntase con un chocolate, pero en el momento correcto. Así puede evitar comerse la caja entera. En un estudio reciente, se encontró que las personas que tienen antojos incontrolables por comer chocolate pero que comían chocolate con el estómago lleno, podían disminuir su deseo por comer chocolate al mismo nivel que las personas que no sufren de estos antojos. Pero el deseo aumentaba en las personas con y sin antojos incontrolables cuando comían barras de chocolate en el momento en que tenían hambre. Una persona aprende a tener antojos incontrolables por comer chocolate cuando regularmente come chocolate para satisfacer su hambre, explica el autor del estudio, Leigh Gibson, Ph.D., del Colegio Universitario de Londres. Pero si se espera 15 minutos después de comer para satisfacer su antojo, entonces puede volver a entrenar su apetito y controlar sus antojos.*

# Sesión de ejercicio
## Nivel Nº 2

**Caminata por intervalos: Aproximadamente 30 minutos**

• Calentamiento de 5 minutos: Camine a una velocidad de 2½–3 millas por hora (4–5 km por hora) o de 100–115 pasos por minuto.

• Intervalo a paso moderado de 4 minutos: Aumente su velocidad a unas 3½ millas por hora (6 km por hora) o aproximadamente 125 pasos por minuto.

• Intervalo a paso acelerado de 3 minutos: Acelere el paso aún más hasta llegar a alrededor de 4 millas por hora (6 km por hora) o aproximadamente 135 pasos por minuto.

• Repita la secuencia de intervalos moderado y acelerado tres veces.

• Enfriamiento de 5 minutos: Disminuya su velocidad a 2½–3 millas por hora (4–5 km por hora) o a 100–115 pasos por minuto.

**Acondicionamiento Fundamental: 20 minutos**

• Haga la secuencia de ejercicios una vez.

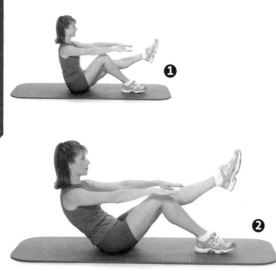

## Rodamiento elevado

**Posición inicial:** Siéntese en el piso con las rodillas dobladas y los pies planos sobre el piso. Levante el pie izquierdo del piso y extienda la pierna izquierda. Extienda los brazos hacia adelante, de modo que queden paralelos al piso.

**Movimiento:** Usando los músculos abdominales, ruede lentamente hacia abajo, vértebra por vértebra, hasta que quede a una distancia de 4–5 pulgadas (10–12 cm) del piso e inhale al mismo tiempo. Mantenga esta posición durante un segundo y luego exhale conforme va rodando lentamente hacia arriba. Haga seis repeticiones, cambie de pierna y haga seis repeticiones más.

**Técnica:** Debe sentir que los músculos abdominales son los que están realizando el movimiento. No haga el movimiento rápidamente.

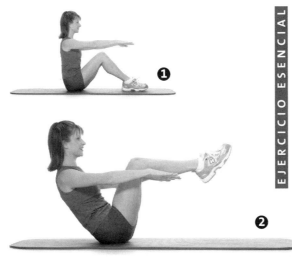

## Equilibrio abdominal completo

**Posición inicial:** Siéntese en el piso con las rodillas dobladas y los pies planos sobre el piso. Mantenga los brazos estirados hacia adelante y paralelos al piso.

**Movimiento:** Levante los pies del piso de modo que las pantorrillas queden paralelas al piso y equilíbrese sobre la rabadilla. Mantenga esta posición durante cinco respiraciones y luego relájese. Haga este ejercicio una sola vez.

**Técnica:** Mantenga los músculos abdominales tensos y el resto del cuerpo relajado, especialmente los hombros.

## Abdominal con las piernas hacia arriba

**Posición inicial:** Recuéstese boca arriba, eleve las piernas hacia el techo y coloque las manos detrás de la cabeza.

**Movimiento:** Usando los músculos abdominales, exhale y vaya levantando lentamente la cabeza, los hombros y la parte superior de la espalda hasta un ángulo de aproximadamente 45 grados. Imagine que quiere acortar la distancia que existe entre las costillas y la pelvis. Mantenga esta posición durante un segundo y luego inhale conforme va bajando lentamente hacia el piso. Haga 12 repeticiones.

**Técnica:** No jale la barbilla hacia el pecho. No arquee la espalda.

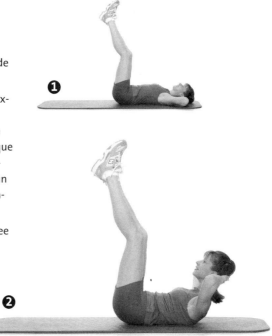

*(continúa)*

# Sesión de ejercicio
## Nivel Nº 2 (continuación)

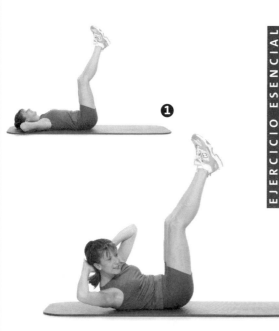

## Abdominal elevado con giro

**Posición inicial:** Recuéstese boca arriba levantando las piernas de modo que los pies apunten hacia el techo y coloque las manos detrás de la cabeza.

**Movimiento:** Usando los músculos abdominales, levante lentamente la cabeza y el hombro izquierdo del piso y gire hacia la derecha llevando el hombro izquierdo hacia la rodilla derecha mientras exhala. Mantenga esta posición durante un segundo y luego inhale conforme va bajando lentamente hacia el piso. Repita, alternando lados. Haga un total de 12 repeticiones, es decir, 6 repeticiones hacia cada lado.

**Técnica:** No jale la barbilla hacia el pecho. No arquee la espalda.

## Puente de talones extendido

**Posición inicial:** Recuéstese boca arriba con las rodillas dobladas, los pies planos sobre el piso y los brazos a los lados con las palmas hacia arriba. Levante los dedos de los pies para que sólo los talones queden tocando el piso y luego extienda la pierna derecha.

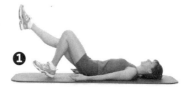

**Movimiento:** Contrayendo los músculos abdominales, glúteos y baja espalda, recargue el peso sobre el talón y levante los glúteos, las caderas y la espalda del piso mientras exhala, para formar una línea recta desde los hombros hasta las rodillas. Baje lentamente los glúteos hacia el piso y luego vuelva a subirlos. Haga seis levantamientos, mantenga esta posición durante tres respiraciones y luego relájese. Repita lo mismo pero con la otra pierna extendida. Haga este ejercicio una sola vez.

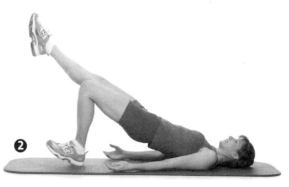

**Técnica:** No se levante demasiado; la parte superior de la espalda y los hombros deben permanecer sobre el piso. No se doble a nivel de la cintura o de las caderas. No deje que las rodillas se caigan hacia adentro o hacia afuera.

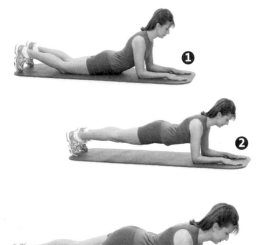

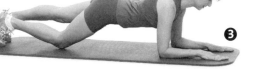

## Tabla con la rodilla doblada

**Posición inicial:** Recuéstese boca abajo y flexione los pies para que los dedos de los pies queden sobre el piso. Los codos deben quedar debajo de los hombros y los antebrazos y las palmas sobre el piso.

**Movimiento:** Contrayendo los músculos abdominales y espalda, recargue su peso sobre los antebrazos mientras exhala y levante la pelvis y las piernas del piso para que la espalda y las piernas formen una línea recta. Deje caer lentamente la rodilla derecha hacia el piso y luego enderécela. Haga esto seis veces con la pierna derecha, mantenga esta posición durante tres respiraciones, deje caer la rodilla izquierda seis veces, mantenga esta posición durante tres respiraciones y luego relájese. Haga este ejercicio una sola vez.

**Técnica:** No levante la cabeza hacia el techo ni deje que caiga hacia el piso. No se doble a nivel de la cintura o de las caderas. No deje que el vientre se caiga hacia el piso.

## Levantamiento de pecho con giro

**Posición inicial:** Recuéstese boca abajo sobre el piso y coloque las manos debajo de la barbilla.

**Movimiento:** Exhale conforme va levantando la cabeza y el pecho hasta que queden a una distancia de 5–6 pulgadas (12–15 cm) del piso y gire ligeramente hacia la derecha. Mantenga esta posición durante un segundo y luego inhale a medida que vaya bajando lentamente hacia el piso. Haga 12 repeticiones, girando alternadamente hacia cada lado.

**Técnica:** No se levante demasiado.

**Movimiento alterno:** Si le cuesta demasiado trabajo hacer este ejercicio o si tiene problemas de espalda, no haga el giro y sólo haga el levantamiento.

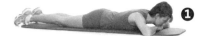

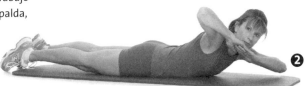

# Sesión de ejercicio
## Nivel Nº 3

**Caminata por intervalos: Aproximadamente 30 minutos**

- Calentamiento de 5 minutos: Camine a una velocidad de 2½–3 millas por hora (4–5 km por hora) o de 100–115 pasos por minuto.

- Intervalo a paso moderado de 1 minuto: Aumente su velocidad a unas 4 millas por hora (6 km por hora) o aproximadamente 135 pasos por minuto.

- Intervalo a paso acelerado de 3 minutos: Acelere el paso aún más hasta llegar a unas 4½ millas por hora (7 km por hora) o aproximadamente 145 pasos por minuto.

- Repita la secuencia de intervalos moderado y acelerado cinco veces.

- Enfriamiento de 5 minutos: Disminuya su velocidad a 2½–3 millas por hora (4–5 km por hora) o a 100–115 pasos por minuto.

**Acondicionamiento Fundamental: 20 minutos**

- Haga la secuencia de ejercicios una vez.

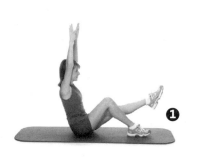

## Rodamiento elevado y extendido

**Posición inicial:** Siéntese en el piso con las rodillas dobladas y los pies planos sobre el piso. Eleve el pie izquierdo del piso y extienda la pierna izquierda. Extienda los brazos por encima de la cabeza.

**Movimiento:** Usando los músculos abdominales, ruede lentamente hacia abajo, vértebra por vértebra, hasta que quede a una distancia de 5–6 pulgadas (12–15 cm) del piso e inhale al mismo tiempo. Mantenga esta posición durante un segundo y luego exhale conforme va rodando lentamente hacia arriba. Haga seis repeticiones; luego cambie de pierna y haga seis repeticiones más.

**Técnica:** Debe sentir que los músculos abdominales son los que están realizando el movimiento. No haga el movimiento rápidamente.

## Equilibrio abdominal con extensión completa

**Posición inicial:** Siéntese en el piso con las rodillas dobladas y los pies planos sobre el piso. Extienda los brazos por encima de la cabeza.

**Movimiento:** Levante los pies del piso, extienda las piernas hasta que queden rectas y equilíbrese sobre la rabadilla. Mantenga esta posición durante cinco respiraciones y luego relájese. Haga este ejercicio una sola vez.

**Técnica:** Mantenga los músculos abdominales tensos y el resto del cuerpo relajado, especialmente los hombros.

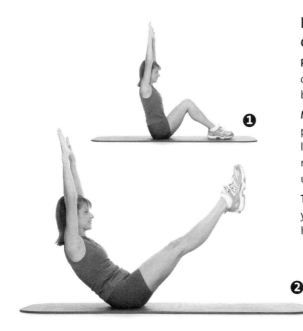

## Abdominal invertido

**Posición inicial:** Recuéstese boca arriba levantando las piernas de modo que los pies apunten hacia el techo y coloque las manos detrás de la cabeza. Cruce las piernas a la altura de las espinillas.

**Movimiento:** Contrayendo lentamente los músculos abdominales mientras exhala, recargue la espalda contra el piso, inclinando la pelvis y levantando las caderas a una distancia de 2–4 pulgadas (5–10 cm) del piso. Mantenga relajada la parte superior de su cuerpo. Mantenga esta posición durante un segundo y luego inhale a medida que vaya bajando lentamente las caderas hacia el piso. Haga 12 repeticiones.

**Técnica:** No deje que las piernas se columpien.

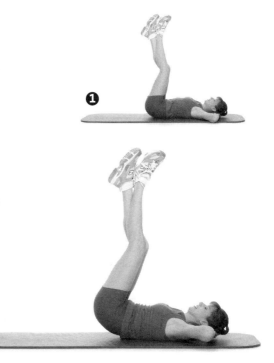

*(continúa)*

EJERCICIO ESENCIAL

### Bicicleta

**Posición inicial:** Recuéstese boca arriba con las piernas dobladas, los pies planos sobre el piso y las manos detrás de la cabeza. Levante la cabeza y los hombros del piso para quedar en la posición de abdominal. Levante los pies del piso, manteniendo las piernas dobladas a un ángulo de aproximadamente 45 grados.

**Movimiento:** Simultáneamente gire el hombro izquierdo hacia la rodilla derecha y doble la rodilla derecha hacia el pecho mientras endereza la pierna izquierda. Luego, haciendo un movimiento de pedaleo, enderece la pierna derecha mientras lleva la rodilla izquierda hacia el pecho y gire el hombro derecho hacia la izquierda. Eso es una repetición completa; haga 12 repeticiones.

**Técnica:** No jale la barbilla hacia el pecho. No arquee la espalda.

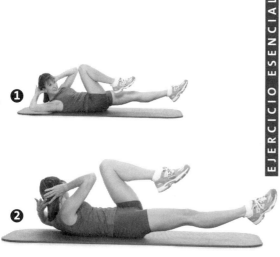

EJERCICIO ESENCIAL

### Puente de talones extendido (brazos hacia arriba)

**Posición inicial:** Recuéstese boca arriba con las rodillas dobladas, los pies planos sobre el piso y los brazos extendidos hacia el techo. Levante los dedos de los pies para que sólo los talones queden tocando el piso y luego extienda la pierna derecha.

**Movimiento:** Contrayendo los músculos abdominales, los glúteos y la baja espalda, recargue su peso sobre el talón y levante los glúteos, las caderas y la espalda del piso mientras exhala, para formar una línea recta desde los hombros hasta las rodillas. Baje lentamente los glúteos hacia el piso y luego vuelva a subirlos. Haga seis levantamientos, mantenga esta posición durante tres respiraciones y luego relájese. Repita lo mismo pero con la otra pierna extendida. Haga este ejercicio una sola vez con cada pierna.

**Técnica:** No se levante demasiado; la parte superior de la espalda y los hombros deben permanecer sobre el piso. No se doble a nivel de la cintura o de las caderas. No deje que las rodillas se caigan hacia adentro o hacia afuera.

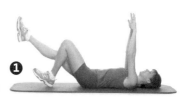

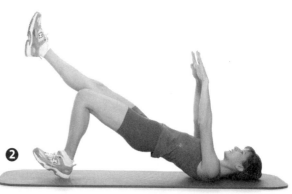

244

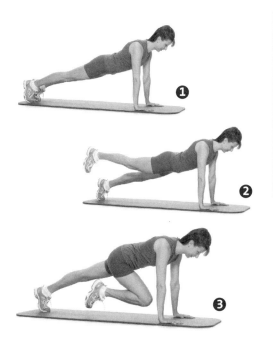

## Tabla extendida y elevada

**Posición inicial:** Recuéstese boca abajo y flexione los pies para que los dedos de los pies queden sobre el piso. Coloque las palmas sobre el piso cerca de los hombros de modo que los codos queden apuntando hacia arriba. Contrayendo los músculos abdominales y la espalda, recargue su peso sobre las manos mientras exhala, enderece los brazos y levante el torso y las piernas del piso de manera que la cabeza, la espalda y las piernas formen una línea recta.

**Movimiento:** Levante el pie derecho del piso y mantenga esta posición durante tres respiraciones. Luego, doble la rodilla derecha, jálela hacia el pecho y luego vuelva a extenderla hacia atrás. Repita esto seis veces y baje ese pie al piso. Levante el pie izquierdo del piso y mantenga esta posición durante tres respiraciones. Luego, doble la rodilla izquierda, jálela hacia el pecho y vuelva a extenderla hacia atrás. Repita esto seis veces, baje ese pie al piso y luego relájese. Haga este ejercicio una sola vez.

**Técnica:** No levante la cabeza hacia el techo ni deje que caiga hacia el piso. No se doble a nivel de la cintura o de las caderas. No deje que el vientre se caiga hacia el piso.

## Elevación de pecho y piernas haciendo semicírculos con los brazos

**Posición inicial:** Recuéstese boca abajo sobre el piso con los brazos extendidos hacia adelante.

**Movimiento:** Levante los brazos, la cabeza, el pecho y las piernas hasta que queden a una distancia de 5–10 pulgadas (12–25 cm) del piso. Mantenga esta posición y al mismo tiempo haga semicírculos hacia atrás y hacia adelante con los brazos como si estuviera haciendo la brazada de pecho y luego baje el cuerpo lentamente al piso. Haga 12 repeticiones.

**Técnica:** No se levante demasiado.

**Movimiento alterno:** Si desea hacer una versión más fácil de este ejercicio, mantenga las piernas abajo sobre el piso y sólo levante la parte superior del cuerpo.

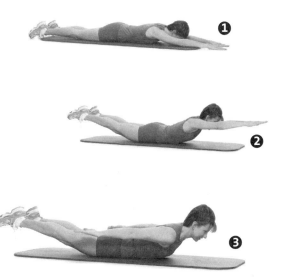

# Historia de éxito de la vida real

Para algunas personas, el dolor de espalda es un motivo para dejar de hacer ejercicio. Pero para Fran Mohnke, una mujer de 48 años de edad de St. Johns, Michigan, fue un motivo para empezar.

"Me dolía mucho la espalda, estaba tomando medicamentos e incluso ya me habían programado para una cirugía", dice. Durante años, había sido una persona sedentaria (aunque admite que "podía caminar hasta su cocina sin problemas") y había aumentado 75 libras (34 kg) de peso.

"Tenía que bajar de peso, pero era una estudiante universitaria de tiempo completo y además trabajaba por las noches, así que no tenía tiempo", explica Fran. Empezó a estacionar su carro lejos de su universidad para caminar de 2 a 3 millas (3 a 4 km) a su salón de clases y de regreso. Así bajó 30 libras (13 kg) de peso.

Después de su última cirugía, Fran tenía prohibido hacer ejercicio de impacto, entonces comenzó a nadar. "Me cambió la vida —dice—. Bajé 35 libras (16 kg) más y ahora tengo más energía y estoy más saludable que nunca antes. Nadar me ayuda a mantenerme flexible. Mi dolor de espalda es mucho más leve y ya no necesito tomar tantos medicamentos".

## TIPS REAFIRMANTES

| EN SU PLATO | ELEVE SU ENERGÍA |
|---|---|
| *Opte por el aceite de oliva en lugar de la mantequilla. Cuando unos científicos les dieron a 341 comensales de restaurantes italianos cantidades iguales de pan y aceite de oliva o mantequilla, las personas que comieron pan con mantequilla comieron más rebanadas de pan e ingirieron un 21 por ciento más de calorías. Por lo tanto, además de proteger su corazón, el aceite de oliva puede ayudarla a que no deje la canasta de pan vacía.* | *Coma más avena. Este alimento básico tradicional es uno de los mejores vigorizantes del mundo. La avena contiene ciertos compuestos químicos que son similares al principio activo de otros estimulantes naturales como el ginseng. Para aprovechar este beneficio al máximo, trate de comer una taza de avena —por ejemplo, copos de avena o granola— cada día.* |

# Menú

La mayoría de estas recetas indican las cantidades suficientes para una porción y son fáciles y rápidas de preparar. Si una receta sirve para preparar más de una porción, ahí mismo aparecerá indicado. Guarde la porción sobrante para otra comida o compártala con su esposo o con su compañera de caminatas.

## Desayuno

**_Granola_ con arándanos:** A ½ taza de _granola_ baja en grasa (como de la marca _Healthy Choice_), agregue 2 cucharadas de nueces o almendras tostadas, ¾ de taza de arándanos y ¾ de taza de leche descremada (_fat-free milk_ o _nonfat milk_) (tómese toda la leche aunque no la agregue toda a su cereal).

## Merienda saludable

**Mezcla de queso _ricotta_ y leche con chocolate:** Mezcle 1 taza de leche descremada fría con ½ cucharada de jarabe de chocolate. Sírvala con una galleta _Graham_ cuadrada de 2½ pulgadas (6 cm) desmoronada en ⅓ de taza de la mezcla de queso _ricotta_ que preparó el lunes pasado.

## Almuerzo

**Ensalada de pasta y atún sin mayonesa:** Suficiente para preparar 2 porciones. Combine 6 onzas (168 g) de atún empacado en agua con 4 cucharadas de vinagre de vino blanco, 2 cucharaditas de aceite de oliva, 4 cucharadas de apio finamente picado, ¼ de taza de pimientos (ajíes, pimientos morrones) rojos asados envasados (picados) y 1 cucharadita de pimienta negra molida. Mezcle la mitad de la mezcla de atún (guarde el resto para el viernes) con 1 taza de pasta en espiral cocida. Sirva con 1 tomate (jitomate) mediano rebanado y un poco de pimienta negra molida (opcional) y 1 melocotón (durazno) fresco.

## Gustito

**Tiritas de regaliz:** Cómase un paquete de 50 gramos (como los que venden en las máquinas expendedoras) de tiritas rojas o blancas de regaliz (orozuz) _Twizzler_.

## Cena

**_Chili_ vegetariano con pan de maíz:** Caliente 1 taza de _chili_ vegetariano enlatado. Sirva con un pedazo de 2 × 3 pulgadas (5 × 8 cm) de pan de maíz (pastel de elote) (alrededor de 1½ onzas o 42 gramos; quizá pueda encontrarlo en la panadería del supermercado) o 1 ración de _Pillsbury Cornbread Twists_ (en latas refrigeradas) y 2 tazas de verduras de hojas verdes para ensalada con 1 cucharadita de aceite de oliva más ⅛ de aguacate (palta) rebanado y 2 cucharadas de vinagre balsámico, o bien, con 2 cucharadas de aliño (aderezo) para ensalada normal (no las versiones reducidas o bajas en grasa).

## Merienda saludable

**Plátano amarillo y _dip_ de chocolate:** Prepare un _dip_ usando 2 cucharadas de crema agria de grasa reducida, ¼ de cucharadita de extracto de vainilla y 1 cucharada de jarabe de chocolate. Sírvalo con 1 plátano amarillo (guineo) rebanado. Pique cada rebanada de plátano amarillo con un palillo para sumergirlo en el _dip_ de chocolate.

---

Análisis de nutrientes: 1,710 calorías, 60 g de proteínas, 272 g de carbohidratos, 54 g de grasa total, 13 g de grasa saturada, 46 mg de colesterol, 29 g de fibra dietética, 2,148 mg de sodio, 1,217 mg de calcio

# Sesión de ejercicio
## Nivel Nº 1

**Caminata fácil: 40 minutos**

• Calentamiento de 5 minutos: Camine a una velocidad de 2–2½ millas por hora (3–4 km por hora) o de 95–100 pasos por minuto.

• Caminata moderada de 30 minutos: Aumente su velocidad a 2½–3 millas por hora (4–5 km por hora), a 100–115 pasos por minuto o a un paso que le permita conversar cómodamente mientras camina.

• Enfriamiento de 5 minutos: Disminuya su velocidad a 2–2½ millas por hora (3–4 km por hora) o a 95–100 pasos por minuto.

**Entrenamiento de fuerza con muchas repeticiones: 30 minutos**

• Haga tres repeticiones de cada ejercicio. Empiece a hacer otra repetición, pero deténgase a la mitad de esta y haga tres pulsos, moviéndose dentro de un rango de movimiento más corto. Termine regresando a la posición inicial. Haga esto tres veces para cada ejercicio y repita la secuencia de ejercicios tres veces. Si es necesario, use pesas más ligeras.

• Para calentar, use pesas más ligeras o no use pesas la primera vez que haga la serie y cuando haga las sentadillas (cuclillas) y los arcos, sólo baje hasta la mitad.

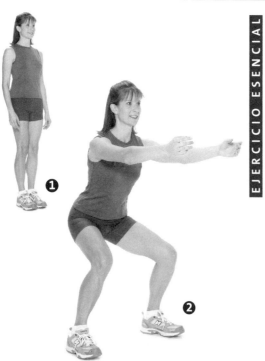

**❶**

**❷**

**EJERCICIO ESENCIAL**

## Sentadilla con paso

**Posición inicial:** Párese con los pies juntos y las manos colgando a los lados.

**Movimiento:** Con el pie izquierdo, dé un paso hacia el lado de modo que quede a una distancia de 2–2½ pies (60–75 cm) del otro pie. Mantenga la espalda recta, baje el cuerpo doblando las rodillas y las caderas como si se fuera a sentar e inhale al mismo tiempo. Deje que los brazos se extiendan hacia adelante para que le ayuden a mantener el equilibrio. Deténgase justo antes de que los muslos queden paralelos al piso. Mantenga esta posición durante un segundo y luego exhale a medida que se vaya impulsando hacia arriba, juntando nuevamente el pie izquierdo con el pie derecho. Haga cinco o seis repeticiones con el pie izquierdo y luego haga cinco o seis repeticiones dando el paso hacia el lado con el pie derecho.

**Técnica:** No deje que las rodillas se desplacen hacia adelante más allá de los dedos de los pies. No arquee la espalda.

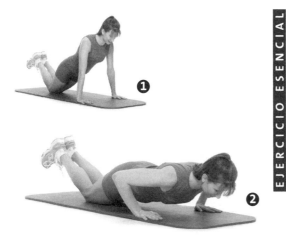

## Plancha con las rodillas dobladas

**Posición inicial:** Recuéstese boca abajo sobre el piso. Doble las rodillas de modo que los pies apunten hacia el techo y coloque las palmas sobre el piso cerca de los hombros de modo que los codos queden apuntando hacia arriba. Presione las manos contra el piso, extienda los brazos y levante el cuerpo del piso.

**Movimiento:** Manteniendo la cabeza, la espalda, las caderas y las rodillas en línea recta, doble los codos hacia los lados y vaya bajando el cuerpo mientras inhala, hasta que llegue casi a tocar el piso con el pecho. Mantenga esta posición durante un segundo y luego exhale a medida que se vaya impulsando lentamente hacia arriba.

**Técnica:** No se doble a nivel de las caderas. No arquee la espalda.

## Arco hacia atrás

**Posición inicial:** Párese con los pies juntos. Sostenga una mancuerna en cada mano ya sea a la altura de los hombros o colgando a los lados del cuerpo.

**Movimiento:** Dé un paso hacia atrás con el pie izquierdo de modo que quede a una distancia de 2–3 pies (60–90 cm) del otro pie. Inhale a medida que vaya doblando la rodilla derecha y baje el cuerpo en línea recta hasta que la rodilla derecha quede doblada a un ángulo de 90 grados y la rodilla izquierda llegue casi hasta el piso. El talón trasero se despegará del piso. Mantenga esta posición durante un segundo y luego exhale a medida que se vaya impulsando hacia arriba, juntando nuevamente el pie izquierdo con el pie derecho. Termine todas las repeticiones, luego repita el ejercicio dando el paso hacia atrás con el pie derecho.

**Técnica:** No se incline hacia adelante. No deje que la rodilla delantera se desplace hacia adelante más allá de los dedos de los pies.

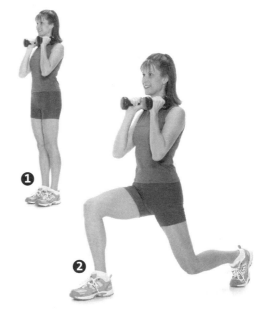

**TIP REAFIRMANTE**

### REAFÍRMESE MÁS RÁPIDO

*Distribuya bien el ejercicio. Al hacer un poco de ejercicio cada día en lugar de hacer sesiones matadoras los fines de semana, disminuirá su riesgo de lesionarse y mantendrá su metabolismo acelerado.*

(continúa)

# Sesión de ejercicio
## Nivel Nº 1 (continuación)

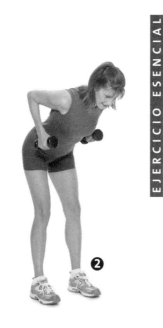

### Remo (doblada hacia adelante)

**Posición inicial:** Párese con los pies separados de modo que queden alineados con los hombros y doble ligeramente las rodillas. Sostenga una mancuerna en cada mano con los brazos a los lados. Mantenga la espalda recta e inclínese hacia adelante, doblándose a la altura de las caderas para que las mancuernas queden colgando frente a usted, con las palmas hacia adentro.

**Movimiento:** Doblando los codos hacia atrás y juntando los omóplatos, levante las pesas hacia las costillas mientras exhala, hasta que los codos rebasen la espalda. Mantenga esta posición durante un segundo y luego inhale a medida que vaya bajando lentamente las mancuernas.

**Técnica:** No arquee la espalda. No levante los hombros hacia las orejas. No levante el torso mientras esté elevando las mancuernas.

**Movimiento alterno:** Si tiene problemas de espalda, ponga una mano sobre una silla y haga los remos con un solo brazo a la vez.

---

### *Curl* de bíceps con giro (sentada)

**Posición inicial:** Siéntese en la orilla de una silla con los pies separados de modo que queden alineados con las caderas. Sostenga las mancuernas a los lados con las palmas hacia adentro.

**Movimiento:** Doblando los codos y girando las muñecas hacia arriba, levante las mancuernas hacia los hombros y exhale. Deténgase cuando las mancuernas lleguen a la altura del pecho, con las palmas hacia el cuerpo. Mantenga esta posición durante un segundo y luego inhale a medida que vaya bajando lentamente las mancuernas.

**Técnica:** No mueva la parte superior de los brazos.

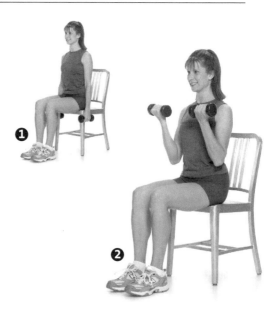

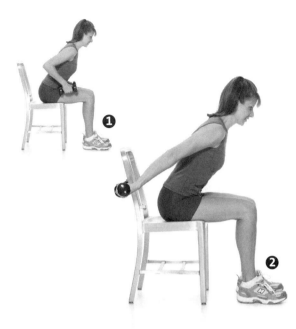

## Extensión de tríceps con giro (sentada)

**Posición inicial:** Siéntese en la orilla de una silla con los pies separados de modo que queden alineados con las caderas y sostenga una mancuerna en cada mano. Mantenga la espalda recta e inclínese hacia adelante, doblándose a la altura de las caderas. Doble los brazos a un ángulo de unos 90 grados de modo que las mancuernas queden más o menos a la altura de las caderas.

**Movimiento:** Sin mover la parte superior de los brazos, lleve las mancuernas hacia atrás mientras exhala, extendiendo los brazos y girando las muñecas de modo que las palmas de las manos queden hacia el techo. Mantenga esta posición durante un segundo y luego inhale a medida que vaya bajando lentamente las mancuernas.

**Técnica:** No haga el movimiento desde los hombros. No levante el torso mientras esté elevando las mancuernas.

**Movimiento alterno:** Si tiene problemas de espalda, haga las extensiones con un solo brazo a la vez y coloque el otro antebrazo sobre los muslos para apoyarse.

## Elevación lateral

**Posición inicial:** Párese con los pies separados de modo que queden alineados con los hombros y doble ligeramente las rodillas. Sostenga una mancuerna en cada mano con los brazos a los lados, las palmas hacia adentro y los codos ligeramente doblados.

**Movimiento:** Exhale a medida que vaya elevando las mancuernas hacia los lados hasta que lleguen más o menos a la altura de los hombros. Mantenga esta posición durante un segundo y luego inhale a medida que vaya bajando lentamente las mancuernas.

**Técnica:** No levante los hombros. No permita que las mancuernas rebasen el nivel de los hombros.

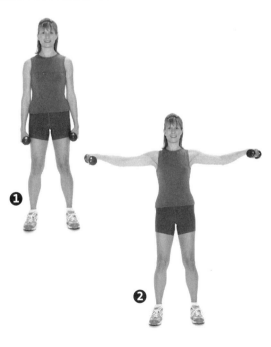

# Sesión de ejercicio
## Nivel Nº 2

**Caminata fácil: 40 minutos**

- Calentamiento de 5 minutos: Camine a una velocidad de $2\frac{1}{2}$–3 millas por hora (4–5 km por hora) o de 100–115 pasos por minuto.

- Caminata moderada de 30 minutos: Aumente su velocidad a 3–$3\frac{1}{2}$ millas por hora (5–6 km por hora), a 115–125 pasos por minuto o a un paso que le permita conversar cómodamente mientras camina.

- Enfriamiento de 5 minutos: Disminuya su velocidad a $2\frac{1}{2}$–3 millas por hora (4–5 km por hora) o a 100–115 pasos por minuto.

**Entrenamiento de fuerza con muchas repeticiones: 30 minutos**

- Haga tres repeticiones de cada ejercicio. Empiece a hacer otra repetición, pero deténgase a la mitad de esta y haga tres pulsos, moviéndose dentro de un rango de movimiento más corto. Termine regresando a la posición inicial. Haga esto tres veces para cada ejercicio y repita la secuencia de ejercicios tres veces. Si es necesario, use pesas más ligeras.

- Para calentar, use pesas más ligeras o no use pesas la primera vez que haga la serie y cuando haga las sentadillas (cuclillas) y los arcos, sólo baje hasta la mitad.

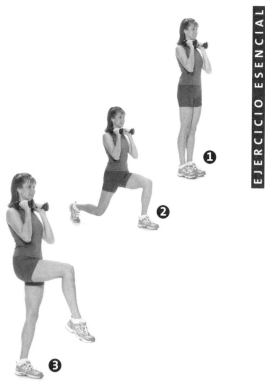

**EJERCICIO ESENCIAL**

## Arco hacia atrás y elevado

**Posición inicial:** Párese con los pies juntos. Sostenga una mancuerna en cada mano ya sea a la altura de los hombros o colgando a los lados del cuerpo.

**Movimiento:** Dé un paso hacia atrás con el pie derecho de modo que quede a una distancia de 2–3 pies (60–90 cm) del pie izquierdo. Inhale a medida que vaya doblando la rodilla izquierda y bajando el cuerpo en línea recta hasta que la rodilla izquierda quede doblada a un ángulo de 90 grados y la rodilla derecha llegue casi hasta el piso. El talón trasero se despegará del piso. Mantenga esta posición durante un segundo y luego exhale a medida que se vaya impulsando hacia arriba. Eleve la rodilla derecha hacia adelante antes de llevarla nuevamente a la posición inicial. Termine todas las repeticiones y luego repita el ejercicio dando el paso hacia atrás con el pie izquierdo.

**Técnica:** No se incline hacia adelante. No deje que la rodilla delantera se desplace hacia adelante más allá de los dedos de los pies.

**Movimiento alterno:** Si le cuesta demasiado trabajo hacer este ejercicio, trate de hacerlo sin las mancuernas.

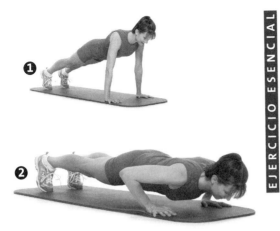

## Plancha

**Posición inicial:** Recuéstese boca abajo sobre el piso con los pies flexionados y los dedos de los pies sobre el piso. Coloque las palmas sobre el piso cerca de los hombros de modo que los codos queden apuntando hacia arriba. Presione las manos contra el piso, extienda los brazos y levante el cuerpo del piso de modo que quede en línea recta de pies a cabeza.

**Movimiento:** Mantenga la cabeza, la espalda, las caderas y las piernas en línea recta, doble los codos de modo que queden apuntando hacia los lados y baje el cuerpo mientras inhala, hasta que casi toque el piso con el pecho. Mantenga esta posición durante un segundo y luego exhale a medida que se vaya impulsando hacia arriba. Si no puede hacer todas las repeticiones recomendadas, no se preocupe. Simplemente baje una o ambas rodillas al piso y termine las repeticiones que le falten.

**Técnica:** No se doble a nivel de las caderas. No arquee la espalda.

## Remo (doblada hacia adelante)

**Posición inicial:** Párese con los pies separados de modo que queden alineados con los hombros y doble ligeramente las rodillas. Sostenga una mancuerna en cada mano con los brazos a los lados. Mantenga la espalda recta e inclínese hacia adelante, doblándose a la altura de las caderas para que las mancuernas queden colgando frente a usted, con las palmas hacia adentro.

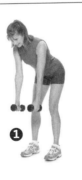

**Movimiento:** Doblando los codos hacia atrás y juntando los omóplatos, levante las pesas hacia las costillas mientras exhala, hasta que los codos rebasen la espalda. Mantenga esta posición durante un segundo y luego inhale a medida que vaya bajando lentamente las mancuernas.

**Técnica:** No arquee la espalda. No levante los hombros hacia las orejas. No levante el torso mientras esté elevando las mancuernas.

**Movimiento alterno:** Si tiene problemas de espalda, ponga una mano sobre una silla y haga los remos con un solo brazo a la vez.

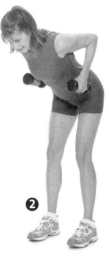

*(continúa)*

# Sesión de ejercicio
## Nivel Nº 2 (continuación)

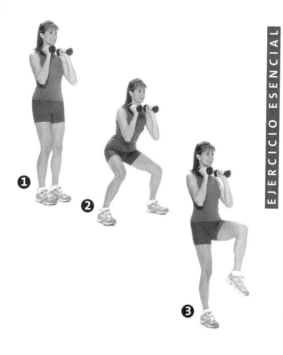

### Sentadilla elevada con paso

**Posición inicial:** Párese con los pies juntos. Sostenga una mancuerna en cada mano ya sea a la altura de los hombros o colgando a los lados del cuerpo.

**Movimiento:** Con el pie izquierdo, dé un paso hacia el lado de modo que quede a una distancia de 2–2½ pies (60–75 cm) del otro pie. Manteniendo la espalda recta, baje el cuerpo doblando las rodillas y las caderas como si se fuera a sentar e inhale al mismo tiempo. Deténgase justo antes de que los muslos queden paralelos al piso. Mantenga esta posición durante un segundo y luego exhale a medida que se vaya impulsando hacia arriba, elevando la rodilla izquierda hacia el cuerpo antes de regresar a la posición inicial. Haga cinco o seis repeticiones con el pie izquierdo y luego haga cinco o seis repeticiones dando el paso hacia el lado con el pie derecho.

**Técnica:** No deje que las rodillas se desplacen hacia adelante más allá de los dedos de los pies. No arquee la espalda.

### *Curl* de bíceps

**Posición inicial:** Párese con los pies separados de modo que queden alineados con los hombros y doble ligeramente las rodillas. Sostenga una mancuerna en cada mano con las palmas hacia adelante.

**Movimiento:** Doblando los codos, vaya levantando las mancuernas hacia los hombros mientras exhala. Deténgase cuando las mancuernas lleguen a la altura del pecho, con las palmas hacia el cuerpo. Mantenga esta posición durante un segundo y luego inhale a medida que vaya bajando lentamente las mancuernas.

**Técnica:** No mueva la parte superior de los brazos.

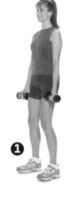
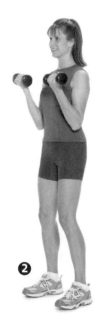

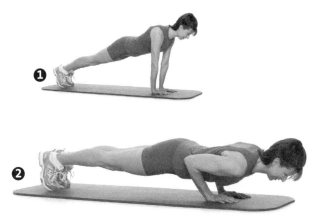

## Plancha para tríceps

**Posición inicial:** Recuéstese boca abajo sobre el piso con los pies flexionados y los dedos de los pies sobre el piso. Coloque las palmas sobre el piso cerca de las costillas de modo que los codos apunten hacia arriba. Presione las manos contra el piso, extienda los brazos y levante el cuerpo del piso.

**Movimiento:** Manteniendo la cabeza, la espalda, las caderas y las piernas en línea recta, doble los codos hacia atrás, manteniendo los brazos cerca del cuerpo e inhale al mismo tiempo. Baje el cuerpo hasta que casi toque el piso con el pecho. Mantenga esta posición durante un segundo y luego exhale a medida que se vaya impulsando hacia arriba. Si no puede hacer todas las repeticiones recomendadas, no se preocupe. Simplemente baje una o ambas rodillas al piso y termine las repeticiones que le falten.

**Técnica:** No deje que los codos apunten hacia los lados. No se doble a nivel de las caderas. No deje que el vientre se caiga hacia el piso.

## Pres militar paralelo

**Posición inicial:** Párese con los pies separados de modo que queden alineados con los hombros y doble ligeramente las rodillas. Sostenga una mancuerna en cada mano a la altura de los hombros, con las palmas hacia adentro y los codos apuntando hacia adelante.

**Movimiento:** Exhale a medida que vaya levantando lentamente las mancuernas en línea recta por encima de la cabeza sin llegar a trabar los codos. Mantenga esta posición durante un segundo y luego inhale a medida que vaya bajando lentamente las mancuernas.

**Técnica:** No arquee la espalda. No levante las mancuernas hacia adelante o hacia atrás.

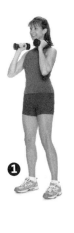
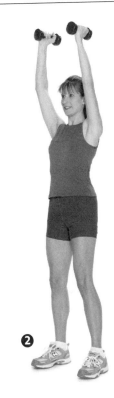

# Sesión de ejercicio
## Nivel Nº 3

**Caminata fácil: 40 minutos**

• Calentamiento de 5 minutos: Camine a una velocidad de 2½–3 millas por hora (4–5 km por hora) o de 100–115 pasos por minuto.

• Caminata moderada de 30 minutos: Aumente su velocidad a 3½–4 millas por hora (5–6 km por hora), a 125–135 pasos por minuto o a un paso que le permita conversar cómodamente mientras camina.

• Enfriamiento de 5 minutos: Disminuya su velocidad a 2½–3 millas por hora (4–5 km por hora) o a 100–115 pasos por minuto.

**Entrenamiento de fuerza con muchas repeticiones: 30 minutos**

• Haga tres repeticiones de cada ejercicio. Empiece a hacer otra repetición, pero deténgase a la mitad de esta y haga tres pulsos, moviéndose dentro de un rango de movimiento más corto. Termine regresando a la posición inicial. Haga esto tres veces para cada ejercicio y repita la secuencia de ejercicios tres veces. Si es necesario, use pesas más ligeras.

• Para calentar, use pesas más ligeras o no use pesas la primera vez que haga la serie y cuando haga las sentadillas (cuclillas) y los arcos, sólo baje hasta la mitad.

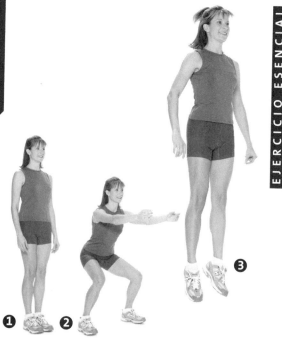

EJERCICIO ESENCIAL

### Sentadilla con paso y salto

**Posición inicial:** Párese con los pies juntos y las manos colgando a los lados.

**Movimiento:** Con el pie izquierdo, dé un paso hacia el lado de modo que quede a una distancia de 2–2½ pies (60–75 cm) del otro pie. Manteniendo la espalda recta, baje el cuerpo doblando las rodillas y las caderas como si se fuera a sentar e inhale al mismo tiempo. Deje que los brazos se extiendan hacia adelante para que le ayuden a mantener el equilibrio. Deténgase justo antes de que los muslos queden paralelos al piso. Mantenga esta posición durante un segundo y luego exhale y al mismo tiempo salte para volver a llevar el pie izquierdo a la posición inicial. Haga cinco o seis repeticiones con el pie izquierdo y luego haga cinco o seis repeticiones dando el paso hacia el lado con el pie derecho.

**Técnica:** No deje que las rodillas se desplacen hacia adelante más allá de los dedos de los pies. No arquee la espalda. No haga este ejercicio con mancuernas.

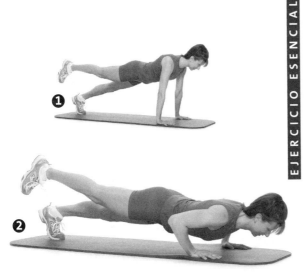

## Plancha con una pierna

**Posición inicial:** Recuéstese boca abajo sobre el piso con los pies flexionados y los dedos de los pies sobre el piso. Coloque las palmas sobre el piso cerca de los hombros de modo que los codos queden apuntando hacia arriba. Presione las manos contra el piso, extienda los brazos y levante el cuerpo del piso de modo que quede en línea recta de pies a cabeza y luego levante el pie derecho del piso.

**Movimiento:** Mantenga la cabeza, la espalda, las caderas y las piernas en línea recta, doble los codos hacia los lados y vaya bajando el cuerpo mientras inhala, hasta que casi toque el piso con el pecho. Mantenga esta posición durante un segundo y luego exhale a medida que se vaya impulsando hacia arriba. Si no puede hacer todas las repeticiones recomendadas baje el pie al piso, o bien, baje una o ambas rodillas al piso y termine las repeticiones que le falten. Haga la mitad de las repeticiones recomendadas con la pierna derecha elevada y la otra mitad con la pierna izquierda elevada.

**Técnica:** No se doble a nivel de las caderas. No arquee la espalda.

## Remo doblada en una pierna

**Posición inicial:** Párese con el pie derecho enfrente del pie izquierdo. Sostenga una mancuerna en cada mano con los brazos a los lados. Manteniendo la espalda recta, inclínese hacia adelante, levantando el pie trasero del piso de modo que la pierna izquierda, la espalda y la cabeza queden lo más paralelas al piso como sea posible. Las mancuernas deben quedar colgando con los brazos estirados directamente por debajo de los hombros y con las palmas hacia adentro.

**Movimiento:** Doblando los codos hacia atrás y juntando los omóplatos, levante las pesas hacia las costillas mientras exhala, hasta que los codos rebasen la espalda. Mantenga esta posición durante un segundo y luego inhale a medida que vaya bajando lentamente las mancuernas. Haga la mitad de las repeticiones recomendadas equilibrándose sobre la pierna derecha y la otra mitad equilibrándose sobre la pierna izquierda.

**Técnica:** No arquee la espalda. No levante los hombros hacia las orejas. No levante el torso mientras esté elevando las mancuernas.

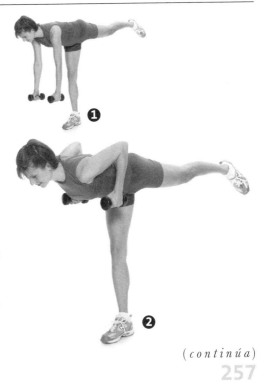

(continúa)

# Sesión de ejercicio
## Nivel Nº 3 (continuación)

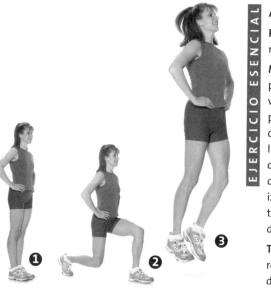

**EJERCICIO ESENCIAL**

### Arco hacia adelante con salto

**Posición inicial:** Párese con los pies juntos y las manos en las caderas.

**Movimiento:** Con el pie izquierdo, dé un paso de 2–3 pies (60–90 cm) hacia adelante. Inhale a medida que vaya doblando la rodilla izquierda y bajando el cuerpo en línea recta hasta que la rodilla izquierda quede doblada a un ángulo de 90 grados y la rodilla derecha llegue casi hasta el piso. El talón trasero se despegará del piso. Mantenga esta posición durante un segundo y luego exhale cuando se impulse con el pie izquierdo y dé un salto para juntar los pies. Termine todas las repeticiones y luego repita el ejercicio dando el paso hacia delante con el pie derecho.

**Técnica:** No se incline hacia adelante. No deje que la rodilla delantera se desplace hacia adelante más allá de los dedos de los pies.

### *Curl* de bíceps de equilibrio

**Posición inicial:** Párese con los pies juntos y doble ligeramente las rodillas. Sostenga una mancuerna en cada mano con las palmas hacia adelante. Levante la rodilla derecha hacia adelante de modo que quede equilibrada sobre la pierna izquierda.

**Movimiento:** Doblando los codos, vaya levantando las mancuernas hacia los hombros mientras exhala. Deténgase cuando las mancuernas lleguen a la altura del pecho, con las palmas hacia el cuerpo. Mantenga esta posición durante un segundo y luego inhale a medida que vaya bajando lentamente las mancuernas. Haga la mitad de las repeticiones recomendadas equilibrándose sobre la pierna izquierda y la otra mitad equilibrándose sobre la pierna derecha.

**Técnica:** No mueva la parte superior de los brazos.

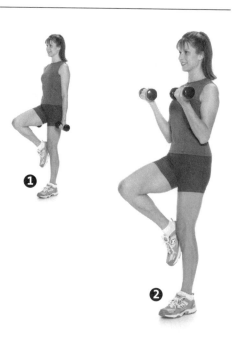

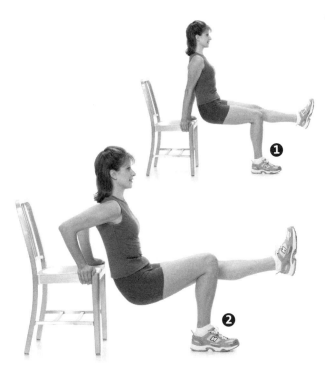

## Tonificador de tríceps con silla y con una sola pierna

**Posición inicial:** Siéntese en la orilla de una silla y coloque las manos sobre el asiento de la silla a ambos lados de la cadera. Levante los glúteos de la silla y dé unos pasitos hacia adelante hasta que las piernas queden dobladas a un ángulo de aproximadamente 90 grados, luego levante el pie izquierdo del piso y extienda la pierna izquierda. Debe quedar equilibrada sobre las manos y el pie derecho.

**Movimiento:** Doble los brazos para que los codos apunten hacia atrás y baje lentamente el cuerpo hacia el piso mientras inhala. Mantenga los glúteos tan cerca de la silla como le sea posible. Deténgase cuando los codos se doblen a un ángulo de aproximadamente 90 grados. Mantenga esta posición durante un segundo y luego exhale a medida que se vaya impulsando hacia arriba. Haga la mitad de las repeticiones recomendadas con la pierna izquierda extendida y la otra mitad con la pierna derecha extendida.

**Técnica:** No deje que el cuerpo se hunda permitiendo que los hombros se eleven hacia las orejas. No doble las rodillas para ayudarse a bajar el cuerpo.

**Movimiento alterno:** Si desea aumentar la dificultad de este ejercicio, extienda las piernas hasta que queden rectas y equilíbrese sobre los talones.

## Pres militar de equilibrio

**Posición inicial:** Párese con los pies juntos y doble ligeramente las rodillas. Sostenga una mancuerna en cada mano a la altura de los hombros con las palmas hacia adelante y los codos apuntando hacia los lados. Levante la rodilla derecha hacia adelante de modo que quede equilibrada sobre la pierna izquierda.

**Movimiento:** Exhale a medida que vaya levantando las mancuernas en línea recta por encima de la cabeza. Mantenga esta posición durante un segundo y luego inhale a medida que vaya bajando lentamente las mancuernas. Haga la mitad de las repeticiones recomendadas equilibrándose sobre la pierna izquierda y la otra mitad equilibrándose sobre la pierna derecha.

**Técnica:** No arquee la espalda. No levante las mancuernas hacia adelante o hacia atrás.

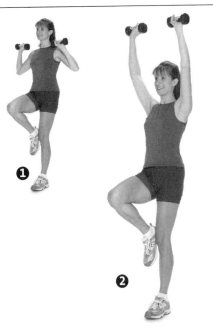

# Evite a los saboteadores

¿Quiere conocer el lado oscuro de las personas? Baje de peso. Sin importar que baje 5 libras o una tonelada, pronto le empezará a llover tanta comida que engorda —regalada por personas que dicen quererla— que el precio de las acciones de las empresas que producen azúcar y manteca se irá por las nubes.

Los saboteadores de dietas están por todas partes. De hecho, en una encuesta, 24,000 mujeres con sobrepeso reportaron que al bajar de peso empezaron a tener problemas en sus relaciones que se hubieran resuelto al recuperar el peso perdido.

El problema generalmente empieza porque la persona que está bajando de peso está haciendo cambios y eso la hace estar contenta, pero este no es el caso con sus familiares y amistades. "Es raro que una verdadera amiga intencionalmente trate de minar sus esfuerzos por bajar de peso —dice la profesora de Nutrición, Audrey Cross, Ph.D., de la Universidad Rutgers en New Brunswick, Nueva Jersey—. Sólo hacen cosas de manera inconsciente para que la relación siga siendo igual que antes".

¿Entonces cómo puede decirles a sus seres queridos que "la dejen en paz" sin ser descortés? "Es importante que pida ayuda", dice Carlo DiClemente, Ph.D., cuyas estrategias para curar a las personas que son adictas al alcohol y a las drogas ahora están siendo usadas para ayudar a las personas que quieren hacer cambios en su manera de comer.

Nosotras tendemos a creer que si las personas nos quieren, tienen que saber qué es lo que tienen que hacer. ¡Esto no es cierto! Para ciertas personas, las preguntas constantes acerca de cuánto peso han perdido pueden llevarlas a romper la dieta, mientras que para otras, estas preguntas pueden ayudarlas a mantenerse motivadas. Usted tiene que ser específica al expresar lo que necesita de sus familiares y amistades para mantenerse motivada. Incluso las personas más cercanas a usted no le pueden leer la mente.

Y cuando sus amistades o familiares la estén tentando, trate de llegar a un acuerdo mutuamente satisfactorio.

• En vez de tragarse una docena de alitas de pollo con aliño (aderezo) de queso azul con sus amigas, sugiera que vayan a un restaurante donde ellas puedan pedir sus alitas de pollo pero donde usted también puede ordenar comida más saludable.

• En vez de quedarse sentadas durante 2 horas cuando salgan a almorzar, prueben comer rápido y luego salir de compras o a caminar.

• En vez de salir a un restaurante o bar con sus amigas, prueben ir juntas a un salón de belleza para que les hagan una manicura y una pedicura; ahí podrán conversar hasta el cansancio y pasársela de maravilla.

# Menú

La mayoría de estas recetas indican las cantidades suficientes para una porción y son fáciles y rápidas de preparar. Si una receta sirve para preparar más de una porción, ahí mismo aparecerá indicado. Guarde la porción sobrante para otra comida o compártala con su esposo o con su compañera de caminatas.

## Desayuno

*Egg McMuffin* **de McDonald's:** Pídalo sin queso y para beber, ordene un bote de 8 onzas (240 ml) de leche con un 1% de grasa.

## Merienda saludable

**Fruta para llevar:** Cómase un recipiente de 4 onzas (112 g o ½ taza) de fruta (empacada en jugo, no en almíbar). Revise la etiqueta para verificar que contenga alrededor de 60 calorías por ración. Puede probar los productos que se venden en recipientes de una sola ración y tapa desprendible, como los melocotones (duraznos) *Del Monte Fruit Naturals Diced Peaches* en jugo de pera y melocotón o los de piña (ananá) de la marca *Dole Pineapple FruitBowls.* Sirva 1 rebanada de pan de trigo integral con 1 rebanada de queso de grasa reducida.

## Almuerzo

**Sándwich de mantequilla de cacahuate y plátano amarillo:** Unte 2 cucharadas de mantequilla de cacahuate (maní) en 1 rebanada de pan de trigo integral tostado y luego agregue 1 plátano amarillo (guineo) en rebanadas delgadas para cubrir la capa de mantequilla de cacahuate.

## Gustito

**Dulce delicioso:** Consiéntase con 1 barra de chocolate *Milky Way Lite.*

## Cena

**Pasta con garbanzos:** Suficiente para preparar 2 porciones. Prepare 2 tazas de pasta cocida (cualquier variedad). Revuelva 2 cucharaditas de aceite de oliva, 2 cucharadas de queso parmesano, 1 cucharadita de albahaca seca, 1 cucharadita de ajo finamente picado, 1 taza de garbanzos enlatados (enjuagados y escurridos) y la pasta cocida. Sirva la mitad (guarde el resto para el viernes) con 1 taza de espinacas cocidas con 1 cucharadita de margarina libre de ácidos transgrasos.

## Merienda saludable

**Pudín y fruta:** Cómase 1 copita de pudín (budín) de chocolate sin grasa listo para servir. Sirva con ¾ de taza de arándanos.

---

Análisis de nutrientes: 1,667 calorías, 65 g de proteínas, 212 g de carbohidratos, 57 g de grasa total, 19 g de grasa saturada, 258 mg de colesterol, 23 g de fibra dietética, 1,920 mg de sodio, 1,269 mg de calcio

## TIPS REAFIRMANTES

| EN SU PLATO | ¡DIVIÉRTASE! |
| --- | --- |
| *Reduzca su cintura mirándose su reflejo. Mirarse en el espejo mientras come puede ayudarla a consumir de un 22 a un 32 por ciento menos de calorías.* | *Saque a sus hijos a jugar "avioncito" en la entrada para coches. Con tan sólo media hora de saltar de cuadro en cuadro, quemará 175 calorías.* |

# Sesión de ejercicio
## Nivel Nº 1

**Caminata por intervalos: Aproximadamente 30 minutos**

• Calentamiento de 5 minutos: Camine a una velocidad de 2 millas por hora (3 km por hora) o de alrededor de 95 pasos por minuto.

• Intervalo a paso moderado de 3 minutos: Aumente su velocidad a 3 millas por hora (5 km por hora) o aproximadamente 115 pasos por minuto.

• Intervalo a paso acelerado de 1 minuto: Acelere el paso aún más hasta llegar a unas 3½ millas por hora (6 km por hora) o aproximadamente 125 pasos por minuto.

• Repita la secuencia de intervalos moderado y acelerado cinco veces.

• Enfriamiento de 5 minutos: Disminuya su velocidad a 2 millas por hora (3 km por hora) o a alrededor de 95 pasos por minuto.

**Acondicionamiento Fundamental: 20 minutos**

• Haga la secuencia de ejercicios una vez.

---

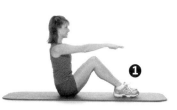

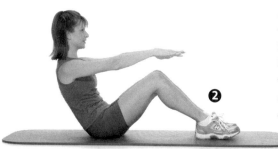

## Rodamiento

**Posición inicial:** Siéntese en el piso con las rodillas dobladas y los pies planos sobre el piso. Extienda los brazos hacia adelante, de modo que queden paralelos al piso.

**Movimiento:** Usando los músculos abdominales, ruede lentamente hacia abajo, vértebra por vértebra, hasta que quede a una distancia de 3–4 pulgadas (8–10 cm) del piso e inhale al mismo tiempo. Mantenga esta posición durante un segundo y luego exhale conforme va rodando lentamente hacia arriba. Haga 12 repeticiones.

**Técnica:** Debe sentir que los músculos abdominales son los que están realizando el movimiento. No haga el movimiento rápidamente.

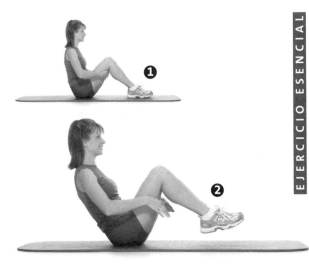

## Equilibrio abdominal a piernas sueltas

**Posición inicial:** Siéntese en el piso con las rodillas dobladas y los pies planos sobre el piso. Coloque las manos detrás de los muslos.

**Movimiento:** Levante ligeramente los pies del piso y equilíbrese sobre la rabadilla. Trate de soltarse las piernas. Mantenga esta posición durante cinco respiraciones y luego relájese. Haga este ejercicio una sola vez.

**Técnica:** Mantenga los músculos abdominales tensos y el resto del cuerpo relajado, especialmente los hombros.

## Abdominal

**Posición inicial:** Recuéstese boca arriba con las rodillas dobladas, los pies planos sobre el piso y las manos detrás de la cabeza.

**Movimiento:** Usando los músculos abdominales, exhale y vaya levantando lentamente la cabeza, los hombros y la parte superior de la espalda hasta un ángulo de aproximadamente 45 grados. Imagine que quiere acortar la distancia que existe entre las costillas y la pelvis. Mantenga esta posición durante un segundo y luego inhale conforme va bajando lentamente hacia el piso. Haga 12 repeticiones.

**Técnica:** No jale la barbilla hacia el pecho. No arquee la espalda.

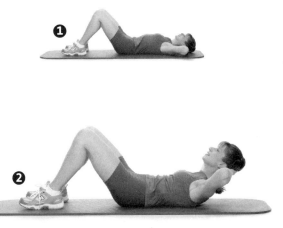

### TIP REAFIRMANTE

#### ELEVE SU ENERGÍA

*Ríase a carcajadas. "Las buenas carcajadas producen muchos efectos fisiológicos positivos —dice Joel Goodman, director del Humor Project, Inc., en Saratoga Springs, Nueva York—, como mejorar el funcionamiento del sistema inmunitario, mejorar la respiración y disminuir los niveles de hormonas del estrés". Si quiere una dosis de buen humor, visite las páginas de Internet www.chistes.com y www.terra.com/humor/.*

(continúa)

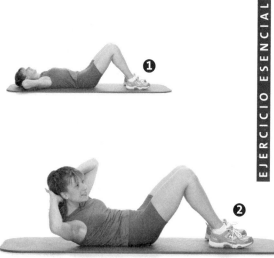

### Abdominal con giro

EJERCICIO ESENCIAL

**Posición inicial:** Recuéstese boca arriba con las rodillas dobladas, los pies planos sobre el piso y las manos detrás de la cabeza.

**Movimiento:** Usando los músculos abdominales, levante lentamente la cabeza y el hombro izquierdo del piso, gire hacia la derecha llevando el hombro izquierdo hacia la rodilla derecha mientras exhala. Mantenga esta posición durante un segundo y luego inhale conforme va bajando lentamente hacia el piso. Repita, alternando lados. Haga un total de 12 repeticiones, es decir, 6 repeticiones hacia cada lado.

**Técnica:** No jale la barbilla hacia el pecho. No arquee la espalda.

### Puente con pie elevado

EJERCICIO ESENCIAL

**Posición inicial:** Recuéstese boca arriba con las rodillas dobladas, los pies planos sobre el piso y los brazos a los lados con las palmas hacia arriba.

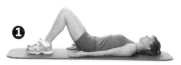

**Movimiento:** Contrayendo los músculos abdominales, los glúteos y la baja espalda, recargue el peso sobre los pies y levante el trasero, las caderas y la espalda del piso mientras exhala, para formar una línea recta desde los hombros hasta las rodillas. Levante un pie de modo que quede a unas cuantas pulgadas del piso. Mantenga esta posición durante tres respiraciones y luego baje el pie. Levante el otro pie y mantenga esta posición durante tres respiraciones. Baje el pie y luego relájese. Haga este ejercicio una sola vez.

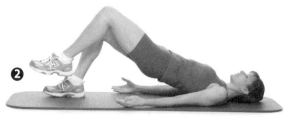

**Técnica:** No se levante demasiado; la parte superior de la espalda y los hombros deben permanecer sobre el piso. No se doble a nivel de la cintura o de las caderas. No deje que las rodillas se caigan hacia adentro o hacia afuera.

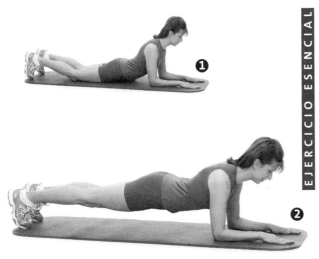

## Tabla

**Posición inicial:** Recuéstese boca abajo y flexione los pies para que los dedos de los pies queden sobre el piso. Los codos deben quedar debajo de los hombros y los antebrazos y las palmas sobre el piso.

**Movimiento:** Contrayendo los músculos abdominales y espalda, recargue su peso sobre los antebrazos mientras exhala y levante la pelvis y las piernas del piso para que la espalda y las piernas formen una línea recta. Mantenga esta posición durante cinco respiraciones y luego relájese. Haga este ejercicio una sola vez.

**Técnica:** No levante la cabeza hacia el techo ni deje que caiga hacia el piso. No se doble a nivel de la cintura o de las caderas. No deje que el vientre se caiga hacia el piso.

## Levantamiento en T de rodillas y con un brazo hacia arriba

**Posición inicial:** Siéntese sobre la cadera izquierda con la pierna izquierda doblada y la pierna derecha extendida, extendiendo el brazo derecho sobre la pierna y poniendo la mano izquierda sobre el piso debajo del hombro.

**Movimiento:** Usando los músculos abdominales, levante las caderas del piso mientras exhala y eleve el brazo derecho por encima de la cabeza. Levante la vista hacia la mano derecha. Mantenga esta posición durante cinco respiraciones, relájese y luego repita lo mismo al otro lado. Haga este ejercicio una sola vez a cada lado.

**Técnica:** No deje que el cuerpo ruede hacia adelante; imagine que está prensada entre dos paredes. Mantenga todo el cuerpo alineado.

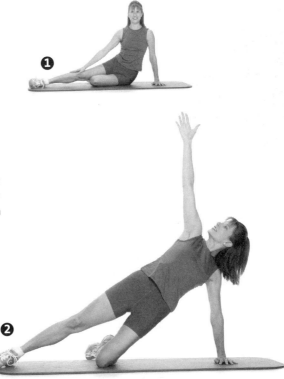

265

# Sesión de ejercicio
## Nivel Nº 2

**Caminata por intervalos: Aproximadamente 30 minutos**

• Calentamiento de 5 minutos: Camine a una velocidad de $2\frac{1}{2}$ millas por hora (4 km por hora) o de alrededor de 100 pasos por minuto.

• Intervalo a paso moderado de 4 minutos: Aumente su velocidad a $3\frac{1}{2}$ millas por hora (6 km por hora) o aproximadamente 125 pasos por minuto.

• Intervalo a paso acelerado de 3 minutos: Acelere el paso aún más hasta llegar a unas 4 millas por hora (6 km por hora) o aproximadamente 135 pasos por minuto.

• Repita la secuencia de intervalos moderado y acelerado tres veces.

• Enfriamiento de 5 minutos: Disminuya su velocidad a $2\frac{1}{2}$ millas por hora (4 km por hora) o a alrededor de 100 pasos por minuto.

**Acondicionamiento Fundamental: 20 minutos**

• Haga la secuencia de ejercicios una vez.

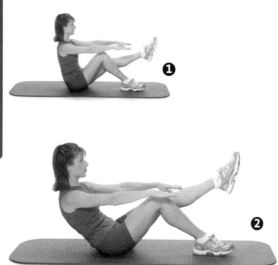

## Rodamiento elevado

**Posición inicial:** Siéntese en el piso con las rodillas dobladas y los pies planos sobre el piso. Levante el pie izquierdo del piso y extienda la pierna izquierda. Extienda los brazos hacia adelante, de modo que queden paralelos al piso.

**Movimiento:** Usando los músculos abdominales, ruede lentamente hacia abajo, vértebra por vértebra, hasta que quede a una distancia de 4–5 pulgadas (10–12 cm) del piso e inhale al mismo tiempo. Mantenga esta posición durante un segundo y luego exhale conforme va rodando lentamente hacia arriba. Haga seis repeticiones, cambie de pierna y haga seis repeticiones más.

**Técnica:** Debe sentir que los músculos abdominales son los que están realizando el movimiento. No haga el movimiento rápidamente.

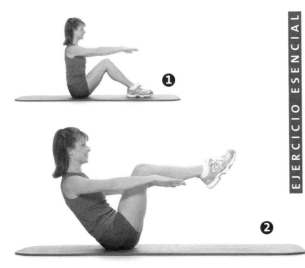

## Equilibrio abdominal completo

**Posición inicial:** Siéntese en el piso con las rodillas dobladas y los pies planos sobre el piso. Mantenga los brazos estirados hacia adelante y paralelos al piso.

**Movimiento:** Levante los pies del piso de modo que las pantorrillas queden paralelas al piso y equilíbrese sobre la rabadilla. Mantenga esta posición durante cinco respiraciones y luego relájese. Haga este ejercicio una sola vez.

**Técnica:** Mantenga los músculos abdominales tensos y el resto del cuerpo relajado, especialmente los hombros.

## Abdominal con las piernas hacia arriba

**Posición inicial:** Recuéstese boca arriba, eleve las piernas hacia el techo y coloque las manos detrás de la cabeza.

**Movimiento:** Usando los músculos abdominales, exhale y vaya levantando lentamente la cabeza, los hombros y la parte superior de la espalda hasta un ángulo de aproximadamente 45 grados. Imagine que quiere acortar la distancia que existe entre las costillas y la pelvis. Mantenga esta posición durante un segundo y luego inhale conforme va bajando lentamente hacia el piso. Haga 12 repeticiones.

**Técnica:** No jale la barbilla hacia el pecho. No arquee la espalda.

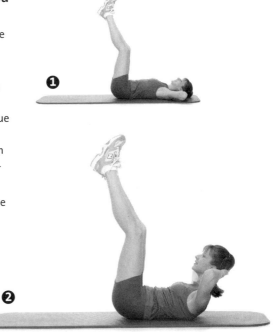

(*continúa*)

# Sesión de ejercicio
## Nivel Nº 2 (continuación)

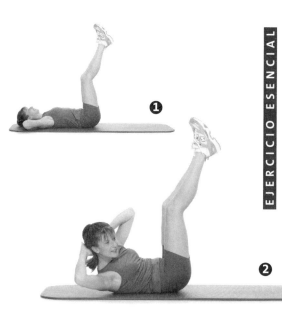

### Abdominal elevado con giro

**Posición inicial:** Recuéstese boca arriba levantando las piernas de modo que los pies apunten hacia el techo y coloque las manos detrás de la cabeza.

**Movimiento:** Usando los músculos abdominales, levante lentamente la cabeza y el hombro izquierdo del piso y gire hacia la derecha llevando el hombro izquierdo hacia la rodilla derecha mientras exhala. Mantenga esta posición durante un segundo y luego inhale conforme va bajando lentamente hacia el piso. Repita, alternando lados. Haga un total de 12 repeticiones, es decir, 6 repeticiones hacia cada lado.

**Técnica:** No jale la barbilla hacia el pecho. No arquee la espalda.

---

### Puente de talones extendido

**Posición inicial:** Recuéstese boca arriba con las rodillas dobladas, los pies planos sobre el piso y los brazos a los lados con las palmas hacia arriba. Levante los dedos de los pies para que sólo los talones queden tocando el piso y luego extienda la pierna derecha.

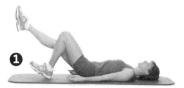

**Movimiento:** Contrayendo los músculos abdominales, glúteos y baja espalda, recargue el peso sobre el talón y levante los glúteos, las caderas y la espalda del piso mientras exhala, para formar una línea recta desde los hombros hasta las rodillas. Baje lentamente los glúteos hacia el piso y luego vuelva a subirlos. Haga seis levantamientos, mantenga esta posición durante tres respiraciones y luego relájese. Repita lo mismo pero con la otra pierna extendida. Haga este ejercicio una sola vez.

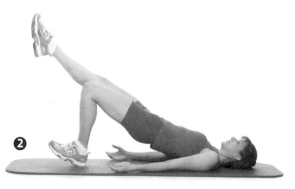

**Técnica:** No se levante demasiado; la parte superior de la espalda y los hombros deben permanecer sobre el piso. No se doble a nivel de la cintura o de las caderas. No deje que las rodillas se caigan hacia adentro o hacia afuera.

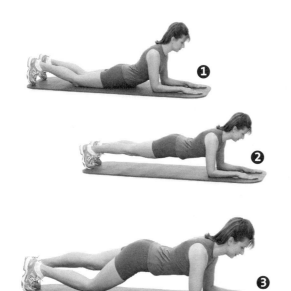

## Tabla con la rodilla doblada

**Posición inicial:** Recuéstese boca abajo y flexione los pies para que los dedos de los pies queden sobre el piso. Los codos deben quedar debajo de los hombros y los antebrazos y las palmas sobre el piso.

**Movimiento:** Contrayendo los músculos abdominales y espalda, recargue su peso sobre los antebrazos mientras exhala y levante la pelvis y las piernas del piso para que la espalda y las piernas formen una línea recta. Deje caer lentamente la rodilla derecha hacia el piso y luego enderécela. Haga esto seis veces con la pierna derecha, mantenga esta posición durante tres respiraciones, deje caer la rodilla izquierda seis veces, mantenga esta posición durante tres respiraciones y luego relájese. Haga este ejercicio una sola vez.

**Técnica:** No levante la cabeza hacia el techo ni deje que caiga hacia el piso. No se doble a nivel de la cintura o de las caderas. No deje que el vientre se caiga hacia el piso.

## Levantamiento en T con el brazo elevado

**Posición inicial:** Siéntese sobre la cadera izquierda con las piernas extendidas hacia un lado colocando el tobillo derecho sobre el tobillo izquierdo, extendiendo el brazo derecho sobre la pierna y poniendo la mano izquierda sobre el piso debajo del hombro.

**Movimiento:** Usando los músculos abdominales, levante las caderas, las piernas y los tobillos del piso y eleve el brazo derecho por encima de la cabeza mientras exhala. Levante la vista hacia la mano derecha. Mantenga esta posición durante cinco respiraciones, relájese y luego repita lo mismo al otro lado. Haga este ejercicio una sola vez a cada lado.

**Técnica:** No deje que el cuerpo ruede hacia adelante; imagine que está prensada entre dos paredes. Mantenga todo el cuerpo alineado. No deje que los tobillos toquen el piso.

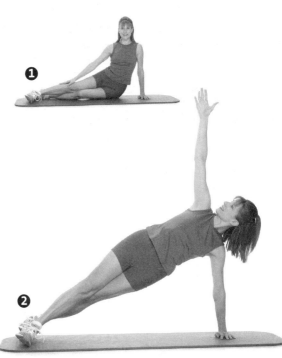

# Sesión de ejercicio
## Nivel N° 3

**Caminata por intervalos: Aproximadamente 30 minutos**

• Calentamiento de 5 minutos: Camine a una velocidad de 3 millas por hora (5 km por hora) o unos 115 pasos por minuto.

• Intervalo a paso moderado de 1 minuto: Aumente su velocidad a 4 millas por hora (6 km por hora) o aproximadamente 135 pasos por minuto.

• Intervalo a paso acelerado de 3 minutos: Acelere el paso aún más hasta llegar a alrededor de $4\frac{1}{2}$ millas por hora (7 km por hora) o aproximadamente 145 pasos por minuto.

• Repita la secuencia de intervalos moderado y acelerado cinco veces.

• Enfriamiento de 5 minutos: Disminuya su velocidad a 3 millas por hora (5 km por hora) o a alrededor de 115 pasos por minuto.

**Acondicionamiento Fundamental: 20 minutos**

• Haga la secuencia de ejercicios una vez.

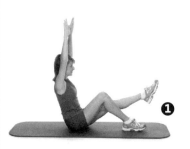

❶

❷

## Rodamiento elevado y extendido

**Posición inicial:** Siéntese en el piso con las rodillas dobladas y los pies planos sobre el piso. Eleve el pie izquierdo del piso y extienda la pierna izquierda. Extienda los brazos por encima de la cabeza.

**Movimiento:** Usando los músculos abdominales, ruede lentamente hacia abajo, vértebra por vértebra, hasta que quede a una distancia de 5–6 pulgadas (12–15 cm) del piso e inhale al mismo tiempo. Mantenga esta posición durante un segundo y luego exhale conforme va rodando lentamente hacia arriba. Haga seis repeticiones; luego cambie de pierna y haga seis repeticiones más.

**Técnica:** Debe sentir que los músculos abdominales son los que están realizando el movimiento. No haga el movimiento rápidamente.

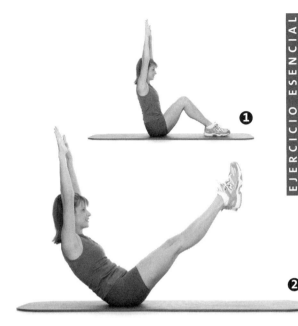

## Equilibrio abdominal con extensión completa

**Posición inicial:** Siéntese en el piso con las rodillas dobladas y los pies planos sobre el piso. Extienda los brazos por encima de la cabeza.

**Movimiento:** Levante los pies del piso, extienda las piernas hasta que queden rectas y equilíbrese sobre la rabadilla. Mantenga esta posición durante cinco respiraciones y luego relájese. Haga este ejercicio una sola vez.

**Técnica:** Mantenga los músculos abdominales tensos y el resto del cuerpo relajado, especialmente los hombros.

## Abdominal invertido

**Posición inicial:** Recuéstese boca arriba levantando las piernas de modo que los pies apunten hacia el techo y coloque las manos detrás de la cabeza. Cruce las piernas a la altura de las espinillas.

**Movimiento:** Contrayendo lentamente los músculos abdominales mientras exhala, recargue la espalda contra el piso, inclinando la pelvis y levantando las caderas a una distancia de 2–4 pulgadas (5–10 cm) del piso. Mantenga relajada la parte superior del cuerpo. Mantenga esta posición durante un segundo y luego inhale a medida que vaya bajando lentamente las caderas hacia el piso. Haga 12 repeticiones.

**Técnica:** No deje que las piernas se columpien.

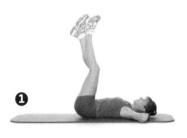

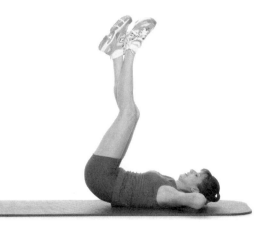

*(continúa)*

# Sesión de ejercicio
## Nivel Nº 3 (continuación)

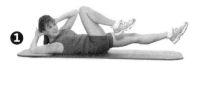

## Bicicleta

**Posición inicial:** Recuéstese boca arriba con las piernas dobladas, los pies planos sobre el piso y las manos detrás de la cabeza. Levante la cabeza y los hombros del piso para quedar en la posición de abdominal. Levante los pies del piso, manteniendo las piernas dobladas a un ángulo de aproximadamente 45 grados.

**Movimiento:** Simultáneamente gire el hombro izquierdo hacia la rodilla derecha y doble la rodilla derecha hacia el pecho mientras endereza la pierna izquierda. Luego, haciendo un movimiento de pedaleo, enderece la pierna derecha mientras lleva la rodilla izquierda hacia el pecho y gire el hombro derecho hacia la izquierda. Eso es una repetición completa; haga 12 repeticiones.

**Técnica:** No jale la barbilla hacia el pecho. No arquee la espalda.

## Puente de talones extendido (brazos hacia arriba)

**Posición inicial:** Recuéstese boca arriba con las rodillas dobladas, los pies planos sobre el piso y los brazos extendidos hacia el techo. Levante los dedos de los pies para que sólo los talones queden tocando el piso y luego extienda la pierna derecha.

**Movimiento:** Contrayendo los músculos abdominales, glúteos y baja espalda, recargue el peso sobre el talón y levante los glúteos, las caderas y la espalda del piso mientras exhala, para formar una línea recta desde los hombros hasta las rodillas. Baje lentamente los glúteos hacia el piso y luego vuelva a subirlos. Haga seis levantamientos, mantenga esta posición durante tres respiraciones y luego relájese. Repita lo mismo pero con la otra pierna extendida. Haga este ejercicio una sola vez con cada pierna.

**Técnica:** No se levante demasiado; la parte superior de la espalda y los hombros deben permanecer sobre el piso. No se doble a nivel de la cintura o de las caderas. No deje que las rodillas se caigan hacia adentro o hacia afuera.

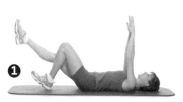

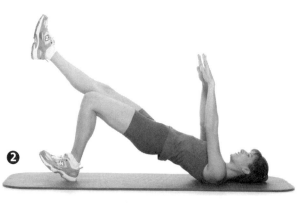

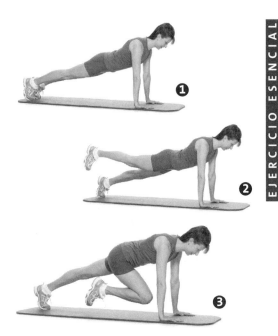

## Tabla extendida y elevada

**Posición inicial:** Recuéstese boca abajo y flexione los pies para que los dedos de los pies queden sobre el piso. Coloque las palmas sobre el piso cerca de los hombros de modo que los codos queden apuntando hacia arriba. Contrayendo los músculos abdominales y espalda, recargue su peso sobre las manos mientras exhala, enderece los brazos y levante el torso y las piernas del piso de manera que la cabeza, la espalda y las piernas formen una línea recta.

**Movimiento:** Levante el pie derecho del piso y mantenga esta posición durante tres respiraciones. Luego, doble la rodilla derecha, jálela hacia el pecho y luego vuelva a extenderla hacia atrás. Repita esto seis veces y baje ese pie al piso. Levante el pie izquierdo del piso y mantenga esta posición durante tres respiraciones. Luego, doble la rodilla izquierda, jálela hacia el pecho y luego vuelva a extenderla hacia atrás. Repita esto seis veces, baje ese pie al piso y luego relájese. Haga este ejercicio una sola vez.

**Técnica:** No levante la cabeza hacia el techo ni deje que caiga hacia el piso. No se doble a nivel de la cintura o de las caderas. No deje que el vientre se caiga hacia el piso.

## Levantamiento en T con brazo y pierna hacia arriba

**Posición inicial:** Siéntese sobre la cadera izquierda con las piernas extendidas hacia un lado colocando el tobillo derecho sobre el tobillo izquierdo, extendiendo el brazo derecho sobre la pierna y poniendo la mano izquierda sobre el piso debajo del hombro.

**Movimiento:** Usando los músculos abdominales, levante las caderas, las piernas y los tobillos del piso mientras exhala; eleve el brazo derecho por encima de la cabeza levantando la vista hacia la mano derecha y levante también la pierna derecha. Mantenga esta posición durante cinco respiraciones, relájese y luego repita lo mismo al otro lado. Haga este ejercicio una sola vez a cada lado.

**Técnica:** No deje que el cuerpo ruede hacia adelante; imagine que está prensada entre dos paredes. Mantenga todo el cuerpo alineado. No deje que los tobillos toquen el piso.

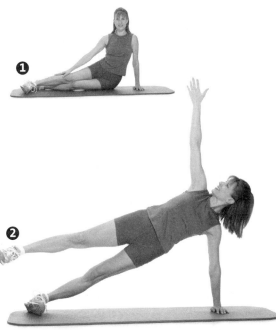

273

# Duerma mejor para bajar más de peso

Dormir menos de 8 horas cada noche puede dificultar el control del peso, ya que privarse de sueño altera la capacidad normal que tiene el cuerpo para procesar y controlar diversas hormonas que intervienen en el control del peso (glucosa, cortisol y hormonas tiroideas). Este desequilibrio hace que las células almacenen grasa excedente y también disminuye la capacidad que tiene el cuerpo para quemar grasa. La falta de sueño también puede provocar que sea más difícil controlar los antojos.

Pero esto se puede revertir con tan sólo 9 horas de sueño durante tres noches consecutivas, facilitando así la pérdida de peso. Aquí le decimos cómo puede lograr dormir lo suficiente.

**Muévase.** Hacer ejercicio con regularidad (30 minutos la mayoría de los días de la semana) disminuye el estrés y eleva la temperatura corporal, lo cual la prepara para el sueño.

**Corte su consumo de ciertas sustancias.** Evite los alimentos y bebidas que tengan un alto contenido de azúcar y cafeína. También evite las bebidas alcohólicas, ya que a pesar de que parecen tener un efecto sedante, en realidad alteran el sueño.

**Cree un ambiente adecuado.** Fíjese un horario para irse a dormir y para despertar, de modo que tenga de 8 a 9 horas para dormir. Cada noche, prepárese para dormir: dése un baño, lea un libro acerca de la meditación o escuche música relajante. También asegúrese de que su habitación esté oscura, fresca y silenciosa.

**Tómese una siesta.** Si una noche no puede dormir bien, tómese una siesta de 10 minutos al día siguiente. Esto no sólo hará que le mejore el humor, sino que también le facilitará seguir con la dieta.

No dormir lo suficiente también puede hacer que se eleve el nivel de hormonas peligrosas que promueven la inflamación, las cuales están vinculadas con los ataques al corazón, los derrames cerebrales y la presión arterial alta.

## TIPS REAFIRMANTES

### EN SU PLATO

*Expóngase al peligro. En vez de evitar esos dulces que la gente siempre trae al trabajo, véalos, dése la media vuelta y váyase. Cada vez que tenga éxito en resistir la tentación, usted estará fortaleciendo su autocontrol.*

### HECHOS SORPRENDENTES

*Según un estudio de investigación a pequeña escala, las mujeres que tenían una buena condición física presentaban una menor elevación en su presión arterial cuando estaban estresadas que las mujeres que no tenían una condición tan buena. Una de las posibles razones por las que esto ocurre es que las mujeres que hacen ejercicio tienen un nivel más elevado de un compuesto químico llamado óxido nítrico, el cual ayuda a que las arterias respondan de manera más saludable ante el estrés.*

# Menú

La mayoría de estas recetas indican las cantidades suficientes para una porción y son fáciles y rápidas de preparar. Si una receta sirve para preparar más de una porción, ahí mismo aparecerá indicado. Guarde la porción sobrante para otra comida o compártala con su esposo o con su compañera de caminatas.

## Desayuno

**Cereal caliente con albaricoques:** En el horno de microondas, hornee ½ taza de algún cereal multigrano caliente (como de la marca *Quaker*, *Mother's* o cualquier otra marca que contenga alrededor de 130 calorías por cada ½ taza de cereal no cocido). Siga las instrucciones que aparezcan en el empaque, pero en lugar de agregar la cantidad de agua que se indique, agregue la mitad de agua y la otra mitad de leche descremada (*fat-free milk* o *nonfat milk*) (en la mayoría de los casos, tendrá que agregar ½ taza de agua y ½ taza de leche descremada a ½ taza de cereal seco). Cueza el cereal junto con 3 albaricoques (chabacanos, damascos) deshidratados (6 mitades). Generalmente tarda de 1 a 2 minutos en cocerse. Sírvalo con ½ taza de leche descremada y 1 palito de queso de grasa reducida.

## Merienda saludable

**Verduras con *dip*:** Sumerja 15 zanahorias cambray en 2 cucharadas de queso crema de grasa reducida con verduras y sirva con 1 melocotón (durazno).

## Almuerzo

**Taco Bell:** Ordene un *Chili Cheese Burrito* o una *Gordita Supreme Chicken*. Lleve consigo 1 taza de apio y zanahoria cortados en tiritas (u otra verdura) y 1 manzana pequeña.

## Gustito

**Totopos con queso:** Coloque el contenido de 1 bolsa pequeña de ¾ onzas (21 g) de totopos (tostaditas, nachos) en un plato para horno de microondas. Agregue ¼ de taza de queso rallado de grasa reducida. Caliente durante 45 segundos a 2 minutos en el horno de microondas hasta que se derrita el queso.

## Cena

**Carne de res con verduras:** Siguiendo las instrucciones que aparezcan en el empaque, hornee en el horno de microondas una fajita *Uncle Ben's Mexican-Style Rice Bowl Beef Fajita*, unas puntas de filete *Lean Cuisine Café Classics Southern Beef Tips* o alguna comida congelada similar (revise la etiqueta para verificar que contenga de 270 a 300 calorías y de 5 a 9 gramos de grasa). Prepare también una ensalada, mezclando 1 taza de lechuga romana (orejona) o verduras de hojas verdes mixtas y ½ tomate (jitomate) mediano rebanado, con 1 cucharada de aliño (aderezo) normal o 2 cucharadas de aliño bajo en calorías.

## Merienda saludable

**Peras con chocolate:** Abra 1 lata de peras (cortadas a la mitad). Vierta 1½ cucharadas de jarabe de chocolate sobre 1 mitad de pera enlatada y agregue 1 cucharada de nueces picadas (cualquier tipo). Sirva con ½ taza de leche descremada (*fat-free milk* o *nonfat milk*).

---

Análisis de nutrientes: 1,680 calorías, 83 g de proteínas, 231 g de carbohidratos, 52 g de grasa total, 16 g de grasa saturada, 108 mg de colesterol, 25 g de fibra dietética, 2,333 mg de sodio, 1,284 mg de calcio

# Sesión de ejercicio
## Nivel Nº 1

### Caminata fácil: 40 minutos

- Calentamiento de 5 minutos: Camine a una velocidad de 2–2½ millas por hora (3–4 km por hora) o de 95–100 pasos por minuto.

- Caminata moderada de 30 minutos: Aumente su velocidad a 2½–3 millas por hora (4–5 km por hora), a 100–115 pasos por minuto o a un paso que le permita conversar cómodamente mientras camina.

- Enfriamiento de 5 minutos: Disminuya su velocidad a 2–2½ millas por hora (3–4 km por hora) o a 95–100 pasos por minuto.

### Entrenamiento de fuerza con más peso: 25 minutos

- Haga de cuatro a seis repeticiones de cada ejercicio, usando pesas más pesadas. Repita la secuencia de ejercicios tres veces.

- Para calentar, use pesas más ligeras o no use pesas la primera vez que haga la serie y cuando haga las sentadillas (cuclillas) y los arcos, sólo baje hasta la mitad.

---

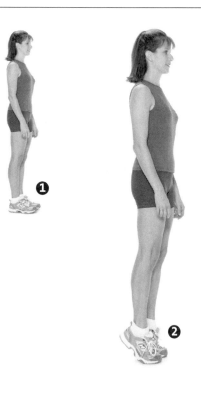

### Elevación de talones

**Posición inicial:** Párese con los pies juntos. Si es necesario, ponga una mano suavemente sobre una silla o sobre la pared para equilibrarse.

**Movimiento:** Exhale a medida que vaya levantando lentamente los talones del piso, rodando sobre la planta de los pies hasta quedar de puntas. Mantenga esta posición durante un segundo y luego inhale a medida que vaya bajando lentamente los talones al piso.

**Técnica:** No se doble a nivel de la cintura ni se incline hacia adelante, hacia atrás o hacia un lado. No doble las piernas.

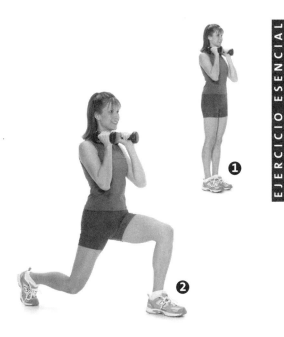

## Arco hacia atrás

**Posición inicial:** Párese con los pies juntos. Sostenga una mancuerna en cada mano ya sea a la altura de los hombros o colgando a los lados del cuerpo.

**Movimiento:** Dé un paso hacia atrás con el pie derecho de modo que quede a una distancia de 2–3 pies (60–90 cm) del pie izquierdo. Inhale a medida que vaya doblando la rodilla izquierda y bajando el cuerpo en línea recta hasta que la rodilla izquierda quede doblada a un ángulo de 90 grados y la rodilla derecha llegue casi hasta el piso. El talón trasero se despegará del piso. Mantenga esta posición durante un segundo y luego exhale a medida que se vaya impulsando hacia arriba, juntando nuevamente el pie derecho con el pie izquierdo. Termine todas las repeticiones y luego repita el ejercicio dando el paso hacia atrás con el pie izquierdo.

**Técnica:** No se incline hacia adelante. No deje que la rodilla delantera se desplace hacia adelante más allá de los dedos de los pies.

## Sentadilla con paso

**Posición inicial:** Párese con los pies juntos y las manos colgando a los lados.

**Movimiento:** Con el pie derecho, dé un paso hacia el lado de modo que quede a una distancia de 2–2½ pies (60–75 cm) del otro pie. Manteniendo la espalda recta, baje el cuerpo doblando las rodillas y las caderas como si se fuera a sentar e inhale al mismo tiempo. Deje que los brazos se extiendan hacia adelante para que le ayuden a mantener el equilibrio. Deténgase justo antes de que los muslos queden paralelos al piso. Mantenga esta posición durante un segundo y luego exhale a medida que se vaya impulsando hacia arriba, juntando nuevamente el pie derecho con el pie izquierdo. Haga cinco o seis repeticiones dando el paso con el pie derecho y luego haga cinco o seis repeticiones dando el paso con el pie izquierdo.

**Técnica:** No deje que las rodillas se desplacen hacia adelante más allá de los dedos de los pies. No arquee la espalda.

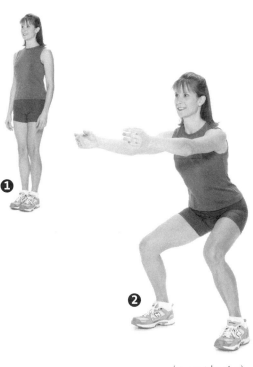

*(continúa)*

# Sesión de ejercicio
## Nivel Nº 1 (continuación)

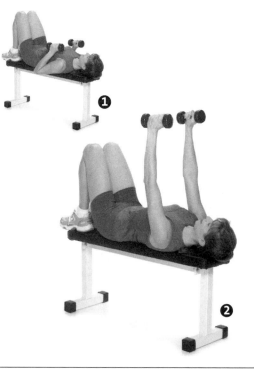

### Pres de pecho paralelo

**Posición inicial:** Recuéstese sobre el piso (o sobre una banca) y sostenga las mancuernas paralelas y encima de los hombros; los codos deberán quedar apuntando hacia los pies.

**Movimiento:** Exhale mientras extiende los brazos para levantar las mancuernas hacia el techo sobre el pecho. Mantenga esta posición durante un segundo y luego inhale a medida que vaya bajando lentamente las mancuernas.

**Técnica:** No deje que las mancuernas se vayan hacia atrás de la cabeza ni hacia los pies; deben subir y bajar trazando una línea perfectamente perpendicular al piso. No arquee la espalda.

**Posición alterna:** Si le incomoda colocar los pies sobre la banca, puede ponerlos en el piso. Asegúrese de no arquear la espalda en esta posición.

### Plancha con las rodillas dobladas

**Posición inicial:** Recuéstese boca abajo sobre el piso. Doble las rodillas de modo que los pies apunten hacia el techo y coloque las palmas sobre el piso cerca de los hombros de modo que los codos queden apuntando hacia arriba. Presione las manos contra el piso, extienda los brazos y levante el cuerpo del piso.

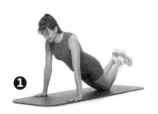

**Movimiento:** Manteniendo la cabeza, la espalda, las caderas y las rodillas en línea recta, doble los codos hacia los lados y vaya bajando el cuerpo mientras inhala, hasta que llegue casi a tocar el piso con el pecho. Mantenga esta posición durante un segundo y luego exhale a medida que se vaya impulsando lentamente hacia arriba.

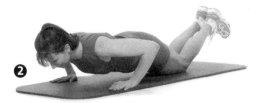

**Técnica:** No se doble a nivel de las caderas. No arquee la espalda.

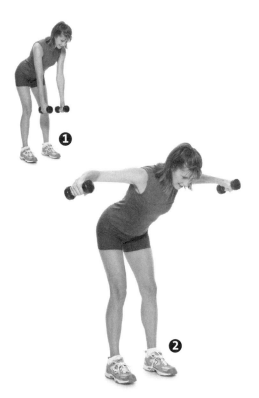

## Vuelo (cristo) dorsal

**Posición inicial:** Párese con los pies separados de modo que queden alineados con los hombros y doble ligeramente las rodillas. Sostenga una mancuerna en cada mano con los brazos a los lados. Mantenga la espalda recta e inclínese hacia adelante, doblándose a la altura de las caderas para que las mancuernas queden colgando frente a usted, con las palmas hacia adentro y los codos ligeramente doblados.

**Movimiento:** Manteniendo la espalda recta, junte los omóplatos y levante las mancuernas hacia arriba y hacia los lados mientras exhala, jalando los codos hacia atrás hasta donde le sea cómodamente posible. Mantenga esta posición durante un segundo y luego inhale a medida que vaya bajando lentamente las mancuernas.

**Técnica:** No arquee la espalda. No levante el torso mientras esté elevando las mancuernas.

**Movimiento alterno:** Si tiene problemas de espalda, ponga una mano sobre una silla para apoyarse y haga los vuelos con un solo brazo a la vez.

## Remo (doblada hacia adelante)

**Posición inicial:** Párese con los pies separados de modo que queden alineados con los hombros y doble ligeramente las rodillas. Sostenga una mancuerna en cada mano con los brazos a los lados. Mantenga la espalda recta e inclínese hacia adelante, doblándose a la altura de las caderas para que las mancuernas queden colgando frente a usted, con las palmas hacia adentro.

**Movimiento:** Doblando los codos hacia atrás y juntando los omóplatos, levante las pesas hacia las costillas mientras exhala, hasta que los codos rebasen la espalda. Mantenga esta posición durante un segundo y luego inhale a medida que vaya bajando lentamente las mancuernas.

**Técnica:** No arquee la espalda. No levante los hombros hacia las orejas. No levante el torso mientras esté elevando las mancuernas.

**Movimiento alterno:** Si tiene problemas de espalda, ponga una mano sobre una silla y haga los remos con un solo brazo a la vez.

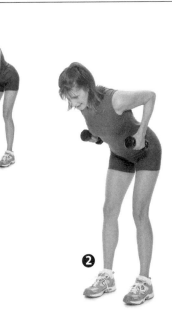

*(continúa)*

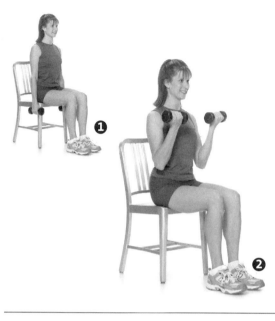

## *Curl* de bíceps con giro (sentada)

**Posición inicial:** Siéntese en la orilla de una silla con los pies separados de modo que queden alineados con las caderas. Sostenga las mancuernas a los lados con las palmas hacia adentro.

**Movimiento:** Doblando los codos y girando las muñecas hacia arriba, levante las mancuernas hacia los hombros y exhale. Deténgase cuando las mancuernas lleguen a la altura del pecho, con las palmas hacia el cuerpo. Mantenga esta posición durante un segundo y luego inhale a medida que vaya bajando lentamente las mancuernas.

**Técnica:** No mueva la parte superior de los brazos.

## Extensión de tríceps con giro (sentada)

**Posición inicial:** Siéntese en la orilla de una silla con los pies separados de modo que queden alineados con las caderas y sostenga una mancuerna en cada mano. Mantenga la espalda recta e inclínese hacia adelante, doblándose a la altura de las caderas. Doble los brazos a un ángulo de unos 90 grados de modo que las mancuernas queden más o menos a la altura de las caderas.

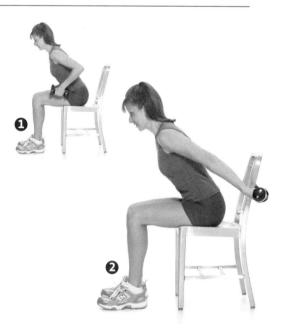

**Movimiento:** Sin mover la parte superior de los brazos, lleve las mancuernas hacia atrás mientras exhala, extendiendo los brazos y girando las muñecas de modo que las palmas de las manos queden hacia el techo. Mantenga esta posición durante un segundo y luego inhale a medida que vaya bajando lentamente las mancuernas.

**Técnica:** No haga el movimiento desde los hombros. No levante el torso mientras esté elevando las mancuernas.

**Movimiento alterno:** Si tiene problemas de espalda, haga las extensiones con un solo brazo a la vez y coloque el otro antebrazo sobre los muslos para apoyarse.

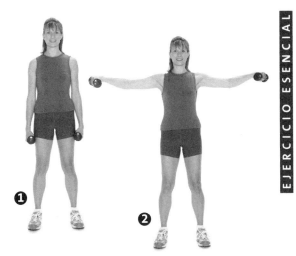

## Elevación lateral

**Posición inicial:** Párese con los pies separados de modo que queden alineados con los hombros y doble ligeramente las rodillas. Sostenga una mancuerna en cada mano con los brazos a los lados, las palmas hacia adentro y los codos ligeramente doblados.

**Movimiento:** Exhale a medida que vaya elevando las mancuernas hacia los lados hasta que lleguen más o menos a la altura de los hombros. Mantenga esta posición durante un segundo y luego inhale a medida que vaya bajando lentamente las mancuernas.

**Técnica:** No levante los hombros. No permita que las mancuernas rebasen el nivel de los hombros.

## Contracción de hombros

**Posición inicial:** Párese con los pies separados de modo que queden alineados con los hombros y doble ligeramente las rodillas. Sostenga una mancuerna en cada mano con los brazos a los lados y las palmas hacia adentro.

**Movimiento:** Exhale a medida que vaya levantando lentamente los hombros hacia las orejas, llevándolos lo más alto que pueda. Mantenga esta posición durante un segundo y luego inhale a medida que vaya bajando lentamente las mancuernas.

**Técnica:** No doble los codos. No use los brazos para levantarlos.

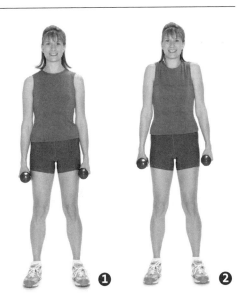

**TIP REAFIRMANTE**

### ELEVE SU ENERGÍA

*Póngase unas gotitas de aceite de menta (hierbabuena,* peppermint*) en el cuello cuando vaya a hacer ejercicio. En un estudio de investigación realizado en la Universidad Jesuita de Wheeling en West Virginia, 40 atletas corrieron más rápido e hicieron más planchas (lagartijas) cuando estuvieron expuestos al aroma de la menta que cuando estuvieron expuestos a otro o ningún aroma. "La menta levanta el ánimo, ayudando a que las personas tengan un mejor rendimiento sin tener que trabajar más arduamente", dice el investigador Bryan Raudenbush, Ph.D.*

# Sesión de ejercicio
## Nivel Nº 2

**Caminata fácil: 40 minutos**

• Calentamiento de 5 minutos: Camine a una velocidad de 2½–3 millas por hora (4–5 km por hora) o de 100–115 pasos por minuto.

• Caminata moderada de 30 minutos: Aumente su velocidad a 3–3½ millas por hora (5–6 km por hora), a 115–125 pasos por minuto o a un paso que le permita conversar cómodamente mientras camina.

• Enfriamiento de 5 minutos: Disminuya su velocidad a 2½–3 millas por hora (4–5 km por hora) o a 100–115 pasos por minuto.

**Entrenamiento de fuerza con más peso: 30 minutos**

• Haga de cuatro a seis repeticiones de cada ejercicio, usando pesas más pesadas. Repita la secuencia de ejercicios tres veces.

• Para calentar, use pesas más ligeras o no use pesas la primera vez que haga la serie y cuando haga las sentadillas (cuclillas) y los arcos, sólo baje hasta la mitad.

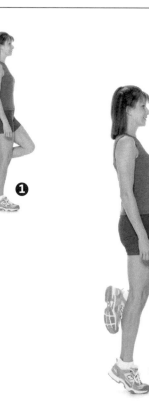

## Elevación de un solo talón

**Posición inicial:** Párese sobre un solo pie y descanse el otro pie sobre la pantorrilla de la pierna opuesta. Si es necesario, ponga una mano suavemente sobre una silla o sobre la pared para equilibrarse.

**Movimiento:** Exhale a medida que vaya levantando lentamente el talón del piso, rodando el pie hasta que quede de punta. Mantenga esta posición durante un segundo y luego inhale conforme la va bajando lentamente. Haga la cantidad recomendada de repeticiones y luego cambie de pie.

**Técnica:** No se doble a nivel de la cintura ni se incline hacia adelante, hacia atrás o hacia un lado. No doble la pierna de apoyo.

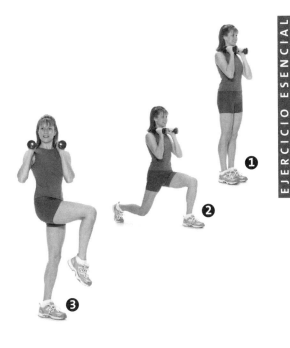

## Arco hacia atrás y elevado con giro

**Posición inicial:** Párese con los pies juntos. Sostenga una mancuerna en cada mano ya sea a la altura de los hombros o colgando a los lados del cuerpo.

**Movimiento:** Dé un paso hacia atrás con el pie derecho de modo que quede a una distancia de 2–3 pies (60–90 cm) del pie izquierdo. Inhale a medida que vaya doblando la rodilla izquierda y bajando el cuerpo en línea recta hasta que la rodilla izquierda quede doblada a un ángulo de 90 grados y la rodilla derecha llegue casi hasta el piso. El talón trasero se despegará del piso. Mantenga esta posición durante un segundo y luego exhale a medida que se vaya impulsando hacia arriba. Levante la rodilla derecha hacia adelante y al mismo tiempo gire el torso hacia la derecha antes de regresar a la posición inicial. Termine todas las repeticiones y luego repita el ejercicio dando el paso hacia atrás con el pie izquierdo.

**Técnica:** No se incline hacia adelante. No deje que la rodilla delantera se desplace hacia adelante más allá de los dedos de los pies.

## Sentadilla con paso y salto

**Posición inicial:** Párese con los pies juntos y las manos colgando a los lados.

**Movimiento:** Con el pie derecho, dé un paso hacia el lado de modo que quede a una distancia de 2–2½ pies (60–75 cm) del otro pie. Mantenga la espalda recta, baje el cuerpo doblando las rodillas y las caderas como si se fuera a sentar e inhale al mismo tiempo. Deje que los brazos se extiendan hacia adelante para que le ayuden a mantener el equilibrio. Deténgase justo antes de que los muslos queden paralelos al piso. Mantenga esta posición durante un segundo y luego exhale y al mismo tiempo salte para volver a llevar el pie derecho hasta la posición inicial. Haga dos o tres repeticiones con el pie derecho y luego haga dos o tres repeticiones con el pie izquierdo.

**Técnica:** No deje que las rodillas se desplacen hacia adelante más allá de los dedos de los pies. No arquee la espalda. No haga este ejercicio con mancuernas.

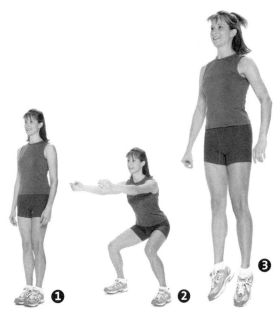

*(continúa)*

283

# Sesión de ejercicio
## Nivel Nº 2 (continuación)

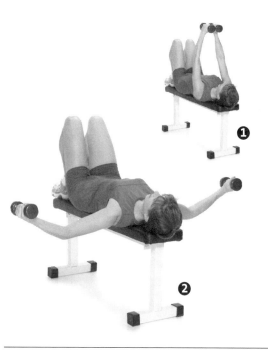

## Vuelo (cristo) de pecho

**Posición inicial:** Recuéstese boca arriba sobre el piso (o sobre una banca) con las rodillas dobladas y los pies planos sobre el piso. Sostenga una mancuerna en cada mano encima del pecho, con las palmas hacia adentro y los codos ligeramente doblados.

**Movimiento:** Inhale y baje lentamente los brazos hacia los lados. Mantenga esta posición durante un segundo y luego exhale mientras va subiendo lentamente las mancuernas hasta la posición inicial.

**Técnica:** No arquee la espalda. Si va a hacer este ejercicio acostada sobre una banca, no deje que las mancuernas bajen más allá de la altura de los hombros.

**Posición alterna:** Si le incomoda colocar los pies sobre la banca, puede ponerlos en el piso. Asegúrese de no arquear la espalda en esta posición.

## Plancha

**Posición inicial:** Recuéstese boca abajo sobre el piso con los pies flexionados y los dedos de los pies sobre el piso. Coloque las palmas sobre el piso cerca de los hombros de modo que los codos queden apuntando hacia arriba. Presione las manos contra el piso, extienda los brazos y levante el cuerpo del piso de modo que quede en línea recta de pies a cabeza.

**Movimiento:** Mantenga la cabeza, la espalda, las caderas y las piernas en línea recta, doble los codos hacia los lados y vaya bajando el cuerpo mientras inhala, hasta que el pecho llegue casi a tocar el piso. Mantenga esta posición durante un segundo y luego exhale a medida que se vaya impulsando hacia arriba. Si no puede hacer todas las repeticiones recomendadas, no se preocupe. Simplemente baje una o ambas rodillas al piso y termine las repeticiones que le falten.

**Técnica:** No se doble a nivel de las caderas. No arquee la espalda.

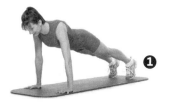

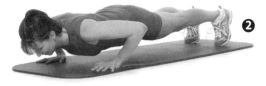

## Vuelo (cristo) dorsal

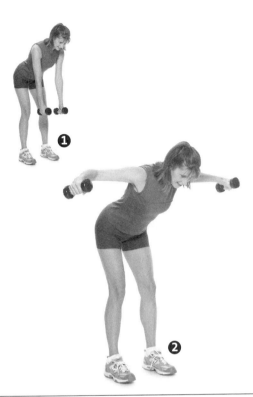

**Posición inicial:** Párese con los pies separados de modo que queden alineados con los hombros y doble ligeramente las rodillas. Sostenga una mancuerna en cada mano con los brazos a los lados. Mantenga la espalda recta e inclínese hacia adelante, doblándose a la altura de las caderas para que las mancuernas queden colgando frente a usted, con las palmas hacia adentro y los codos ligeramente doblados.

**Movimiento:** Manteniendo la espalda recta, junte los omóplatos y levante las mancuernas hacia arriba y hacia los lados mientras exhala, jalando los codos hacia atrás hasta donde le sea cómodamente posible. Mantenga esta posición durante un segundo y luego inhale a medida que vaya bajando lentamente las mancuernas.

**Técnica:** No arquee la espalda. No levante el torso mientras esté elevando las mancuernas.

**Movimiento alterno:** Si tiene problemas de espalda, ponga una mano sobre una silla para apoyarse y haga los vuelos con un solo brazo a la vez.

## Remo (doblada hacia adelante)

**Posición inicial:** Párese con los pies separados de modo que queden alineados con los hombros y doble ligeramente las rodillas. Sostenga una mancuerna en cada mano con los brazos a los lados. Mantenga la espalda recta e inclínese hacia adelante, doblándose a la altura de las caderas para que las mancuernas queden colgando frente a usted, con las palmas hacia adentro.

**Movimiento:** Doblando los codos hacia atrás y juntando los omóplatos, levante las pesas hacia las costillas mientras exhala, hasta que los codos rebasen la espalda. Mantenga esta posición durante un segundo y luego inhale a medida que vaya bajando lentamente las mancuernas.

**Técnica:** No arquee la espalda. No levante los hombros hacia las orejas. No levante el torso mientras esté elevando las mancuernas.

**Movimiento alterno:** Si tiene problemas de espalda, ponga una mano sobre una silla y haga los remos con un solo brazo a la vez.

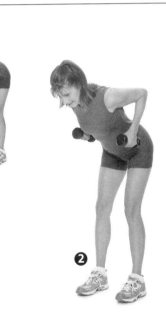

*(continúa)*

# Sesión de ejercicio
## Nivel Nº 2 (continuación)

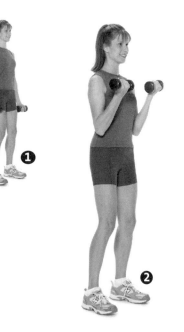

### *Curl* de bíceps

**Posición inicial:** Párese con los pies separados de modo que queden alineados con los hombros y doble ligeramente las rodillas. Sostenga una mancuerna en cada mano con las palmas hacia adelante.

**Movimiento:** Doblando los codos, vaya levantando las mancuernas hacia los hombros mientras exhala. Deténgase cuando las mancuernas lleguen a la altura del pecho, con las palmas hacia el cuerpo. Mantenga esta posición durante un segundo y luego inhale a medida que vaya bajando lentamente las mancuernas.

**Técnica:** No mueva la parte superior de los brazos.

### Plancha para tríceps

**Posición inicial:** Recuéstese boca abajo sobre el piso con los pies flexionados y los dedos de los pies sobre el piso. Coloque las palmas sobre el piso cerca de las costillas de modo que los codos apunten hacia arriba. Presione las manos contra el piso, extienda los brazos y levante el cuerpo del piso.

**Movimiento:** Mantenga la cabeza, la espalda, las caderas y las piernas en línea recta, doble los codos hacia atrás, manteniendo los brazos cerca del cuerpo e inhale al mismo tiempo. Baje el cuerpo hasta que casi llegue a tocar el piso con el pecho. Mantenga esta posición durante un segundo y luego exhale a medida que se vaya impulsando hacia arriba. Si no puede hacer todas las repeticiones recomendadas, no se preocupe. Simplemente baje una o ambas rodillas al piso y termine las repeticiones que le falten.

**Técnica:** No deje que los codos apunten hacia los lados. No se doble a nivel de las caderas. No deje que el vientre se caiga hacia el piso.

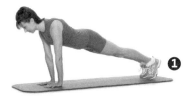

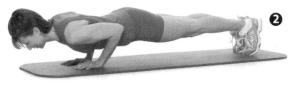

## Elevación lateral

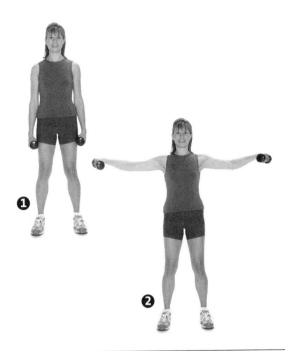

**Posición inicial:** Párese con los pies separados de modo que queden alineados con los hombros y doble ligeramente las rodillas. Sostenga una mancuerna en cada mano con los brazos a los lados, las palmas hacia adentro y los codos ligeramente doblados.

**Movimiento:** Exhale a medida que vaya elevando las mancuernas hacia los lados hasta que lleguen más o menos a la altura de los hombros. Mantenga esta posición durante un segundo y luego inhale a medida que vaya bajando lentamente las mancuernas.

**Técnica:** No levante los hombros. No permita que las mancuernas rebasen el nivel de los hombros.

## Pres militar paralelo

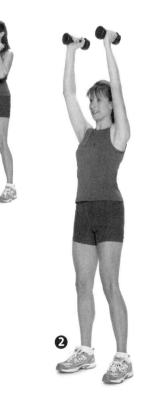

**Posición inicial:** Párese con los pies separados de modo que queden alineados con los hombros y doble ligeramente las rodillas. Sostenga una mancuerna en cada mano a la altura de los hombros, con las palmas hacia adentro y los codos apuntando hacia adelante.

**Movimiento:** Exhale a medida que vaya levantando lentamente las mancuernas en línea recta por encima de la cabeza sin llegar a trabar los codos. Mantenga esta posición durante un segundo y luego inhale a medida que vaya bajando lentamente las mancuernas.

**Técnica:** No arquee la espalda. No levante las mancuernas hacia adelante o hacia atrás.

# Sesión de ejercicio
## Nivel Nº 3

**Caminata fácil: 40 minutos**

- Calentamiento de 5 minutos: Camine a una velocidad de 2½–3 millas por hora (4–5 km por hora) o de 100–115 pasos por minuto.

- Caminata moderada de 30 minutos: Aumente su velocidad a 3½–4 millas por hora (5–6 km por hora), a 125–135 pasos por minuto o a un paso que le permita conversar cómodamente mientras camina.

- Enfriamiento de 5 minutos: Disminuya la velocidad a 2½–3 millas por hora (4–5 km por hora) a 100–115 pasos por minuto.

**Entrenamiento de fuerza con más peso: 30 minutos**

- Haga de cuatro a seis repeticiones de cada ejercicio, usando pesas más pesadas. Repita la secuencia de ejercicios tres veces.

- Para calentar, use pesas más ligeras o no use pesas la primera vez que haga la serie y cuando haga las sentadillas (cuclillas) y los arcos, sólo baje hasta la mitad.

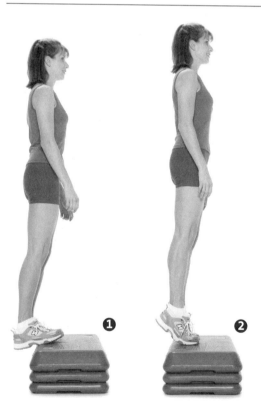

## Elevación de talones sobre escalón

**Posición inicial:** Párese en la orilla de un escalón de modo que las talones queden en el aire. Si es necesario, coloque una mano sobre un barandal, una silla o una pared para equilibrarse.

**Movimiento:** Exhale a medida que vaya levantando lentamente los talones hasta quedar de puntas. Mantenga esta posición durante un segundo y luego inhale a medida que vaya bajando lentamente los talones, permitiendo que los talones bajen más allá del nivel del escalón.

**Técnica:** No se doble a nivel de la cintura ni se incline hacia adelante, hacia atrás o hacia un lado.

## Extensión hacia atrás

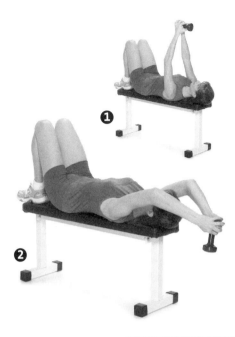

**Posición inicial:** Recuéstese boca arriba sobre el piso (o sobre una banca). Agarre una mancuerna con ambas manos y sosténgala arriba del pecho con los codos ligeramente doblados.

**Movimiento:** Inhale a medida que vaya bajando la mancuerna hacia atrás de la cabeza, llegando hasta donde le sea cómodo pero sin doblar los codos más que al principio. Mantenga esta posición durante un segundo y luego exhale a medida que vaya elevando la mancuerna hasta llegar a la posición inicial.

**Técnica:** No arquee la espalda. No doble los codos para bajar la mancuerna.

**Posición alterna:** Si le incomoda colocar los pies sobre la banca, puede ponerlos en el piso. Asegúrese de no arquear la espalda en esta posición.

## Plancha con una pierna

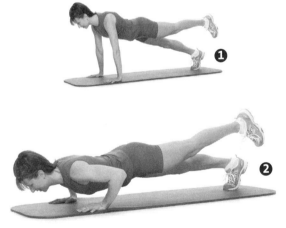

**Posición inicial:** Recuéstese boca abajo sobre el piso con los pies flexionados y los dedos de los pies sobre el piso. Coloque las palmas sobre el piso cerca de los hombros de modo que los codos queden apuntando hacia arriba. Presione las manos contra el piso, extienda los brazos y levante el cuerpo del piso de modo que quede en línea recta de pies a cabeza y levante el pie izquierdo del piso.

**Movimiento:** Manteniendo la cabeza, la espalda, las caderas y las piernas en línea recta, doble los codos hacia los lados y vaya bajando el cuerpo mientras inhala, hasta que casi llegue a tocar el piso con el pecho. Mantenga esta posición durante un segundo y luego exhale a medida que se vaya impulsando hacia arriba. Si no puede hacer todas las repeticiones recomendadas, no se preocupe. Sólo baje el pie al piso, o bien, baje una o ambas rodillas al piso y termine las repeticiones que le falten. Haga la mitad de las repeticiones recomendados con la pierna izquierda elevada y la otra mitad con la pierna derecha elevada.

**Técnica:** No se doble a nivel de las caderas. No arquee la espalda.

*(continúa)*

# Sesión de ejercicio

## Nivel Nº 3 (continuación)

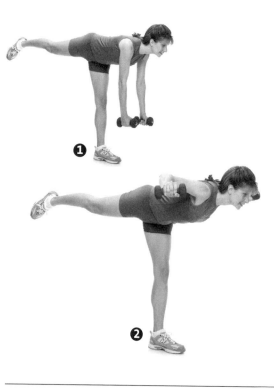

### Vuelo (cristo) dorsal de equilibrio

**Posición inicial:** Sostenga una mancuerna en cada mano e inclínese hacia adelante, levantando el pie derecho de modo que la espalda, la cabeza y la pierna derecha queden paralelas al piso y los brazos queden colgando debajo de los hombros, con las palmas hacia adentro y los codos ligeramente doblados.

**Movimiento:** Manteniendo la espalda recta, junte los omóplatos y levante las mancuernas hacia arriba y hacia los lados mientras exhala. Mantenga esta posición durante un segundo y luego inhale a medida que vaya bajando lentamente las mancuernas. Haga la mitad de las repeticiones recomendadas equilibrándose sobre la pierna izquierda y la otra mitad equilibrándose sobre la pierna derecha.

**Técnica:** No arquee la espalda. No levante el torso mientras esté elevando las mancuernas.

**Movimiento alterno:** Si tiene problemas de espalda, mantenga ambas piernas abajo, ponga una mano sobre una silla para apoyarse y haga los vuelos con un solo brazo a la vez.

### Arco con salto

**Posición inicial:** Párese con los pies juntos y las manos en las caderas.

**Movimiento:** Dé un paso hacia adelante con el pie derecho de modo que quede a una distancia de 2–3 pies (60–90 cm) del pie izquierdo. Inhale a medida que vaya doblando la rodilla derecha y baje el cuerpo en línea recta hasta que la rodilla derecha quede doblada a un ángulo de 90 grados y la rodilla izquierda llegue casi hasta el piso. El talón trasero se despegará del piso. Mantenga esta posición durante un segundo y luego exhale al impulsarse con el pie derecho para saltar y cambiar de pierna, cayendo con el pie izquierdo adelante. Haga un arco y luego vuelva a saltar, alternando piernas en cada salto hasta que haga un total de cuatro a seis saltos.

**Técnica:** No se incline hacia adelante. No deje que la rodilla delantera se desplace hacia adelante más allá de los dedos de los pies.

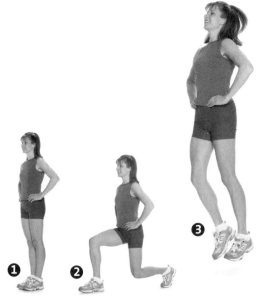

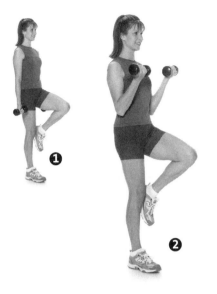

## Curl de bíceps de equilibrio

**Posición inicial:** Párese con los pies juntos y doble ligeramente las rodillas. Sostenga una mancuerna en cada mano con las palmas hacia adelante. Levante la rodilla izquierda hacia adelante de modo que quede equilibrada sobre la pierna derecha.

**Movimiento:** Doblando los codos, vaya levantando las mancuernas hacia los hombros mientras exhala. Deténgase cuando las mancuernas lleguen a la altura del pecho, con las palmas hacia el cuerpo. Mantenga esta posición durante un segundo y luego inhale a medida que vaya bajando lentamente las mancuernas. Haga la mitad de las repeticiones recomendadas equilibrándose sobre la pierna derecha y la otra mitad equilibrándose sobre la pierna izquierda.

**Técnica:** No mueva la parte superior de los brazos.

**EJERCICIO ESENCIAL**

## Remo doblada hacia adelante sobre una pierna

**Posición inicial:** Párese con el pie derecho enfrente del pie izquierdo. Sostenga una mancuerna en cada mano con los brazos a los lados. Mantenga la espalda recta e inclínese hacia adelante, levantando el pie trasero del piso de modo que la pierna izquierda, la espalda y la cabeza queden lo más paralelas al piso como sea posible. Las mancuernas deben quedar colgando con los brazos estirados directamente por debajo de los hombros y con las palmas hacia adentro.

**Movimiento:** Doblando los codos hacia atrás y juntando los omóplatos, levante las pesas hacia las costillas mientras exhala hasta que los codos rebasen la espalda. Mantenga esta posición durante un segundo y luego inhale a medida que vaya bajando lentamente las mancuernas. Haga la mitad de las repeticiones recomendadas equilibrándose sobre la pierna derecha y la otra mitad equilibrándose sobre la pierna izquierda.

**Técnica:** No arquee la espalda. No levante los hombros hacia las orejas. No levante el torso mientras esté elevando las mancuernas.

**Movimiento alterno:** Si tiene problemas de espalda, mantenga las dos piernas abajo, ponga una mano sobre una silla para apoyarse y haga los remos con un solo brazo a la vez.

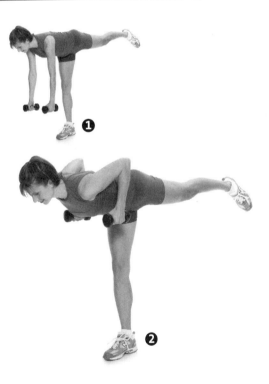

*(continúa)*

# Sesión de ejercicio
## Nivel Nº 3 (continuación)

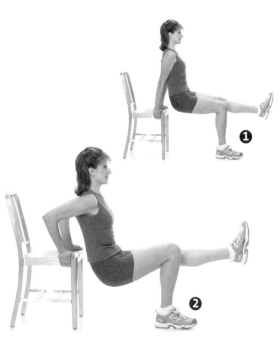

## Tonificador de tríceps con silla y con una sola pierna

**Posición inicial:** Siéntese en la orilla de una silla y coloque las manos sobre el asiento de la silla a ambos lados de la cadera. Levante los glúteos de la silla y dé unos pasitos hacia adelante hasta que las piernas queden dobladas a un ángulo de aproximadamente 90 grados; luego levante el pie izquierdo del piso y extienda la pierna izquierda. Debe quedar equilibrada sobre las manos y el pie derecho.

**Movimiento:** Doble los brazos para que los codos apunten hacia atrás y baje lentamente el cuerpo hacia el piso mientras inhala. Mantenga los glúteos tan cerca de la silla como le sea posible. Deténgase cuando los codos se doblen a un ángulo de aproximadamente 90 grados. Mantenga esta posición durante un segundo y luego exhale a medida que se vaya impulsando hacia arriba. Haga la mitad de las repeticiones recomendadas con la pierna izquierda extendida y la otra mitad con la pierna derecha extendida.

**Técnica:** No deje que el cuerpo se hunda permitiendo que los hombros se eleven hacia las orejas. No doble las rodillas para ayudarse a bajar el cuerpo.

**Movimiento alterno:** Si desea aumentar la dificultad de este ejercicio, extienda las piernas hasta que queden rectas y equilíbrese sobre los talones.

## Elevación lateral de equilibrio

**Posición inicial:** Párese con los pies juntos y doble ligeramente las rodillas. Sostenga una mancuerna en cada mano con los brazos a los lados. Levante la rodilla derecha hacia adelante de modo que quede equilibrada sobre la pierna izquierda.

**Movimiento:** Exhale a medida que vaya levantando lentamente las mancuernas hacia los lados hasta que queden más o menos a la altura de los hombros. Mantenga esta posición durante un segundo y luego inhale a medida que vaya bajando lentamente las mancuernas. Haga la mitad de las repeticiones recomendadas equilibrándose sobre la pierna izquierda y la otra mitad equilibrándose sobre la pierna derecha.

**Técnica:** No levante los hombros hacia las orejas. No permita que las mancuernas rebasen el nivel de los hombros.

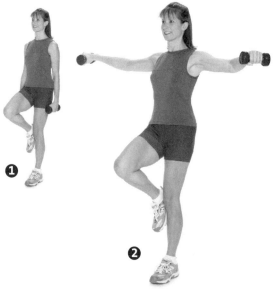

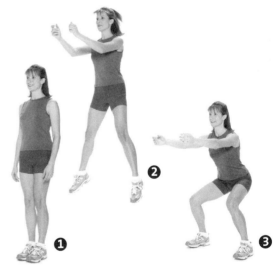

## Pres militar de equilibrio

**Posición inicial:** Párese con los pies juntos y doble ligeramente las rodillas. Sostenga una mancuerna en cada mano a la altura de los hombros con las palmas hacia adelante y los codos apuntando hacia los lados. Levante la rodilla izquierda hacia adelante de modo que quede equilibrada sobre la pierna derecha.

**Movimiento:** Exhale a medida que vaya levantando las mancuernas en línea recta por encima de la cabeza. Mantenga esta posición durante un segundo y luego inhale a medida que vaya bajando lentamente las mancuernas. Haga la mitad de las repeticiones recomendadas equilibrándose sobre la pierna derecha y la otra mitad equilibrándose sobre la pierna izquierda.

**Técnica:** No arquee la espalda. No levante las mancuernas hacia adelante o hacia atrás.

## Sentadilla con salto

**Posición inicial:** Párese con los pies juntos y las manos colgando a los lados.

**Movimiento:** Salte y caiga con los pies abiertos, de modo que queden a una distancia de 2–2½ pies (60–75 cm) entre sí. Cuando caiga, baje el cuerpo doblándose desde las rodillas y las caderas como si se fuera a sentar. Deje que los brazos se extiendan hacia adelante para que le ayuden a mantener el equilibrio. Deténgase justo antes de que los muslos queden paralelos al piso. Mantenga esta posición durante un segundo y luego exhale al dar otro salto para juntar nuevamente los pies.

**Técnica:** No deje que las rodillas se desplacen hacia adelante más allá de los dedos de los pies. No arquee la espalda. No haga este ejercicio con mancuernas.

# REAFIRME SU FIGURA / DÍA Nº 20

## *Historia de éxito de la vida real*

Cuando Sue Torpey, una mujer de 50 años de edad de Perkasie, Pensilvania, se unió al programa de *Prevention* hace 5 años, estaba empezando a crecer mucho su agencia de viajes especializada en cruceros. Pero también estaba empezando a crecer mucho su cintura. Como anfitriona de un crucero tras otro en los que servían comida sin parar, realmente empezó a preocuparse por su peso. "La comida que sirven en estos cruceros es increíble y está disponible las 24 horas del día".

Pero una vez que Sue empezó a hacer ejercicio, bajó 14 libras (6 kg) de peso y descubrió que sí era posible no recuperar lo que había perdido. "Siempre y cuando no deje de levantar pesas y comer bien en otros momentos, no aumento de peso. Antes, fácilmente hubiera aumentado 10 libras (5 kg)".

Para asegurarse de no perderse sus sesiones de ejercicio por la mañana, Sue se prepara antes de tiempo. "Me es difícil echarme a andar en las mañanas, aunque sí lo disfruto una vez que empiezo —admite—. De modo que me facilito las cosas lo más que puedo. Siempre saco mi ropa deportiva antes de irme a acostar y pongo las mancuernas junto a mi estera mecánica (caminadora, *treadmill*). Así, cuando llega la mañana siguiente, ya está todo ahí, esperándome".

"Ahora hago ejercicio 6 días a la semana —agrega—. Siempre varío un poco mis sesiones, haciendo ejercicio aeróbico a veces o usando la estera mecánica otras veces, pero siempre levanto pesas; eso es lo que me ayuda a mantenerme en mi nuevo peso y también a mantener un nivel elevado de energía. Recientemente, he pasado mucho tiempo haciendo tareas manuales porque me estoy preparando para abrir un nuevo negocio e incluso aguanto más que mis hijos de 20 años de edad". Y cuando convenció a una amiga para que se metiera al programa, su amiga bajó 42 libras (19 kg) de peso.

## TIP REAFIRMANTE

### REAFÍRMESE MÁS RÁPIDO

*Mastique chicle. Los investigadores han descubierto que masticar chicle sin azúcar todo el día hace que su tasa metabólica se eleve en alrededor de un 20 por ciento. Esto podría dar por resultado una pérdida de 10 libras (5 kg) al año.*

# Menú

La mayoría de estas recetas indican las cantidades suficientes para una porción y son fáciles y rápidas de preparar. Si una receta sirve para preparar más de una porción, ahí mismo aparecerá indicado. Guarde la porción sobrante para otra comida o compártala con su esposo o con su compañera de caminatas.

## Desayuno

**Sándwich de mantequilla de almendra y manzana:** Abra y tueste ½ pan árabe (pan de *pita*) de trigo integral que tenga 6½ pulgadas (16 cm) de diámetro. Unte 1 cucharada de mantequilla de almendra y rellene el pan con rebanadas delgadas de manzana *Granny Smith*. Sirva con 1 taza de leche descremada (*fat-free milk* o *nonfat milk*).

## Merienda saludable

***Muffin* inglés con mantequilla de cacahuate:** Tueste ½ *muffin* inglés integral, úntele 1 cucharada de mantequilla de cacahuate (maní) y agréguele 1 cucharada de pasas.

## Almuerzo

**Ensalada de huevo con pimiento morrón asado:** Prepare una ensalada de huevo combinado 2 huevos duros picados (deseche 1 yema o cuézala y désela de premio a su perro) con 2 cucharaditas de pasta de rábano picante (raíz fuerte), 2 cucharadas de mayonesa *light* y ¼ de taza de pimientos (ajíes, pimientos morrones) rojos picados y escurridos. Agregue ¼ de taza de apio finamente picado (opcional). Sirva con 1 taza de leche descremada y 17 uvas.

## Merienda saludable

**Puñado de pasas y nueces:** Cómase 1 porción de la mezcla que preparó la semana pasada.

## Cena

**Ensalada de pasta con atún y frijoles:** Combine el atún que le sobró del almuerzo del martes con la pasta que le sobró de la cena del miércoles. Prepare una ensalada con 1 taza de lechuga, ½ taza de pepino rebanado y 1 cucharada de aliño (aderezo) para ensalada bajo en calorías. Sirva con 1 manzana.

## Gustito

**Pizza con *pepperoni*:** Disfrute 1 rebanada de una pizza mediana de *Little Caesar's*. Elija una pizza del tipo "*Pan! Pan!*".

---

Análisis de nutrientes: 1,691 calorías, 80 g de proteínas, 206 g de carbohidratos, 67 g de grasa total, 15 g de grasa saturada, 292 mg de colesterol, 24 g de fibra dietética, 2,730 mg de sodio, 1,038 mg de calcio

## TIP REAFIRMANTE

### EL PODER DE LA MENTE

*Imagínese más delgada. Si todavía no logra despegarse las sábanas por la mañana para salir tempranito a caminar, cuando menos imagine que salta de la cama, que se amarra los tenis y que sale a caminar bajo los primeros rayos del Sol. Ensayar mentalmente los hábitos "adelgazantes" le ayuda a empezar a creer que realmente puede hacerlo. Y cuando una persona tiene confianza en que puede hacer algo, es más probable que tenga éxito.*

# Sesión de ejercicio
## Nivel Nº 1

### Caminata de velocidad: Menos de 20 minutos

- Siga la misma ruta que siguió la Primera y Segunda Semanas. La meta es recorrer la misma distancia en menos tiempo.

- Calentamiento de 5 minutos: Camine a una velocidad de 2 millas por hora (3 km por hora) o de alrededor de 95 pasos por minuto.

- Caminata a paso acelerado en menos de 10 minutos: Empezando en el mismo lugar en el que empezó la semana pasada, aumente la velocidad, caminando lo más aprisa que pueda, hasta que llegue al lugar donde comenzaba a caminar más lento la semana pasada. Esta semana deberá poder recorrer la misma distancia en unos cuantos segundos menos como mínimo.

- Enfriamiento de 5 minutos: Disminuya su velocidad a 2 millas por hora (3 km por hora) o a alrededor de 95 pasos por minuto.

### Acondicionamiento Fundamental: 20 minutos

- Haga la secuencia de ejercicios una vez.

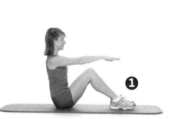

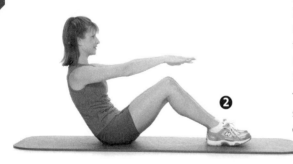

## Rodamiento

**Posición inicial:** Siéntese en el piso con las rodillas dobladas y los pies planos sobre el piso. Extienda los brazos hacia adelante, de modo que queden paralelos al piso.

**Movimiento:** Usando los músculos abdominales, ruede lentamente hacia abajo, vértebra por vértebra, hasta que quede a una distancia de 3–4 pulgadas (8–10 cm) del piso e inhale al mismo tiempo. Mantenga esta posición durante un segundo y luego exhale conforme va rodando lentamente hacia arriba. Haga 12 repeticiones.

**Técnica:** Debe sentir que los músculos abdominales son los que están realizando el movimiento. No haga el movimiento rápidamente.

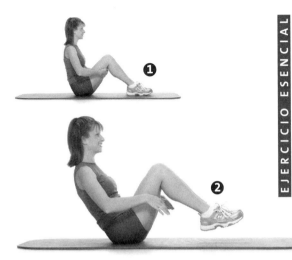

## Equilibrio abdominal a piernas sueltas

**Posición inicial:** Siéntese en el piso con las rodillas dobladas y los pies planos sobre el piso. Coloque las manos detrás de los muslos.

**Movimiento:** Levante ligeramente los pies del piso y equilíbrese sobre la rabadilla. Trate de soltarse las piernas. Mantenga esta posición durante cinco respiraciones y luego relájese. Haga este ejercicio una sola vez.

**Técnica:** Mantenga los músculos abdominales tensos y el resto del cuerpo relajado, especialmente los hombros.

## Abdominal

**Posición inicial:** Recuéstese boca arriba con las rodillas dobladas, los pies planos sobre el piso y las manos detrás de la cabeza.

**Movimiento:** Usando los músculos abdominales, exhale y vaya levantando lentamente la cabeza, los hombros y la parte superior de la espalda hasta un ángulo de aproximadamente 45 grados. Imagine que quiere acortar la distancia que existe entre las costillas y la pelvis. Mantenga esta posición durante un segundo y luego inhale conforme va bajando lentamente hacia el piso. Haga 12 repeticiones.

**Técnica:** No jale la barbilla hacia el pecho. No arquee la espalda.

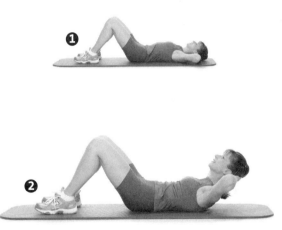

### TIP REAFIRMANTE

#### EN SU PLATO

*Desengrase la comida con una servilleta. Si usted usa una servilleta de papel para absorber la grasa, le puede quitar más o menos una cucharadita de aceite —que equivale a 40 calorías y 4.5 gramos de grasa— a dos rebanadas de pizza.*

(continúa)

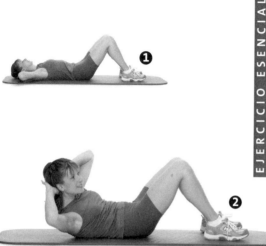

**EJERCICIO ESENCIAL**

### Abdominal con giro

**Posición inicial:** Recuéstese boca arriba con las rodillas dobladas, los pies planos sobre el piso y las manos detrás de la cabeza.

**Movimiento:** Usando los músculos abdominales, levante lentamente la cabeza y el hombro izquierdo del piso, gire hacia la derecha llevando el hombro izquierdo hacia la rodilla derecha mientras exhala. Mantenga esta posición durante un segundo y luego inhale conforme va bajando lentamente hacia el piso. Repita, alternando lados. Haga un total de 12 repeticiones, es decir, 6 repeticiones hacia cada lado.

**Técnica:** No jale la barbilla hacia el pecho. No arquee la espalda.

**EJERCICIO ESENCIAL**

### Puente con pie elevado

**Posición inicial:** Recuéstese boca arriba con las rodillas dobladas, los pies planos sobre el piso y los brazos a los lados con las palmas hacia arriba.

**Movimiento:** Contrayendo los músculos abdominales, los glúteos y la baja espalda, recargue el peso sobre los pies y levante el trasero, las caderas y la espalda del piso mientras exhala, para formar una línea recta desde los hombros hasta las rodillas. Levante un pie de modo que quede a unas cuantas pulgadas del piso. Mantenga esta posición durante tres respiraciones y luego baje el pie. Levante el otro pie y mantenga esta posición durante tres respiraciones. Baje el pie y luego relájese. Haga este ejercicio una sola vez.

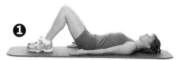

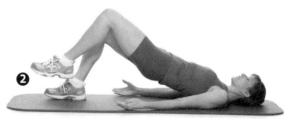

**Técnica:** No se levante demasiado; la parte superior de la espalda y los hombros deben permanecer sobre el piso. No se doble a nivel de la cintura o de las caderas. No deje que las rodillas se caigan hacia adentro o hacia afuera.

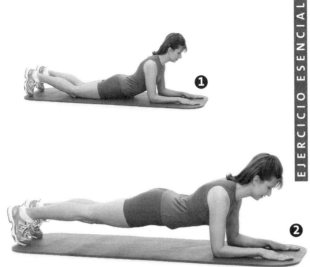

# Tabla

**Posición inicial:** Recuéstese boca abajo y flexione los pies para que los dedos de los pies queden sobre el piso. Los codos deben quedar debajo de los hombros y los antebrazos y las palmas sobre el piso.

**Movimiento:** Contrayendo los músculos abdominales y la espalda, recargue su peso sobre los antebrazos mientras exhala y levante la pelvis y las piernas del piso para que la espalda y las piernas formen una línea recta. Mantenga esta posición durante cinco respiraciones y luego relájese. Haga este ejercicio una sola vez.

**Técnica:** No levante la cabeza hacia el techo ni deje que caiga hacia el piso. No se doble a nivel de la cintura o de las caderas. No deje que el vientre se caiga hacia el piso.

## Elevación de pecho y piernas

**Posición inicial:** Recuéstese boca abajo sobre el piso con los brazos a los lados.

**Movimiento:** Exhale mientras levanta la cabeza, el pecho y las piernas hasta que queden a una distancia de 5–10 pulgadas (12–25 cm) del piso. Mantenga esta posición durante un segundo y luego inhale conforme va bajando lentamente hacia el piso. Haga 12 repeticiones.

**Técnica:** No se levante demasiado.

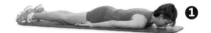

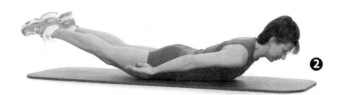

# Sesión de ejercicio
## Nivel Nº 2

**Caminata de velocidad: Menos de 20 minutos**

• Siga la misma ruta que siguió la Primera y Segunda Semanas. La meta es recorrer la misma distancia en menos tiempo.

• Calentamiento de 5 minutos: Camine a una velocidad de 2–2½ millas por hora (3–4 km por hora) o de 95–100 pasos por minuto.

• Caminata a paso acelerado en menos de 10 minutos: Empezando en el mismo lugar en el que empezó la semana pasada, aumente la velocidad, caminando lo más aprisa que pueda, hasta que llegue al lugar donde comenzaba a caminar más lento la semana pasada. Esta semana deberá poder recorrer la misma distancia en unos cuantos segundos menos como mínimo.

• Enfriamiento de 5 minutos: Disminuya su velocidad a 2–2½ millas por hora (3–4 km por hora) o a 95–100 pasos por minuto.

**Acondicionamiento Fundamental: 20 minutos**

• Haga la secuencia de ejercicios una vez.

---

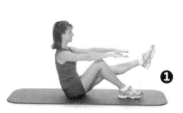

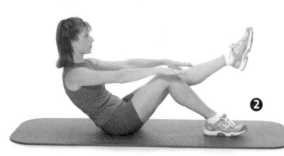

## Rodamiento elevado

**Posición inicial:** Siéntese en el piso con las rodillas dobladas y los pies planos sobre el piso. Levante el pie izquierdo del piso y extienda la pierna izquierda hacia arriba. Extienda los brazos hacia adelante, de modo que queden paralelos al piso.

**Movimiento:** Usando los músculos abdominales, ruede lentamente hacia abajo, vértebra por vértebra, hasta que quede a una distancia de 4–5 pulgadas (10–12 cm) del piso e inhale al mismo tiempo. Mantenga esta posición durante un segundo y luego exhale conforme va rodando lentamente hacia arriba. Haga seis repeticiones; luego cambie de pierna y haga seis repeticiones más.

**Técnica:** Debe sentir que los músculos abdominales son los que están realizando el movimiento. No haga el movimiento rápidamente.

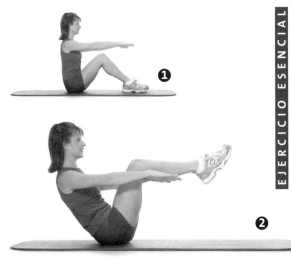

## Equilibrio abdominal completo

**Posición inicial:** Siéntese en el piso con las rodillas dobladas y los pies planos sobre el piso. Mantenga los brazos estirados hacia adelante y paralelos al piso.

**Movimiento:** Levante los pies del piso de modo que las pantorrillas queden paralelas al piso y equilíbrese sobre la rabadilla. Mantenga esta posición durante cinco respiraciones y luego relájese. Haga este ejercicio una sola vez.

**Técnica:** Mantenga los músculos abdominales tensos y el resto del cuerpo relajado, especialmente los hombros.

## Abdominal con las piernas hacia arriba

**Posición inicial:** Recuéstese boca arriba, eleve las piernas hacia el techo y coloque las manos detrás de la cabeza.

**Movimiento:** Usando los músculos abdominales, exhale y vaya levantando lentamente la cabeza, los hombros y la baja espalda hasta un ángulo de aproximadamente 45 grados. Imagine que quiere acortar la distancia que existe entre las costillas y la pelvis. Mantenga esta posición durante un segundo y luego inhale conforme va bajando lentamente hacia el piso. Haga 12 repeticiones.

**Técnica:** No jale la barbilla hacia el pecho. No arquee la espalda.

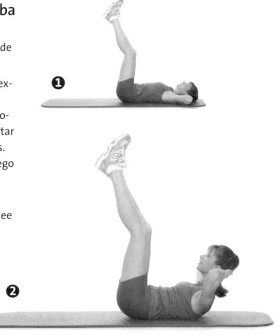

*(continúa)*

# Sesión de ejercicio
## Nivel Nº 2 (continuación)

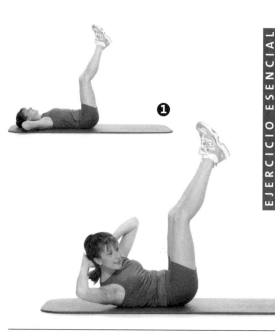

**EJERCICIO ESENCIAL**

### Abdominal elevado con giro

**Posición inicial:** Recuéstese boca arriba levantando las piernas de modo que los pies apunten hacia el techo y coloque las manos detrás de la cabeza.

**Movimiento:** Usando los músculos abdominales, levante lentamente la cabeza y el hombro izquierdo del piso y gire hacia la derecha llevando el hombro izquierdo hacia la rodilla derecha mientras exhala. Mantenga esta posición durante un segundo y luego inhale conforme va bajando lentamente hacia el piso. Repita, alternando lados. Haga un total de 12 repeticiones, es decir, 6 repeticiones hacia cada lado.

**Técnica:** No jale la barbilla hacia el pecho. No arquee la espalda.

---

**EJERCICIO ESENCIAL**

### Puente de talones extendido

**Posición inicial:** Recuéstese boca arriba con las rodillas dobladas, los pies planos sobre el piso y los brazos a los lados con las palmas hacia arriba. Levante los dedos los pies para que sólo los talones queden tocando el piso y luego extienda la pierna derecha.

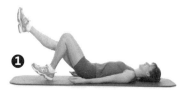

**Movimiento:** Contrayendo los músculos abdominales, los glúteos y la baja espalda, recargue su peso sobre el talón y levante los glúteos, las caderas y la espalda del piso mientras exhala, para formar una línea recta desde los hombros hasta las rodillas. Baje lentamente los glúteos hacia el piso y luego vuelva a subirlos. Haga seis levantamientos, mantenga esta posición durante tres respiraciones y luego relájese. Repita lo mismo pero con la otra pierna extendida. Haga este ejercicio una sola vez.

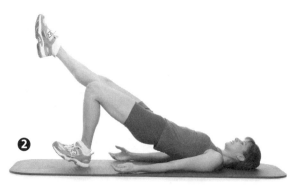

**Técnica:** No se levante demasiado; la parte superior de la espalda y los hombros deben permanecer sobre el piso. No se doble a nivel de la cintura o de las caderas. No deje que las rodillas se caigan hacia adentro o hacia afuera.

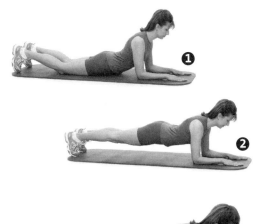

## Tabla con la rodilla doblada

**Posición inicial:** Recuéstese boca abajo y flexione los pies para que los dedos de los pies queden sobre el piso. Los codos deben quedar debajo de los hombros y los antebrazos y las palmas sobre el piso.

**Movimiento:** Contrayendo los músculos abdominales y espalda, recargue su peso sobre los antebrazos mientras exhala y levante la pelvis y las piernas del piso para que la espalda y las piernas formen una línea recta. Deje caer lentamente la rodilla derecha hacia el piso y luego enderécela. Haga esto seis veces con la pierna derecha, mantenga esta posición durante tres respiraciones, deje caer la rodilla izquierda seis veces, mantenga esta posición durante tres respiraciones y luego relájese. Haga este ejercicio una sola vez.

**Técnica:** No levante la cabeza hacia el techo ni deje que caiga hacia el piso. No se doble a nivel de la cintura o de las caderas. No deje que el vientre se caiga hacia el piso.

## Brazada abdominal con giro

**Posición inicial:** Recuéstese boca abajo sobre el piso y coloque las manos debajo de la barbilla.

**Movimiento:** Exhale conforme va levantando la cabeza y el pecho hasta que queden a una distancia de 5–6 pulgadas (12–15 cm) del piso y gire ligeramente hacia la derecha. Mantenga esta posición durante un segundo y luego inhale a medida que vaya bajando lentamente hacia el piso. Haga 12 repeticiones, girando alternadamente hacia cada lado.

**Técnica:** No se levante demasiado.

**Movimiento alterno:** Si le cuesta demasiado trabajo hacer este ejercicio o si tiene problemas de espalda, no haga el giro y sólo realice el levantamiento.

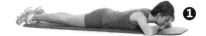

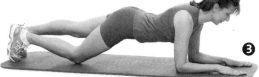

# Sesión de ejercicio
## Nivel Nº 3

**Caminata de velocidad: Menos de 20 minutos**

• Siga la misma ruta que siguió la Primera y Segunda Semanas. La meta es recorrer la misma distancia en menos tiempo.

• Calentamiento de 5 minutos: Camine a una velocidad de 2½–3 millas por hora (4–5 km por hora) o de 100–115 pasos por minuto.

• Caminata a paso acelerado en menos de 10 minutos: Empezando en el mismo lugar en el que empezó la semana pasada, aumente la velocidad, caminando lo más aprisa que pueda, hasta que llegue al lugar donde comenzaba a caminar más lento la semana pasada. Esta semana deberá poder recorrer la misma distancia en unos cuantos segundos menos como mínimo.

• Enfriamiento de 5 minutos: Disminuya su velocidad a 2½–3 millas por hora (4–5 km por hora) o a 100–115 pasos por minuto.

**Acondicionamiento Fundamental: 20 minutos**

• Haga la secuencia de ejercicios una vez.

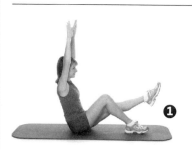

## Rodamiento elevado y extendido

**Posición inicial:** Siéntese en el piso con las rodillas dobladas y los pies planos sobre el piso. Eleve el pie izquierdo del piso y extienda la pierna izquierda. Extienda los brazos por encima de la cabeza.

**Movimiento:** Usando los músculos abdominales, ruede lentamente hacia abajo, vértebra por vértebra, hasta que quede a una distancia de 5–6 pulgadas (12–15 cm) del piso e inhale al mismo tiempo. Mantenga esta posición durante un segundo y luego exhale conforme va rodando lentamente hacia arriba. Haga seis repeticiones y luego cambie de pierna.

**Técnica:** Debe sentir que los músculos abdominales son los que están realizando el movimiento. No haga el movimiento rápidamente.

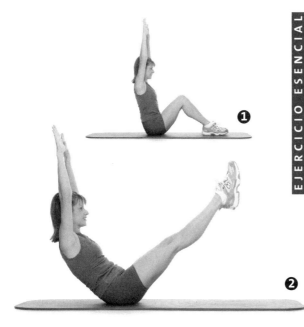

## Equilibrio abdominal con extensión completa

**Posición inicial:** Siéntese en el piso con las rodillas dobladas y los pies planos sobre el piso. Extienda los brazos por encima de la cabeza.

**Movimiento:** Levante los pies del piso, extienda las piernas hasta que queden rectas y equilíbrese sobre la rabadilla. Mantenga esta posición durante cinco respiraciones y luego relájese. Haga este ejercicio una sola vez.

**Técnica:** Mantenga los músculos abdominales tensos y el resto del cuerpo relajado, especialmente los hombros.

## Abdominal invertido

**Posición inicial:** Recuéstese boca arriba levantando las piernas de modo que los pies apunten hacia el techo y coloque las manos detrás de la cabeza. Cruce las piernas a la altura de las espinillas.

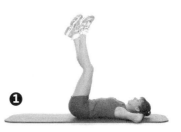

**Movimiento:** Contrayendo lentamente los músculos abdominales mientras exhala, recargue la espalda contra el piso, inclinando la pelvis y levantando las caderas a una distancia de 2–4 pulgadas (5–10 cm) del piso. Mantenga relajada la parte superior del cuerpo. Mantenga esta posición durante un segundo y luego inhale a medida que vaya bajando lentamente las caderas hacia el piso. Haga 12 repeticiones.

**Técnica:** No deje que las piernas se columpien.

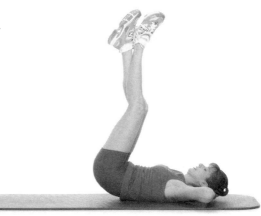

*(continúa)*

# Sesión de ejercicio
## Nivel N° 3 (continuación)

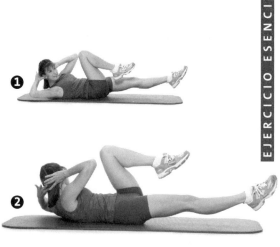

### Bicicleta

**Posición inicial:** Recuéstese boca arriba con las piernas dobladas, los pies planos sobre el piso y las manos detrás de la cabeza. Levante la cabeza y los hombros del piso para quedar en la posición de abdominal. Levante los pies del piso, manteniendo las piernas dobladas a un ángulo de aproximadamente 45 grados.

**Movimiento:** Simultáneamente gire el hombro izquierdo hacia la rodilla derecha y doble la rodilla derecha hacia el pecho mientras endereza la pierna izquierda. Luego, haciendo un movimiento de pedaleo, enderece la pierna derecha mientras lleva la rodilla izquierda hacia el pecho y gire el hombro derecho hacia la izquierda. Eso es una repetición completa; haga 12 repeticiones.

**Técnica:** No jale la barbilla hacia el pecho. No arquee la espalda.

### Puente de talones extendido (con los brazos hacia arriba)

**Posición inicial:** Recuéstese boca arriba con las rodillas dobladas, los pies planos sobre el piso y los brazos extendidos hacia el techo. Levante los dedos de los pies para que sólo los talones queden tocando el piso y luego extienda la pierna derecha.

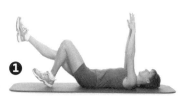

**Movimiento:** Contrayendo los músculos abdominales, los glúteos y la baja espalda, recargue el peso sobre el talón y levante los glúteos, las caderas y la espalda del piso mientras exhala, para formar una línea recta desde los hombros hasta las rodillas. Baje lentamente los glúteos hacia el piso y luego vuelva a subirlos. Haga seis levantamientos, mantenga esta posición durante tres respiraciones y luego relájese. Repita lo mismo pero con la otra pierna extendida. Haga este ejercicio una sola vez con cada pierna.

**Técnica:** No se levante demasiado; la parte superior de la espalda y los hombros deben permanecer sobre el piso. No se doble a nivel de la cintura o de las caderas. No deje que las rodillas se caigan hacia adentro o hacia afuera.

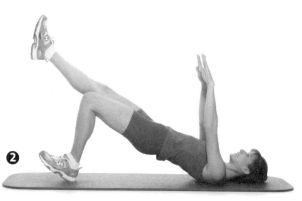

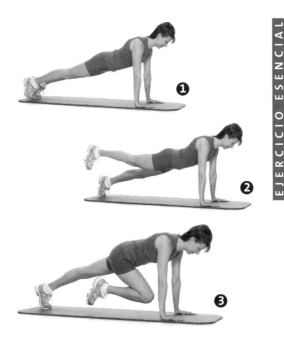

## Tabla extendida y elevada

**Posición inicial:** Recuéstese boca abajo y flexione los pies para que los dedos de los pies queden sobre el piso. Coloque las palmas sobre el piso cerca de los hombros de modo que los codos queden apuntando hacia arriba. Contrayendo los músculos abdominales y la espalda, recargue su peso sobre las manos mientras exhala, enderece los brazos y levante el torso y las piernas del piso de manera que la cabeza, la espalda y las piernas formen una línea recta.

**Movimiento:** Levante el pie derecho del piso y mantenga esta posición durante tres respiraciones. Luego, doble la rodilla derecha, jálela hacia el pecho y luego vuelva a extenderla hacia atrás. Repita esto seis veces y baje ese pie al piso. Levante el pie izquierdo del piso y mantenga esta posición durante tres respiraciones. Luego, doble la rodilla izquierda, jálela hacia el pecho y luego vuelva a extenderla hacia atrás. Repita esto seis veces, baje ese pie al piso y luego relájese. Haga este ejercicio una sola vez.

**Técnica:** No levante la cabeza hacia el techo ni deje que caiga hacia el piso. No se doble a nivel de la cintura o de las caderas. No deje que el vientre se caiga hacia el piso.

## Brazada abdominal con las piernas elevadas

**Posición inicial:** Recuéstese boca abajo sobre el piso con los brazos extendidos hacia adelante.

**Movimiento:** Levante los brazos, la cabeza, el pecho y las piernas hasta que queden a una distancia de 5–10 pulgadas (12–25 cm) del piso. Mantenga esta posición y al mismo tiempo haga semicírculos hacia atrás y hacia adelante con los brazos como si estuviera haciendo la brazada de pecho y luego baje el cuerpo lentamente al piso. Haga 12 repeticiones.

**Técnica:** No se levante demasiado.

**Movimiento alterno:** Si desea hacer una versión más fácil de este ejercicio, mantenga las piernas sobre el piso y sólo levante la parte superior del cuerpo.

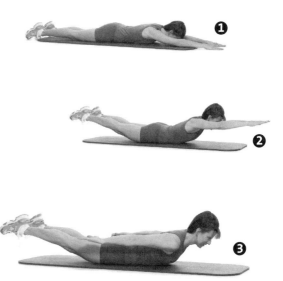

# Mi historia de éxito

¡Felicidades por su logro! Debe sentirse muy orgullosa de sí misma.

A estas alturas, definitivamente ya debe haber empezado a notar músculos más definidos en los brazos y piernas, debe estar sintiéndose más fuerte y con más energía y también habrá empezado a notar que su ropa le queda un poco más holgada. Pero esto es apenas el principio. Con una mente y un cuerpo más sanos, usted puede emprender cualquier cosa que se proponga.

Independientemente de que tenga planeado continuar con el programa Reafirme Su Figura en 3 Semanas de *Prevention* (vea la página 413 para orientación al respecto) o probar otra cosa, fíjese algún tipo de meta física, por ejemplo, correr o caminar en un maratón de 5 ó 10 kilómetros; hacer un viaje para ir de excursión; o incluso participar en un triatlón. Este tipo de eventos son una manera excelente de mantenerse motivada para que siga entrenando y también pueden enriquecer su vida con experiencias maravillosas.

Hace aproximadamente 5 años, cuando mi amiga Carol, una mujer que sobrevivió al cáncer de mama durante 3 años, descubrió que su cáncer había regresado, yo decidí participar en la caminata de Avon contra el Cáncer de Mama de 3 días de duración: una caminata de 60 millas (96 km) que se hace para reunir fondos que se destinan a la lucha contra el cáncer de mama.

La sola idea de tener que entrenar durante varios meses durante el invierno me parecía apabullante. Entonces, animé a mi mamá, Rosalie, quien entonces tenía 60 años, para que lo hiciéramos juntas.

Empezamos la primera semana de enero, caminando tan sólo 4 millas (6 km) al principio. Entre semana, cada quien caminaba en su estera mecánica (caminadora, *treadmill*), pero durante los fines de semana, caminábamos juntas hasta 6 horas sin parar. Esto nos permitió volver a crear un lazo que no habíamos tenido en años. Durante nuestras caminatas, yo le contaba todo lo que estaba ocurriendo en mi vida y ella hacía lo mismo y luego pasábamos un largo rato recordando momentos felices.

Cuatro meses después, nos unimos a 2,800 personas más para participar en el evento de 3 días y caminamos 20 millas (32 km) cada día. A lo largo de nuestro recorrido, conocimos a otras mamás e hijas que también estaban caminando juntas, muchas de ellas en honor a seres queridos que habían sufrido cáncer de mama.

Caminando mano a mano, mi madre, otras personas y yo terminamos la última milla alentadas por las porras y los aplausos de cientos de espectadores. Lloré cuando le estreché la mano a cada una de las 400 sobrevivientes de cáncer de mama que habían participado en esta caminata. Yo me sentía orgullosa de mí misma, pero me sentía todavía más orgullosa de mi mamá y de las sobrevivientes. Espero tener la misma valentía que ellas si alguna vez la vida me enfrenta con el reto de tener que lidiar con una enfermedad que ponga mi vida en peligro.

(Para mayor información acerca de la Caminata de Avon contra el Cáncer de Mama, llame sin costo al (877) 925-5286 o visite su página de Internet en www.avonwalk.org).

# Menú

La mayoría de estas recetas indican las cantidades suficientes para una porción y son fáciles y rápidas de preparar. Si una receta sirve para preparar más de una porción, ahí mismo aparecerá indicado. Guarde la porción sobrante para otra comida o compártala con su esposo o con su compañera de caminatas.

### Desayuno

**_Muffin_ de salvado y compota de manzana:** Desayune 1 _muffin_ de salvado pequeño de 2½ pulgadas (6 cm) de diámetro, es decir, un poco más pequeño que una pelota de tenis, junto con 1 taza de leche descremada (_fat-free milk_ o _nonfat milk_), 22 cacahuates (maníes) y ½ taza de compota de manzana (_applesauce_) sin endulzar (por ejemplo, la que se vende en recipientes de una sola ración y tapa desprendible, como _Mott's Natural Style_ o cualquier otra marca de compota de manzana sin endulzar).

### Merienda saludable

**Barra _Pria_ y mantequilla de cacahuate:** Unte 1 cucharada de mantequilla de cacahuate (maní) en cualquier variedad de barra _Pria_.

### Almuerzo

**Tortilla de huevo con espinacas:** En el horno de microondas, caliente ½ caja (5 onzas/140 g) de espinacas congeladas. Exprima las espinacas para quitarles el agua excedente. Mezcle las espinacas con ¼ de cucharadita de sal, ½ cucharadita de pimienta negra molida y 2 cucharaditas de ajo finamente picado. A fuego medio, precaliente una sartén antiadherente recubierta de aceite de oliva en aerosol. Bata 1 huevo completo y 4 claras de huevo (o ¾ de taza de _Egg Beaters_) con 2 cucharadas de leche descremada (_fat-free milk_ o _nonfat milk_) y ½ cucharadita de pimienta negra molida. Vierta el huevo batido en la sartén. Agregue inmediatamente la mezcla de espinacas sobre el huevo. Sirva con 2 panes crujientes _Wasa_ y 1 taza de leche descremada.

### Merienda saludable

**Albaricoques con galletas:** Coma 3 albaricoques (chabacanos, damascos) deshidratados (o 6 mitades), junto con 2 galletitas _Graham_ cuadradas de 2½ pulgadas (6 cm) untadas con 1 cucharada de mantequilla de cacahuate (maní). Sirva con 1 taza de leche descremada (_fat-free milk_ o _nonfat milk_).

### Cena

**Restaurante italiano:** Pida 1 taza de espagueti con alrededor de ½ taza de salsa de tomate (jitomate) y 2 onzas (56 g) de mariscos, lo que equivale a unos 10 camarones grandes, 8 mejillones o 6 almejas. Complemente su plato fuerte con una ensalada (1½ tazas de verduras de hojas verdes mixtas); use 1 cucharada de aliño (aderezo) reducido en calorías.

### Gustito

**Mantequilla de cacahuate y chocolate:** Con una cuchara, tome 1½ cucharadas de mantequilla de cacahuate (maní) del frasco, agréguele 1 cucharada de minichispas de chocolate y cómaselo directo de la cuchara.

---

Análisis de nutrientes: 1,626 calorías, 87 g de proteínas, 185 g de carbohidratos, 69 g de grasa total, 15 g de grasa saturada, 330 mg de colesterol, 25 g de fibra dietética, 2,640 mg de sodio, 1,046 mg de calcio

# Sesión de ejercicio
## Niveles Nº1, 2 y 3

**Caminata larga: 60 minutos**

• Maneje a un barrio (colonia) diferente o encuentre un camino para excursionistas y camine a un paso cómodo que pueda mantener durante 60 minutos.

## TIPS REAFIRMANTES

### ¡DIVIÉRTASE!

*Conviértase en la entrenadora del equipo de fútbol de sus hijos. Aparte de ponerles un buen ejemplo, podrá pasar más tiempo con sus hijos y además hará ejercicio. Correr alrededor de la cancha y hacer los ejercicios de entrenamiento con ellos la hará quemar 272 calorías por hora.*

### ELEVE SU ENERGÍA

*Únase a un grupo de personas a quienes les guste caminar, andar en bicicleta, correr, brincar en palos saltarines o lo que sea. Usted conseguirá la motivación y el apoyo que necesita para mantenerse activa y además obtendrá todos los beneficios que provoca en su salud el hecho de mantenerse conectada con otras personas.*

### REAFÍRMESE MÁS RÁPIDO

*Salga de casa. Los ambientes estimulantes la distraen, así que trabajará más arduamente sin darse cuenta siquiera. En un estudio de investigación, se encontró que la jardinería hace que una persona queme casi un 30 por ciento más de calorías que los ejercicios aeróbicos que se hacen bajo techo, es decir, 392 calorías contra 306. Otros estudios de investigación han demostrado que las personas que caminan, caminan más aprisa cuando lo hacen al aire libre.*

### Su diario de premios

Recuerde anotar aquí su premio semanal. ¿Que va a hacer por usted esta semana?

_____

_____

_____

_____

_____

_____

_____

_____

*¡Felicidades! ¡Lo logró! Ahora salga a disfrutar su cuerpo más esbelto, firme y fuerte. Tome clases de baile con su esposo, conviértase en la entrenadora del equipo de fútbol de sus hijos o bien salga a excursionar con unas amistades.*

# TERCERA PARTE

## LA DIETA REAFIRMANTE

# CAPÍTULO 6

# Los fundamentos científicos del plan alimenticio reafirmante

Las ciencias de los alimentos y la nutrición son eternamente cambiantes. Un día, las dietas altas en carbohidratos son las dietas de moda, y al día siguiente, se ponen de moda las dietas bajas en carbohidratos. Para desarrollar el plan alimenticio reafirmante, yo, junto con las dietistas registradas Tracy Gensler y Kristine Napier, navegamos por un mar de estudios de investigación que se han hecho sobre este tema para encontrar lo mejor de lo mejor y luego lo unimos todo para diseñar un programa dietético súper nutritivo, fácil de seguir, placentero y delicioso. Este plan no sólo le ayudará a bajar de peso y reafirmar su cuerpo, sino que también le permitirá elevar su nivel de energía y disminuir su riesgo de contraer enfermedades cardíacas, diabetes, cáncer y osteoporosis.

Este plan se basa en 10 directrices sencillas:

1. Cuide las calorías.
2. Súbale el volumen.
3. Favorezca la fibra.
4. Consuma ciertos carbohidratos.
5. Proporciónese proteínas.
6. Consuma más calcio.
7. Cuidado con las bebidas.
8. Coma sólo cuando tenga hambre.
9. Coma menos más a menudo.
10. No se prive.

Veamos cada una de estas directrices con mayor detenimiento.

## CUIDE LAS CALORÍAS

Si usted cree que puede comer lo que quiera y luego quemar todas esas calorías en su próxima ida al gimnasio, la verdad es que está equivocada. Usted tendría que caminar durante alrededor de 3½ horas para quemar una hamburguesa pequeña, unas papas a la francesa chicas y una malteada. Pero ese no es el único problema, ya que en estudios preliminares de investigación realizados en animales, se ha encontrado que comer en exceso —incluso aunque lo que esté comiendo en exceso sean alimentos saludables— puede provocar que su organismo tenga más dificultades para quemar la grasa. Por lo tanto, sus hábitos alimenticios pueden invalidar todas las millas que ha caminado y todos los ejercicios que haya hecho.

Por eso es importante echarle un ojo a las calorías que consume, siempre y cuando no se obsesione. Nuestro plan alimenticio de 3 semanas y nuestras comidas combinadas facilitan esta tarea. Dependiendo de su meta calórica (para la mayoría de las mujeres, recomendamos alrededor de 1,700 calorías al día, especialmente si realizan algún tipo de actividad física), usted podrá comer una o dos meriendas (refrigerios, tentempiés) saludables al día y también un gustito diario. Si quiere consumir menos calorías (recomendamos que no ingiera menos de 1,500 al día), consiéntase con un gustito sólo tres veces por semana y coma una sola merienda saludable en los días que coma un gustito. Los demás días de la semana, coma dos meriendas saludables pero no se dé un gustito. Esto le ayudará a asegurarse de que esté obteniendo todos los nutrientes importantes que su organismo necesita.

Ahora bien, tampoco debe consumir menos de 1,500 calorías al día. Disminuir drásticamente su ingesta calórica puede sabotear sus esfuerzos por bajar de peso porque su organismo creerá que está en peligro de morir de inanición. Esto significa que su organismo comenzará a quemar menos calorías para conservar energía, que es exactamente lo opuesto de lo que queremos que haga cuando estamos tratando de bajar de peso. Y según ciertos estudios de investigación preliminares, también se puede ver afectada la cantidad de calorías que quema al hacer ejercicio. Al cabo de 3 días de consumir tan sólo 1,200 calorías al día, usted empieza a conservar energía. Por lo tanto, la elevación que normalmente se presentaría en su tasa metabólica después de hacer ejercicio deja de ser tan pronunciada. "Con el tiempo, este mecanismo de 'conservación' de su organismo se traduce en cientos de calorías no quemadas", explica Nancy Keim, Ph.D., una experta en nutrición del Centro de Investigación en Nutrición Humana del Oeste en Davis, California.

Una de las claves para mantener su consumo de calorías a un nivel adecuado es controlar el tamaño de las porciones. Sin embargo, en nuestro mundo actual, donde impera el tamaño extra grande, controlar las porciones se está convirtiendo en una labor cada vez más difícil. Los libros de cocina ahora aconsejan cortar un molde entero de *brownies* en 16 pedazos en vez de cortarlo en 30 pedazos, como se recomendaba durante los años 60, pese a que el tamaño del molde y los ingredientes siguen siendo exactamente los mismos. Los fabricantes de automóviles han empezado a instalar portavasos más grandes en los carros para que quepan las bebidas cada vez más grandes que venden en las ventanillas del auto-exprés (*drive-thru*). E incluso han ido creciendo de tamaño los alimentos dietéticos, como los platillos congelados. Para obtener más sugerencias acerca de cómo lograr mantener sus porciones a un tamaño razonable, vea "Evite las porciones distorsionadas" a la izquierda.

## Evite las porciones distorsionadas

HE AQUÍ cómo lucen las porciones razonables.

| Alimento | Del tamaño de. . . |
|---|---|
| 3 onzas (84 gramos) de carne de res | Una baraja |
| 1 taza de pasta cocida | 2 pelotas de tenis |
| 6 onzas (180 ml) de jugo | Un bote pequeño de yogur |
| 1 galletita de ½ onzas (14 gramos) | Medio yo-yo |
| 1 *bagel* de 2 onzas (56 gramos) | El ancho de una tarjeta de crédito o más pequeño |
| 1 *muffin* de 2 onzas | Una manzana pequeña |
| 1 onza (28 gramos) de queso | Un dominó |
| 2 cucharadas de mantequilla de cacahuate (maní) | Una pelota de ping-pong |

## SÚBALE EL VOLUMEN

Las calorías son sólo uno de los factores que intervienen en la pérdida de peso. "Lo que determina la saciedad es el volumen de los alimentos que come y no el número de calorías que consume —dice Barbara Rolls, Ph.D., profesora de Nutrición de la Universidad Estatal de Pensilvania en State College—. Las personas regularmente comen más o menos el mismo volumen de comida cada día. Por lo tanto, pueden bajar de peso al comer más alimentos de menor densidad energética, por ejemplo, aquellos que contienen mucha agua, como frutas, verduras y caldos". Estos alimentos nos ayudan a bajar de peso porque son alimentos de gran volumen, lo que significa que a pesar de que rinden para muchos bocados, siguen siendo bajos en calorías. Por otra parte, los alimentos de gran densidad energética son como paquetitos muy pequeños repletos de calorías, como por ejemplo, la tarta de queso. Por eso, cuando se come una rebanada de tarta de queso puede dejar limpio el plato en un abrir y cerrar de ojos y sin embargo, comerse una ensalada grande es toda una batalla, dice la Dra. Rolls. Comer alimentos de menor densidad energética puede disminuir naturalmente hasta en un 20 por ciento el número de calorías que consume. . . pero sin dejarla hambrienta.

## FAVOREZCA LA FIBRA

Los alimentos de gran volumen, como las frutas y las verduras, también están repletos de fibra. Además de saciarla con menos calorías, la fibra bloquea la absorción de algunas de las calorías que usted consume al transportarlas rápidamente a través de su organismo antes de que este pueda absorberlas. Los expertos calculan que por cada gramo de fibra que consume en lugar de consumir carbohidratos simples se pierden 7 calorías. Esto significa que simplemente al incrementar su consumo diario de fibra de 14 g (lo que consumen en promedio la mayoría de las mujeres) a 30 g (la cantidad promedio de fibra que contienen nuestros menús diarios), usted dejaría de absorber más de 100 calorías al día, lo que se traduciría en una pérdida de 10 libras (5 kg) de peso en un año.

La fibra también puede elevar su nivel de energía. En un estudio de investigación de 139 personas, aquellas que empezaron a comer diariamente algún cereal que contuviera de 6 a 12 g de fibra reportaron haberse sentido con más energía que aquellas personas que empezaron a comer un cereal de apariencia similar pero bajo en fibra. Cuando se les pidió que calificaran su nivel de energía, las calificaciones que se pusieron las personas del grupo que comió el cereal rico en fibra fueron un 10 por ciento mayores que aquellas indicadas por las personas que comieron en cereal bajo en fibra. También reportaron que se sentían mejor y que incluso podían pensar con más claridad.

Los investigadores que llevaron a cabo este estudio de investigación especulan que la fibra adicional puede ayudar a aliviar un pequeño problema común que a nadie le gusta mencionar: el estreñimiento. En estudios anteriores se ha encontrado que las personas que se cambian a una alimentación rica en fibra y que logran hacer que el estreñimiento se convierta en un recuerdo del pasado, se sienten más vigorizadas, posiblemente porque se sienten más ligeras y cómodas. Y además, seguir una alimentación rica en fibra es una decisión inteligente por muchas otras razones más: la fibra puede ayudar a disminuir su riesgo de contraer diabetes, enfermedades cardíacas y posiblemente cáncer.

## CONSEJO CONCISO

**Prepárese un sándwich (emparedado) bajo en calorías. En vez de usar pan, corte una cabeza de lechuga repollada de modo que le salgan 2 rebanadas de "pan de lechuga" de ½ pulgada (1.25 cm) de grueso y 2 calorías cada una. Rellene su sándwich con queso de grasa reducida, alguna carne fría magra y su mostaza favorita. Así se ahorrará de 120 a 200 calorías por sándwich.**

Para cubrir su cuota diaria de fibra —alrededor de 30 g al día— asegúrese de comer muchas frutas, verduras, cereales integrales y frijoles (habichuelas).

## CONSUMA CIERTOS CARBOHIDRATOS

Los carbohidratos refinados como el pan blanco y la pasta blanca están compuestos esencialmente de azúcares y harinas refinadas. En general, son menos saludables que los carbohidratos no refinados (o complejos) como los cereales integrales, los frijoles, las frutas y las verduras que contienen fibra. Eventualmente, todos los carbohidratos se descomponen en glucosa (el azúcar de la sangre) en el organismo, pero los carbohidratos refinados se descomponen y absorben con mayor rapidez, alterando el delicado equilibrio en el nivel de azúcar en sangre de su cuerpo y posiblemente provocando que las células dispongan de más glucosa de la que necesitan. Cuando esto ocurre, usted aumenta de peso porque la glucosa excedente se convierte en grasa. Para empeorar las cosas, debido a que los carbohidratos refinados se descomponen muy rápido y también a que contienen poca fibra, usted volverá a tener hambre al poco rato de comer este tipo de alimentos.

La mejor manera de evitar ingerir carbohidratos refinados es buscando productos integrales. Pero llevar esto a la práctica puede ser un poco más difícil de lo que parece. El "centeno oscuro" o las "galletas de siete granos" que se ven como si realmente fueran integrales, generalmente contienen más harina blanca refinada que nada. Para su organismo, ingerir harina blanca refinada es lo mismo que consumir azúcar.

## ¿CÓMO PUEDO SABER SI ES INTEGRAL?

La única manera de saber si un alimento realmente es integral es leyendo cuidadosamente la etiqueta y aplicando las reglas siguientes. (Si desea consultar algunas recomendaciones de marcas específicas, vea "Una guía para comprar productos integrales" en la página siguiente).

- **Trigo:** Si no aparece la palabra *whole* (entero; esta palabra se refiere al grano entero o integral) en la lista de ingredientes, entonces el producto contiene harina de trigo refinada.

- **Avena:** Independientemente de que aparezca o no la palabra *whole*, el producto fue fabricado con avena integral. (Todos los productos de avena se elaboran con avena integral).

- **Centeno:** Tiene que aparecer la palabra *whole*. La mayoría de los llamados panes de centeno y panes de centeno integral (*pumpernickel*) que se venden en los Estados Unidos se fabrican principalmente con harina de trigo refinada.

- **Maíz:** Busque la palabra *whole*. Por desgracia, algunos productos de maíz (elote, choclo) integral no incluyen la palabra en su lista de ingredientes.

- **Arroz:** También debe aparecer la palabra *whole*. Por ejemplo, el arroz *basmati* integral sí es arroz integral, pero el arroz *basmati* a secas es arroz refinado.

## PROPORCIÓNESE PROTEÍNAS

Agregar un poco de proteínas magras (bajas en grasa) a sus comidas puede ayudarle a mantener su apetito bajo control. Unos investigadores de la

# Una guía para comprar productos integrales

PARA QUE NO tenga que salir en búsqueda de productos que de verdad sean integrales, hemos compilado una lista de 37 productos integrales deliciosos. Una ventaja adicional: TODOS estos productos están libres de ácidos transgrasos. Se ha encontrado que los ácidos transgrasos elevan el nivel de colesterol malo conformado por lipoproteínas de baja densidad y disminuyen el nivel de colesterol bueno conformado por lipoproteínas de alta densidad, lo cual puede incrementar su riesgo de contraer enfermedades cardíacas.

## Arroz

Arroz *basmati* integral de la marca *Fantastic*
Arroz integral español de la marca *Wegmans Quick-Cook*
Arroz integral instantáneo de la marca *Kraft Minute*
Arroz integral instantáneo de la marca *Uncle Ben's*
Arroz integral de la marca *Success 10-Minute*

## Cereal

Avena de cocimiento rápido de la marca *Quaker Quick 1-Minute*
Avena instantánea de la marca *Quaker*
Avena de la marca *Quaker Old-Fashioned*
Cereal de avena de la marca *Arrowhead Mills Steel-Cut*
Cereal de salvado con pasas de Post
*Cheerios* de General Mills
*Frosted Mini-Wheats* de Kellogg's
Hojuelas de salvado de Post
*Wheat Chex* de General Mills

## Galletas

Galletas de sésamo (ajonjolí) de la marca *Ak-Mak Stone-Ground*

Pan crujiente de la marca *Kavli Hearty Thick*
Pan crujiente de sésamo y centeno de la marca *Ryvita*
Pan crujiente de la marca *Wasa Hearty Rye Original*
Galletas de la marca *Whole Foods Baked Woven Wheats*

## Meriendas (refrigerios, tentempiés)

Galletas *Graham* sabor canela de la marca *New Morning Organic*
Galletitas de chocolate de la marca *Health Valley Healthy Chips Double Chocolate*
*Kashi Seven Whole Grains and Sesame*
Totopos (nachos, tostaditas) de la marca *Bearitos*

## Pan

*Muffins* ingleses de trigo integral de la marca *Matthew's*
Pan árabe (pan de *pita*) de trigo integral de la marca *Thomas' Sahara 100%*
Pan de tres granos de la marca *Mestemacher*
Pan de trigo integral de la marca *Pepperidge Farm 100% Stone-Ground*
Pan de trigo integral de la marca *Wonder Stone Ground 100%*
Tortillas de maíz (elote, choclo) de la marca *Goya*

## Pasta

Cuscús de trigo integral de la marca *Fantastic*
Lasaña de trigo integral de la marca *Hodgson Mill*
*Linguine* de trigo integral de la marca *DeCecco*
Pasta en forma de conchas de trigo integral con queso *Cheddar* de la marca *Annie's*
Pasta en forma de moño de trigo integral de la marca *Hodgson Mill*

Universidad de Yale descubrieron que las mujeres que comían de 2 a 3 onzas (56 a 84 g) de alimentos proteínicos durante el almuerzo consumían alrededor de un 20 por ciento menos de calorías a la hora de la cena. La proteína parece disminuir el apetito al provocar una mayor secreción de la hormona llamada colecistoquinina, la cual, entre otras cosas, envía un mensaje a su cerebro para informarle de que ya está saciada. La proteína también eleva los niveles de glucagón, otra hormona de la saciedad, que disminuye el consumo de alimentos y, con el tiempo, incluso reduce el peso corporal.

En otro estudio de investigación se descubrió que las personas que comían meriendas (refrigerios, tentempiés) ricas en proteínas se sentían llenas durante 40 minutos más que las personas que comían meriendas ricas en carbohidratos. Pero no exagere. El exceso de calorías proteínicas puede convertirse en grasa y depositarse en sus muslos con la misma facilidad. Y también debe asegurarse de consumir proteína magra, como carne de res magra, carne de ave y pescado; *tofu*, queso y yogur bajos en grasa, y frijoles (habichuelas). Las fuentes de proteína magra le pueden ayudar a evitar consumir demasiada grasa saturada, la cual tapa las arterias.

## CONSUMA MÁS CALCIO

Durante mucho tiempo, el calcio ha sido más conocido como un compuesto químico que un auxiliar para fortalecer los huesos. Hoy en día existen muchos estudios de investigación que demuestran que es probable que también desempeñe un papel importante en la pérdida de peso. En un estudio de investigación, las personas con sobrepeso que tomaron un suplemento de calcio perdieron un 26 por ciento más de su peso corporal y un 38 por ciento más de su grasa corporal que otras personas que siguieron la misma dieta reducida en calorías pero que no tomaron el suplemento de calcio. A un tercer grupo le fue todavía mejor, ya que obtuvieron el calcio a partir de productos lácteos: estas personas bajaron un 70 por ciento más de peso y perdieron un 64 por ciento más de grasa al seguir una dieta abundante en productos lácteos (tres o cuatro porciones de productos lácteos bajos en grasa, que les proporcionaban un total de 1,200 a 1,300 miligramos de calcio al día). Además, ¡una buena parte de la grasa que perdieron fue grasa abdominal!

Los científicos sospechan que el calcio obliga a la grasa a salir de las células hacia el torrente sanguíneo, donde se oxida (o quema) con más rapidez. Si su cuerpo no obtiene suficiente calcio, entonces las células adiposas retienen la grasa y pueden seguir creciendo a un ritmo constante. Y muchas mujeres no obtienen suficiente calcio: sólo el 14 por ciento de las mujeres de 20 a 50 años de edad cumplen con la recomendación actual de 1,000 miligramos de calcio al día, y sólo el 4 por ciento de las mujeres de más de 50 años de edad cumplen con la meta de 1,200 miligramos al día. (Las mujeres consumen 652 miligramos de calcio en promedio). Por esta razón, nuestra dieta está cargada de calcio, brindándole casi 1,000 miligramos al día en promedio.

Además, recientemente se han realizado otros estudios de investigación que sugieren que el calcio ayuda a disminuir su riesgo de contraer cáncer del colon, enfermedades cardíacas y derrames cerebrales, a bajar su presión arterial y a reducir los síntomas del síndrome premenstrual.

## CUIDADO CON LAS BEBIDAS

En vez de tomarse una lata de refresco (soda), mejor inyécteselo en las caderas, porque de cualquier modo, ahí es donde esas 150 calorías van a terminar. "Las calorías tomadas no ayudan a satisfacer el apetito", dice Richard Mattes, R.D., Ph.D., un investigador en Nutrición de la Universidad Purdue en West Lafayette, Indiana. Debido a que no está saciada, termina consumiendo más calorías en total. Por este motivo, el plan alimenticio reafirmante recomienda tomar bebidas sin calorías como agua, tés o infusiones sin azúcar, bebidas dietéticas y café. ¿Para qué gastar calorías en algo que no la va a llenar? Mejor considere los refrescos normales, el jugo, el vino, la cerveza y otras bebidas endulzadas como golosinas, reconociendo que las bebidas tentadoras pero altas en calorías pueden contener el mismo número de calorías que un postre que la hará engordar.

Sin embargo, no debe escatimar los líquidos, especialmente el agua. Cuando unos investigadores hicieron un seguimiento de 20,000 personas durante 6 años, descubrieron que las mujeres que bebían al menos 5 vasos de agua al día presentaban un riesgo un 40 por ciento menor de sufrir un ataque al corazón mortal en comparación con aquellas que bebían 2 vasos o menos o que consumían líquidos principalmente en forma de refrescos, jugo, café o leche. El agua provoca que la sangre se haga menos espesa, disminuyendo así el riesgo de formar coágulos sanguíneos que ocasionan ataques al corazón. Otras bebidas parecen hacer que la sangre se espese, porque el organismo saca agua del torrente sanguíneo para ayudar a digerirlas, dice la investigadora Jacqueline Chan, Dr.P.H., de la Escuela de Salud Pública de la Universidad Loma Linda en California.

Mantenerse hidratada también puede disminuir su riesgo de contraer infecciones de las vías urinarias, cálculos renales, cáncer de la vejiga y del colon y estreñimiento.

## COMA SÓLO CUANDO TENGA HAMBRE

Céntrese en lo que su cuerpo necesita comer y no sólo en lo que su cabeza desea comer porque se ve apetitoso. Unos investigadores franceses recientemente reportaron que las personas que comían meriendas cuando ya estaban llenas simplemente consumían más calorías sin sentirse llenas durante más tiempo. O sea, la merienda no hacía que se prolongara el intervalo de tiempo hasta su próxima comida ni reducía la cantidad de comida que ingerían.

La mayoría de nosotras no estamos conectadas con nuestra sensación de hambre. En su lugar, comemos porque ya es hora de comer, porque toda la gente está comiendo, porque estamos estresadas o deprimidas o simplemente porque hay comida enfrente de nosotras. Para ayudarse a identificar la verdadera sensación de hambre, use una escala del 0 (muerta de hambre) al 10 (completamente llena). Deténgase y evalúe su nivel de hambre a lo largo del día. La meta es mantenerse dentro del rango de 3 a 7 en todo momento: 3 equivale a un nivel razonable de hambre y es un buen momento para empezar a comer; 7 equivale a sentirse satisfecha pero no completamente llena y es un buen momento para dejar de comer.

## COMA MENOS MÁS A MENUDO

Al comer pequeñas cantidades de comida a lo largo del día, usted eleva al máximo la capacidad que tiene su organismo de quemar calorías. "A medida que uno envejece, disminuye la capacidad del organismo de usar los alimentos", explica Melissa Stevens, R.D., de la Fundación Clínica de Cleveland. En un estudio de investigación, se encontró que en comparación con mujeres más jóvenes, las mujeres de mayor edad quemaban alrededor de un 30 por ciento menos de calorías después de tomar una comida de 1,000 calorías, es decir, quemaban 187 calorías en vez de 246 calorías. Ambos grupos quemaban cantidades similares de calorías después de ingerir comidas de 250 y 500 calorías, razón por la cual todas las comidas del plan alimenticio reafirmante contienen menos de 500 calorías. Con el tiempo, hacer dos o tres comidas grandes al día (incluso aunque esté ingiriendo el mismo número de calorías) podría hacerla aumentar hasta 6 libras (3 kg) en un año.

## NO SE PRIVE

Los expertos lo llaman "el síndrome del fruto prohibido". "Cuando nosotros nos prohibimos comer algo, inmediatamente enfocamos nuestra atención en lo prohibido, lo cual hace que aumente nuestro deseo y la probabilidad de que perdamos el control", dice Marsha Hudnall, R.D., de Green Mountain en Fox Run, un *spa* para controlar el peso "sin dietas" en Ludlow, Vermont.

En un estudio de investigación, los investigadores asignaron a 24 mujeres obesas a uno de dos grupos de tratamiento: el primer grupo siguió una dieta tradicional en la que se restringía el número de calorías y el segundo participó en un programa de "elección conductual" que les enseñó a lidiar con los alimentos que consideraban problemáticos. Aunque las mujeres del grupo tradicional inicialmente bajaron de peso, tendieron a recuperarlo, mientras que las mujeres del segundo grupo siguieron bajando de peso de manera lenta pero constante, consiguiendo bajar hasta el doble de peso en comparación con el primer grupo al cabo de un año.

"En vez de decirse, 'no puedo comer papitas fritas', les pedimos a las participantes que se preguntaran si realmente querían comerlas, que determinaran cuál sería una cantidad razonable si su respuesta era sí y luego que se las comieran —explica la autora del estudio de investigación, Tracy Sbrocco, Ph.D., una sicóloga clínica de la Universidad de Ciencias de la Salud de la Fuerza Armada en Bethesda, Maryland—. Debido a que nada está prohibido, se elimina la seducción y la lucha por resistir ciertos alimentos. Eventualmente, una logra decir no, y con menos esfuerzo". Cuando usted coma de una manera que se aproxime más a cómo quiere comer y no se sienta privada, estará más contenta y se sentirá más motivada. Por eso hemos incluido un gustito diario de 200 calorías en el plan alimenticio reafirmante. ¡A disfrutar!

Bueno, ahora ya sabe qué contiene nuestro Plan Alimenticio Reafirmante. Y ya también domina los 10 principios básicos que sirven de fundamento al plan y además ha leído acerca de los resultados de estudios de investigación que demuestran que sí funciona. Ahora le vamos a decir cómo seguirlo: primero, pase a los capítulos semanales (3, 4 y 5). Al inicio de cada uno de estos capítulos, usted encontrará una lista del supermercado que le indica lo que tiene que comprar para esa semana. Luego, al principio de cada día, encontrará un menú para ese día, con recomendaciones para el desayuno, el almuerzo

## Alimentos que nos ayudan a evitar comer por razones emocionales

UN DÍA ESTRESANTE puede lanzar a cualquiera a la búsqueda de un chocolate, pero si usted normalmente come helado, galletitas o pastel (bizcocho, torta, *cake*) cuando está molesta o tensa, quizá no tenga nada que ver con su fuerza de voluntad. En su caso, es probable que los carbohidratos estimulen la liberación de grandes cantidades de hormonas que producen placer en su organismo. Al igual que la adicción a la nicotina, está compulsión es difícil de romper. . . mas no imposible.

Sorpresivamente, hay ciertos *alimentos* que le pueden ayudar a lograrlo. Los carbohidratos complejos, que son dulces pero también nutritivos, como los que se mencionan a continuación, también producen el mismo efecto calmante. Sin embargo, no le hacen tanto daño a su figura porque contienen menos calorías que las barras de confitura u otros alimentos ricos en calorías que normalmente escogería en esos momentos, dice Leigh Gibson, Ph.D., un investigador sénior becado del Colegio Universitario en London, quien ha estudiado este fenómeno. También será menos probable que coma en exceso durante el resto del día si usted considera que está haciendo una comida en lugar de metérselo a la boca sin pensar. Encuentre un lugar lejos de su oficina o de la persona que la esté haciendo sentir mal. Luego, siéntese y disfrute lentamente su comida.

Avena
Batata dulce (camote, *sweet potato*) o papa al horno con crema agria de grasa reducida y cebollín
Cereales integrales ligeramente endulzados, como *Multigrain Cheerios*
Fruta fresca o fruta enlatada baja en calorías
Pan integral tostado con mermelada
Sopa de tomate (jitomate)
*Waffles* multigrano con almíbar (sirope, miel) de arce bajo en calorías

y la cena, además de dos meriendas (refrigerios, tentempiés) saludables y un gustito.

Usted puede seguir estos menús al pie de la letra y yo le recomiendo que lo haga durante las 3 semanas que esté siguiendo el programa, ya que así se asegurará de lograr resultados con rapidez. Pero si hay algo en uno de los menús que no le agrada, pase al Capítulo 7, "Comidas combinadas", y sustituya el desayuno que no le agrade por cualquiera de los 50 desayunos que se incluyen en ese capítulo. Lo mismo cabe decir en el caso del almuerzo, la cena, las meriendas saludables y las golosinas (ya que de cada uno, se incluyen alrededor de 50 opciones para escoger). Estas comidas combinadas no sólo le darán muchas opciones mientras esté siguiendo el programa de 3 semanas, sino que también son perfectas para ayudarla a mantener su figura reafirmada una vez que haya completado el programa. (Encontrará más información acerca de esto en la Quinta Parte, "Lo que debe hacer después de reafirmar su figura").

# CAPÍTULO 7

# Comidas combinadas

Sin lugar a dudas, ¡no se aburrirá mientras esté siguiendo el plan alimenticio reafirmante! Las dietistas registradas Tracy Gensler y Kristine Napier y yo hemos creado al menos 50 opciones distintas para el desayuno, el almuerzo y la cena. Además, hemos agregado cuando menos 50 opciones distintas de meriendas (refrigerios, tentempiés) saludables y gustitos, porque nosotras no somos partidarias ni de privarnos de lo que nos gusta, ni de privarla a usted. Y hemos incluido opciones que se adaptan a cualquier estilo de vida, independientemente de que le encante cocinar o prefiera salir a comer, que coma sola o que tenga muchas bocas que alimentar, e independientemente de que le guste cocinar con ingredientes caseros o que viva a base de alimentos preparados. Hay algo para todas y muchas opciones para escoger, de modo que le será fácil adherirse al plan mucho tiempo después de haber completado el programa de 3 semanas.

Como mencionamos en el Capítulo 6, dependiendo de su meta calórica diaria (recomendamos alrededor de 1,700 calorías al día para la mayoría de las mujeres, especialmente si realizan algún tipo de actividad física, lo cual *sí* estará haciendo si está siguiendo nuestro plan de acción reafirmante), usted puede comer una o dos meriendas saludables al día e incluso podrá darse un gustito diario. Si quiere disminuir su ingesta calórica aún más (no recomendamos que ingiera menos de 1,500 calorías al día), limítese a disfrutar tres gustitos a la semana y sólo una merienda saludable en los días que coma un gustito. Los demás días de la semana, coma dos meriendas saludables y no coma gustito. Así, usted se asegurará de estar obteniendo todos los nutrientes importantes que su cuerpo necesita.

Para mayor garantía, le recomendamos que tome un suplemento multivitamínico y de minerales diario que contenga el 100 por ciento de la Cantidad Diaria Recomendada de la mayoría de los nutrientes, además de 100 a 500 miligramos de vitamina C y 500 miligramos de calcio si tiene menos de 50 años de edad. Si tiene más de 50 años de edad, tome dos dosis de 500 miligramos de calcio (por ejemplo, por la mañana y por la noche).

Para que se le facilite aún más seguir este plan, a continuación listamos algunas de nuestras marcas favoritas de los alimentos comunes que aparecen en los menús.

- **Hamburguesas vegetarianas:** Pruebe las marcas *Boca, Original Gardenburger* o *Amy's California Veggie Burger* o elija hamburguesas que contengan de 110 a 130 calorías.

- **Leche:** Puede sustituir la leche normal por leche de soya en todas sus comidas. Busque alguna marca que contenga alrededor de 110 calorías por taza y que esté fortificada con un 30 a un 40 por ciento de la Cantidad Diaria Recomendada de calcio, como *White Wave Silk* o *Sun Soy*.

- **Margarina:** *Brummel and Brown, SmartBeat Super Light* o *I Can't Believe It's Not Butter Light Trans-Fat-Free*. Todas estas marcas están libres de ácidos transgrasos.

- **Pollo:** Pruebe las tiras de pollo *Perdue Short Cuts* o *Louis Rich Carving Board Chicken Strips*, que son perfectas para cuando no tenga tiempo para cocinar.

- **Queso:** Busque las marcas *Cabot Light Cheddar 50%, Borden's 2% Milk American, Veggie Slices* o alguna marca que no contenga más de 5 g de grasa por onza (28 g). En el caso de queso rallado, pruebe el queso de la marca *Kraft 2% Milk Natural Reduced-Fat Shredded Cheese*. En el caso de los palitos de queso, pruebe los palitos de grasa reducida de las marcas *Healthy Choice* o *Frigo*.

- **Tofu**: Pruebe el *tofu* de grasa reducida de la marca *Mori-Nu Silken*. Asegúrese de seleccionar *tofu* firme, aunque la firmeza recomendable generalmente depende de la receta.

- **Tortillas:** Opte por las tortillas de maíz (elote, choclo) de la marca *Goya*.

- **Waffles**: Busque *waffles* de la marca *Kellogg's Low-Fat Nutri-Grain* u otra marca que no contenga más de 170 calorías por cada dos *waffles*.

# DESAYUNOS

*Cada desayuno es suficiente para una persona, a menos que se especifique lo contrario. Los desayunos contienen un promedio de 330 calorías cada uno.*

## PANES

**1 Sándwich de mantequilla de almendra y manzana:** Abra y tueste ½ pan árabe (pan de *pita*) integral de 6½ pulgadas de diámetro. Unte el pan con 1 cucharada de mantequilla de almendra y rellénelo con una manzana *Granny Smith* en rebanadas delgadas. Sirva con 1 taza de leche descremada (*fat-free milk* o *nonfat milk*).

**2 Bagel con queso:** Unte 2 cucharadas de queso de granjero (*farmer's cheese*) o queso crema de grasa reducida en ½ *bagel* de 2½ a 3 onzas (70 a 84 g), por ejemplo, *bagels* refrigerados de trigo y miel de la marca *Lender's* de 2.85 onzas. Sirva con ½ taza de leche descremada y ¾ de taza de melón tipo *honeydew* en trozos.

**3 Bagel, salmón ahumado y queso crema:** En ½ *bagel* de 2½ a 3 onzas, por ejemplo, *bagels* refrigerados de trigo y miel de la marca *Lender's* de 2.85 onzas, unte 4 cucharaditas de queso crema de grasa reducida y agregue 1 onza (28 g) de salmón ahumado (1 a 2 rebanadas de salmón ahumado de la marca *Nova lox*, el cual contiene menos sodio). Sirva con 1 taza de fresas y 1 taza de leche descremada.

**4 Pan de canela con pasas y mantequilla de cacahuate:** Unte 1 cucharada de mantequilla de cacahuate (maní) en 1 rebanada de pan *Pepperidge Farm Cinnamon Swirl Bread* y agregue 2 cucharadas de pasas. Sirva con 1 taza de leche descremada.

**5 Muffin inglés con mezcla cremosa de queso ricotta:** Mezcle 1 bote de 15½ onzas de queso *ricotta* bajo en grasa con 2 cucharadas de miel y 3 cucharadas de mantequilla de cacahuate cremosa o con trocitos. (Esta receta es suficiente para preparar 6 porciones de ⅓ de taza.

Para obtener más ideas de cómo servir esta mezcla, vea el desayuno Nº 36 y las meriendas saludables Nº 12, Nº 14 y Nº 32. Puede guardar la mezcla en el refrigerador durante un máximo de 7 días o congelar las porciones individuales durante un mes como máximo). Unte ⅓ de taza de mezcla de queso *ricotta* en ½ *muffin* inglés de trigo integral y sirva con 1 taza de leche descremada.

**6 Crumpets con mantequilla de almendra:** Tueste dos *crumpets* integrales (hay muchas variedades ricas en fibra de la marca *Trader Joe's*), o use 1 *muffin* inglés de trigo integral, y únteles 1 cucharada de mantequilla de almendra. Sirva con 10 cerezas frescas.

**7 Muffin inglés con mantequilla:** Tueste ½ *muffin* inglés de trigo integral y úntele 1 cucharada de mantequilla de almendra. Sirva con 1 taza de leche descremada y 1 manzana untada con 2 cucharadas de queso de granjero o queso crema de grasa reducida.

**8 Muffin inglés y fruta:** Tueste ½ *muffin* inglés de trigo integral, úntele 2 cucharadas de queso de granjero o queso crema de grasa reducida y agréguele 1 cucharada de nueces picadas. Sirva con 1 taza de leche descremada y 1 taza de cantaloup (melón chino) en trozos.

**9 Pan francés con bayas:** Sumerja 1 rebanada de pan de trigo integral en ¼ de taza de sustituto de huevos de la marca *Egg Beaters* o 1 clara batida mezclada con 2 cucharadas de leche descremada. Áselo en una sartén antiadherente recubierta de aceite en aerosol. Úntele 1 cucharadita de margarina libre de ácidos transgrasos y ½ cucharada de almíbar (sirope, miel) de arce. Sirva con 1 taza de arándanos y ½ taza de leche descremada.

**10** **Pan árabe (pan de *pita*) con queso de granjero y salsa de frutas:** Pique finamente 1 melocotón (durazno) fresco, ¼ de aguacate (palta), 2 cucharadas de cebolla morada y 1 kiwi. Combine con 1 cucharadita de aceite de oliva y el jugo de 1 limón verde. (Esta receta es suficiente para preparar 2 porciones. Para obtener otra sugerencia de cómo servirla, vea el desayuno Nº 27. Guarde la salsa de frutas en el refrigerador durante un máximo de 3 días). Tueste ½ pan árabe integral de 6½ pulgadas de diámetro, úntele 2 cucharadas de queso de granjero o queso crema de grasa reducida y rellénelo con la mitad de la salsa de frutas. Sirva con 1 taza de leche descremada.

**11** **Pan árabe y *hummus* para llevar:** Corte por el borde 1 pan árabe integral de 6½ pulgadas de diámetro, de modo que le queden dos óvalos planos. Tueste cada mitad y unte 2 cucharadas de *hummus* en cada una. Sirva con 1 naranja (china) pequeña y ½ taza de leche descremada.

**12** **Pan tostado con queso:** En el hornito eléctrico, caliente 1 rebanada de pan de trigo integral con 2 rebanadas de queso de grasa reducida hasta que el queso quede ligeramente derretido. Sirva con ½ toronja (pomelo) y 3 albaricoques (chabacanos, damascos) deshidratados (o 6 mitades).

**13** **Pan tostado con canela:** Tueste 1 rebanada de pan de trigo integral. Úntele 1 cucharadita de margarina sin transgrasas y espolvoréele ½ cucharadita de azúcar y una pizca de canela. Sirva con 1 taza de leche descremada, 1 rebanada de queso de grasa reducida y 1 manzana mediana.

**14** **Leche co... tostado:** T... colate caliente (cali... mada, luego agregue... chocolate y mezcle bi... de pan de trigo integra... charada de mantequilla... ½ taza de ensalada de fr...

**15** **Pan tostado ... cacahuate y me...** banada de pan integral y... mantequilla de cacahua... de mermelada (jalea). Sirv... picada (elija la de su prefe... leche descremada.

**16** **Ensalada de tomat... pan integral de c...** Combine 1 tomate (jitomate) ... nado; ½ cucharadita de aceite ... charadita de albahaca seca; 1 ... aceitunas negras rebanadas; 1 cu... bolla morada finamente picada; y ... de queso *feta* de grasa reducida. 1... nada de pan integral de centeno (... que contenga 80 calorías por reban... guele la ensalada. Sirva con 1 taz... descremada y 8 uvas blancas mediana...

## CEREAL, AVENA Y SÉMOL...

**17** **Sémola con queso:** Mezcle 4 ... radas de queso de grasa reducid... do en ¾ de taza de sémola caliente prep... según las instrucciones que aparezcan ... empaque. Sirva con 1 taza de leche de... mada y 1 naranja mediana.

**18** ... rías de... "donit... o ¼ de... radas... descr... no le... la to...

**1...** mar... o a... taz... to...

**2...** m... r... 1...

***Cheerios* con arándanos:** A 1 taza de cereal *Cheerios* (o el equivalente a 100 calorías algún otro cereal integral en forma de "s"), agregue ½ taza de arándanos frescos taza de arándanos congelados, 2 cucharadas de almendras picadas y 1 taza de leche descremada (*fat-free milk* o *nonfat milk*) (aunque agregue toda la leche al cereal, tómesela).

***Granola* con cerezas:** Coma ½ taza de *granola* de grasa reducida (como de la marca *Healthy Choice*) con 2 cucharadas de nueces mendras tostadas, 10 cerezas frescas y ¾ de leche descremada; aunque no le agregue la la leche al cereal, tómesela toda.

***Grape-Nuts*:** Coma ¼ de taza de cereal *Grape-Nuts* con 1 taza de leche descremada; tómese toda la leche. Agregue 2 cucharadas de almendras picadas al cereal. Sirva con palito de queso de grasa reducida.

**Cereal caliente con albaricoques:** En el horno de microondas, hornee ½ taza de cereal multigrano caliente (como *Quaker, Mother's* o cualquier otra marca que contenga alrededor de 130 calorías por cada ½ taza de cereal no cocido). Siga las instrucciones que aparezcan en el empaque, pero en vez de usar todo el agua, use la mitad de agua y la mitad de leche descremada (en la mayoría de los casos, esto significa ½ taza de agua y ½ taza de leche descremada por cada ½ taza de cereal seco). Cueza el cereal con 3 albaricoques (chabacanos, damascos) deshidratados picados (6 mitades). Generalmente tarda de 1 a 2 minutos en cocerse. Sirva con ½ taza de leche descremada y 1 palito de queso de grasa reducida.

***Muesli* con manzana:** A ½ taza de *muesli* (como *Kellogg's Mueslix* u otra marca de *muesli* que contenga alrededor de 150 calorías por cada ½ taza), agregue 1 manzana pequeña picada y 1 taza de leche descremada. Sirva con 1 rebanada de queso de grasa reducida.

**Avena con canela:** Cueza 1 paquete de avena instantánea natural (¾ de taza de avena cocida) y agregue agua según las instrucciones que aparezcan en el empaque. Mezcle la avena con 1 paquete de 0.9 onzas de ciruelas pasas *Sunsweet*, 1 cucharada de almendras picadas, una pizca de canela y 1 cucharadita de almíbar (sirope, miel) de arce o miel de abeja. Sirva con ½ taza de leche descremada.

**Cereal inflado con arándanos:** Sirva 1 taza de cereal integral inflado no endulzado (como *Kashi* o algún otro cereal que contenga alrededor de 125 calorías por taza) con 1 cucharada de nueces picadas, ½ taza de arándanos frescos o ¼ de taza arándanos congelados, y ½ taza de leche descremada. (Tómese la leche que le sobre o agréguele café o té). Sirva con 1 palito de queso de grasa reducida.

***Raisin Bran* con plátano amarillo:** A ½ taza de cereal de salvado con pasas tipo *Raisin Bran* (como de la marca *Post, Kellogg's* o cualquier otro cereal que contenga alrededor de 140 calorías por cada ¾ de taza), agregue ½ plátano amarillo (guineo, banana) pequeño picado, 2 cucharadas de nueces picadas y 1 taza de leche descremada. (Tómese la leche que le sobre o agréguele café o té).

***Shredded Wheat* con fresas:** A 1 taza de cereal de trigo rallado tipo *Shredded Wheat* (como *Post Bite-Size Shredded Wheat 'n Bran* o algún otro cereal que contenga alrededor de 160 calorías por cada porción de 1 taza), agregue 1 taza de fresas rebanadas y 1 taza de leche descremada.

(Tómese la leche que le sobre o agréguele café o té). Sirva con 1 huevo duro.

## GALLETAS

**27** **Galletas con queso y salsa de frutas:** Pique finamente 1 melocotón (durazno) fresco, ¼ de aguacate (palta), 2 cucharadas de cebolla morada y 1 kiwi. Combine con 1 cucharadita de aceite de oliva y el jugo de 1 limón verde (lima). (Esta receta es suficiente para preparar 2 porciones. Para encontrar otra sugerencia de cómo servirla, vea el desayuno N° 10. Guarde la salsa de frutas en el refrigerador durante un máximo de 3 días). Sobre 3 panes crujientes *Wasa*, coloque 3 cucharadas de queso *feta* de grasa reducida desmoronado y la mitad de la salsa de frutas. Sirva con 4 fresas grandes.

**28** **Galletas con mantequilla de cacahuate y fruta:** Unte 2 cucharadas de mantequilla de cacahuate (maní) y 1½ cucharaditas de mermelada en 3 galletas *Triscuit* de grasa reducida o en 2 panes crujientes *Wasa*. Sirva con ½ taza de melón tipo *honeydew* en trozos.

## BEBIDAS

**29** **Licuado de soya:** Combine 4 onzas (112 g) de *tofu* firme bajo en grasa, ½ cucharadita de extracto puro de vainilla, 1 taza de fresas congeladas (descongeladas), 1 taza de leche descremada y ½ taza de hielo picado. Agregue 2 cucharadas de jarabe de chocolate. Licúe con una licuadora (batidora) de mano o eléctrica. Agregue 2 cucharadas de *granola* de grasa reducida.

**30** **Licuado de fresa:** Combine 8 onzas (240 ml) de yogur sin grasa sabor fresa, ½ taza de fresas frescas o ¼ de taza de fresas congeladas, 1½ cucharaditas de miel, 4 onzas (112 g) de *tofu* firme bajo en grasa y varios cubitos de hielo (agregue un cubito de hielo a la vez). Mezcle con una licuadora de mano o eléctrica. Sirva con 3 galletas *Triscuit* de grasa reducida.

## HUEVO

**31** ***Muffin*** **inglés con huevo revuelto:** Bata 1 huevo (o ¼ de taza de *Egg Beaters*) y cuézalo en una sartén antiadherente con 1 cucharadita de margarina libre de ácidos transgrasos. Ponga el huevo revuelto sobre 1 *muffin* inglés de trigo integral partido a la mitad y tostado. Sirva con 1 taza de leche descremada.

**32** ***Omelette*** **de huevo con verduras:** Recubra una sartén antiadherente con aceite en aerosol y caliéntela a fuego mediano. Bata 1 huevo y 2 claras de huevo (o ½ taza de *Egg Beaters*) con ¼ de cucharadita de sal, ½ cucharadita de pimienta negra molida, 2 cucharadas de leche descremada y ½ cucharadita de cebolla en polvo (opcional). Vierta la mezcla en la sartén y agregue ¾ de taza de verduras picadas de su elección (tomates/jitomates, pimientos/ajíes/pimientos morrones, hongos y cebolla). Sirva con 1 taza de leche descremada y 1 rebanada de pan de trigo integral tostado untado con 1 cucharadita de margarina libre de ácidos transgrasos.

**33** **Huevo estrellado saludable:** Caliente una sartén antiadherente a fuego lento-medio y agregue 1 cucharadita de margarina libre de ácidos transgrasos. Con cuidado, *rompa* 1 huevo entero sobre la margarina burbujeante. Tome 1 cucharadita de margarina libre de ácidos transgrasos y viértala sobre el huevo. Una vez que la clara esté completamente blanca y los bordes estén un poco crujientes, retire el huevo de la sartén con una espátula. Sirva con 1 taza de leche descremada y ½ *muffin* inglés de trigo integral untado con 2 cucharaditas de mermelada (jalea).

**34** **Huevo con salchicha en un *muffin* inglés:** Revuelva 1 huevo (o ¼ de taza de *Egg Beaters*) y cuézalo en una sartén antiadherente con 1 cucharadita de margarina sin transgrasas. Tueste ½ *muffin* inglés de trigo integral. Caliente 1 *Morningstar Farm Veggie Breakfast Patty* en el horno de microondas siguiendo las instrucciones que aparezcan en el empaque. Ponga el huevo y la tortita de salchicha sobre el *muffin*. Sirva con 1 plátano amarillo (guineo, banana) pequeño.

**35** **Huevo con pan tostado:** Revuelva 1 huevo y 1 clara (o ½ taza de *Egg Beaters*) en una sartén antiadherente recubierta de aceite en aerosol. (Opcional: mezcle el huevo con ¼ de taza de hongos y 1 cucharadita de cebollines picados). Sirva con 1 rebanada de pan integral tostado untado con 1 cucharadita de margarina sin transgrasas, 1 taza de ensalada de frutas y 1 taza de leche descremada.

## WAFFLES

**36** ***Waffle* tostado con queso *ricotta* cremoso:** Combine 1 bote de 15½ onzas de queso *ricotta* bajo en grasa con 2 cucharadas de miel y 3 cucharadas de mantequilla de cacahuate (maní) cremosa o con trocitos. (Esta receta es suficiente para preparar 6 porciones de ⅓ de taza. Para obtener más ideas de cómo servir esta mezcla, vea el desayuno N° 5 y las meriendas saludables N° 8, N° 12, N° 14 y N° 32. Puede guardar la mezcla en el refrigerador durante un máximo de 7 días o congelar las porciones individuales durante un mes como máximo). Tueste 1 *waffle* integral, agréguele ⅓ de taza de la mezcla de queso *ricotta* y sirva con 1 taza de leche descremada.

**37** ***Waffle* con mantequilla de cacahuate:** Tueste 1 *waffle* integral congelado. Úntele 1½ cucharadas de mantequilla de cacahuate (maní). Sirva con 1 taza de la fruta de su elección y ½ taza de leche descremada.

**38** ***Waffle* con fresas:** Tueste 1 *waffle* integral congelado. Úntele 2 cucharadas de mantequilla de cacahuate (maní) y agréguele ¾ de taza de fresas frescas o ⅓ de taza de fresas congeladas sin endulzar, machacadas. Sirva con ½ taza de leche descremada.

## YOGUR

**39** **Yogur con manzana:** Agregue 1 manzana mediana picada a 8 onzas (1 taza) de yogur sin grasa sabor a fruta. Sirva con 1 palito de queso *mozzarella* de grasa reducida y ½ taza de leche descremada.

**40** ***Crumpet* tostado con frutas y yogur:** Tueste 1 *crumpet* integral (hay muchas variedades ricas en fibra de la marca *Trader Joe's* o use 1 *muffin* inglés de trigo integral). Mezcle 1 taza de yogur bajo en grasa (cualquier sabor) con 1 taza de fruta firme picada (por ejemplo, una manzana) y unte la mezcla sobre el *crumpet*. Sirva con 1 taza de leche descremada.

**41** **Yogur con galletitas *Graham*:** Vierta 4 onzas (½ taza) de yogur sin grasa (cualquier sabor) en un plato para cereal. Desmorone 2 galletitas *Graham* cuadradas de 2½ pulgadas sobre el yogur y agregue 1 cucharada de almendras o nueces picadas. Sirva con ¾ de taza de arándanos.

**42** **Yogur con *granola* y plátano amarillo:** A 8 onzas (240 ml o 1 taza) de yogur sin grasa sabor a frutas, agregue ½ taza de *granola* de grasa reducida (sin pasas, como de la marca *Healthy Choice*), 2 cucharadas de nueces picadas y ½ plátano amarillo (guineo, banana) pequeño rebanado.

## PARA LLEVAR

**43** ***Muffin* de salvado con compota de manzana:** Coma 1 *muffin* pequeño de salvado (de 2½ pulgadas de diámetro, es decir, un poco más pequeño que una pelota de tenis) con 1 taza de leche descremada, 22 cacahuates (maníes) y ½ taza de compota de manzana (*applesauce*) sin endulzar (como los productos que se venden en recipientes de una sola ración y tapa desprendible, como *Mott's Natural Style* o cualquier otra compota de manzana sin endulzar).

**44** **Galletas con queso:** Llévese 3 panes crujientes *Wasa*, 1 palito de queso de grasa reducida y 1 melocotón (durazno) pequeño. Sirva con 1 taza de leche descremada.

**45** **Desayuno en restaurante:** Ordene 1 *muffin* inglés tostado con 2 porciones de *Egg Beaters* preparados con muy poca margarina (nada pierde con preguntar). Además, pida 1 taza de ensalada de frutas y 1 vaso de leche descremada.

**46** **Barra alimenticia (*energy bar*):** Coma 1 barra *Luna*, ½ taza de leche descremada, ⅛ de taza de pistaches, y 1 paquete de 0.9 onzas de ciruelas pasas *Sunsweet*.

**47** ***McDonald's Egg McMuffin:*** Pídalo sin queso y compre 1 bote de 8 onzas de leche con un 1% de grasa para acompañar.

**48** ***McDonald's Fruit 'n' Yogurt Parfait:*** Elija el *parfait* de frutas con yogur de tamaño normal y pídalo sin *granola* (para ahorrarse la impresionante cantidad de 100 calorías). En vez de eso, lleve consigo 1 cucharada de almendras picadas para agregarlas a su *parfait*.

**49** **Avena:** Prepare 1 paquete de avena instantánea natural. Agregue 1 cucharada de frutos secos picados. Sirva con 1 taza de leche descremada y 1 ración individual de compota de manzana (*applesauce*) sin endulzar (o ½ taza de cualquier compota de manzana sin endulzar).

**50** **Licuado para llevar:** Coma 1 licuado *Yoplait Nouriche* de cualquier sabor. Sirva con 8 cacahuates (maníes). (Aunque este es un producto saludable, sí contiene una cantidad considerable de azúcar refinada, entonces limítese a comer sólo uno o dos a la semana).

# ALMUERZOS

*Cada almuerzo es suficiente para una persona, a menos que se especifique lo contrario. Los almuerzos contienen un promedio de 370 calorías cada uno.*

## HAMBURGUESAS, PERRITOS CALIENTES Y SÁNDWICHES

**1** **Hamburguesa vegetariana con papas a la francesa horneadas y espinacas tiernas frescas al vapor:** Hornee ½ taza de papas a la francesa *Ore-Ida* tipo trizas en el hornito eléctrico siguiendo las instrucciones que aparezcan en el empaque (no es necesario agregar aceite ni aceite en aerosol). Mientras se estén horneando, caliente una sartén antiadherente recubierta con aceite en aerosol a fuego lento-mediano. Cuando la sartén ya esté caliente, agregue 2 tazas de hojas sueltas de espinacas tiernas y 1 cucharadita de ajo finamente picado y revuelva suavemente durante 2 minutos. Las hojas deberán quedar ligeramente marchitas pero sin hacerse puré. Luego agregue de 1 a 2 cucharadas de vinagre balsámico a las espinacas. Caliente una hamburguesa vegetariana en el horno de microondas según las instrucciones que aparezcan en el empaque y sírvala con 2 a 3 cucharadas de *catsup* (*ketchup*) (opcional). Omita el panecillo.

2 **Perrito caliente con frijoles guisados:** En el horno de microondas, caliente una salchicha de carne de res de grasa reducida al 97% de 1 onza y sírvala en rebanadas con mostaza amarilla o *Dijon*. Enjuague el contenido de 1 lata de 16 onzas de frijoles (habichuelas) guisados con tomate. Mezcle la mitad de la lata con 2 cucharaditas de salsa *barbecue* y 1 cucharadita de mostaza *Dijon*. Sirva con 10 uvas moradas medianas.

3 **Sándwich de albóndigas con queso:** Caliente 3 albóndigas de pavo (chompipe) de 1 onza (28 g) cada una (para prepararlas, vea la receta de la cena Nº 10) con ¼ de taza de salsa para espagueti y cúbralas con ⅛ de taza queso de grasa reducida rallado. Sirva en 1 panecillo integral para hamburguesa tostado con 1½ tazas de lechuga romana (orejona) y ½ tomate (jitomate) estilo romano picado y 2 cucharadas de aliño (aderezo) para ensalada bajo en calorías.

## POLLO

4 **Taco de pollo a la mexicana:** Precaliente el hornito eléctrico a 300°F (148.8°C). Combine 3 onzas (84 g) de pechuga de pollo enlatada (escurrida) con 1 cucharada de mayonesa *light*, 2 cucharaditas de mostaza *Dijon* y ½ cucharadita de pimienta negra molida. Ponga la mezcla sobre 1 tortilla de harina de trigo integral de 6½ pulgadas, agregue ¼ de taza de queso de grasa reducida rallado y de 3 a 5 tiras de pimientos (ajíes, pimientos morrones) rojos en tiras directo del frasco (escurridos) y enrolle la tortilla. Caliente el taco durante 5 minutos y cúbralo con ⅓ de taza de salsa picante. Sirva con 1 taza de cantaloup (melón chino) picado en cubitos.

5 **Sofrito sabrosísimo:** Caliente una sartén antiadherente a fuego mediano y agregue 2 cucharaditas de aceite de oliva. Agregue ⅓ de taza de pimientos rebanados crudos o congelados; ⅓ de taza de brócoli, coliflor y zanahorias crudos o congelados; y ¼ de taza de *edamame* (frijol verde de soya) crudo o congelado. Agregue 3 onzas (84 g o ½ taza) de pollo cocido cortado en tiras. Sazone con 2 cucharaditas de salsa de soya *light* y siga calentando hasta que esté bien caliente.

6 **Fideos cabellos de ángel con pollo:** Caliente una sartén antiadherente recubierta de aceite en aerosol a fuego mediano. Rebane 3 onzas (84 g) de pechuga de pollo (un pedazo de alrededor del tamaño de la palma de su mano) y combínelo en la sartén con ¼ de taza de crema de champiñones (setas) *Campbell's Healthy Request* y 2 cucharadas de vino blanco para cocinar. Saltee el pollo hasta que está casi completamente cocido. Mientras tanto, cueza ¾ de taza de verduras congeladas, como hongos rebanados o espinacas picadas. Sirva la mezcla del pollo y las verduras sobre 1 taza de fideos cabellos de ángel cocidos.

## COMIDA CONGELADA

**7 Burrito de frijoles:** Siguiendo las instrucciones que aparezcan en el empaque, hornee en el horno de microondas un *Amy's Bean and Rice Burrito, Amy's Bean and Cheese Burrito, Don Miguel's Lean Olé! Bean and Rice Burrito* o *Don Miguel's Chicken and Black Bean Burrito* (revise las etiquetas para verificar que contengan de 260 a 280 calorías y de 6 a 9 g de grasa). Sirva con 1 taza de palitos de apio rellenos con 2 cucharadas de queso crema de grasa reducida.

**8 Platillo de carne de res:** Siguiendo las instrucciones que aparezcan en el empaque, hornee en el horno de microondas unas puntas de filete *Lean Cuisine Café Classics Southern Beef Tips* o alguna comida congelada similar (revise la etiqueta para verificar que contenga de 260 a 280 calorías y de 6 a 9 g de grasa). Agregue 1 taza de verduras crudas de su elección sumergidas en 1 cucharada de aliño (aderezo) bajo en calorías y sirva con 1 taza de leche descremada.

**9 Platillo de pollo:** Siguiendo las instrucciones que aparezcan en el empaque, hornee en el horno de microondas un platillo congelado hecho a base de pollo como *Smart Ones Fire-Grilled Chicken and Vegetables* o alguna otra comida congelada similar (revise la etiqueta para verificar que contenga de 260 a 280 calorías y de 5 a 9 g de grasa). Agregue 1 taza de chícharos (guisantes, arvejas) dulces cocidos mezclados con 1 cucharada de nueces picadas. Sirva con 1 taza de leche descremada.

**10 Platillo italiano:** Siguiendo las instrucciones que aparezcan en el empaque, hornee en el horno de microondas unos ravioles con queso *Lean Cuisine Everyday Favorites Cheese Ravioli* o alguna otra comida congelada similar (revise la etiqueta para verificar que contenga de 260 a 280 calorías y de 6 a 9 g de grasa). Coma 1 taza de verduras crudas de su elección (las zanahorias cambray/*baby carrots* son una buena opción) sumergidas en 2 cucharadas de queso crema de grasa reducida con verduras. Sirva con 1 taza de leche descremada.

**11 Platillo mexicano:** Siguiendo las instrucciones que aparezcan en el empaque, hornee en el horno de microondas una enchilada de pollo *Lean Cuisine Chicken Enchilada Suiza with Mexican-Style Rice, Smart Ones Chicken Enchilada Suiza, Smart Ones Fajita Chicken Supreme, Amy's Black Bean Enchilada Whole Meal* o alguna otra comida congelada similar (revise la etiqueta para verificar que contenga de 270 a 280 calorías y de 6 a 9 g de grasa). Sirva con 1 taza de pepino rebanado sumergido en 1 cucharada de aliño (aderezo) bajo en calorías y ½ taza de naranjas (chinas) mandarinas mezcladas con 1 cucharada de nueces picadas.

**12 Stuffed Pockets y sopa:** Siguiendo las instrucciones que aparezcan en el empaque, hornee en el horno de microondas un *Lean Pocket* (de las variedades *Turkey, Broccoli and Cheese* o *Chicken Broccoli Supreme*) o *Amy's Vegetarian Pizza in a Pocket, Amy's Broccoli and Cheese in a Pocket* o *Amy's Soy Cheeze Veggie Pizza in a Pocket* (revise la etiqueta para verificar que contenga de 250 a 280 calorías y de 7 a 10 g de grasa). Sirva con ⅔ de taza de sopa de lenteja (puede usar sopa enlatada) caliente y 1 taza de espinacas frescas (para mayor comodidad, compre las espinacas prelavadas en bolsa) con 1 cucharada de aliño (aderezo) bajo en calorías.

**13** **Hamburguesa vegetariana con queso:** Siguiendo las instrucciones que aparezcan en el empaque, hornee 1 hamburguesa vegetariana en el horno de microondas. Cuando ya casi esté cocida, ponga 1 rebanada de queso de grasa reducida sobre la hamburguesa y vuelva a hornear hasta que se derrita. Ponga la hamburguesa en 1 panecillo integral untado con mostaza y *catsup* (*ketchup*) al gusto. Agregue 3 rebanadas de tomate (jitomate) y un poco de lechuga romana (orejona). Sirva con ½ taza de pimiento (ají, pimiento morrón) rojo en tiras u otra verdura de su elección.

## ALMUERZOS SIN CARNE

**14** **Papa al horno, brócoli y queso:** A 1 papa al horno de más o menos 2⅓ pulgadas (6 cm) de diámetro × 4¾ pulgadas (12 cm) de largo, agregue 4 cucharadas de queso *Cheddar* de grasa reducida rallado y 1 taza de floretes de brócoli cocidos (puede usar brócoli congelado cocido en el horno de microondas). Si sale a comer a un restaurante, pida que le sirvan la papa con menos queso, sin margarina ni mantequilla y el doble de brócoli. Sirva con ½ taza de piña (ananá) en trozos enlatada.

**15** **Burrito de frijoles:** A 1 tortilla de harina de trigo integral caliente, agregue ⅓ de taza de frijoles (habichuelas) pintos o negros enlatados (enjuagados y escurridos), parcialmente machacados, 4 cucharadas de queso *Cheddar* de grasa reducida rallado, y 3 cucharadas de salsa picante. Enrolle la tortilla y sirva. Agregue 1 taza de zanahorias cambray y 2 cucharadas de aliño (aderezo) bajo en calorías para sumergir las zanahorias.

**16** **Tortilla con *chili*:** Caliente 1 tortilla de harina de trigo integral. Agregue ¾ de taza de *chili* vegetariano (como *Natural Touch Low-Fat Vegetarian Chili*), 1 cucharada de crema agria de grasa reducida y ⅛ de taza de queso de grasa reducida rallado. Sirva con ¾ de taza de leche descremada.

**17** **Yogur nutritivo:** A 8 onzas de yogur sin grasa sabor vainilla, agregue 1 cucharada de almendras, nueces o pacanas picadas, 3 cucharadas de *granola* de grasa reducida y 1 cucharada de fruta deshidratada sin endulzar. Sirva con 1 pepino mediano, rebanado.

**18** **Ravioles con brócoli:** Sirva 1 taza de ravioles bajos en grasa cocidos (por ejemplo, *Contadina Light Cheese Ravioli*) con ⅓ de taza de salsa para espagueti. Sirva con ½ taza de leche descremada y 1 taza de brócoli crudo sumergido en 2 cucharadas de vinagre balsámico.

**19** ***Omelette* de huevo con espinacas:** Caliente ½ caja (5 onzas/140 g) de espinacas congeladas en el horno de microondas. Exprima el agua excedente. Mezcle con ¼ de cucharadita de sal, ½ cucharadita de pimienta negra molida y 2 cucharaditas de ajo finamente picado. Caliente una sartén antiadherente a fuego mediano y recúbrala con aceite en aerosol. Bata 1 huevo entero y 4 claras de huevo (o ¾ de taza de *Egg Beaters*) con 2 cucharadas de leche descremada y ½ cucharadita de pimienta negra molida. Vierta el huevo en la sartén. Inmediatamente agregue la mezcla de las espinacas sobre el huevo. Sirva con 2 panes crujientes *Wasa* y 1 taza de leche descremada.

**20** ***Chili*** **vegetariano:** Abra 1 lata de *chili* vegetariano (como *Natural Touch Low-Fat Vegetarian Chili*). Caliente 1 taza de *chili* y agréguele ⅓ de taza de queso de grasa reducida rallado. Sirva con 1 taza de fresas y ½ taza de leche descremada.

## PIZZA

**21** **Pizza en pan árabe (pan de *pita*) con verduras:** Corte por la orilla 1 pan árabe integral de 6½ pulgadas de diámetro de modo que le queden dos círculos. Cubra cada círculo con 1½ cucharadas de salsa para pizza o salsa para espagueti espesa, ¼ de taza de hongos, *zucchini* (calabacita), pimientos (ajíes, pimientos morrones) u otras verduras picadas y 4 cucharadas de queso *mozzarella* de grasa reducida rallado. Caliente las pizzas en un horno o en un hornito eléctrico a 350°F (177°C) durante 8 minutos o hasta que el queso se empiece a derretir. Sirva con 1 taza de brócoli cocido.

**22** **Pizza con brócoli:** Caliente 1 rebanada de pizza que compró para la cena N° 31 o N° 32. Sirva con 1 taza de floretes de brócoli cocidos mezclados con 1 cucharada de nueces picadas.

## ENSALADAS

**23** **Ensalada de pollo:** Para 2 porciones. Mezcle 1 lata de 6 onzas de carne de pechuga de pollo con 2 cucharaditas de pasta de raíz fuerte (rábano picante), 2 cucharadas de mayonesa *light*, ½ taza de apio finamente picado, 10 zanahorias cambray (*baby carrots*) rebanadas y 7 uvas cortadas a la mitad. Unte la mitad de la mezcla en 1 panecillo integral para hamburguesa tostado. Sirva con 1 taza de leche descremada.

**24** **Ensalada de huevo con pimiento morrón asado:** Para preparar la ensalada de huevo, combine 2 huevos duros picados (deseche 1 yema o cuézala y désela como premio a su perro) con 2 cucharaditas de pasta de raíz fuerte (rábano picante), 2 cucharadas de mayonesa *light* y ¼ de taza de pimientos (ajíes, pimientos morrones) rojos asados del frasco, escurridos y picados. Agregue ¼ de taza de apio finamente picado (opcional). Sirva con 1 taza de leche descremada y 17 uvas.

**25** **Ensalada de frutas:** Combine 2 tazas de su fruta favorita picada (se sugiere 1 plátano amarillo/guineo/banana y 1 kiwi) con 1 cucharada de frutos secos picados (las nueces, pacanas/*pecans* o almendras combinan bien) y 1 cucharadita de coco rallado. Sirva con ½ taza de requesón con un 1% de grasa (espolvoreado con un poco de canela, si gusta) y 20 zanahorias cambray (*baby carrots*).

**26** **Ensalada de atún con pasta, sin mayonesa:** Para 2 porciones. Combine 6 onzas de atún empacado en agua con 4 cucharadas de vinagre de vino blanco, 2 cucharaditas de aceite de oliva, 4 cucharadas de apio finamente picado, 4 cucharadas de pimiento (ají, pimiento morrón) rojo y 1 cucharadita de pimienta negra molida. Combine la mitad de la mezcla de atún (vea la cena N° 40 para usar el resto de la mezcla) con 1 taza de pasta en espiral cocida. Sirva con 1 tomate (jitomate) mediano, rebanado y espolvoreado con pimienta negra molida (opcional) y 1 melocotón (durazno) fresco.

**27** **Ensalada de espinacas con queso azul:** Mezcle 2 tazas de espinacas y 1 tomate (jitomate) pequeño cortado en gajos o 6 tomates pequeños. Agregue 2 cucharadas de queso azul desmoronado, 1 huevo duro rebanado y 1½ cucharadas de aliño (aderezo) bajo en calorías. Sirva con 2 panes crujientes *Wasa* untados con 1 cucharada de *hummus* y 1 rebanada de 1 onza (28 g) de pechuga de pavo (chompipe).

**28** **Ensalada mexicana:** Comience con 2 tazas de lechuga romana (orejona). Agregue ½ taza de frijoles (habichuelas) negros enlatados (enjuagados y escurridos), ¼ de taza de queso de grasa reducida rallado, 2 cucharadas de aceitunas negras rebanadas, ⅓ de taza de salsa picante y 2 cucharadas de crema agria de grasa reducida. Desmorone 9 totopos (tostaditas, nachos) horneados sobre la ensalada. Agregue 2 cucharadas de aliño (aderezo) bajo en calorías.

**29** **Ensalada de atún, frijoles y maíz:** En un recipiente de plástico con tapa, combine la mitad de 1 lata de 6 onzas (168 g) de atún empacado en agua escurrido con ⅓ de taza de frijoles enlatados, enjuagados y escurridos (los garbanzos y los frijoles *cannellini* son buenas opciones) y ⅓ de taza de maíz (elote, choclo) enlatado o congelado. Agregue ½ taza de tomate rebanado, ½ taza de pimiento (ají, pimiento morrón) rojo o verde picado y 1 palito de queso picado. Revuelva con 1 cucharada de aliño (aderezo) bajo en calorías. (Opción adicional: agregue de 1 a 2 cucharadas de perejil, albahaca o eneldo fresco para darle aún más sabor).

## SÁNDWICHES Y TACOS

**30** **Sándwich de queso y tomate a la parrilla:** Entre 2 rebanadas de pan de trigo integral, ponga 2 rebanadas de queso de grasa reducida y 3 rebanadas de tomate (jitomate). Ase el sándwich en una sartén antiadherente recubierta de aceite en aerosol o caliéntelo en el hornito eléctrico hasta que el queso se haya derretido. Sirva con 1 taza de verduras crudas de su elección, como tomates pequeños, pimientos (ajíes, pimientos morrones) verdes o rojos rebanados o zanahorias cambray (*baby carrots*).

**31** **Sándwich de jamón con queso en pan de centeno:** Unte mostaza al gusto en 2 rebanadas de pan de centeno. Rellene el sándwich (emparedado) con 3 onzas (84 g) de jamón magro rebanado (más o menos 3 rebanadas) y 1 rebanada de queso de grasa reducida, 3 rebanadas de tomate y lechuga romana (orejona). Sirva con ½ taza de zanahorias cambray sumergidas en 1 cucharada de aliño (aderezo) bajo en calorías.

**32** **Sándwich de mantequilla de cacahuate y plátano amarillo:** Unte 2 cucharadas de mantequilla de cacahuate (maní) en 1 rebanada de pan de trigo integral tostado y cubra la capa de mantequilla de cacahuate con 1 plátano amarillo (guineo, banana) en rebanadas delgadas.

**33** **Sándwich de mantequilla de cacahuate y mermelada:** En 1 rebanada de pan de trigo integral, unte 1½ cucharadas de mantequilla de cacahuate (maní) y 1 cucharada de mermelada o jalea. Sirva con 1 mandarina y 1 taza de palitos de apio y zanahorias cambray sumergidas en 2 cucharadas de queso crema de grasa reducida con verduras.

**34** **Sándwich de rosbif:** Unte 1 cucharada de mayonesa de grasa reducida y mostaza al gusto (la mostaza de raíz fuerte/rábano picante sabe aún mejor con este sándwich/emparedado) en 2 rebanadas de pan de trigo integral. Rellene el sándwich con 3 onzas (84 g) de rosbif magro rebanado (generalmente 3 rebanadas), 4 rebanadas de tomate (jitomate) y lechuga romana (orejona). Sirva con 1 lata de 8 onzas (240 ml) de jugo de verduras *V8*.

**35** **Sándwich y pudín de frutas:** Unte 2 cucharaditas de mostaza *Dijon* o mostaza amarilla (opcional) en 1 rebanada de pan de trigo integral. Agregue 3 onzas (84 g) de carne fría magra tipo fiambre (generalmente 3 rebanadas) y 1 rebanada de queso de grasa reducida. Prepare un pudín (budín) instantáneo (cualquier sabor) con leche descremada. (Haga la mitad de la caja y guarde la otra mitad en su despensa en una bolsa de plástico sellada). Sirva ½ taza de pudín con ¾ de taza de bayas frescas (cualquier variedad). También sirva 1 taza de pepino rebanado.

**36** **Sándwich de pavo ahumado y arándano agrio:** Unte 1 cucharada de mayonesa de grasa reducida en 1 rebanada de pan de trigo integral. Rellene con 3 onzas (84 g) de pavo (chompipe) ahumado (generalmente 3 rebanadas), 2 cucharadas de salsa de arándano agrio y lechuga romana. Sirva con 1 taza de pepino rebanado y 1 manzana untada con 1 cucharada de mantequilla de cacahuate (maní) de postre.

**37** **Sopa y medio sándwich:** Caliente ½ taza de sopa de pollo con tallarines, pollo con arroz, carne de res con tallarines, quimbombó (guingambó, calalú) con pollo o el equivalente a 100 calorías de cualquier sopa similar (como la sopa *Campbell's Healthy Request Chicken Noodle*) con ½ taza de agua. Unte mostaza al gusto en 1 rebanada de pan de trigo integral, cortada a la

mitad. Agregue 2 rebanadas de pechuga de pavo y 1 rebanada de queso de grasa reducida. Sirva con 1 taza de floretes de brócoli frescos sumergidos en 2 cucharadas de aliño (aderezo) tipo *ranch* bajo en calorías.

**38** **Sándwich de ensalada de atún en *muffin* inglés:** Combine 1 cucharada de mayonesa de grasa reducida y 1 cucharadita de mostaza condimentada con media lata de 6 onzas de atún empacado en agua, escurrido. Prepare un sándwich con 1 *muffin* inglés de trigo integral tostado, 2 rebanadas de tomate, ¼ de taza de pimientos (ajíes, pimientos morrones) rojos asados del frasco (escurridos) y lechuga romana. Sirva con 1 lata de 8 onzas de jugo de verduras *V8* y 1 kiwi.

**39** **Taco de pavo, aguacate y tocino:** Sobre una tortilla de harina de trigo integral de 6½ pulgadas, ponga 3 onzas (84 g) de pechuga de pavo rebanada (generalmente 3 rebanadas); 1 tira de tocino, desmoronada (ahorre tiempo comprando tocino precocido, como *Oscar Mayer Ready-to-Serve Bacon* y cociéndolo en el horno de microondas); 2 cucharadas de aguacate (palta) picado en cubitos y 2 rebanadas de tomate. También puede agregar 1 cucharada de salsa picante (opcional). Enrolle la tortilla y sirva con ½ taza de zanahorias cambray y ½ taza de naranjas (chinas) mandarinas.

## SOPA

**40** **Sopa de frijol negro con crema agria:** Caliente 1½ tazas de sopa enlatada de frijol (habichuela) negro. Agregue 2 cucharadas de crema agria de grasa reducida. Sirva con 1 taza de zanahorias cambray, 4 galletas *Triscuit* reducidas en grasa (o el equivalente a 65 calorías de alguna otra galleta de trigo integral) y 1 rebanada de queso *Cheddar* de grasa reducida.

**41 Crema de tomate:** Mezcle ½ taza de sopa de tomate *Campbell's Reduced-Sodium* con ¾ de taza de leche descremada. Caliente en el horno de microondas hasta que adquiera la temperatura deseada y revuelva bien. Agregue 1 cucharada (½ onza/14 g) de nueces de soya. Sirva con ½ plátano amarillo (guineo, banana) pequeño y 1 rebanada de pan francés de trigo integral (más o menos del tamaño de la palma de su mano).

## EN RESTAURANTES

**42 Arby's:** Ordene el *Junior Roast Beef Sandwich* y una ensalada para acompañar. Use 2 cucharadas de aliño (aderezo) reducido en calorías.

**43 Hamburguesa en restaurantes de comida rápida (Burger King, Wendy's, Hardee's o McDonald's):** Ordene la hamburguesa más pequeña que tengan en el menú, que generalmente equivale a la hamburguesa tamaño "normal", con mostaza y *catsup* (*ketchup*), pero sin mayonesa. También pida un jugo de naranja (china) chico. En una bolsita de plástico, lleve consigo 1 taza de verduras crudas u ordene una ensalada chica con 1 paquete de vinagreta sin grasa.

**44 Ensalada César con pollo a la parrilla:** Muchos restaurantes usan alrededor de 6 onzas (168 g) de pollo, pero usted debe comer 3 onzas (84 g), lo que equivale a una pieza de pollo del tamaño de un juego de barajas. (En la mayoría de los casos, esto significa que le sobrará pollo para llevarse a casa. Estas tiras de pollo le servirán para preparar otros de los almuerzos y cenas que se incluyen en este plan).

Coma 2 o más tazas de verduras de hojas verdes para ensalada. Pida que le sirvan el aliño (aderezo) a un lado y sólo use 2 cucharadas de aliño para su ensalada. Agregue 3 cucharadas de crutones (2 cucharadas si son muy grasosos). De postre, coma ½ taza de fruta.

**45 Sándwich de pollo a la parrilla:** Coma un *Wendy's Grilled Chicken Sandwich* o *McDonald's Chicken McGrill* sin mayonesa. Si no puede comerlo sin mayonesa, pida que sólo le pongan muy poca, a lo mucho ½ cucharada. En una bolsita de plástico, lleve consigo 2 tazas de pimiento (ají, pimiento morrón) rojo rebanado (u otra verdura) y ¾ de taza de arándanos frescos.

**46 Pizza y verduras crujientes:** Coma 1 rebanada de una pizza grande (14 pulgadas/35 cm) o 1½ rebanadas de una pizza mediana (12 pulgadas/30 cm). Elija una pizza de queso o, mejor aún, agréguele 2 verduras, como hongos y pimiento verde. (Elija pizza de masa normal o delgada, como la *Domino's Hand-Tossed Pizza*). Sirva con 1 taza de pimiento rojo, amarillo o naranja rebanado y 1 manzana roja pequeña.

**47 Barra de ensaladas:** Tome 1 taza de verduras de hojas verdes mixtas o lechuga romana (orejona) y 1½ tazas de verduras crudas picadas (al natural, sin marinar) de su elección, como tomate, zanahoria rallada o pepino rebanado. Revuelva con 1½ cucharadas de aliño normal o 3 cucharadas de aliño reducido en calorías. Agregue ½ taza de requesón o ½ taza de atún (al natural, sin mayonesa). Agregue también 2 cucharadas de huevo duro picado o 2 cucharadas de queso rallado. Sirva con 1 rebanada pequeña de pan integral o pan francés (una pieza que sea más o menos del tamaño de la palma de su mano). Acompañe la ensalada con 2 cucharadas de pasas.

**48** **Sándwiches Subway:** Ordene un *Subway Veggie Delite* de 6 pulgadas en pan de trigo con 2 porciones (4 triángulos) de queso de cualquier tipo y 1 cucharada de mayonesa *light*, mostaza con miel o aliño (aderezo) tipo *Southwestern*. Pida que rellenen su sándwich (emparedado) con verduras, como tomates y pimientos verdes. O elija el *Subway Turkey Breast and Bacon Wrap* con una ensalada *Veggie Delite* y use 1 cucharada de aliño italiano sin grasa. O pida el *Subway Deli Tuna Sandwich* (los sándwiches tipo *deli* se preparan en un panecillo más pequeño que los sándwiches tipo *sub*) con una ensalada *Veggie Delite* y use 1 cucharada de aliño italiano sin grasa.

**49** **Taco Bell:** Ordene el *Chili Cheese Burrito* o la *Gordita Supreme Chicken*. En una bolsita de plástico, lleve consigo 1 taza de palitos de apio y zanahoria (u otra verdura) y 1 manzana pequeña.

**50** **Barra de ensaladas vegetarianas:** Tome 1 taza de verduras de hojas verdes mixtas o lechuga romana (orejona) y ½ taza de frijoles (habichuelas), como garbanzos o frijoles pintos; ¼ de taza de *tofu* natural o marinado (no frito); 1½ tazas de verduras crudas picadas (al natural, sin marinar) de su elección, por ejemplo, tomate, zanahoria rallada o pepino rebanado y 1½ cucharadas de aliño (aderezo) normal o 3 cucharadas de aliño reducido en calorías. Sirva con 1 rebanada pequeña de pan de trigo integral o pan francés (una pieza que sea más o menos del tamaño de la palma de su mano).

# CENAS

*Cada cena es suficiente para una persona, a menos que se especifique lo contrario. Las cenas contienen un promedio de 400 calorías por porción.*

## CARNE DE RES

**1** **Carne de res con arroz:** Prepare ⅓ de taza de arroz integral cocido. En una sartén antiadherente, cueza a fuego mediano 3 onzas (84 g) de carne de res molida magra al 93% desmoronada hasta que quede a término medio (a punto). En un tazón (recipiente), combine ½ taza de hongos rebanados en lata (bien enjuagados y escurridos), ½ taza de cebolla picada cruda o congelada, ½ taza de crema de champiñones (setas) baja en grasa y baja en sodio y 1 cucharadita de ajo finamente picado. Vierta la mezcla sobre la carne de res molida y tape la sartén para seguir cociendo hasta que la carne de res quede bien cocida. Sirva la carne encima de una cama de arroz integral. De postre, coma 1½ tazas de frambuesas.

**2** **Hamburguesa con verduras:** Sirva una hamburguesa de 3 onzas (84 g) cocida sobre un panecillo de trigo y agregue cantidades abundantes de espinacas, tomate rebanado y cebolla rebanada. Agregue también de 2 a 3 cucharadas de *catsup* (*ketchup*) (opcional). Sirva con 1 taza de habichuelas verdes (ejotes) cocidas mezcladas con 1 cucharadita de almendras picadas.

**3** **Carne de res tipo *barbecue* con pasta:** En una sartén antiadherente, cueza a fuego mediano-alto 2 cucharadas de cebolla blanca picada en 1 cucharadita de aceite de oliva. Cueza durante 1 minuto y luego baje a fuego mediano. Agregue 2 cucharaditas de salsa *Worcestershire*, tape la sartén y siga cociendo durante 5 minutos. Agregue 4 onzas (112 g) de carne de res molida magra al 92% y cueza durante 1 minuto. Agregue 1 cucharada de salsa tipo *barbecue* y ½ lata de 15 onzas de tomate machacado y siga calentando a fuego lento hasta que la carne de res quede bien cocida. Sirva la carne sobre 1 taza de pasta cocida de cualquier tipo.

**4** **Carne de res con cebada en la olla de cocimiento lento:** Para 3 porciones. En una olla de cocimiento lento, combine 12 onzas (336 g) de carne de res (corte *round*, *sirloin* o *flank*) cortada en trozos de 1 pulgada (2.5 cm) con ½ taza de cebada de rápido cocimiento, 1 lata de crema de champiñones (setas) *Campbell's Healthy Request*, 1 taza de agua, 1½ tazas de champiñones rebanados (frescos, congelados o enlatados), 1½ tazas de zanahorias congeladas, ½ cucharadita de sal, ¼ de cucharadita de pimienta negra y ½ cucharadita de tomillo seco. Mezcle bien, cubra la olla y cocine a fuego lento de 7 a 8 horas.

## POLLO Y PAVO

**5** **Pollo al albaricoque en la olla de cocimiento lento:** Para 4 porciones. Vierta ½ taza de jugo de manzana y ½ taza de agua en una olla de cocimiento lento. Coloque 4 pechugas de pollo sin hueso congeladas de 4 onzas (112 g) cada una (una pechuga congelada de 4 onzas es ligeramente más grande que un juego de barajas) en la olla de cocimiento lento. En un tazón (recipiente) pequeño, mezcle ¼ de taza de jalea de albaricoque (chabacano, damasco) hecha con pura fruta con ¼ de taza de aliño (aderezo) "mil islas" y 1 cucharadita de cebolla en polvo. Agregue la mezcla a las pechugas de pollo. Deje la olla prendida en "bajo" y cueza el pollo de 5 a

6 horas. Sirva cada pieza de pollo sobre ⅔ de taza de arroz cocido o 1 taza de pasta cocida.

**6** **Pollo con frijoles guisados:** Si le gusta la carne oscura, coma 1 muslo, pero no la piel. Si le gusta la carne blanca, coma 1 pechuga entera sin piel de 3 onzas (84 g), es decir, una pieza que sea más o menos del tamaño de un juego de barajas. Para ahorrar tiempo, compre 1 pollo rostizado en el supermercado. Agregue ¾ de taza de frijoles (habichuelas) guisados con tomate enlatados y calientes y 1 taza rebosante de palitos de zanahoria o zanahorias cambray cocidas al vapor.

**7** **Quesadilla con pollo:** Precaliente el horno a 400°F (204°C). Coloque ½ tortilla de harina de trigo integral sobre una bandeja de hornear. Rocíe la tortilla de 2 a 3 segundos con aceite en aerosol. Agregue 1 tomate estilo romano picado, ¼ de taza de cebolla cruda o congelada picada, 3 onzas (84 g) de pollo en tiras (alrededor de ½ taza o una pieza del tamaño de un juego de barajas), ¼ de taza de queso de grasa reducida rallado, 1 cucharada de aceitunas negras rebanadas y 1 cucharadita de ajo finamente picado del frasco. Cubra con la otra mitad de la tortilla. Rocíe de 2 a 3 segundos con aceite en aerosol. Hornee de 10 a 12 minutos. Cubra la quesadilla con 2 a 3 cucharadas de salsa picante.

**8** **Pollo capeado frito:** Adobe (remoje, marine) 1 pechuga de pollo sin piel de 3 onzas (84 g), es decir, una pieza del tamaño de un juego de barajas, en ½ taza de suero de leche durante 1 hora en el refrigerador. (Para hacer el suero de leche, agregue 1 cucharada de jugo de limón a ½ taza de leche descremada). Mezcle ⅛ de taza de hojuelas de papa (*dried potato flakes*; se trata de hojuelas que se venden preempaquetadas a las que se agrega leche y mantequilla para hacer puré de papa) con 2 cucharadas de harina blanca, ¼ de cucharadita de pimienta negra molida y ¼ de cucharadita de sal y revuelque el pollo en la mezcla hasta que quede cubierto (deseche el suero de leche que le haya sobrado). Rocíe una sartén antiadherente con aceite en aerosol y caliente a fuego mediano con 2 cucharaditas de aceite de *canola*. Fría el pollo en la sartén hasta que quede dorado y bien cocido. Sirva con ½ taza de puré de papas (hecho con hojuelas de papa) y 1 taza de ensalada con 2 cucharaditas de jugo de limón, 1 cucharada de vinagre balsámico y ¼ de cucharadita de pimienta negra.

**9 Ensalada César con pollo a la parrilla:** Comience con 2 tazas de lechuga romana (orejona). Caliente 3 onzas (84 g) o alrededor de ½ taza de tiras de pollo. Agregue 2 cucharadas de aliño (aderezo) César bajo en calorías y 15 crutones sazonados (no elija los crutones con sabor a queso; estos contienen más calorías). Sirva con 1 manzana. (Para preparar crutones en casa, unte 1 cucharadita de margarina libre de ácidos transgrasos en 1 rebanada de pan integral de centeno y espolvoree el pan con 1 cucharadita de pan molido tipo italiano. Rocíe el pan con aceite en aerosol durante 1 a 2 segundos. Tueste el pan en un hornito eléctrico. Corte el pan en cubitos).

**10 Pasta y albóndigas de pavo:** Prepare 1 taza de pasta cocida de cualquier tipo. Hierva a fuego lento 3 albóndigas de pavo (chompipe) de 1 onza (28 g) cada una en una sartén antiadherente que contenga ½ pulgada (1.25 cm) de agua (si es necesario, agregue más agua mientras se estén cociendo). Para hacer las albóndigas de pavo, combine 1 libra (448 g) de pechuga de pavo molida con ⅓ de taza de pan molido tipo italiano y 1 huevo; mezcle bien. (Congele las albóndigas que le sobren en una bolsa de plástico bien sellada para otras cenas). Agregue ¼ de taza de salsa para espagueti y sirva con ⅔ de taza de habichuelas verdes (ejotes) cocidas.

**11 Pollo rostizado con arroz integral:** Prepare ⅔ de taza de arroz integral cocido. Sirva con 1 pechuga de pollo rostizada de 3 onzas (84 g), es decir, una pieza del tamaño de un juego de barajas, 1 mazorca de maíz (elote, choclo) fresco (o ½ taza de maíz congelado cocido) y 1 taza de floretes de brócoli cocidos con 1 cucharadita de margarina libre de ácidos transgrasos.

**12 Ensalada con pollo rostizado y queso *feta*:** Mezcle 2 tazas de lechuga (se sugiere lechuga romana) con 5 zanahorias cambray picadas; 1 cucharada de aceitunas negras rebanadas; 1 tomate mediano rebanado; ¼ de aguacate (palta); ¼ de taza de cebolla morada picada y 2 cucharadas de queso *feta* desmoronado. Agregue 2 cucharaditas de aceite de oliva y una cantidad generosa de vinagre balsámico y mezcle la ensalada. Agregue 3 onzas (84 g) o ½ taza de pollo rostizado picado y sirva con 7 fresas.

**13 Pasta con *zucchini* y pollo:** Sirva ½ taza de pasta cocida (cualquier variedad) con ¼ de taza de salsa para espagueti y 2 onzas (56 g) o más o menos ¼ de taza de tiras de pollo cocidas. Pique ¾ de taza de *zucchini* (calabacita) y póngalo en una coladera. Cueza el *zucchini* vertiendo sobre el mismo el agua caliente que salga cuando escurra la pasta. Mezcle todos los ingredientes y sirva.

## COMIDA CONGELADA

**14** **Carne de res con verduras:** Siguiendo las instrucciones que aparezcan en el empaque, hornee en el horno de microondas un paquete de *Uncle Ben's Mexican-Style Rice Bowl Beef Fajita*, *Lean Cuisine Café Classics Southern Beef Tips* o una comida congelada similar (revise la etiqueta para verificar que contenga de 270 a 300 calorías y de 5 a 9 g de grasa). Acompañe con una ensalada, preparada con 1 taza de lechuga romana (orejona) o verduras de hojas verdes mixtas y ½ tomate mediano rebanado. Agregue 1 cucharada de aliño (aderezo) normal o 2 cucharadas de aliño bajo en calorías.

**15** ***Fettuccini* Alfredo:** Siguiendo las instrucciones que aparezcan en el empaque, hornee en el horno de microondas un paquete de *Lean Cuisine Everyday Favorites Chicken Fettuccini* o una comida congelada similar (revise la etiqueta para verificar que contenga de 270 a 280 calorías y de 6 a 10 g de grasa). Acompañe con ¾ de taza de brócoli fresco o congelado cocido al vapor o en el horno de microondas. Vierta el *fettuccini* con pollo sobre brócoli. Sirva con 7 uvas moradas congeladas.

**16** **Macarrones con queso:** Siguiendo las instrucciones que aparezcan en el empaque, caliente un paquete de *Amy's Macaroni and Soy Cheeze* y acompáñelos con 2 tazas de lechuga romana mezcladas con 1 cucharadita de aceite de oliva y 2 cucharadas de vinagre balsámico.

**17** **Platillo de pescado:** Siguiendo las instrucciones que aparezcan en el empaque, hornee en el horno de microondas un *Lean Cuisine Café Classics Baked Fish*, *Healthy Choice*

*Lemon Pepper Fish* o una comida congelada similar (revise la etiqueta para verificar que contenga de 290 a 320 calorías y de 6 a 8 g de grasa). Acompañe con 1 taza de verduras (frescas o congeladas) cocidas al vapor o en el horno de microondas mezcladas con un chorrito de jugo de limón y 1 cucharadita de aceite de oliva.

**18** **Lasaña de espinacas:** Siguiendo las instrucciones que aparezcan en el empaque, caliente en el horno de microondas 1 porción individual de *Cascadian Farm Spinach Lasagna*. Tápela y déjela reposar. Sirva con 1 taza de chícharos (guisantes, arvejas) dulces cocidos al vapor con 2 cucharaditas de margarina sin transgrasas y agregue ½ taza de cantaloup (melón chino) picado en cubitos como guarnición.

**19** ***Tortellini, manicotti* o lasaña:** Siguiendo las instrucciones que aparezcan en el empaque, hornee en el horno de microondas un paquete de *Healthy Choice Manicotti with Three Cheeses*, *Healthy Choice Cheese Ravioli*, *Amy's Tofu Vegetable Lasagna* o una comida congelada similar (revise la etiqueta para verificar que contenga de 300 a 330 calorías y de 9 a 12 g de grasa). Mezcle 1 taza de lechuga romana o verduras de hojas verdes mixtas y ½ taza de verduras picadas de su elección, como tomate o pepino, con 1½ cucharadas de aliño (aderezo) bajo en calorías y 1 cucharada de almendras picadas.

**20** **Hamburguesa vegetariana con aliño tipo *ranch*:** Ase a la parrilla 1 hamburguesa vegetariana o cuézala en el horno de microondas siguiendo las instrucciones que aparezcan en el empaque. Sirva la hamburguesa sobre 1 panecillo integral untado con 1 cucharada de aliño (aderezo) tipo *ranch* (o César) reducido en calorías. (Opcional: en vez de usar aliño, puede usar mostaza y *catsup/ketchup* al gusto). Agregue 2 rebanadas gruesas de tomate y lechuga romana. Sirva con ½ taza de verduras crudas (como palitos de zanahoria y apio) y ½ taza de frijoles (habichuelas) guisados con tomate y sin carne. (Enjuague el contenido de 1 lata de 16 onzas/448 g de frijoles guisados sin carne. Mezcle la mitad del contenido de la lata con 2 cucharaditas de salsa tipo *barbecue* y 1 cucharadita de mostaza *Dijon*).

## SIN CARNE

**21** **Desayuno para cenar:** Prepare 2 huevos (o ½ taza del sustituto de huevos de la marca *Egg Beaters*) al gusto: en agua, tibios o revueltos en una sartén antiadherente con 1 cucharada de margarina sin transgrasas y recubierta con aceite en aerosol sabor mantequilla (opcional). Sirva con 1 rebanada de pan de trigo integral tostado, untado con 2 cucharaditas de mermelada o jalea. Acompañe con un vaso de 6 onzas (180 ml) de jugo de tomate.

**22** **Cereal para cenar:** En un plato hondo, ponga el equivalente a 200 calorías de su cereal favorito (esto equivale a 1 taza rasa de *Raisin Bran*, 1¾ de tazas de *Cheerios*, 1¾ de tazas *Wheat Chex* o *Corn Chex* o 1¼ tazas de *Shredded Wheat 'n Bran*; en el caso de otros cereales, revise la etiqueta para calcular cuántas tazas del cereal contienen 200 calorías). Agregue 1 cucharada de semillas de girasol tostadas y 1 taza de arándanos frescos o ½ taza de arándanos congelados, y acompañe con 1 taza de leche descremada. Bébase toda la leche.

**23** ***Omelette* de huevo con queso y tomate:** Recubra una sartén antiadhe-rente con aceite en aerosol y caliente la sartén a fuego mediano. Bata 1 huevo entero y 2 claras de huevo (o ½ taza de *Egg Beaters*) con 2 cucharadas de leche descremada y ½ cucharadita de pimienta negra molida. Mezcle bien y vierta el huevo en la sartén. Agregue ¼ de taza de queso de grasa reducida rallado, 1 tomate estilo romano picado y ⅛ de taza de cebolla dulce picada (el último es opcional). Sirva con 1 taza de leche descremada y 1 rebanada de pan de trigo integral tostado, untado con 1 cucharadita de margarina sin transgrasas.

**24** **Ravioles y espinacas con ajo:** Caliente toda una caja de 10 onzas (280 g) de espinacas en el horno de microondas. Exprímalas para quitarles el exceso de agua. Mezcle las espinacas con ¼ de cucharadita de sal, ½ cucharadita de pimienta negra molida y 2 cucharaditas de ajo finamente picado. Siguiendo las instrucciones que aparezcan en el empaque, prepare unos ravioles bajos en grasa refrigerados como *Contadina Light Cheese Ravioli*. Sirva ¾ de taza de ravioles con ⅓ de taza de salsa para espagueti y acompáñelos con la mitad de las espinacas con ajo y 1 naranja (china) pequeña rebanada.

**25** ***Chili* vegetariano con pan de maíz:** Caliente 1 taza de *chili* vegetariano enla-tado. Sirva con un pedazo de 2 × 3 pulgadas (5 × 7.5 cm) de pan de maíz/pastel de elote (alre-dedor de 1½ onzas o 42 gramos; quizá pueda encontrarlo en la panadería del supermercado) o 1 ración de *Pillsbury Cornbread Twists* (en latas refrigeradas).

**26** **Sofrito de verduras:** Caliente una sartén antiadherente recubierta de aceite en aerosol y 2 cucharaditas de aceite de oliva.

Fría un bloque de 6 onzas (168 g) de *tofu* firme bajo en grasa durante 2 minutos de cada lado. Desmorone el *tofu* en la sartén y agregue 2 onzas (60 ml) de sopa de tomate baja en sodio y 2 onzas de agua. Siga cociendo durante 6 a 8 minutos. Saque el *tofu* y póngalo a un lado. En el líquido que haya sobrado en la sartén, sofría 1 taza de floretes de brócoli frescos o congelados y ½ taza de comelotodos (arvejas chinas) frescos o congelados con ½ cucharadita de comino y ½ cucharadita de coriandro. Si es necesario, agregue 2 cucharadas de agua a la vez durante el cocimiento. Mezcle con el *tofu* y sirva en 1 tortilla de harina de trigo integral. Coma 1 taza de fruta fresca picada (por ejemplo, 1 melocotón/durazno y 5 fresas) de postre.

**27** *Waffles* **florentinos:** Para 2 porciones. Tueste 4 *waffles* integrales congelados y hornee en el horno de microondas una bolsa para horno de microondas de 9 onzas (252 g) de espinacas tiernas frescas (o 2 tazas de espinacas congeladas picadas). Fría 4 huevos en una sartén antiadherente recubierta de aceite en aerosol. A cada *waffle* agregue 1 huevo, un cuarto de las espinacas (alrededor de ½ taza) y 1 cucharada de queso parmesano rallado.

## PASTA

**28** **Pasta con espárragos:** Prepare 1 taza de pasta *penne* cocida. Mezcle 1 cucharadita de aceite de oliva, 1 cucharadita de ajo finamente picado, 2 cucharadas de vino blanco para cocinar, ¼ de cucharadita de pimienta negra molida y ¼ de cucharadita de sal. Vierta la mezcla sobre la pasta. Cueza 8 espárragos grandes frescos o congelados, rebánelos y agréguelos a la pasta. Agregue 2 onzas (56 g) o alrededor de

⅓ de taza de tiras de pechuga de pollo cocidas que le hayan sobrado de alguna comida anterior.

**29** **Ensalada italiana de pasta:** Cueza 1 taza de pasta espiral. Agregue ¼ de cucharadita de pimienta negra molida a 2 cucharadas de aliño (aderezo) italiano. Mezcle la pasta con el aliño. Rebane 1 tomate mediano. Corte en tiras 2 onzas (56 g) o más o menos 2 rebanadas de jamón magro y 1 rebanada de queso de grasa reducida. Agregue tomate, jamón, queso y 1 cucharada de aceitunas negras rebanadas a la pasta.

**30** **Pasta con garbanzos:** Para 2 porciones. Prepare 2 tazas de pasta cocida (cualquier variedad). Mezcle 2 cucharaditas de aceite de oliva, 2 cucharadas de queso parmesano, 1 cucharadita de albahaca seca y 1 cucharadita de ajo finamente picado con 1 taza de garbanzos enlatados (enjuagados y escurridos) y la pasta cocida. Sirva la mitad (vea la cena Nº 40 para usar lo demás) y acompáñela con 1 taza de comelotodos (arvejas chinas) chinos cocidos con 1 cucharadita de margarina libre de ácidos transgrasos.

## PIZZA

**31** **Pizza hecha en casa:** A una masa estilo napolitano para pizza, agregue 1¼ tazas de salsa para espagueti y 1¾ de tazas (7 onzas/196 g) de queso de grasa reducida rallado. Agregue las verduras que desee, como rebanadas delgadas de pimiento (ají, pimiento morrón) rojo fresco, cebolla descongelada o cruda picada, tomate (jitomate) fresco picado o una lata pequeña de tomates guisados y una lata pequeña de hongos (todos escurridos). Recuerde que las verduras sólo le agregan 25 calorías por cada ½ a 1 taza, entonces sea generosa. Hornee la pizza a 400°F de 12 a 15 minutos. Corte la pizza en 8 rebanadas iguales. Sirva 1 rebanada con 2 tazas de espinacas tiernas en bolsa mezcladas con 2 cucharadas de aliño (aderezo) bajo en calorías y 2 cucharadas de nueces picadas. Guarde las otras 7 rebanadas en el refrigerador durante un máximo de 3 días o congélelas para comérselas después.

**32 Pizza para llevar:** Coma 1 rebanada de una pizza grande de 14 pulgadas (35 cm) o 1½ rebanadas de una pizza mediana de 12 pulgadas (30 cm) con 2 verduras, como champiñones (setas) y pimiento verde. (Sólo pida pizza de masa normal o delgada, como la marca *Domino's Hand-Tossed Pizza*). En el caso de pizza congelada, revise la etiqueta del producto y coma el equivalente a 265–280 calorías. Acompañe su pizza con una ensalada hecha con 1 taza de verduras de hojas verdes mixtas y ½ taza de verduras picadas de su elección, como tomates, pimientos verdes y zanahorias, mezcladas con 2 cucharadas de aliño (aderezo) reducido en calorías.

## PUERCO

**33 Pollo chino en la olla de cocimiento lento:** Para 4 porciones. Comience agregando 1 taza de arroz no cocido en la olla de cocimiento lento y cubriéndolo con 3 tazas de agua. Combine ½ cucharadita de sal, 1 cucharadita de polvo de curry y 3 cucharadas de aceite de oliva y con una brocha unte la mezcla de aceite en ambos lados de un lomo de puerco de 16 onzas (1 libra o 448 g). Coloque el puerco en la olla de cocimiento lento y vierta 1 lata de crema de champiñones *Campbell's Healthy Request* y 4 tazas de verduras chinas congeladas. Si gusta, agregue 4 cucharadas de salsa de soya *light*.

Cueza a fuego lento durante 8 horas. Antes de servir, gire la perilla de la olla al nivel más alto y hierva durante 10 minutos.

**34 Lomo de puerco con mantequilla de manzana:** Precaliente el horno a 350°F. Para hacer el glaseado, mezcle ⅛ de cucharadita de canela molida, 1 cucharada de azúcar morena (mascabado), 2 cucharadas de mantequilla de manzana, 3 cucharadas de jugo de manzana, y si gusta, ⅛ de cucharadita de clavo de olor en polvo. Coloque un lomo de puerco de 4 onzas (112 g), es decir, un lomo de tamaño un poco más grande que un juego de barajas, en un refractario con tapa y hornee durante 25 minutos. Saque el lomo del horno, destápelo y cúbralo con la mezcla de la mantequilla de manzana. Siga horneando sin tapa durante 10 minutos. Sirva con ½ taza de arroz integral y 1 taza de comelotodos (arvejas chinas) cocidos con 1 cucharadita de margarina sin transgrasas.

## PESCADO Y MARISCOS

**35 Arroz con brócoli y camarones:** Para 3 porciones. En una olla mediana, cueza 1 caja de 6.2 onzas de arroz de la marca *Uncle Ben's Long Grain and Wild Rice Fast-Cook Recipe* siguiendo las instrucciones que aparezcan en el empaque y agregando 1 cucharada de margarina sin transgrasas. Tan pronto como empiece a soltar hervor, agregue 1½ tazas de brócoli fresco, picado en trozos pequeños, pero no lo mezcle con el arroz hasta que el arroz esté cocido. Mientras el arroz se esté cociendo, agregue 1 cucharada de aceite de oliva o aceite de *canola* y 1 diente de ajo finamente picado (o 1 cucharadita de ajo en polvo) en una sartén antiadherente grande y póngalo a calentar a fuego mediano. Saltee el ajo durante 30 segundos y luego agregue alrededor de 30 camarones grandes o 36 camarones medianos pelados (7 onzas/196 g), ya sean frescos o descongelados. Cueza hasta que los camarones se tornen de color rosado, alrededor de 4 a 5 minutos, revolviendo constantemente. Sirva una tercera parte de la mezcla de arroz con brócoli con una tercera parte de los camarones.

**36 Langosta a la parrilla:** Para 2 porciones. Empiece con una cola de langosta de 10 onzas (280 g). Caliente su parrilla de jardín o la parrilla de su cocina. Mezcle 1 cucharada de aceite de oliva, 1 cucharada de jugo de limón, ¼ de cucharadita de sal, ½ cucharadita de pimentón (paprika) y ½ cucharadita de pimienta negra molida para hacer una salsa para marinar. Parta la cola de langosta a la mitad y unte el lado carnoso de la cola con la salsa para marinar. Coloque el lado carnoso sobre la parrilla de 5 a 6 minutos. Voltee la cola de langosta y cuézala durante 5 minutos más. Sirva con 1 taza de calabaza rebanada a la parrilla y 1 panecillo francés pequeño de 1 onza (28 g).

**37 Salmón con espinacas a la parmesana:** Para 2 porciones. En el horno de microondas, cueza una bolsa para horno de microondas de 9 onzas (252 g) de espinacas tiernas (el equivalente a 2 tazas de espinacas cocidas), por ejemplo, de la marca *Ready Pac*, siguiendo las instrucciones que aparezcan en el empaque (alrededor de 3 minutos). Con cuidado, saque las espinacas calientes de la bolsa y divídalas en dos tazones (recipientes) para horno de microondas. A cada tazón, agregue ½ taza (3 onzas/ 84 g) de salmón cocido (o ½ taza de tiras de pollo cocidas) y espolvoree con 3 cucharadas de queso parmesano. Hornee cada tazón en el horno de microondas de 30 a 45 segundos o hasta que el queso se empiece a derretir. Acompañe cada porción con 2 rebanadas de pan francés (más o menos del tamaño de la palma de su mano).

**38 Salmón con arroz y espárragos:** Para 2 porciones. Precaliente el horno a 350°F (177°C). En un refractario de 1½ cuartos de galón (1.4 l) vierta 1 taza de vino blanco y 1 taza de agua. Agregue 5 granos de pimienta, 2 hojas de laurel y 1 diente de ajo pelado. Meta el refractario al horno. Cuando empiece a hervir, agregue 2 piezas de 3 onzas (84 g) cada una de filete de salmón sin espinas. Cueza el salmón con el lado de las escamas hacia abajo durante 8 minutos o hasta que esté completamente cocido. Con una cuchara ranurada, saque el salmón del líquido. Sirva cada pieza de salmón con 1 taza de arroz cocido con sabor (como *Uncle Ben's Chef Recipe Chicken* y *Harvest Vegetable Pilaf*) y 1 taza de espárragos cocidos al vapor o en el horno de microondas con un chorrito de limón.

**39 Sofrito de camarones con verduras:** Prepare ⅔ de taza de arroz integral cocido. Póngalo a un lado. Caliente una sartén antiadherente a fuego mediano con 1 cucharadita de aceite de oliva. Agregue 2 tazas de verduras mixtas congeladas y espolvoréelas con 1 cucharadita de sazonador tipo *Cajun* (opcional). En un tazón (recipiente), recubra 16 camarones grandes o 20 camarones medianos pelados (4 onzas/112 g) con ½ cucharadita de pimienta negra molida y 1 cucharadita de sazonador tipo *Cajun*. Vierta 3 onzas (90 ml) de caldo de pollo o de verduras bajo en sodio y sin grasa en la sartén. Agregue los camarones a la sartén una vez que las verduras estén casi cocidas. Cueza los camarones hasta que ya no estén translúcidos. Sirva los camarones sobre una cama de arroz.

**40** **Ensalada de atún, frijoles y pasta:** Combine el atún del almuerzo N° 26 con la pasta de la cena N° 30. Sirva con 1 taza de lechuga, ½ taza de pepino rebanado y 1 cucharada de aliño (aderezo) bajo en calorías. Sirva con 1 manzana.

**41** **Tortitas de cangrejo:** Para 2 porciones. Combine ½ libra (224 g) de carne de cangrejo (jaiba) fresca con ⅔ de taza de pan molido suave, ½ taza de cebolla picada cruda o congelada, 1 cucharada de jugo de limón, 1 cucharada de leche descremada, ¼ de cucharadita de sal y ¼ de cucharadita de pimienta y 2 claras de huevo ligeramente batidas. Caliente 1 cucharada de aceite de *canola* en una sartén antiadherente a fuego mediano-alto. Haga tortitas con la mezcla de cangrejo y cuézalas a ambos lados hasta que queden doradas. Sirva con ⅔ de taza de pasta *orzo* sazonada con 2 cucharaditas de jugo de limón y ½ cucharadita de perejil seco.

**42** **Vieiras al horno:** Para 2 porciones. Precaliente el horno a 350°F (177°C). Enjuague 1 libra (448 g) de vieiras (escalopes, *scallops*) frescas y póngalas en un refractario poco profundo. Espolvoree las vieiras con 2 cucharaditas de sal de ajo, 2 cucharadas de margarina sin transgrasas, derretida, y 2 cucharadas de jugo de limón. Métalas al horno durante 8 minutos o hasta que las vieiras adquieran un tono dorado. Sirva con 1 rebanada de pan francés (más o menos del tamaño de la palma de su mano) y 1 taza de espinacas cocidas sazonadas con ½ cucharadita de pimienta negra molida y 2 cucharaditas de jugo de limón.

**43** **Salmón y ensalada de pepino con pasta:** Mezcle 1 taza de pasta cocida con 2 cucharadas de crema agria de grasa reducida, 1 cucharada de mayonesa *light* y el jugo de 1 limón verde (más o menos 1½ cucharadas). Agregue ½ taza de pepino picado y 3 onzas (84 g) de salmón cocido desmenuzado.

**44** **Atún a la parrilla marinado en almíbar de arce:** Marine 4 onzas (112 g) de filete de atún crudo en 1 cucharada de almíbar (sirope, miel) de arce, 2 cucharadas de jugo de naranja (china) y pimienta negra fresca molida (al gusto) durante 20 minutos. Saque el filete de atún de la mezcla para marinar y áselo en el horno o a la parrilla durante aproximadamente 3 minutos de cada lado. Sírvalo con ½ papa grande al horno con 2 cucharadas de crema agria de grasa reducida y 8 espárragos grandes con 1 cucharadita de margarina libre de ácidos transgrasos.

## SOPA

**45** **Sopa de lentejas y pan francés:** Caliente 1 taza de sopa de lenteja (puede usar sopa enlatada). Sirva con 1 rebanada grande de aproximadamente 6 pulgadas (15 cm) de largo de pan francés caliente (por ejemplo, una decimosexta parte de un *Pillsbury's Refrigerated Crusty French Loaf*) con ½ taza de pimientos (ajíes, pimientos morrones) rojos del frasco (escurridos) y 1 onza (38 g) de queso de grasa reducida.

**46** **Sopa de tomate y sándwich de queso a la parrilla:** Caliente 1 taza de sopa de tomate, por ejemplo *Campbell's Reduced-Sodium Tomato Soup*. Para preparar el sándwich (emparedado) de queso a la parrilla, unte 1 cucharadita de margarina sin transgrasas en cada una de 2 rebanadas de pan de trigo integral. Con los lados que tienen mantequilla hacia afuera, coloque 2 rebanadas de queso de grasa reducida entre las rebanadas de pan. Áselo en una sartén antiadherente recubierta de aceite en aerosol o en un hornito eléctrico hasta que el queso se derrita. Sirva con 8 zanahorias cambray.

## EN RESTAURANTES

**47** **Au Bon Pain:** Coma la mitad de un *Fields and Feta Wrap* (compártalo con una amiga) y media ración de *Tomato Florentine Soup.*

**48** **Restaurante de pollo (como Boston Market o Chicken Out):** Ordene un *Quarter Dark-Meat Chicken* (sin piel) o un *Quarter White-Meat Chicken* (sin piel). Para acompañar, pida 6 onzas (168 g) de puré de papas rojas o puré de batatas dulces (camotes, *sweet potatoes*), además de verduras al vapor o ensalada de col (*coleslaw*). No se coma el pan que viene con la comida.

**49** **Restaurante chino:** Ordene carne de res, pollo, o camarón con brócoli. U ordene uno de estos platillos con verduras mixtas en lugar de brócoli. Pida que le sirvan más verduras que carne de res, pollo o camarón, y pida que lo sofrían en muy poco aceite. Coma 1¼ tazas del platillo fuerte con ¾ de taza de arroz al vapor. Si el restaurante no puede preparar su platillo con menos aceite y más verduras, entonces pida que le cuezan las verduras al vapor y que le traigan la salsa a un lado para que usted misma le agregue sólo 4 cucharadas de salsa.

**50** **Restaurante griego o árabe:** Ordene un alambre de pollo con verduras. Coma todas las verduras y alrededor de 2½ on-

zas (70 g) de pollo (que generalmente equivale a ⅓ de lo que le sirven). Llévese el pollo que le haya sobrado a casa (le servirá para preparar otras cenas). Para acompañar, ordene una ensalada griega (con 1½ tazas de verduras de hojas verdes y sin queso *feta*; pida que le traigan el aliño (aderezo) a un lado y sólo agregue 1 cucharada a su ensalada) y 1 taza de arroz.

**51** **Restaurante italiano:** Coma 1 taza de espagueti con ½ taza de salsa de tomate (jitomate) y 2 onzas (56 g) de mariscos, lo que equivale a aproximadamente 10 camarones grandes, 8 mejillones o 6 almejas. (Pida que le pongan el sobrante para llevar). Acompañe su platillo con una ensalada (1½ tazas de verduras de hojas verdes mixtas) y use 1 cucharada de aliño (aderezo) reducido en calorías.

**52** **Olive Garden:** Ordene el *Chicken Giardino* (verduras y pollo con pasta en una salsa de limón y hierbas); deje más o menos una quinta parte de lo que le sirvan en su plato. O pida *Shrimp Primavera*, cómase la mitad y pida que le pongan el resto para llevar. El platillo fuerte se sirve con una ensalada; agréguele 1 cucharada de aliño (aderezo) reducido en calorías.

**53** **Schlotzsky's Deli:** Pida el sándwich (emparedado) *Chicken Dijon* del menú *Light and Flavorful* y una ensalada mixta con 1 cucharada de aliño (aderezo) italiano bajo en calorías (no más de ⅓ del paquete).

**54** **T.G.I. Friday's:** Ordene el *Jack Daniel's Salmon* (pídale a su mesero que no le traiga salsa extra). Coma una pieza de salmón que no sea más grande que un juego de barajas (llévese el resto a casa; úselo para preparar la cena Nº 43). Este platillo se sirve con verduras del chef; pida que las cocinen con muy poco aceite. Además, pida que le traigan la papa al horno al natural y sólo cómase la mitad. Use la misma estrategia cuando ordene salmón en otros restaurantes.

**55** **Wendy's:** Pida el *chili* grande y una ensalada para acompañar. Use ⅓ del paquete de aliño (aderezo) francés sin grasa.

## MERIENDAS SALUDABLES

*Cada merienda (refrigerio, tentempié) es para una persona. Las meriendas contienen un promedio de 200 calorías cada una.*

### BARRAS

**1** **Barra *Luna* y fruta:** Sirva 1 barra *Luna* (cualquier sabor) con ½ naranja (china).

**2** **Barra *Kellogg's Nutri-Grain Cereal Bar* y frutos secos:** Coma una *Kellogg's Nutri-Grain Cereal Bar* (la que usted elija) o una barra *Twists Cereal Bar* con 10 cacahuates (maníes).

**3** **Barra *Slim-Fast* y frutos secos:** Coma 1 barra *Slim-Fast* (cualquier variedad) con ⅛ de taza de pistaches.

**4** **Barra *Pria* con mantequilla de cacahuate:** Unte 1 cucharada de mantequilla de cacahuate (maní) en cualquier variedad de barra *Pria*.

### PAN

**5** **Pan de canela con mantequilla de cacahuate:** Tueste 1 rebanada de pan *Pepperidge Farm Cinnamon Swirl Bread* y úntele 2 cucharaditas de mantequilla de cacahuate (maní). Sirva con ½ taza de leche descremada.

**6** **Muffin inglés con mantequilla de cacahuate:** Tueste ½ *muffin* inglés de trigo inte-gral y úntele 1 cucharada de mantequilla de cacahuate (maní) y 1 cucharada de pasas.

**7** **Pan integral de centeno con fruta y queso:** Unte 1 cucharada de queso crema de grasa reducida o queso de granjero en 1 rebanada de pan integral de centeno (*pumpernickel*). Si gusta, puede tostar el pan. Sirva con 1 manzana pequeña.

**8** **Muffin inglés con queso ricotta:** Combine 1 bote de 15½ onzas de queso *ricotta* bajo en grasa con 2 cucharadas de miel y 3 cucharadas de mantequilla de cacahuate (maní) cremosa o con trocitos. (Esta receta es suficiente para preparar 6 porciones de ⅓ de taza. Para encontrar más ideas de cómo servir esta mezcla, vea el desayuno Nº 36 y las meriendas saludables Nº 12, Nº 14 y Nº 32. Puede guardar la mezcla en el refrigerador durante un máximo de 7 días o congelar las porciones individuales durante un mes como máximo). Unte ⅓ de taza de la mezcla de queso *ricotta* sobre ½ *muffin* inglés de trigo integral.

**9** **Waffle con cacahuates y mantequilla de cacahuate:** Tueste 1 *waffle* integral, úntele 1 cucharada de mantequilla de cacahuate (maní) y agréguele 4 cacahuates.

### QUESO

**10** **Requesón y leche de almendra:** Agre-gue unas cuantas gotas de extracto de almendra a 1 taza de leche descremada, fría o caliente. Sirva con ½ taza de requesón sin grasa o con un 1% de grasa espolvoreado con canela.

### GALLETAS

**11** **Galletas con mantequilla de almen-dra:** Unte 2 cucharaditas de mante-quilla de almendra en 1 pan crujiente *Wasa*. Sirva con 1 taza de leche descremada.

**12 Galletas y *dip*:** Sumerja 2 panes crujientes *Wasa* en ⅓ de taza de una mezcla de queso *ricotta*. Para preparar la mezcla, combine 1 bote de 15½ onzas de queso *ricotta* bajo en grasa con 2 cucharadas de miel y 3 cucharadas de mantequilla de cacahuate (maní) cremosa o con trocitos. (Esta receta es suficiente para preparar 6 porciones de ⅓ de taza. Para obtener más ideas de cómo servir esta mezcla, vea los desayunos Nº 5 y Nº 36 y las meriendas saludables Nº 8, Nº 14 y Nº 32. Puede guardar la mezcla en el refrigerador durante un máximo de 7 días o congelar las porciones individuales durante un mes como máximo).

**13 Fruta machacada:** Abra 1 frasco de comida para bebé (por ejemplo, melocotones/duraznos o cualquier otra fruta), pero antes revise la etiqueta para verificar que contenga no más de 70 calorías por ración. Sirva con 1 pan crujiente *Wasa* con 1 rebanada de queso de grasa reducida.

**14 Mezcla de queso *ricotta* y leche con chocolate:** Mezcle 1 taza de leche descremada fría con ½ cucharada de jarabe de chocolate. Sirva con una galleta *Graham* cuadrada de 2½ pulgadas (6.25 cm) desmoronada en ⅓ de taza de la mezcla de queso *ricotta*. Para preparar la mezcla, combine 1 bote de 15½ onzas de queso *ricotta* bajo en grasa con 2 cucharadas de miel y 3 cucharadas de mantequilla de cacahuate (maní) cremosa o con trocitos. (Esta receta es suficiente para preparar 6 porciones de ⅓ de taza. Para encontrar más ideas de cómo servir esta mezcla, vea los desayunos Nº 5 y Nº 36 y las meriendas saludables Nº 8, Nº 12 y Nº 32. Puede guardar la mezcla en el refrigerador durante un

máximo de 7 días o congelar las porciones individuales durante un mes como máximo).

## BEBIDAS

**15 Licuado de plátano amarillo y soya:** En una licuadora (batidora) eléctrica o manual, licúe 4 onzas (112 g) de *tofu* firme bajo en grasa con ½ plátano amarillo (guineo, banana) maduro, ½ cucharadita de extracto puro de vainilla y 8 onzas (240 ml) de leche descremada. Agregue 1 ó 2 cubitos de hielo.

**16 Licuado de bayas:** En una licuadora eléctrica o manual, licúe 1 taza de bayas descongeladas, 1 cucharadita de extracto de vainilla y 1 taza de leche descremada. Agregue lentamente 1 taza de hielo picado después de haber agregado los demás ingredientes.

**17 *Café au Lait* y *muffin*:** Mezcle 1 taza de café percolado o instantáneo caliente (normal o descafeinado), 1 taza de leche descremada caliente y 1 cucharadita de azúcar (opcional). Sirva con 1 *mini muffin* de arándano (por ejemplo, un *Hostess Blueberry Mini Muffin*).

**18 Leche con chocolate caliente:** Caliente 1 taza de leche descremada. Agregue ½ cucharada de jarabe de chocolate. (Opcional: agregue unas cuantas gotas de extracto de vainilla y 2 cucharadas de crema chantilly batida baja en calorías). Sirva con una galleta *Graham* cuadrada de 2½ pulgadas con 1 cucharada de mantequilla de almendra.

**19 Café helado:** Mezcle 1 taza de leche descremada fría con 1 taza de café percolado a temperatura ambiente. Agregue hielo y 1 cucharadita de azúcar (opcional). Sirva con 1 galletita de higo.

**20** **Leche con almíbar de arce y galletas con mantequilla de almendra:** Caliente 1 taza de leche descremada. Agregue 1 cucharadita de almíbar (sirope, miel) de arce y agite. Sirva con 4 galletas *Triscuit* de grasa reducida untadas con 2 cucharaditas de mantequilla de almendra.

**21** **Licuado de melocotón:** En una licuadora eléctrica o manual, combine 8 onzas de yogur sin grasa sabor melocotón (durazno) que contenga alrededor de 120 calorías por taza, con 1 melocotón pelado y rebanado o ½ taza de melocotones enlatados (en jugo, no en almíbar). Agregue ½ taza de agua carbonatada o agua mineral. Agregue 1 ó 2 cubitos de hielo y licúe bien. (Para tener más variedad, haga un licuado con yogur con sabor a bayas y bayas frescas o congeladas). Disfrute con ⅓ de taza de requesón sin grasa o con un 1% de grasa.

**22** **Leche de fresa y galletas:** Mezcle 1 taza de leche descremada fría con 2 cucharaditas de saborizante de fresa en polvo (como *Nesquik*). Sirva con 4 galletas *Triscuit* de grasa reducida untadas con 2 cucharadas de queso de granjero (*farmer's cheese*) o queso crema de grasa reducida.

**23** **Licuado de fresa:** En una licuadora eléctrica o manual, licúe 1 taza de leche descremada, ½ plátano amarillo (guineo, banana) maduro y ¼ de taza de fresas frescas o congeladas. Agregue 2 cucharadas de *granola* de grasa reducida y cómaselo con una cuchara.

**24** **Quitased de toronja:** Beba 1 lata de 6 onzas de jugo de toronja (pomelo). Sirva con 1 pan crujiente *Wasa* untado con 2 cucharadas de queso de granjero o queso crema de grasa reducida con verduras.

## FRUTA

**25** **Manzanas con mantequilla de cacahuate (maní):** Coma 1 manzana untada con 2 cucharaditas de mantequilla de cacahuate (maní). Sirva con 1 taza de leche descremada.

**26** **Compota de manzana:** Pruebe los productos que se venden en recipientes con tapa desprendible que contienen ½ taza de compota de manzana (*applesauce*), como *Mott's Natural Style* o *Mott's Healthy Harvest* de cualquier sabor. Sirva con 20 cacahuates.

**27** **Albaricoques con galletas:** Coma 3 albaricoques (chabacanos, damascos) deshidratados (o 6 mitades), junto con 2 galletitas *Graham* cuadradas de 2½ pulgadas (6.25 cm) untadas con 1 cucharada de mantequilla de cacahuate. Sirva con 1 taza de leche descremada.

**28** **Plátano amarillo y *dip* de chocolate:** Prepare un *dip* usando 2 cucharadas de crema agria de grasa reducida, ¼ de cucharadita de extracto de vainilla y 1 cucharada de jarabe de chocolate. Sirva con 1 plátano amarillo (guineo, banana) rebanado. Pique cada rebanada de plátano amarillo con un palillo para sumergirlo en el *dip* de chocolate.

**29** **Uvas congeladas:** Meta 1 taza de uvas al congelador durante varias horas. Coma las uvas salidas del congelador; son como dulces. Sirva con 1 palito de queso de grasa reducida o 1 pan crujiente *Wasa* con 1 cucharada de queso *feta*.

**30** **Fruta con mantequilla de almendra:** Rebane 1 pera o manzana madura y úntele 2 cucharadas de mantequilla de almendra.

**31 Fruta con queso:** Rebane 1 pera o manzana madura y cómasela con 1 rebanada de 1 onza (28 g) de queso de grasa reducida.

**32 Cóctel de frutas con queso *ricotta*:** Escurra ¾ de taza (6 onzas) de cóctel de frutas (enlatado en jugo, no en almíbar). Mezcle con ⅓ de taza de la mezcla de queso *ricotta* y disfrute. Para preparar la mezcla, combine 1 bote de 15½ onzas de queso *ricotta* bajo en grasa con 2 cucharadas de miel y 3 cucharadas de mantequilla de cacahuate (maní) cremosa o con trocitos. (Esta receta es suficiente para preparar 6 porciones de ⅓ de taza. Para obtener más ideas de cómo servir esta mezcla, vea los desayunos Nº 5 y Nº 36 y las meriendas saludables Nº 8, Nº 12 y Nº 14. Puede guardar la mezcla en el refrigerador durante un máximo de 7 días o congelar las porciones individuales durante un mes como máximo).

**33 Fruta para llevar:** Coma 1 copita de 4 onzas (112 g o ½ taza) de fruta (empacada en jugo). Revise la etiqueta para verificar que contenga alrededor de 60 calorías por ración. Puede probar los productos que se venden en recipientes de una sola ración y tapa desprendible, como los melocotones (duraznos) *Del Monte Fruit Naturals Diced Peaches* en jugo de pera y melocotón o los de piña (ananá) de la marca *Dole Pineapple FruitBowls*. Sirva con 1 rebanada de pan de trigo integral con 1 rebanada de queso de grasa reducida.

**34 Fruta con frutos secos tostados:** Sirva 2 tazas de fruta picada (por ejemplo, melón tipo *honeydew*) con 1½ cucharadas de frutos secos tostados y picados (de cualquier variedad).

**35 Sandía con queso:** Sirva 1 taza de sandía con 1 rebanada de 1 onza (28 g) de queso *Cheddar* de grasa reducida sobre 3 galletas *Triscuit* de grasa reducida.

**36 Mantequilla de cacahuate, plátano amarillo rebanado y leche con chocolate:** Rebane ½ plátano amarillo (guineo, banana) pequeño, úntele 2 cucharaditas de mantequilla de cacahuate (maní) y sirva con un palillo para no embarrarse las manos. Beba ½ taza de leche descremada mezclada con 2 cucharaditas de jarabe de chocolate.

**37 Peras con chocolate:** Abra 1 lata de peras (cortadas a la mitad). Vierta 1½ cucharadas de jarabe de chocolate sobre 1 mitad de pera enlatada y agregue 1 cucharada de frutos secos picados (de cualquier tipo). Sirva con ½ taza de leche descremada.

## MERIENDAS TIPO COMIDA

**38 Ensalada *Cobb*:** Combine 2 tazas de lechuga romana (orejona) y ½ tomate estilo romano picado y mezcle con 1 cucharada de aliño (aderezo) bajo en calorías. Agregue ⅛ de taza de queso de grasa reducida rallado, 1 huevo duro picado y 1 onza (28 g) de pechuga de pavo (chompipe) cortada en tiras (generalmente 1 rebanada).

**39 Sobras de pasta:** Sirva ⅓ de taza de pasta cocida con ¼ de taza de salsa para espagueti. Agregue 1 cucharada de queso parmesano y 3 aceitunas medianas rebanadas.

**40 Pizza de *muffin* inglés:** Tueste 1 *muffin* inglés de trigo integral, agréguele ¼ de taza de salsa para espagueti y 1 palito de queso de grasa reducida picado en rebanadas de ½ pulgada (1.25 cm).

## FRUTOS SECOS

**41** **Puñado de pasas y nueces:** Mezcle 2 cucharadas de pasas con ⅛ de taza de nueces picadas, 2 cucharaditas de miel y 1 cucharadita de extracto de arce. Coloque la mezcla en una taza desechable pequeña y espolvoréela con ½ cucharadita de azúcar granulada. Congele la mezcla y luego descongélela un poco antes de servir.

**42** **Mezcla de frutas y cacahuates:** Disfrute 2 cucharadas de arándanos agrios endulzados deshidratados, 2 cucharadas de pasas y 2 cucharadas de cacahuates (maníes).

## PUDÍN

**43** **Pudín con fruta:** Coma 1 copita de pudín (budín) sin grasa listo para servir (de cualquier sabor). Sirva con ¾ de taza de arándanos.

**44** **Pudín de chocolate con mantequilla de cacahuate:** Derrita 1 cucharada de mantequilla de cacahuate (maní) en el horno de microondas (caliente de 30 a 35 segundos a una potencia del 50 por ciento) y mézclela inmediatamente con 1 copita de pudín (budín) de chocolate sin grasa de la marca *Jell-O*.

## VERDURAS

**45** **Queso crujiente:** Coma 1 tallo de apio envuelto con 1½ rebanadas de queso de grasa reducida. (Opcional: sumerja el apio en mostaza condimentada picante). Sirva con ½ taza de fresas frescas.

**46** **Queso y pepinillo:** Unte 3 cucharadas de queso de granjero o queso crema de grasa reducida con verduras en 2 galletas *Triscuit* de grasa reducida (o el equivalente a 33 calorías de alguna otra galleta integral) y acompáñelas con 1 pepinillo. Sirva con 7 uvas.

**47** **Verduras con *dip*:** Sumerja 15 zanahorias cambray (*baby carrots*) en 2 cucharadas de queso crema de grasa reducida con verduras y sírvalas con 1¼ tazas de fresas frescas.

**48** **Verduras con *hummus*:** Disfrute 8 zanahorias cambray y ½ taza de pepino rebanado con 3 cucharadas de *hummus*. Sirva con 1 rebanada de 1 onza (28 g) de queso de grasa reducida.

## YOGUR

**49** **Yogur con frutos secos:** Agregue 2 cucharadas de nueces picadas a 8 onzas (1 taza) de yogur sin grasa (de cualquier sabor). Revise la etiqueta para verificar que no contenga más de 120 calorías o menos por taza.

**50** **Yogur con frambuesas frescas:** Mezcle ½ taza de frambuesas frescas o ¼ de taza de frambuesas descongeladas con 8 onzas (240 ml o 1 taza) de yogur sin grasa con sabor a bayas. Revise la etiqueta para verificar que no contenga más de 120 calorías por taza. Sirva con 1 rebanada de queso de grasa reducida.

**51** **Yogur tropical:** Agregue 2 cucharadas de una mezcla de frutas tropicales deshidratadas a 8 onzas (1 taza) de yogur sin grasa con sabor a piña (ananá) o albaricoque (chabacano, damasco). Revise la etiqueta para verificar que no contenga más de 120 calorías por taza. Mezcle con unas cuantas gotas de extracto de coco. Agregue 1 cucharada de nueces picadas.

# GUSTITOS

*Cada gustito es suficiente para una persona. Los gustitos contienen un promedio de 200 calorías cada uno.*

## ENTREMESES

1 **Camarones fritos:** Coma 10 camarones pequeños fritos.

2 **Alitas tipo *Buffalo*:** Consiéntase con 6 alitas de pollo tipo *Buffalo*.

3 **Cáscaras de papa:** Disfrute 2 cáscaras de papa con queso, crema agria, cebollino y tocino.

4 **Doble *dip*:** Coma 1 taza de verduras frescas con ½ taza de *dip* cremoso de espinacas y alcachofa.

## PASTELES, GALLETITAS, PANES, FRUTOS SECOS Y CEREAL

5 **Pacanas garapiñadas:** Disfrute 1 onza (28 g) de pacanas (*pecans*) garapiñadas.

6 **Galletas de queso con mantequilla de cacahuate:** Párese en la tiendita de la esquina y compre un paquete de 6 piezas de sándwiches de galletas de queso con mantequilla de cacahuate (maní).

7 **Pan de canela con relleno de chocolate:** Precaliente el hornito eléctrico a 250°F. Unte 2 cucharaditas de mantequilla de cacahuate en 1 rebanada de pan *Pepperidge Farm Cinnamon Swirl Bread*, luego agregue 1 cucharada de minichispas de chocolate. ¡Hornee durante 4 a 6 minutos y disfrute!

8 **Galletitas:** Coma 4 galletitas *Oreo Chocolate Sandwich Cookies* o 4 galletitas *Chips Ahoy! Real Chocolate Chip Cookies*.

9 **Galletitas en el centro comercial:** En una tienda *Mrs. Fields*, compre 4 galletitas *Bite-Size Nibbler Chewy Chocolate Fudge Cookies*.

10 ***Donuts* y sidra:** Tome 8 onzas de sidra de manzana fría o caliente y acompáñela con 1 donut (dona) *Hostess Powdered Sugar Donette*.

11 **Cereal para niños:** Coma 1¼ tazas de cereal *Lucky Charms* o *Fruit Loops* con ½ taza de leche descremada. Tómese toda la leche.

12 **Golosina *Little Debbie*:** Consiéntase con 1 *brownie Little Debbie Brownie Lights*.

13 ***S'mores*:** Precaliente el hornito eléctrico a 250°F (121°C). Coloque 4 galletitas *Graham* cuadradas de 2½ pulgadas (6.25 cm) sobre un plato. Ponga 1 cucharada de minichispas de chocolate sobre dos galletas, agregue 1 malvavisco grande a cada una y luego ponga otra galleta *Graham* encima. Hornee de 4 a 6 minutos. Deje que se enfríe de 1 a 2 minutos y disfrute. Esta merienda (refrigerio, tentempié) incluye 3 galletitas *Graham* cuadradas de 2½ pulgadas adicionales.

14 ***Pop Tart*:** Disfrute 1 *Brown Sugar Cinnamon Pop Tart*.

15 ***Twinkie*:** Disfrute 1 *Twinkie* normal (de 43 gramos).

## DULCES

16 ***Bit-O-Honey*:** Coma 1 barra *Bit-O-Honey* de 1.7 onzas.

17 ***Candy Corn*:** Coma 36 piezas (40 g) de *candy corn*.

**18** **Gomitas:** Disfrute 1 caja de 2.25 onzas (63 g) de dulces *Dots* de cualquier sabor.

**19** **Gomitas confitadas:** Coma ¹/₃ de taza de gomitas confitadas *Starburst*.

**20** **Tiritas de regaliz:** Cómase 1 paquete de 50 gramos (como los que venden en las máquinas expendedoras) de tiritas rojas o negras de regaliz (orozuz) *Twizzler*.

**21** **Milk Maids:** Mastique 4 piezas (40 g) de caramelos.

**22** **Golosina a la antigüita:** Disfrute 6 piezas de dulces *Chuckles* o 6 *Circus Peanuts*.

## CHOCOLATE

**23** **Milky Way:** Consiéntase con 1 barra de la marca *Milky Way Lite*.

**24** **Barras de confitura para Halloween:** Coma el equivalente a 200 calorías de barras de confitura tamaño pequeño (como 2 barras *Butterfinger*, 2 barras *Three Musketeers*, 2 barras *Baby Ruth* o 4 barras *Nestlé Crunch*).

**25** **M&Ms:** Coma 1 bolsa de 1½ onzas (42 g) de *M&Ms Crispy Chocolate Candy*.

**26** **Barra de chocolate Dove (chocolate amargo o normal):** Deléitese con 1 barra de chocolate de la marca *Dove* de tamaño normal (36.9 g).

**27** **Cacahuates o pasas cubiertos de chocolate:** Coma 16 cacahuates (maníes) cubiertos de chocolate o 40 pasas cubiertas de chocolate.

**28** **Confituras de chocolate:** Coma 17 confituras de chocolate.

**29** **Frambuesas con chocolate derretido:** Derrita 2 cucharadas de minichispas de chocolate en el horno de microondas (caliéntelas en un recipiente de vidrio a una potencia del 50 por ciento durante alrededor de 50 segundos). Vierta el chocolate sobre 1½ tazas de frambuesas frescas.

## FRITURAS, ROSITAS DE MAÍZ Y PAPAS A LA FRANCESA

**30** **Totopos con queso:** Coloque el contenido de 1 bolsa pequeña de ¾ onzas (21 g) de totopos (tostaditas, nachos) en un plato para horno de microondas. Agregue ¼ de taza de queso de grasa reducida rallado. Caliente de 45 segundos a 2 minutos en el horno de microondas hasta que se derrita el queso.

**31** **Papas a la francesa:** En un restaurante McDonald's, pida una orden chica de papas a la francesa y un refresco (soda) de dieta.

**32** **Fritos:** Coma 1 bolsa de 1.25 onzas de esta marca de frituras de maíz/elote/choclo (de cualquier variedad).

**33** **Papitas fritas:** Disfrute 1 bolsa de 1.25 onzas de papitas fritas (de cualquier marca o variedad).

**34** **Rositas de maíz:** Coma 1 minibolsa (alrededor de 5 tazas) de rositas (palomitas) de maíz (cotufo) de la marca *Orville Redenbacher Movie Theater Butter Popcorn*.

**35** **Pasión púrpura:** Sírvase 8 onzas de refresco (soda) sabor uva de la marca *Minute Maid* con ½ onza (14 g) de frituras púrpuras de la marca "*Terra Blues*" (8 o 9 frituras).

## BEBIDAS

**36** **Refresco sabor a crema:** Disfrute 12 onzas de su refresco (soda) sabor a crema de su marca favorita.

**37** **Malteada de helado:** En una licuadora (batidora), licúe ½ taza de helado *Healthy Choice* de cualquier sabor, ½ taza de leche descremada y 1 taza de hielo picado (opcional). Sirva la malteada y agregue 1 cucharada de frutos secos picados.

**38** **Queso y vino:** Disfrute 4 onzas (120 ml) de vino con 1 pan crujiente *Wasa* untado con 1 cucharada de queso de granjero (*farmer's cheese*) o queso crema de grasa reducida.

**39** **Chocolate y vino:** Consiéntase con 4 onzas (120 ml) de vino y 1 minibarra de chocolate amargo *Dove*.

## HELADO

**40** **Banana Split:** Rebane a lo largo 1 plátano amarillo (guineo, banana) para que le queden dos mitades. Agregue ⅓ de taza de helado *Healthy Choice* de cualquier sabor y 2 cucharadas de crema chantilly *Cool Whip Lite*.

**41** **Cono de helado:** Sirva ¾ de taza de helado de zarzamora (*Blackberry Swirl*) o de vainilla francesa (*French Vanilla*) marca *Edy's* o 1 helado suave chico (½ taza) de cualquier sabor en un cono de galleta.

**42** **Helado con chocolate y frutos secos:** Sirva ½ taza de helado napolitano (*Neopolitan*) de la marca *Edy's* con 1 cucharada de almendras picadas y 1 cucharada de minichispas de chocolate.

**43** **Sundae de helado:** Sirva ½ taza de helado *Healthy Choice* (cualquier variedad), helado normal de chocolate o café *Edy's* o helado sabor cereza (*Cherries Jubilee*) de *Baskin-Robbins* con 1½ cucharadas de nueces picadas y 2 cucharadas de crema chantilly batida baja en calorías.

**44** **Helado de McDonald's:** Ordene 1 cono de helado de vainilla de grasa reducida.

**45** **Sándwich de helado *Silhouette*:** Sirva 1 sándwich (emparedado) de helado de la marca *Silhouette* con 1 galleta *Graham* cuadrada de 2½ pulgadas untada con 2 cucharaditas de mantequilla de cacahuate (maní).

## COMIDAS PARA CONSENTIRSE

**46** ***Chicken McNuggets*:** Pida una orden de 4 piezas de *Chicken McNuggets* en McDonald's con la salsa de su elección. Acompáñelos con 1 taza de frambuesas.

**47** **Arroz frito:** Coma la porción más pequeña (alrededor de ¾ de taza) de arroz frito en su restaurante chino favorito.

**48** **Pizza con *pepperoni*:** En Little Caesar's, disfrute 1 rebanada de una pizza mediana de la variedad "*Pan! Pan!*".

## MANTEQUILLA DE CACAHUATE Y CHOCOLATE

**49** **Galletitas *Graham* con chocolate y mantequilla de cacahuate:** Precaliente el hornito eléctrico a 250°F (121°C). Coloque 4 galletitas *Graham* cuadradas de 2½ pulgadas (6.25 cm) en un plato. Agregue 1 cucharada de minichispas de chocolate a 2 galletas. Hornee de 4 a 6 minutos. Deje que se enfríen de 1 a 2 minutos. Unte 1 cucharada de mantequilla de cacahuate (maní) en las otras 2 galletas. Junte una galleta de cada y disfrute.

**50** **Mantequilla de cacahuate y chocolate:** Con una cuchara, tome 1½ cucharadas de mantequilla de cacahuate (maní) del frasco, agregue 1 cucharada de minichispas de chocolate y cómaselo directo de la cuchara.

# CUARTA PARTE

## LOS COMPONENTES REAFIRMANTES

# CAPÍTULO 8

# Una actitud triunfadora

La diferencia entre el éxito y el fracaso al seguir este o *cualquier* programa se puede resumir en una palabra: actitud. Por eso, la actitud es el primer componente reafirmante. Este capítulo presenta mis maneras favoritas de reafirmar su actitud mientras esté reafirmando su cuerpo.

Hace unos cuantos años, varias editoras de la revista *Prevention* estaban esperando en una sala de juntas para reunirse con quien, en aquél entonces, era el editor en jefe de la revista. Nos quedamos ahí sentadas durante más o menos 10 minutos y, como no llegaba, yo ofrecí ir con su asistente a preguntar por él. Cuando ya estaba saliendo de la sala, otra editora me dijo, "¡Pero ahí hay un teléfono!" Sin pensarlo, le contesté, "Está bien; pero mejor voy a su oficina". Cuando estaba caminando por el pasillo, me di cuenta que ella y yo teníamos actitudes muy distintas en cuanto al movimiento.

• Mi primer impulso fue moverme, o sea, levantarme de la silla e ir a ver qué estaba pasando.

Esta es una actitud que quema energía.

• Su reacción fue quedarse sentada y usar un aparato telefónico para lograr lo mismo.

Esta es una actitud que ahorra energía.

En honor a la verdad, durante casi toda la existencia de la humanidad, la actitud ahorradora de energía de la otra editora hubiera sido la más saludable. Cuando nuestra vida estaba llena de trabajo arduo en el campo, para la caza o en las fábricas, necesitábamos conservar nuestra energía. A lo largo de la civilización, la búsqueda por encontrar maneras de liberarnos del trabajo físico ha sido una gran empresa que nos ha permitido lograr avances importantes, desde la rueda hasta la computadora.

Pero en la actualidad, esta actitud ahorradora de energía simple y sencillamente es obsoleta. En el actual siglo XXI, vivimos en un mundo dominado por los botones, las ventanillas del auto-exprés (*drive-thru*), los controles remotos y tantos otros dispositivos que nos ahorran trabajo que casi hemos logrado eliminar por completo la actividad física de nuestra vida diaria. Es un hecho triste de la vida moderna que la gran mayoría de las personas pasan la gran mayoría de su tiempo sentadas en sus crecientemente grandes traseros. ¡Muchas veces no podemos usar nuestros músculos, ni siquiera aunque queramos! Las puertas se abren automáticamente; las escaleras eléctricas siempre están a la vista, mientras que las escaleras normales siempre están ocultas; y los aeropuertos ahora cuentan con largas bandas eléctricas para que lleguemos más rápido de una terminal a otra.

Por este motivo, si realmente queremos adquirir una buena condición física, necesitamos hacerle ajustes importantes a nuestra actitud, de modo que siempre aprovechemos cualquier oportunidad posible de estar activas, incluso aunque sólo sea caminar a lo largo de un pasillo. El cuerpo humano está diseñado para moverse y cada vez hay más estudios de investigación cuyos resultados confirman que permanecer en el estado no natural de estar sentadas todo el día conduce a la enfermedad. Su riesgo de desarrollar prácticamente todas las afecciones crónicas —desde las enfermedades cardíacas y la diabetes hasta la depresión, la osteoporosis y ciertos tipos de cáncer— se eleva cuando lleva un estilo de vida sedentario y se reduce cuando lleva un estilo de vida físicamente activo.

## ACTIVE SU VIDA

Adoptar una actitud quemadora de energía es mucho más que hacerse la promesa de hacer ejercicio. El ejercicio formal sí es importante y al decir ejercicio "formal", me refiero a la actividad física planeada y programada para la que incluso

### CONSEJO CONCISO

**Entre menos se quede sentada y más se mueva, mejor será su condición física y su salud.**

se tiene que cambiar de ropa. Estas sesiones de ejercicio son esenciales y conforman la mayor parte del plan de acción reafirmante (vea los Capítulos 3, 4 y 5, donde se detallan las rutinas de ejercicio para cada semana).

La mayoría de las personas comprenden la importancia del ejercicio formal, a pesar de que la mayoría de las personas que viven en los Estados Unidos no lo hacen. Lo que la mayoría de las personas *no* entienden es la importancia del ejercicio *informal*, es decir, la importancia de moverse en su vida diaria, por ejemplo, caminar al buzón de correo, subir por las escaleras, cargar sus bolsas del supermercado o jugar a lanzar una pelota con sus hijos. Existen estudios de investigación muy fundamentados que demuestran que este tipo de actividades pueden brindar beneficios a su salud muy similares a los que obtiene al ir al gimnasio para hacer ejercicio. En otras palabras, cada paso que da la lleva un paso más allá en el camino hacia la buena salud y la buena condición física.

Por desgracia, este mensaje aún no le ha llegado a la mayoría de la gente y no estoy hablando sólo de las personas que pasan todo el día sentadas viendo el televisor. Curiosamente, incluso las personas que están comprometidas con el ejercicio y que adoptan una actitud quemadora de energía durante sus sesiones de ejercicio a menudo vuelven a adoptar una actitud ahorradora de energía cuando están fuera del gimnasio. Si necesita más pruebas, observe a las personas en el estacionamiento de un gimnasio. Usted las verá peleándose por conseguir el lugar que queda más cercano a la puerta, para luego montarse a una estera mecánica (caminadora,

## Agréguele acción

HE AQUÍ ALGUNAS maneras fáciles de incorporar más actividad a su día.

- Use el baño que más lejos le quede.
- Camine alrededor de la cuadra o de la cancha mientras espera a que termine la clase de piano o el entrenamiento de fútbol de sus hijos.
- En vez de mandarle un mensaje por correo electrónico a su compañera de trabajo, vaya a su oficina para hablar con ella.
- Evite las ventanillas del auto-exprés (*drive-thru*) en los bancos y los restaurantes. En vez de eso, estacione su carro y entre.

- Déle una vuelta completa al supermercado o el centro comercial antes de empezar a comprar.
- Si su trabajo hace necesario que pase mucho tiempo sentada detrás de un escritorio, ponga una alarma para que suene cada hora. Cuando suene, levántese y camine un poco o simplemente estírese durante uno o dos minutos.
- Camine al interior de la tienda para pagar la gasolina.

*treadmill*) una vez que ya están adentro. No es poco común ver a alguien dando vueltas en su carro durante 5 minutos para conseguir un "buen" lugar para estacionarse. . . y luego entrar corriendo para no llegar tarde a su clase de ejercicios aeróbicos. ¡Incluso he visto a gente tomar el elevador para subir unos cuantos pisos y luego treparse a una escaladora!

Estas conductas contradictorias son un claro indicio de que nuestra antigua actitud ahorradora de energía sigue estando codificada en el cerebro de muchas personas. Pero si usted quiere reafirmar su cuerpo y adquirir una buena condición física, debe cambiar su interruptor mental a la modalidad quemadora de energía. Treinta minutos o incluso una hora de ejercicio al día no son suficientes para combatir las otras 23 horas que pasa sentada en su trasero.

### AJUSTE DE ACTITUD Nº 1:
## ¡Adopte una actitud quemadora de energía y échese a andar!

## A MOVER LA COLITA

Una manera de adquirir esta mentalidad quemadora de energía es "moviendo la colita" en todo lo que haga en su vida. Con esta mentalidad, siempre estará ansiosa por levantarse y echarse a andar, aunque sólo sea caminar por el pasillo para preguntarle algo a una colega o pararse y estirarse mientras esté hablando por teléfono.

Encontrar maneras de moverse en nuestra cultura ahorradora de energía puede ser todo un reto. . . pero sí es posible. (A lo largo del plan de acción reafirmante, usted encontrará sugerencias diarias acerca de cómo puede incorporar el movimiento en sus actividades cotidianas). Por fortuna, las actitudes con respecto a la actividad están cambiando a medida que nuestra cultura ha ido reconociendo el peligro que los hábitos sedentarios representan para nuestra salud y ha ido procurando que nuestro ambiente sea uno que propicie el movimiento. Las empresas progresistas están construyendo los estacionamientos lejos de los edificios y están instalando elevadores lentos para alentar a sus empleados a que suban y bajen por las escaleras.

Algunos expertos equiparan la actitud que nuestra sociedad tiene con respecto al movimiento con lo que pensábamos de fumar hace una generación. Durante los años 70, apenas empezábamos a descubrir los peligros de fumar y comenzamos a diseñar espacios y a aprobar leyes para proteger a las personas del humo. Pero cuando nuestros padres eran jóvenes, ¿quién se hubiera imaginado que algún día estaría prohibido fumar en el trabajo, en los restaurantes y en los vehículos de transporte público? ¡Y ahora

## Hechos sorprendentes

EN UN ESTUDIO de 40 mujeres, aquellas que bajaron de peso al incrementar sus actividades diarias como trabajar en el jardín, sacar a pasear al perro y tomar las escaleras fueron más capaces de mantenerse en su nuevo peso que aquellas que perdieron peso sólo por participar en clases estructuradas de ejercicios aeróbicos.

mire lo mucho que hemos logrado en nuestro intento por lograr un ambiente libre de humo! Quizá para la próxima generación, nuestros hijos ya vivan y trabajen en edificios que cuentan con un acceso fácil a las escaleras y ya haya caminos para caminar por todas partes, así como jornadas de trabajo con una hora de recreo activo para todas las personas de todas las edades.

## RECUERDE SUS RECREOS

¿Recuerda lo que sentía de niña cuando sonaba la campana de la escuela y salía corriendo al patio para brincar, correr y columpiarse a más no poder? En algún punto del camino hacia la vida adulta, muchas de nosotras perdimos esta alegría por movernos. De hecho, la principal razón por la cual algunas personas no hacen ejercicio es porque lo consideran un "trabajo" arduo y doloroso, o sea, un trabajo poco placentero "que les hace bien". Con el simple hecho de decir la palabra *ejercicio*, muchas personas hacen una cara de culpa y encogen los hombros para disculparse diciendo que simplemente no tienen suficiente tiempo. No obstante, la población estadounidense ve la televisión durante un promedio de 4 horas al día. Entonces ya sabemos que la falta de tiempo es una excusa, porque la verdad es que las personas sí encuentran el tiempo para hacer las cosas que disfrutan.

Aquí, un problema central que a menudo pasa desapercibido es la actitud: si cree que el ejercicio es algo poco placentero pero saludable que usted se tiene que forzar a soportar (como el *tofu* insípido o un medicamento que sabe horrible), entonces lo más probable es que termine por abandonar su rutina de ejercicio.

Por lo tanto, el segundo ajuste importante que tiene que hacerle a su actitud es pensar en el ejercicio como algo divertido. Y es más fácil lograr esto si encuentra una actividad que disfrute. Trate de recordar algunas actividades que le encantaban de niña, como bailar, nadar o andar en bicicleta, y pruebe hacerlas de nuevo. Deje de preocuparse si es "buena" para tal o cual actividad y simplemente dése permiso de mover su cuerpo con el ánimo de jugar. De hecho, deje de considerar el ejercicio como una "sesión de ejercicio" y empiece a considerarlo como una "sesión de juego", es decir, como un recreo que libera su cuerpo de los confines de la silla. ¡Y la palabra *recreo* sí es una palabra llena de asociaciones positivas y alegría! Sólo recuerde que su "recreo" diario no es una tarea más que tiene que hacer para poderla tachar de su lista, sino una oportunidad emocionante para mover su cuerpo con un propósito específico, para respirar profundamente y para aliviar el estrés.

### AJUSTE DE ACTITUD Nº 2:
### Salga a recreo y piense que el ejercicio es algo divertido.

## SUSTITUYA LA NEGATIVIDAD POR LA GRATITUD

Una de las razones por las que muchas de nosotras hemos perdido la alegría de movernos tiene que ver con las asociaciones negativas vinculadas con el ejercicio. Puede que una persona que no haya sido especialmente dotada para los deportes aún sienta el dolor de haber sido la última a la que escogían para el equipo o de haber sido puesta en ridículo por ese profesor de deportes infernal. E incluso las personas que sí son particularmente dotadas para los deportes pueden sentir que no son lo suficientemente buenas. Para algunos atletas empedernidos, el ejercicio puede ser un recordatorio de competencias estresantes en las que "sólo" quedaban en segundo o tercer lugar. Y en nuestra cultura en la que lo que importa es ganar, algunas personas han desarrollado la infortunada actitud de que si no ganan el primer lugar, entonces simplemente dejan de participar.

Las actitudes negativas también pueden estar vinculadas con una insatisfacción con nuestro cuerpo y una tendencia a ser autocríticas. Aunque estén saludables, las mujeres que tienen una buena condición física tienden a encontrar fallas en ciertas partes de su cuerpo, a menudo los muslos, el vientre, el trasero y los senos. Debido a que la autocrítica puede acabar con la alegría de moverse, el tercer ajuste importante que debe hacerle a su actitud es sustituir la negatividad por gratitud. Siempre que escuche a su pequeña voz interior diciendo cosas negativas acerca de usted, *deténgase* y respire profundamente. Luego, encuentre algo relativo a esa misma parte o atributo de su cuerpo por lo cual pueda dar las gracias.

Por ejemplo, en vez de pensar, "mis muslos están gordísimos", dé las gracias por tener dos piernas fuertes con las que puede caminar. Su percepción define su realidad. Si usted tiene una actitud crítica que siempre encuentra defectos, nunca estará satisfecha. Entonces, en vez de buscar siempre lo que está mal en cada situación, ajuste su actitud y empiece a buscar lo que está bien. Mantenga la cabeza en alto, sonría y proyecte la actitud de una persona saludable y segura de sí misma. Eso verá la demás gente y así se sentirá usted.

Otra ventaja adicional es que si a usted le gusta su cuerpo, tiene más del doble de probabilidades de adelgazar. Unos investigadores de la Escuela de Medicina de la Universidad de Stanford encontraron que las personas a las que les gusta su cuerpo tienen más del doble de probabilidades de bajar de peso al comenzar un programa para perder peso que las personas que están insatisfechas con su cuerpo.

## AJUSTE DE ACTITUD Nº 3: Sustituya la negatividad por gratitud.

# NO SE VALE DECIR "NO PUEDO"

En una academia de artes marciales o *dojo*, donde mi colega Carol Krucoff se ganó su cinta negra, tenían prohibido decir "no puedo". A los alumnos nuevos que usaban esa frase para decir, por ejemplo, "no puedo moverme tan rápido" o "no puedo hacer ese movimiento", se les decía cortésmente que esa actitud era inaceptable. En su lugar, les pedían que usaran otras palabras para decir lo mismo, eliminando la frase *no puedo*: "me cuesta trabajo moverme así de rápido" o "se me hace difícil hacer ese movimiento".

Aunque la diferencia parezca sutil, en realidad es muy profunda. Todos queremos tener la razón, entonces cuando decimos "no puedo", nos estamos enviando un mensaje poderoso que nos dice que lo que estamos tratando de hacer es imposible. En pocas palabras, si usted dice "no puedo", no podrá.

En contraste, si usted está teniendo problemas o dificultades para hacer algo, eso sí tiene solución. Con el tiempo, la práctica y la paciencia, usted podrá resolver su problema, superar esa dificultad y alcanzar el éxito. Eliminar la frase *no puedo* es un ajuste de actitud poderoso y esencial para lograr el éxito.

Carol aprendió la importancia de eliminar las dudas cuando tuvo que romper bloques de concreto para aprobar su examen como cinta negra en 1997. Carol, que en aquél entonces tenía 43 años de edad, no sólo mide 5 pies con 4 pulgadas (1.60 m) y pesa 115 libras (52 kg), sino que además, fue educada en una generación en la que las damas no tenían permitido sudar, mucho menos hacer puños con las manos. Así que tenía mucho miedo de romperse el tobillo en lugar de romper el bloque de concreto. A pesar de todos los años de entrenamiento y de la seguridad que le transmitía su entrenador, estas dudas y miedos hicieron que en los primeros intentos sólo lograra lastimarse el tobillo en vez de romper el bloque.

No fue sino hasta después de una reflexión profunda en la que se enfrentó a sus miedos y se comprometió con lograr el éxito que pudo patear el bloque de concreto y atravesarlo. Carol rompió cinco bloques de concreto de $1\frac{1}{2}$ pulgadas (3.75 cm) de grosor con cinco tipos de patadas diferentes para ganarse la cinta negra. Y descubrió que la única diferencia entre aplastar su talón contra el bloque y lograr que el talón atravesara el bloque era su actitud: eliminar las dudas y los miedos y hacer un pleno compromiso mental con lograr el éxito.

### AJUSTE DE ACTITUD Nº 4:
### ¡Elimine la frase *no puedo* de su vocabulario y descubrirá que sí puede!

Al igual que Carol, usted puede lograr el éxito cuando ajusta su actitud para enfocarse en el éxito. Y pronto empezará a lucir mejor y a disfrutar los beneficios de un cuerpo más firme, con mejor condición y más saludable. Entonces, mejore su actitud para conseguir beneficios aún mayores que le durarán toda una vida.

# CAPÍTULO 9

# Entrenamiento de fuerza: el arma secreta reafirmante

El entrenamiento de fuerza bien podría ser el tipo de ejercicio más importante que puede hacer para mejorar la forma en que luce, se siente y funciona su cuerpo hoy en día *y* en el futuro. Como mencioné en el Capítulo 1, las mujeres maduras intercambian hasta 1 libra (0.45 kg) de músculo inutilizado por 2 libras (1 kg) de grasa cada año. Esta pérdida muscular hace que disminuya su tasa metabólica, es decir, la capacidad que tiene su cuerpo de quemar calorías, lo que explica por qué es más difícil bajar de peso a conforme que vamos envejeciendo.

El entrenamiento de fuerza ayuda en mayor grado que otros tipos de ejercicio a conservar sus músculos preciosos. Funciona así: con cada sentadilla (cuclilla), *curl* y pres usted reta a sus músculos y crea rasgaduras microscópicas en el tejido. Entonces su cuerpo viene al rescate, llenando las rasgaduras con proteínas y creando tejido muscular nuevo y más fuerte.

## ENORMES BENEFICIOS

Al reemplazar el tejido muscular perdido, usted no sólo quema más calorías —incluso cuando está sentada leyendo o viendo la televisión— sino que también ayuda a prevenir toda una gama de enfermedades que están relacionadas con una baja masa muscular. Estos son solamente algunos de los beneficios que el entrenamiento de fuerza le brindará a su salud, apariencia, condición física, nivel de energía y actitud.

• **Un vientre plano.** El músculo magro le ayuda a quemar la grasa abdominal, la cual provoca enfermedades cardíacas. Cuando unos investigadores de la Universidad de Alabama les pidieron a 26 hombres y mujeres que siguieran un programa de entrenamiento de fuerza de cuerpo entero durante 25 semanas, encontraron que las mujeres perdían una cantidad significativa de grasa abdominal peligrosa.

• **Huesos fuertes.** Las mujeres pueden empezar a perder masa ósea incluso desde mediados de la treintena. Esta pérdida de masa ósea se acelera con la edad, llegando a disminuir hasta en un 20 por ciento durante los 5 a 7 años que siguen a la menopausia. El entrenamiento de fuerza hace que su cuerpo construya hueso. En un estudio de investigación, las mujeres posmenopáusicas incrementaron su densidad ósea al levantar pesas sólo dos veces a la semana durante un año.

• **Menor riesgo de contraer diabetes.** El tejido muscular magro le ayuda a su cuerpo a metabolizar el azúcar de la sangre o glucosa, reduciendo así su riesgo de contraer diabetes.

• **Un corazón saludable.** Unos investigadores de Harvard encontraron que los hombres que hacían entrenamiento de fuerza durante 30 minutos o más a la semana presentaban un riesgo un 23 por ciento menor de contraer enfermedades cardíacas. Los expertos creen que las mujeres también pueden obtener beneficios cardioprotectores importantes.

• **Menos celulitis.** Para eliminar la ultratemida "piel de naranja", lo único que tiene que hacer es reemplazar la grasa abultada por músculo liso. Cuando el renombrado investigador y asesor de *Prevention* Wayne Westcott, Ph.D., les pidió a 16 mujeres de 26 a 66 años de edad que siguieran un programa de entrenamiento de fuerza durante 8 semanas, todas ellas reportaron tener menos celulitis al final del programa. Y el 70 por ciento reportó tener *mucho* menos celulitis.

• **Más energía.** Al tener más músculo, se le hace más fácil realizar las tareas diarias y le queda más energía al final del día, que puede utilizar para hacer cosas divertidas.

• **Protección contra los radicales libres.** Los radicales libres, que son unas moléculas inestables de oxígeno que ocurren en la naturaleza, contribuyen a todo desde las arrugas hasta las enfermedades cardíacas a medida que vayamos envejeciendo. El entrenamiento de fuerza puede brindar protección contra estas moléculas. Cuando unos investigadores realizaron pruebas en 62 personas, las personas que levantaron pesas tres veces a la semana durante 6 meses mostraron menos evidencia de daños por radicales libres. El grupo que no hizo ejercicio presentó un aumento del 13 por ciento en los daños, pero el grupo que sí hizo ejercicio registró incrementos de tan sólo el 2 por ciento.

- **Seguridad en sí misma.** "Las mujeres que levantan pesas hacen crecer su autoestima", dice la fisióloga del ejercicio Katherine Coltrin, copropietaria de Back Bay Fitness, un gimnasio en Costa Mesa, California. Tienen una mejor postura, se sienten más independientes y proyectan seguridad", explica Coltrin.

Si le agradan los beneficios pero tiene miedo de que el entrenamiento de fuerza la haga lucir como hombre, deje de preocuparse. Las mujeres no tienen las hormonas que se necesitan para desarrollar músculos grandes y abultados, dice. "Las únicas mujeres que yo he visto que desarrollan músculos grandes y abultados toman esteroides y levanta pesas 4 horas al día", dice Coltrin. Lo único que hace el entrenamiento de fuerza es devolverle el músculo firme y compacto que tenía cuando era más joven. "Inmediatamente después de levantar pesas, es posible que sus músculos se vean más grandes porque están llenos de sangre —señala la experta—. Pero ese efecto es temporal".

# EQUÍPESE PARA FORTALECERSE

Al igual que existen diversos términos para referirnos a este tipo de ejercicio —como entrenamiento con pesas, entrenamiento de resistencia, levantamiento de pesas, físicoculturismo, levantar hierro—, también existen diversas formas en las que se puede hacer el entrenamiento de fuerza. Estas son las ventajas y las desventajas de los métodos más comunes.

## MANCUERNAS

Estas pesas de mano pueden pesar desde 2 hasta 90 libras (1 hasta 40 kg). El plan de acción reafirmante se enfoca en el uso de mancuernas (pesas de mano), pero muchos de los ejercicios que se incluyen en el programa también se pueden realizar usando otros equipos para el entrenamiento de fuerza.

*Ventajas:* Las mancuernas probablemente sean el equipo más versátil para el entrenamiento de fuerza. Las puede usar para fortalecer cada músculo de su cuerpo. También le ayudan a entrenar los músculos en un rango de movimiento completo.

*Desventajas:* Las manos más pequeñas y a veces más débiles de las mujeres pueden limitar el peso que pueden levantar usando mancuernas. Y para usarlas de manera segura y correcta, las mancuernas requieren de buena coordinación.

## BARRAS CON PESAS

Estas son barras a las que se les pueden ir agregando pesas circulares y planas para ir aumentando la resistencia.

Si nunca antes ha realizado algún tipo de entrenamiento de fuerza, es probable que tenga aunque sea un par de preguntas en mente. Aquí le damos las respuestas a un par de inquietudes comunes.

**P.** ¿Levantar pesas no me hará subir de peso?

**R.** Si ya está en su peso ideal, quizá la pesa (báscula) le empiece a indicar un peso ligeramente mayor cuando empiece a realizar algún tipo de entrenamiento de fuerza. Sin embargo, no tendrá que comprarse pantalones de mezclilla (mahones, *jeans*) de talla más grande, porque si bien el músculo pesa más que la grasa, también es cierto que ocupa menos espacio y luce mejor. Si todavía le quedan unos cuantas kilitos por perder cuando empiece a levantar pesas, los primeros cambios que probablemente notará serán una cintura más delgada y que la ropa le quedará más holgada. Luego, a medida que el músculo nuevo empiece a quemar calorías, esos kilitos de grasa excedentes desaparecerán y usted empezará a bajar de peso.

**P.** ¿Me dolerán los músculos cada vez que levante pesas?

**R.** Olvídese del concepto de que sólo con dolor se logran resultados. Si bien es cierto que sí quedará un poco adolorida cuando empiece a levantar pesas y en cualquier ocasión que aumente el nivel de intensidad de sus sesiones de ejercicio agregando más peso o más series a su rutina, nunca debe terminar sintiendo un dolor debilitante, advierte Vincent Pérez, P.T., director de terapia deportiva del Centro de Medicina del Deporte en el Hospital Columbia-Presbiteriano del Este en la ciudad de Nueva York. "Impulsarse a hacer demasiado muy pronto es un error común —dice—. Así se lastima o permanece adolorida durante muchos días y luego ya nunca querrá volver a levantar pesas otra vez. Las primeras veces que levante pesas, use pesas que no le cueste trabajo levantar, para que su cuerpo tenga la oportunidad de acostumbrarse".

**Ventajas:** El peso está uniformemente distribuido, haciendo que sea más fácil hacer sentadillas (cuclillas) y otros ejercicios para la parte inferior del cuerpo. Debido a que usa ambas manos para levantarlas, las barras con pesas son más fáciles de usar que las mancuernas para hacer movimientos con mucho peso.

**Desventajas:** Las barras con pesas ocupan más espacio y son menos prácticas para guardar que las mancuernas. También ejercen más tensión en las muñecas y los codos que las mancuernas porque estas articulaciones se traban en una posición. Además, pueden ser incómodas para las principiantes.

## PESAS DE TOBILLO

Las pesas de tobillo son bandas con pesas que se colocan alrededor de los tobillos. Muchas pueden ajustarse para hacerlas menos o más pesadas dentro de un rango de 1 a 10 libras (0.45 a 4.5 kg).

**Ventajas:** Las pesas de tobillo son fáciles de usar. Son buenas para tonificar los músculos de la parte inferior del cuerpo.

**Desventajas:** Son pocos los usos que se les pueden dar a las pesas de tobillo. Si se usan incorrectamente, pueden causar lesiones en las articulaciones de las rodillas y la cadera.

## BANDAS Y LIGAS DE RESISTENCIA

Las bandas y ligas de goma (hule), algunas de las cuales incluso vienen con agarraderas, proporcionan resistencia al estirarlas.

**Ventajas:** Son portátiles. Las bandas y ligas son maravillosas para los ejercicios tonificadores como las elevaciones de pierna. Y también son buenas para las principiantes.

**Desventajas:** Las bandas y las ligas no hacen que los músculos trabajen tan arduamente como cuando se usan pesas libres (barras con pesas y mancuernas). Debido a que no proporcionan una tensión constante, pueden hacer que sea más difícil hacer los ejercicios de la forma correcta todo el tiempo.

## APARATOS

Los aparatos para hacer ejercicio están hechos de pesas apiladas y cables, como los aparatos *Nautilus*. A menudo se pueden encontrar en los gimnasios. Algunos aparatos, como los *Universal Systems*, se pueden usar para hacer una gran variedad de ejercicios, desde *curls* de bíceps hasta elevaciones de pierna, mientras que otros se utilizan para hacer ejercicios específicos, por ejemplo, un aparato para hacer el vuelo (cristo) de pecho y otro para hacer el pres de pecho.

**Ventajas:** Estos aparatos permiten que se logre un buen desarrollo muscular, especialmente en principiantes. Los aparatos soportan el peso de su cuerpo al mismo tiempo que aíslan el músculo específico que se está ejercitando.

**Desventajas:** Los aparatos son estorbosos y caros. Limitan el rango de movimiento al hacer ejercicio, lo cual puede resultar incómodo o doloroso. Y no son lo ideal para el desarrollo equilibrado del cuerpo entero.

## PELOTAS MEDICINALES

Estas pelotas con peso pesan de 1 a 30 libras (0.45 a 13 kg).

**Ventajas:** Las pelotas medicinales hacen que sus sesiones de ejercicio sean divertidas. Las puede usar para entrenarse para realizar actividades cotidianas, como cargar a sus hijos o levantar su equipaje (maletas). Son excelentes para desarrollar los grupos musculares básicos (abdominales, músculos de la espalda y músculos de la cadera).

**Desventajas:** Para usarlas correctamente, es necesario que cuente con un buen instructor. Necesitará un juego completo de pelotas para poder hacer una sesión de ejercicio de cuerpo entero.

## PELOTAS DE ESTABILIDAD

Estas grandes pelotas infladas de goma (hule) generalmente se usan para fortalecer los músculos que dan estabilidad, especialmente los músculos abdominales y los de la espalda. Para conocer los ejercicios reafirmantes avanzados que se hacen con una pelota de estabilidad, vea la página 433.

**Ventajas:** Las pelotas de estabilidad son excelentes para desarrollar los músculos básicos y para mejorar el equilibrio y la coordinación.

**Desventajas:** Puede ser un poco difícil acostumbrarse a usar estas pelotas. Tampoco son fáciles de guardar. Y aunque tenga una pelota de estabilidad, todavía necesitará pesas para desarrollar sus músculos.

## ENTRENAMIENTO SIN EQUIPO

Puede hacer los ejercicios de entrenamiento de fuerza sin equipo usando el propio peso de cuerpo para crear resistencia, como lo hace en las planchas (lagartijas). Esta es la base del Acondicionamiento Fundamental que se incluye en el plan de acción reafirmante.

*Ventajas:* Este método es barato y siempre está disponible. Estas técnicas son maravillosas para tonificar la parte superior del cuerpo.

*Desventajas:* Estas técnicas pueden ser muy difíciles para las principiantes. Es difícil lograr la intensidad necesaria al ejercitar los músculos de la parte inferior del cuerpo con estas técnicas.

Si quiere montar su propio gimnasio en casa, puede conseguirse todos o casi ninguno de los equipos anteriores, exceptuando, por supuesto, los más esenciales. Con tres pares de mancuernas, usted puede hacer todos los ejercicios que necesitará hacer. Si quiere recomendaciones de pesas, vea la página 21.

# CURSO BÁSICO DE ENTRENAMIENTO DE FUERZA

Levante la pesa. Baje la pesa. Repita. Esa es la esencia del entrenamiento de fuerza. Pero, por supuesto, tampoco es así de simple. El resultado de sus esfuerzos se ve afectado por diversos factores, incluyendo cuánto peso levanta, la rapidez o lentitud con la que levanta las pesas, el número de series y repeticiones que haga e incluso el orden en el que haga los ejercicios. A continuación le damos un curso básico de lo que necesitará saber para poder.

## APRÉNDASE EL ARGOT

Si alguna vez ha asistido a una clase en un gimnasio, probablemente ha escuchado cuando menos algunas de estas frases, pero quizá no entienda plenamente lo que significan. Empecemos con un breve repaso. La próxima vez que vaya al gimnasio a levantar pesas, ¡se sentirá como toda una profesional!

**Repeticiones y series.** Usted hace una repetición cada vez que levanta y baja una pesa. Generalmente, se hacen más repeticiones (de 12 a 14) en las sesiones de ejercicio que se hacen con pesas ligeras y menos repeticiones (de 4 a 6) en las sesiones de ejercicios en las que se usan pesas más pesadas. Una serie es un conjunto de repeticiones. Generalmente se hacen tres series de un ejercicio.

**Sesión de ejercicio en circuito o lineal.** Usted puede realizar una rutina de entrenamiento de fuerza de diversas formas. La forma más común es la lineal, es decir, en la que completa todas las series y repeticiones de un ejercicio antes de pasar al ejercicio siguiente. O bien, puede completarlas en circuito, es decir, completando una serie de un ejercicio y luego pasando inmediatamente al ejercicio siguiente, repitiendo el circuito hasta que haya completado el número deseado de series para cada ejercicio. Este es el formato que se utiliza en el plan de acción reafirmante, porque tiene la ventaja de permitirle hacer series múltiples en la menor cantidad de tiempo posible.

**Levantamiento con pesas ligeras, medianas o pesadas.** La cantidad de peso que levante dependerá de la fuerza que tenga el músculo que esté ejercitando, así como del resultado deseado. Como regla general, el peso que levante deberá ser lo suficientemente pesado como para que se le dificulte hacer la última repetición de una serie. Para desarrollar tejido muscular magro es fundamental que use una pesa lo suficientemente pesada. En general, tendrá que usar pesas más pesadas para ejercitar los músculos más grandes, como los del pecho, la parte superior de la espalda y las piernas, pesas más ligeras para los músculos pequeños, como los de los hombros, y pesas medianas para los músculos medianos, como los de los brazos.

**Velocidad.** Es importante levantar pesas de manera controlada para que sean sus músculos, y no la inercia, los que realicen el esfuerzo. Para lograr los mejores resultados, la mayoría de los expertos recomiendan levantar pesas contando hasta dos o tres, luego hacer una pausa y después bajar las pesas contando hasta tres o cuatro. Para incrementar su tono muscular y ponerse más fuerte, puede aumentar la intensidad de cualquier ejercicio haciendo las repeticiones con mayor lentitud. Una ventaja: no tendrá que levantar pesas más pesadas. La desventaja: le llevará más tiempo hacer la rutina completa.

**Reposo y recuperación.** El reposo es la cantidad de tiempo que descansa entre una serie y otra. La recuperación es la cantidad de tiempo que deja pasar entre cada sesión de entrenamiento de fuerza. En general, deberá reposar durante 30 segundos a un minuto antes de comenzar la segunda serie de un ejercicio (en un circuito, no necesita reposar entre cada ejercicio). Deje que pase 1 día de recuperación entre cada una de sus sesiones de entrenamiento de fuerza para que sus músculos tengan tiempo de repararse y reconstruirse.

**Respiración.** Aunque es tentador dejar de respirar mientras levanta una pesa, podrá levantarla mejor si respira mientras las esté levantando. Para lograr los mejores resultados, exhale mientras esté haciendo la parte ejercitante del movimiento e inhale mientras esté regresando a la posición inicial.

**Calentamiento y enfriamiento.** Para evitar lesionarse, es necesario que siempre caliente sus músculos antes de levantar pesas. Durante 10 minutos, haga ejercicio en una bicicleta estacionaria, ejercicios ligeros de calistenia o cualquier otra actividad que eleve su temperatura corporal. Siempre estire sus músculos después de haber terminado de hacer ejercicio para enfriarse.

## FIRME HASTA EL HUESO

El último grito de la moda en el entrenamiento de fuerza es el Acondicionamiento Fundamental, el cual consiste en ejercicios que fortalecen y reafirman los músculos "fundamentales", los de la parte central del cuerpo, especialmente los músculos abdominales, los músculos oblicuos (los que corren a los lados del torso), los músculos de la espalda y los músculos de la cadera.

"Toda la fuerza viene de esta parte central —y fundamental— del cuerpo", dice Troy Weaver, director ejecutivo de la YMCA (Young Men's Christian Association, una cadena de gimnasios públicos ubicados en todos los EE. UU.) del Centro de Maryland in Baltimore. El Acondicionamiento Fundamental es importante para estabilizar su espalda mientras hace ejercicio, así como para realizar actividades cotidianas, como cargar las bolsas del supermercado y palear la nieve, dice. "Es crucial para evitar problemas en la baja espalda".

La técnica Pilates es una de las formas más

populares de Acondicionamiento Fundamental que existe en la actualidad. El Acondicionamiento Fundamental que se incluye en el plan de acción reafirmante incorpora algunos elementos de Pilates, yoga y calistenia tradicional. Pero este tipo de rutina no sustituye al entrenamiento con pesas tradicional, ya que en general no hace crecer los músculos y los huesos. Por lo tanto, para lograr los mejores resultados, el plan de acción reafirmante integra el Acondicionamiento Fundamental con las rutinas de entrenamiento de fuerza mediante la realización de este y los ejercicios de levantamiento de pesas en días alternados. Usted encontrará los detalles del programa de 3 semanas a partir del Capítulo 3 que empieza en la página 27. Si necesita encontrar equipos, vea "Productos" en la sección de "Recursos reafirmantes" en la página 439.

Apuesto a que ya se está sintiendo más fuerte sólo por leer acerca del levantamiento de pesas. ¡Excelente! Ahora es momento de echarse a andar, o mejor dicho, de echarse a caminar. Si realmente se ha hecho el firme propósito de reafirmar su cuerpo, es necesario que sepa que *sí* existe la forma correcta de caminar. En el siguiente capítulo, aprenderá a caminar correctamente, a elegir el equipo que necesita y a sacarle el mayor provecho a cada una de sus caminatas.

# CAPÍTULO 10

# Camine para hacer desaparecer las libras

Salir a caminar tranquilamente es mejor que quedarse sentada enfrente del televisor. Pero si de verdad quiere adelgazar, tonificar su cuerpo y elevar su nivel de energía, necesita caminar de una manera específica. Al agregar un poco de técnica, velocidad y distancia, usted obtendrá resultados con mayor rapidez. En este capítulo, le hablaremos de los elementos básicos que necesitará aplicar para que logre adelgazar al caminar.

Todo empieza con el equipo correcto, que en este caso, se refiere a tenis y calcetines (medias). Luego, tendrá que aprender la forma correcta de caminar. (Y lo más probable es que *no* sea la forma en que camina actualmente). Una vez que haya corregido la forma en que camina, descubrirá las mejores maneras de caminar para quemar calorías y tonificar sus músculos al máximo. Y de nuevo, prepárese para recibir unas cuantas sorpresas. Cuando ya logre sentir esa sensación de ardor en los músculos, le enseñaré cómo evitar los cinco problemas más comunes a los que se enfrentan las personas que caminan, cómo mantenerse fresca en tiempos de calor y caliente en tiempos de frío y cómo salir a caminar con seguridad después de que haya oscurecido. Por último, le presentaré a su nueva mejor amiga —la estera mecánica (caminadora, *treadmill*)— y le diré cómo asegurarse de que la estera mecánica que vaya a usar sea buena para su cuerpo.

## FUERA DE CASA

Una de las mejores cosas de caminar es que no necesita invertir grandes cantidades de dinero en equipo, aunque sí una cosa (bueno, en realidad, dos) muy importante que necesitará comprar: un buen par de tenis para caminar. Sus tenis serán sus mejores compañeros de caminata, al menos durante 6 meses a un año. Por lo tanto, es importante que los escoja con mucho cuidado.

### QUE LE QUEDEN BIEN

Hay un tenis para cada persona, o mejor dicho, para cada pie. Sólo necesita saber unas cuantas cosas para asegurarse de comprar unos que le queden bien. Los tenis que le ofrecen el mejor soporte a su tipo particular de pie se sentirán más cómodos y le durarán más, porque tanto

sus pies como los propios tenis estarán bajo menos tensión. Usted puede averiguar cuál es su tipo de pie haciendo la prueba de agua. Así es cómo se hace.

Sumerja sus pies descalzos en una palangana con agua. Luego, recargando todo el peso de su cuerpo sobre los pies, pise sobre concreto, madera o un pedazo de papel Kraft, es decir, sobre cualquier lugar que deje huellas. Repita esto hasta que logre dejar un patrón claro y nítido de su pie. Luego, compare sus huellas con las ilustraciones siguientes. (Si su pie es entre neutro y flexible, use la huella neutra de guía. Si cae entre neutro y rígido, elija la huella rígida. Si sus dos huellas presentan patrones distintos, procure conseguir tenis que le queden bien al pie más flexible).

### Huella neutra

Si su huella es neutra, verá una tira de humedad de alrededor de 1 pulgada (2.5 cm) más o menos a la mitad del pie (el área del arco).

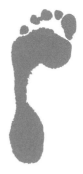

*Cómo pisa:* Su pie está bien equilibrado y tiene una movilidad normal. (Rueda sobre el piso, o se prona, casi perfectamente). El pie se alarga y expande más o menos media talla de zapato cuando está de pie. Su pie absorbe bien el impacto y tiene buena estabilidad.

*Cómo escoger tenis:* Es muy fácil escoger tenis para su tipo de pie, ya que puede usar tenis suaves o tenis con soporte sin problemas.

### Huella rígida

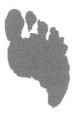

Si su huella es rígida, su arco es tan alto que no verá una impresión en el área media del pie.

*Cómo pisa:* Su pie rueda muy poco hacia adentro mientras camina (no se prona la suficiente) y tiende a estar rígido, razón por la cual no absorbe muy bien los impactos. (La flexibilidad permite que su pie se ponga flojito para absorber el impacto al pisar).

*Cómo escoger tenis:* Necesita tenis suaves que estén bien acojinados. Elija unos tenis que tengan suficiente espacio en la parte superior para que quepa bien su arco y empeine elevados. Si tiene tendones de Aquiles tensos, también es recomendable buscar unos tenis que tengan un más alto. Su pie tenderá a curvearse, entonces busque tenis que hagan lo mismo.

### Huella flexible

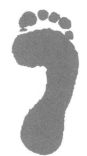

Si su huella es flexible, su pie dejará una impresión casi completa en la que el área del arco entrará casi completamente en contacto con el papel.

*Cómo pisa:* Su pie rueda demasiado (se prona demasiado) cuando camina. Debido a que su pie tiene mucha movilidad, absorbe bien el impacto, pero también es inestable, es decir, cambia de tamaño una talla completa cuando está de pie. Sus pies son planos, con un empeine bajo.

*Cómo escoger tenis:* Necesita tenis con una parte interna de "bajo volumen" y menor altura de las agujetas a la suela. No necesita que estén muy acojinados, pero sí necesita un buen soporte en el arco. Asimismo, los tenis de más bajos le ayudarán a mantener los pies más estables mientras camina.

## Cuidado con los calcetines

LOS CALCETINES SON el segundo artículo para caminar más importante. Un par de calcetines (medias) espantoso puede hacer que un gran par de tenis sea de lo más incómodo. Muchas tiendas venden una gama abrumadora de calcetines de todas marcas, colores, tallas y estilos. Algunos son gruesos; otros son delgados. Algunos le dan soporte al arco; otros acojinan los juanetes. Muchos fabricantes de tenis venden calcetines de la misma marca que sus tenis.

Como regla general, los mejores calcetines son los que están hechos de telas sintéticas. Está bien si tienen un poco de algodón, pero los calcetines que son 100 por ciento de algodón se humedecen, pierden su forma y su suavidad y se desgastan más rápido. Pruebe una variedad de marcas y estilos hasta que encuentre una que realmente le agrade. Luego, cómprese varios de la misma marca y estilo para que siempre tenga un par limpio esperándola en su cajón.

## LISTA DE COSAS POR VERIFICAR

Ahora que conoce su tipo de pie, es hora de ir de compras. Siga estos lineamientos para que le ayuden a elegir los tenis perfectos para sus pies.

- Vaya de compras al final del día, cuando los pies están más grandes.

- Vaya a una tienda que venda una gran variedad de marcas y estilos, ya que es más probable que en una de estas tiendas encuentre los tenis adecuados para usted.

- Dígale al vendedor cuál es su tipo de pie, así como la frecuencia con la que caminará (o correrá) y la distancia que planea recorrer.

- Llévese sus calcetines para caminar. Algunos tipos de calcetines (medias) son muy gruesos, así que es posible que tenga que elegir un tenis que sea media talla más grande que la talla que normalmente usa para que le quepan los pies con todo y calcetines.

- Si es posible, pida que le midan los pies. A medida que una persona envejece, los pies tienden a aplanarse, lo cual puede alterar la talla de tenis que debe usar.

- Cuando se esté probando tenis, asegúrese de que quede bastante espacio en la punta (cuando menos del ancho de un dedo) desde el punto adonde llega su dedo más largo (generalmente el dedo gordo). Mida este espacio mientras esté parada de pie y no sentada. Lo ideal es que le pida a alguien que lo mida por usted. Los tenis que quedan chicos pueden causar todo tipo de problemas.

- Use un buen rato los tenis que se esté probando. Camine un poco por la tienda. Si está en un centro comercial, quizá pueda preguntarles si

## P&R TENIS PARA CAMINAR EN COMPARACIÓN CON TENIS PARA CORRER

**P.** ¿Puedo usar tenis para correr cuando salgo a caminar?

**R.** Si tiene planeado correr o trotar durante su caminata, entonces definitivamente será mejor que use tenis para correr. Sus pies requieren más acojinado y estabilidad para correr que para caminar y los tenis para correr están específicamente diseñados para esto.

Esto no significa que no pueda usar tenis para correr si sólo va a salir a caminar. Lo que importa es que le queden bien. En general, existen más tenis para correr que para caminar, por lo que tendrá más marcas y estilos para elegir. La desventaja es que los tenis para correr tienden a tener suelas más gruesas que los tenis para caminar. La harán lucir más alta, pero también harán que sea más propensa a tropezarse, de modo que tenga cuidado.

Los tenis para caminar están específicamente diseñados para ayudarla a impulsarse a través del movimiento de talón a punta que corresponde a la técnica correcta para caminar. Mientras que las personas que corren caen con el pie plano sobre el piso, las personas que caminan caen sobre sus talones. Por lo tanto, los tacones de tenis para caminar a menudo están biselados para brindar una mayor estabilidad. Y esa estabilidad es igualmente importante cuando rueda el pie hacia adelante y se empuja del piso con la punta. Pero si no puede encontrar un par de tenis para caminar que le quede bien, pruebe unos tenis para correr.

puede salir a caminar un poco por el corredor central. Tiene que sentirse muy cómoda usando los tenis; nunca compre un par de tenis que vaya a tener que usar para que se "amolden" a sus pies. Además, un vendedor capacitado deberá poder verla caminar y determinar si los tenis le están dando suficiente soporte.

## CAMINE ASÍ

Para convertir sus paseos cotidianos en caminatas adelgazantes, necesita aprender la forma correcta de caminar.

"Cuando las personas empiezan a caminar para bajar de peso, a menudo se esfuerzan demasiado, dando pasos exageradamente grandes para aumentar la velocidad", dice la ex editora de artículos sobre caminar de *Prevention*, Maggie Spilner. "Eso es un error. Rebotan demasiado y someten a sus articulaciones a demasiada presión, lo que en realidad hace que vayan más despacio. Entre más estire la pierna, más actúa como freno. Los pasos cortos y rápidos, rodando el pie de talón a punta, son más seguros y le permiten caminar más aprisa", explica Spilner.

Usted puede determinar la longitud adecuada de sus pasos haciendo este ejercicio: párese con los pies paralelos y separados a la distancia que normalmente los separa al caminar (que más o menos equivale al ancho de la cadera). Equilíbrese sobre un pie y eleve la rodilla opuesta directamente hacia arriba hasta que llegue al nivel de la cintura. Luego, plante el talón de la pierna elevada bajándolo hacia el piso en línea recta. Con eso ya determinó el largo de su zancada.

Cuando esté caminado, ruede el pie de talón a punta, haciendo presión sobre la línea central del pie y luego impúlsese del piso con los dedos de los pies. Esta técnica incorpora automáticamente las caderas y el trasero, generando un zancada potente que le dará forma a toda la pierna, reafirmará el trasero y adelgazará la cintura.

Para que esta técnica se le convierta en hábito, pruebe los ejercicios de calentamiento en las páginas 384 y 385 de Suki Munsell, Ph.D., un terapeuta de movimiento y creador del programa *Dynamic Walking* (Caminatas dinámicas), el cual fue diseñado para maximizar los beneficios de caminar y al mismo tiempo minimizar el dolor y las lesiones. Esto se logra al restaurar la postura natural y equilibrada de su cuerpo. (Para obtener más información acerca del sistema vaya a www.dynamicwalking.com).

## QUEME MÁS CALORÍAS

Cualquier programa de caminatas le brindará beneficios fabulosos. Pero si quiere lograr mejores

### CONSEJO CONCISO

Usar un sombrero, una visera o un par de lentes para el sol puede hacer que mejore su postura. Cuando el sol brilla intensamente, muchas personas inclinan la cabeza hacia adelante para que no les entre la luz a los ojos y esto hace que se tense el cuello y la parte superior de la espalda. Sin embargo, es importante que mantenga la barbilla levantada cuando use un sombrero, una visera o lentes para el sol.

# La postura perfecta para caminar

PARA VERIFICAR QUE esté caminando de la forma correcta, pídale a una amiga que la observe mientras camina o coloque su estera mecánica (caminadora, *treadmill*) enfrente de un espejo. Estos son los puntos claves para mantener una buena postura mientras camina.

- **Enderécese:** Imagine que un hilo le sale de la parte superior de la cabeza y que alguien lo está jalando hacia arriba.

- **Cabeza:** Mantenga la barbilla y los oídos alineados con los hombros.

- **Ojos:** Enfoque la mirada a una distancia de 6 pies (1.80 metros) hacia el frente.

- **Hombros:** Manténgalos relajados y abajo.

- **Pecho:** Imagine que tiene un faro de luz en su esternón y luego haga que el faro ilumine hacia el frente y no hacia el piso.

- **Brazos:** Reláaejelos y deje que se columpien desde los hombros. Colúmpielos hacia atrás y hacia adelante, en vez de cruzarlos por enfrente del cuerpo como si fueran "alitas de pollo".

- **Codos:** Dóblelos a un ángulo de 85 a 90 grados.

- **Manos:** Manténgalas un poco curvadas. Mientras columpia los brazos, las manos deben dibujar una línea hacia adelante en vez de cruzar el cuerpo mientras camina.

- **Abdominales:** Manténgalos firmes mientras camina.

- **Espalda:** Enderécela; no la arquee.

- **Pelvis:** Métala un poco al empujar el ombligo hacia la columna.

- **Caderas:** Colúmpielas.

- **Rodillas:** Manténgalas suaves y apuntando hacia el frente.

- **Pies:** Apunte los dedos de los pies hacia el frente, de modo que los pies siempre estén paralelos entre sí.

- **Pie delantero:** Primero plante el talón; no deje que el pie caiga hacia afuera o hacia adentro.

- **Pie trasero:** Ruédelo hacia adelante, haciendo presión a lo largo del centro del pie; impúlsese del piso con los dedos del pie como se muestra en la foto.

---

resultados, adquirir una mayor resistencia, lograr músculos más firmes y quemar más calorías, apresure el paso. Si verdaderamente hace un esfuerzo por caminar más aprisa, puede llegar a quemar más calorías al caminar que al correr. . . pero sólo si de verdad quiere lograrlo.

Al caminar a una velocidad de 5 millas/8 km por hora (1 milla/1.6 km en 12 minutos) o más, usted puede quemar más calorías y mejorar su condición física más rápido que si corriera a la misma velocidad. De hecho, cada minuto menos que tarde en recorrer la misma distancia será útil. Con tan sólo acelerar el paso de una velocidad moderada de 3½ millas/6 km por hora (1 milla/1.6 km en 17 minutos) a una velocidad apresurada de 4½ millas/7 km por hora (1 milla/1.6 km en 13½ minutos), puede perder hasta 10 libras (5 kg) más en un año. Y si lograra aumentar su velocidad de 3 millas/5 km por hora (1 milla/1.6 km en 20 minutos) a 4 millas/6 km por hora (1 milla/1.6 km en 15 minutos), esto le ayudaría a perder 7 libras (3 kg) más. (Estos cálculos se basan en una persona que pesa 150 libras/67 kg y que camina durante una hora, cuatro veces a la semana.)

La manera más fácil de medir su velocidad sin usar un podómetro —sin tener que subirse a su carro para medir el millaje— es contando el número de pasos que da por minuto.

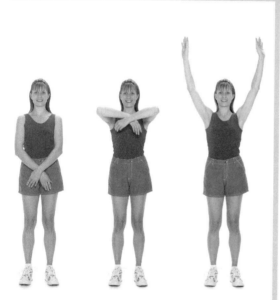

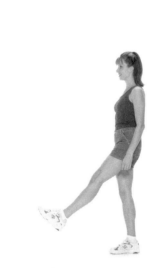

**Quitarse la camiseta** (alarga la columna para evitar el encorvamiento): cruce los brazos al nivel de las muñecas, colocándolas enfrente de su cintura. Ahora eleve los brazos como si se quisiera sacar una camiseta. Estire todo su cuerpo a medida que vaya estirando los brazos hacia arriba. Luego baje los brazos, dejando que los hombros caigan en su lugar. Repite este ejercicio frecuentemente durante sus caminatas para que le ayude a mantener una buena postura.

**Péndulo** (mantiene las caderas elevadas para que sus zancadas sean uniformes): apoyando una mano sobre algo para mantener el equilibrio, párese sobre la pierna derecha y columpie la pierna izquierda hacia adelante y hacia atrás de 8 a 10 veces sin rozar el piso. Repita lo mismo con la otra pierna.

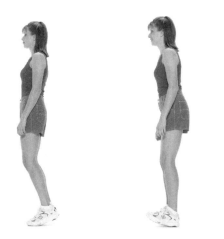

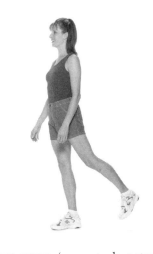

**Rodamiento de talón a punta** (vuelve a alinear sus pies y rodillas): párese con los pies paralelos y separados a una distancia que equivalga al ancho de un zapato. Con las rodillas ligeramente dobladas, ruede el pie del talón a la punta de 8 a 10 veces, meciéndolo hacia adelante y hacia atrás a lo largo de la línea central de los pies.

**Patear arena** (aumenta la potencia con la cual se puede impulsar del piso): póngase de pie, enderece la espalda y, raspando el piso, lleve un pie hacia atrás, como hacen los perros para cavar hoyos en la tierra. Use toda la pierna, desde la cadera hasta los dedos de los pies. No se incline mucho hacia adelante. Repita lo mismo seis veces con cada pierna.

- Una velocidad de alrededor de 95 pasos por minuto equivale 30 minutos por milla (1.6 km) o 2 millas (3 km) por hora. Esta es la velocidad a la que generalmente camina cuando sale a pasear tranquilamente. Quemará aproximadamente 3 calorías por minuto.

- Una velocidad de alrededor de 115 pasos por minuto equivale a 20 minutos por milla (1.6 km) o 3 millas (5 km) por hora. Esta es una velocidad cómoda para la mayoría de las personas. Quemará aproximadamente 4 calorías por minuto.

- Una velocidad de alrededor de 135 pasos por minuto equivale a 15 minutos por milla (1.6 km)

o 4 millas (6 km) por hora. Esto ya se considera un paso apresurado y le deberá representar un reto caminar a esta velocidad. Podrá notar que empezará a respirar más rápido, pero todavía podrá mantener una conversación sencilla mientras camina. Quemará aproximadamente 6 calorías por minuto.

- Una velocidad de alrededor de 155 pasos por minuto equivale a 12 minutos por milla (1.6 km) o 5 millas (8 km) por hora. Aquí ya estará yendo muy rápido. Empezará a respirar más fuerte y con respecto a conversar, lo único que podrá hacer es dar respuestas de una o dos palabras. A esta velocidad, la acción de caminar se empieza a tornar ineficiente desde un punto de vista biomecánico, ya que sería más fácil para su cuerpo empezar a correr que seguir caminando y por esta razón, su cuerpo quema más calorías que si se pusiera a correr. Quemará aproximadamente 8 calorías por minuto.

Si presta atención a sus pasos, después de un tiempo podrá calcular su velocidad con bastante exactitud sin tener que molestarse en contar.

## CONSEJOS PARA QUEMAR MÁS CALORÍAS

Una de las maneras más fáciles de aumentar la velocidad es haciéndolo durante intervalos breves. Camine a su paso normal y luego acelere su paso durante 15, 30 ó 60 segundos a la vez. O camine más aprisa de un poste de luz al siguiente, luego disminuya la velocidad y repita cuando esté lista. Dé pasos más cortos, no más

---

## P&R PESAS DE MANO

**P.** ¿Puedo aumentar el número de calorías que quemo al caminar si cargo mancuernas (pesas de mano)?

**R.** Sí, pero el riesgo de lesionarse es mayor que las pocas calorías adicionales que quemará. Columpiar los brazos con peso adicional puede causar lesiones en las muñecas, codos u hombros, como la bursitis. Parte del problema es que cuando se cansa, no puede dejar de cargarlas. Por lo tanto, es mejor que guarde las pesas de mano para cuando realice sesiones de entrenamiento de fuerza en casa o en el gimnasio.

---

largos. Doble los brazos a un ángulo de 90 grados y colúmpielos hacia adelante y hacia atrás. Enfóquese en impulsarse del piso con más fuerza usando los dedos del pie que esté atrás. En sus marcas. . . listas. . . ¡fuera!

También puede aumentar la intensidad de sus caminatas si procura caminar por terrenos inclinados (como colinas) o si sube por unas escaleras. En términos de calorías, el número de calorías que quema al caminar cuesta arriba o al subir escaleras durante 15 minutos es igual al número de calorías que quema al caminar moderadamente rápido durante 30 minutos. Hacer esto es una manera excelente de tonificar sus piernas y su trasero y también es la alternativa ideal para cuando no tenga mucho tiempo.

Al subir y bajar por un terreno inclinado o por unas escaleras, quema aproximadamente 7 calorías por minuto (este cálculo se refiere a una persona que pesa 150 libras/67 kg). Sí sólo sube (en el caso de las escaleras, puede subir por las escaleras de un edificio alto y luego bajar por el elevador y en el caso de un terreno inclinado, puede usar una estera mecánica/caminadora, *treadmill* inclinada), el número de calorías que quema aumenta a 10 calorías por minuto. Una precaución: llévesela con calma en las bajadas. Bajar por escaleras o por terrenos inclinados puede ser duro para sus rodillas, entonces vaya lento, o mejor aún, sáltese la bajada. Debido a que estas son actividades de intensidad elevada, empiece poco a poco, agregando sólo intervalos breves de mayor intensidad.

## ARTEFACTOS ASOMBROSOS

Usted puede sacarle mayor provecho a sus caminatas si también pone a su tronco a trabajar. Los siguientes son dos artefactos que le pueden ayudar a quemar más calorías sin tener que caminar más aprisa.

**PowerBelt.** Este dispositivo portátil se ajusta a la cintura como si fuera un cinturón. Tiene dos agarraderas que debe sostener mientras camina, columpiando sus brazos hacia atrás y hacia adelante. Las agarraderas están amarradas a una cuerdas que se enrollan en unas poleas para crear resistencia cuando las jala. Esto no sólo hace que aumente su ritmo cardíaco, sino que también tonifica los músculos de los hombros, los brazos y la espalda.

A diferencia de las mancuernas, el *PowerBelt* no somete a sus articulaciones a una tensión innecesaria. Si se le cansan los brazos, simplemente suelte las agarraderas y solitas se regresan a su lugar en el cinturón. Una vez que sus brazos hayan descansado un poco, sólo coja las agarraderas y empiece a columpiarlos de nuevo.

Los *PowerBelts* se venden en The Walker's Warehouse. (Para ordenar uno, vea The Walker's Warehouse en la página 440 de la sección de "Recursos reafirmantes").

**Palos para caminar.** Estos palos son similares a los palos que se usan para esquiar en nieve, pero tienen unas puntas grandes de goma (hule) en el extremo inferior de los mismos. Al plantar los palos en el piso y recargar su peso sobre los palos, ejercitará los músculos del pecho, la espalda, el abdomen y los brazos cientos de veces por milla.

Si sufre de dolor en las rodillas o caderas, los palos para caminar pueden aliviar el dolor porque aligeran el impacto que absorben sus articulaciones al transferir la fuerza de las piernas a los palos. Por ejemplo, una mujer común que camina a una velocidad de 3 millas (5 km) por hora puede estar sometida a una fuerza de 190 libras (85 kg) (o de 1 a 1½ veces su peso corporal) cada vez que su pie golpea contra el piso. ¡Eso puede llegar a sumar hasta 425,856 libras (190,783.4 kg) de fuerza por cada milla (1.6 km)! Los palos para caminar pueden disminuir ese impacto hasta en un 5 por ciento, lo que se traduce en un ahorro de 6 toneladas (5 toneladas métricas) por milla.

Estos palos se pueden conseguir en las tiendas de artículos deportivos o en The Walker's Warehouse, cuya información de contacto se encuentra en la página 440 de la sección de "Recursos reafirmantes".

# EVITE CINCO PROBLEMAS COMUNES

Aunque caminar es un deporte de bajo impacto, sí pueden llegar a ocurrir lesiones y molestias. A continuación mencionamos cinco de las más comunes y lo que usted puede hacer para evitarlas.

### MANOS HINCHADAS

Es normal que se le hinchen las manos. Cuando columpia los brazos, la sangre se va a los dedos. Esto no es dañino, pero puede llegar a ser incómodo, especialmente si acostumbra usar anillos. Es una buena idea quitarse los anillos antes de salir a caminar.

Si la hinchazón le molesta, trate de hacer puños con sus manos de vez en cuando mientras esté caminando. Esto ayuda a que la sangre se salga de los dedos. También puede minimizar la hinchazón si mantiene los codos doblados mientras columpia los brazos. Si esto no es suficiente, pruebe hacer lo siguiente: mientras esté caminando, estire el brazo izquierdo hacia el cielo durante unos cuantos segundos y al mismo tiempo pegue el codo derecho al costado y toque el hombro derecho con los dedos de la mano derecha. Cambie de lado y repita, estirando el brazo derecho y doblando el brazo izquierdo. Repita esto de 5 a 10 veces con cada brazo según sea necesario.

## PUNZADO EN EL COSTADO

Este dolor repentino y punzante que da en un costado se debe a un espasmo del diafragma, que es el músculo que separa el pecho del abdomen. Este espasmo se produce porque no le llega suficiente oxígeno debido a que los pulmones expandidos y el abdomen contraído están bloqueando el flujo normal de la sangre. Esto suena grave, pero en realidad no lo es.

Al primer indicio de un punzado en el costado, deje de caminar. Con tres dedos, dése un masaje en el área donde el dolor sea más intenso hasta que sienta alivio. No aguante la respiración. A medida que su respiración vaya bajando hasta llegar a su frecuencia normal, el dolor deberá ir desapareciendo. Entonces puede volver a empezar a caminar. Al igual que cualquier músculo, su diafragma entra en espasmo cuando no se calienta adecuadamente. Por lo tanto, recuerde empezar despacio. (Para obtener más consejos, vea la página 210).

## SÍNDROME DE ESTRÉS DE LA TIBIA MEDIAL

Este dolor ardiente que se siente en las espinillas a menudo es el resultado de hacer demasiado,

muy pronto, y es particularmente común en principiantes. Para evitar el síndrome de estrés de la tibia medial, aumente gradualmente la distancia que recorre y la velocidad a la que camina y siempre tómese un tiempo para calentar antes de hacer caminatas de velocidad. Cuando camine, recuerde que debe caer sobre el centro del talón (y no sobre los bordes externos). Cuando sus tenis se desgasten, cámbielos por unos tenis nuevos que tengan un buen soporte para el arco y tacones planos. Para fortalecer las espinillas y prevenir el dolor, camine de talones durante unos cuantos minutos al día.

Si ya tiene dolor, pruebe caminar a un paso más lento y estirar los músculos de las pantorrillas. Párese de frente a una pared y coloque un pie enfrente del otro. Luego, recargue las palmas de las manos contra la pared, inclínese hacia adelante doblando la rodilla frontal y manteniendo los talones planos sobre el piso. ¿Todavía siente dolor? Aplíquese hielo durante 15 minutos. Asegúrese de envolver el hielo con una toalla para proteger su piel.

## DOLOR EN LOS TALONES

Con frecuencia, el dolor en los talones es el resultado de una afección llamada fascitis plantar, que es una inflamación de la fascia plantar, la cual es una tira de tejido conectivo que corre a lo largo de la planta del pie. Si este tejido se estira demasiado y se inflama, produce un dolor agudo, especialmente a primera hora de la mañana cuando se levanta de la cama. (Yo lo sé porque me ha pasado). El dolor se empieza a aliviar cuando empieza a caminar un poco, pero puede regresar, sobre todo si permanece sentada mucho tiempo.

Los estiramientos pueden ayudar a aliviar el dolor (vea el estiramiento para la fascitis plantar en la página 422). Si no le ayuda, quizá necesite unos mejores tenis para caminar o insertos especiales para los tenis (llamados ortóticos) para impedir que los tobillos rueden hacia adentro (sobrepronación), lo cual puede causar que la fascia plantar se estire demasiado y se inflame. Si no siente alivio al cabo de una o dos semanas, haga una cita con un podiatra.

## AMPOLLAS

Un caso serio de ampollas puede acabar hasta con las mejores intenciones de cualquier principiante. Y a las personas con más experiencia también les pueden salir ampollas cuando aumentan la intensidad de sus caminatas o si empiezan a ir de excursión por las montañas. Aquí le decimos cómo evitar que le salgan ampollas.

• Cuando sienta una "zona caliente" en su pie, actúe de inmediato. Quítese el tenis y póngase una venda adhesiva (*moleskin*) o una curita sobre el área afectada.

• Asegúrese de que sus tenis le queden bien en ambos pies. Muchas personas tienen un pie más grande que el otro y a veces eso puede causar problemas. La fricción que se genera al usar un tenis de la talla incorrecta —independientemente de que le quede chico o grande— puede hacer que le salgan ampollas.

• Use calcetines (medias) de alta tecnología hechos de fibras que absorben la humedad. No use calcetines de algodón y mejor trate de encontrar calcetines hechos de fibras sintéticas como *CoolMax* o *Wonderspun*.

## MANTÉNGASE FRESCA EN TIEMPOS DE CALOR

El calor puede ser peligroso y algunos días es posible que haga más calor del que se imagina. La combinación de humedad y temperatura del aire se conoce como temperatura aparente. A medida que esta temperatura se va elevando, también va aumentando su riesgo de sufrir agotamiento por calor o insolación, que pueden poner en peligro su vida.

Los problemas de salud relacionados con el calor afectan con mayor frecuencia a las personas de mayor edad y/o que padecen afecciones médicas crónicas. (Si usted padece cualquier tipo de afección médica, necesita preguntarle a su doctor si debe hacer ejercicio bajo techo o saltarse su sesión de ejercicio por completo cuando la temperatura y la humedad empiecen a elevarse). Pero incluso las personas que tienen la mejor condición física pueden ser víctimas del calor si se esfuerzan demasiado o si se llegan a deshidratar.

Entonces, cuando el mercurio esté subiendo, use "Guía para hacer ejercicio en climas calurosos" en la página 390 para determinar si le conviene más caminar afuera o adentro (de preferencia en un lugar que tenga aire acondicionado).

Aunque decida que las condiciones climáticas son adecuadas para salir a caminar, es importante que esté bien preparada. Aquí le damos algunas sugerencias para mantenerse fresca.

**Salga tarde o temprano.** Planee salir a caminar temprano por la mañana o ya tarde por la noche para evitar salir a las horas de más calor. Los rayos directos del Sol pueden hacer que la

# Guía para hacer ejercicio en climas calurosos

PARA CALCULAR LA temperatura aparente en cualquier día dado, averigüe la temperatura ambiental (es decir, la temperatura de aire exterior) en la parte superior de la tabla y la humedad relativa en la primera columna de la misma. Luego encuentre el número donde se cruzan la hilera y columna respectivas. Esa es la temperatura aparente.

| Humedad relativa | Temperatura ambiental (en grados Fahrenheit/centígrados) | | | | | | | |
|---|---|---|---|---|---|---|---|---|
| | 75°/24° | 80°/27° | 85°/29° | 90°/32° | 95°/35° | 100°/38° | 105°/41° | 110°/43° |
| | Temperatura aparente (en grados Fahrenheit/centígrados) | | | | | | | |
| 0% | 69/21 | 73/23 | 78/26 | 83/28 | 87/31 | 91/33 | 95/35 | 99/37 |
| 10% | 70/21 | 75/24 | 80/27 | 85/29 | 90/32 | 95/35 | 100/38 | 105/41 |
| 20% | 72/22 | 77/25 | 82/28 | 87/31 | 93/34 | 99/37 | 105/41 | 112/44 |
| 30% | 73/23 | 78/26 | 84/29 | 90/32 | 96/36 | 104/40 | 113/45 | 123/51 |
| 40% | 74/23 | 79/26 | 86/30 | 93/34 | 101/38 | 110/43 | 123/51 | 137/58 |
| 50% | 75/24 | 81/27 | 88/31 | 96/36 | 107/42 | 120/49 | 135/57 | 150/66 |
| 60% | 76/24 | 82/28 | 90/32 | 100/38 | 114/46 | 132/56 | 149/65 | |
| 70% | 77/25 | 85/29 | 93/34 | 106/41 | 124/51 | 144/62 | | |
| 80% | 78/26 | 86/30 | 97/36 | 113/45 | 136/58 | | | |
| 90% | 79/26 | 88/31 | 102/39 | 122/50 | | | | |
| 100% | 80/27 | 91/33 | 108/42 | | | | | |

Una vez que encuentre la temperatura aparente de ese día, lea las recomendaciones que se dan a continuación.

• 90°F (32°C) o menos: Salga a caminar y a disfrutar de la naturaleza.

• De 91° (33°C) a 104°F (40°C): Proceda con precaución.

• De 105° (41°C) a 129°F (54°C): Considere las opciones que tiene para hacer ejercicio bajo techo a menos que ya esté aclimatada a estas temperaturas.

• 130°F (54.4°C) o más: Quédese adentro.

temperatura se sienta hasta 15°F (8°C) más alta de la temperatura real. Lea "Manténgase segura aunque esté oscuro" en la página 393, donde le damos *tips* para mantenerse segura cuando salga a caminar.

**Cámbiese los tenis.** Elija tenis para caminar ligeros, de colores claros y bien ventilados y calcetines que absorban el sudor. Si tiene dos pares de tenis, use un par un día y el otro par al día siguiente para que tengan oportunidad de secarse completamente antes de que los vuelva a usar. Esto le ayudará a evitar que le salgan ampollas y también el mal olor de pies.

**Use ropa ligera.** Entre más piel esté expuesta, mejor puede evaporarse el sudor y eso la ayuda a mantenerse fresca.

**Aplíquese un filtro solar.** Recuerde usar un filtro solar y, aunque le parezca extraño, aplíqueselo debajo de la camisa, ya que es posible que la ropa que use no bloquee los rayos ultravioletas dañinos del Sol. Para protegerse bien, póngase el filtro solar de 15 a 30 minutos antes de salir por la puerta y vuelva a aplicárselo cada 2 horas si va a hacer una caminata muy larga.

**Mójese.** Si hace mucho calor, o si no le gusta usar blusas sin mangas, rocíe su blusa con agua fría. La ropa húmeda actúa como una especie de "aire acondicionado" mientras sale a caminar.

**Use un sombrero.** Aunque una visera le sirve para protegerse la cara, la cabeza se puede calentar demasiado. En vez de eso, póngase un sombrero hecho de alguna tela que respire, como algodón o alguna mezcla de algodón con fibras sintéticas. Si puede, remójelo en agua fría antes de ponérselo.

**Agua, agua, agua.** Siempre tenga una botella de agua llena a la mitad en el congelador y llénela de agua justo antes de salir de casa. Tome pequeños sorbos de agua con regularidad mientras esté caminando. Una cantidad suficiente es de 8 onzas (20 ml) de agua por cada 15 minutos que esté caminando.

**Escuche a su cuerpo.** Su cuerpo le dirá cuándo puede hacer un poco más de esfuerzo y cuándo necesita descansar. Si le empieza a doler la cabeza o se marea o debilita, deje de hacer ejercicio y vaya a un lugar fresco. Tome abundantes líquidos fríos mientras esté descansando.

# MANTÉNGASE ABRIGADA EN TIEMPOS DE FRÍO

Para la mayoría de la gente, es más seguro hacer ejercicio al aire libre en climas fríos que en días calurosos y húmedos, porque es más fácil regular la temperatura interna cuando hace frío. Si le da mucho calor, camine a un paso más lento, ábrase

## CONSEJO CONCISO

Gracias a que la mayoría de los lugares ahora tienen leyes que obligan a los dueños de los perros a sacarlos con correa, los perros que andan sueltos ya han dejado de representar una amenaza tan importante para las personas que salen a caminar. Pero aún sigue siendo una buena idea estar preparada. Protéjase de los perros que anden sueltos atándose una sudadera alrededor de la cintura, usando una cangurera (*fanny pack*), cargando un paraguas o un palo para caminar, es decir, cualquier cosa que pueda poner entre usted y el perro si uno llegara a querer morderla.

la chamarra (chaqueta) o quítese el sombrero o los guantes. Así, el problema quedará resuelto al instante.

Sin embargo, es mejor que haga ejercicio bajo techo si existe el riesgo de que sufra quemaduras por el frío, lo cual puede ocurrir a temperaturas de alrededor de −220°F (−26.6°C), incluyendo el índice de enfriamiento (*windchill*), o bien, cuando hay mucho hielo. Si usted padece cualquier problema crónico de salud, como enfermedades cardíacas, diabetes o asma, es necesario que consulte a su médico antes de salir a hacer ejercicio en climas fríos. Su doctor le podrá indicar cuáles son las precauciones que, en su caso, tendrá que tomar. O quizá le aconseje que mejor camine en un lugar cerrado.

**Modernícese.** Deje su vieja sudadera de la universidad en el clóset y, en su lugar, consiéntase con ropa hecha con alguna tela sintética de alta tecnología; esta ropa es una buena inversión. Usted se mantendrá caliente y seca en vez de sudorosa y con frío. Y como no tendrá que ponerse capa tras capa de ropa, no tendrá que salir a caminar luciendo como el Abominable Hombre de las Nieves.

**Vístase por capas.** De esa forma, podrá ir ajustando su atuendo sobre la marcha, según el clima y su nivel de actividad. Para la primera capa (la que le queda junto a la piel), elija prendas ligeras hechas de alguna tela sintética, como el polipropileno, que absorba el sudor. Luego, póngase una capa (o dos si hace mucho frío) de prendas aislantes para que se mantenga caliente. Busque prendas hechas con telas de lanilla como *Polartec*. Para la capa exterior o cascarón, deberá usar una prenda que la proteja del viento y la lluvia. La tela deberá ser impermeable (*water-proof*) en lugar de resistente al agua (la cual está diseñada para mantenerla seca cuando hay un rocío ligero en el ambiente). La tela también debe respirar, es decir, debe dejar que el vapor de agua se escape sin dejar que entre agua, como *Gore-Tex*. Y no olvide su gorro y sus guantes.

**Prepare sus pies.** La mayor parte de las veces, lo único que necesitará será un par de tenis para caminar y un par de calcetines (medias) gruesos. Luego, a medida que se vaya calentando, sus pies se irán calentando también. Sólo asegúrese de que sus pies, con todo y calcetines gruesos, quepan bien en los tenis, porque de lo contrario, los pies se enfriarán por falta de circulación. Para que los pies se mantengan calientitos en esos días de muchísimo frío —o para navegar por aceras (banquetas) mojadas, cubiertas de hielo o cubiertas de nieve que se está empezando a derretir— quizá sea una buena idea que compre unas botas para excursionistas. Estas botas tienen suelas gruesas que no se resbalan tanto en terrenos sucios o irregulares y a menudo son a prueba de agua o al menos resistentes al agua. (Para comprar un par de botas que le quede bien, siga los lineamientos para comprar tenis que aparecen en la página 379).

**Cúbrase la cara.** Primero, aplíquese filtro solar, deje que se seque y luego agregue una capa gruesa de crema humectante protectora, vaselina o crema para manos. Póngase una bufanda o una máscara de manera que quede holgada sobre la nariz y boca para evitar que le queme el aire helado cuando inhale. Esto es particularmente importante si padece asma o problemas del corazón.

**Primero caliéntese.** Primero caliente sus músculos durante 10 minutos como mínimo.

Cuando hace frío afuera, su corazón y sus músculos necesitan más tiempo para estar listos.

## MANTÉNGASE SEGURA AUNQUE ESTÉ OSCURO

Caminar sola de noche o muy temprano por la mañana puede ser riesgoso. Es más difícil que los carros la vean y hay menos gente a su alrededor para ahuyentar a los criminales. Pero si ese es el mejor momento para hacer ejercicio, aquí le damos algunos *tips* de seguridad que le permitirán salir a caminar con confianza.

**No salga sola.** Yo pongo volantes en 35 buzones de correo en mi barrio (colonia) para reclutar compañeros para mis caminatas nocturnas.

**Esté visible.** Si usted usa prendas y accesorios reflejantes, los conductores la verán con más facilidad. Además, es mejor usar prendas totalmente reflejantes que tan sólo unas cuantas tiras luminosas. La ropa reflejante se puede conseguir en las tiendas de artículos deportivos.

**Que se haga la luz.** Camine por zonas bien iluminadas y que no tengan muchos arbustos u otras cosas encubridoras.

**Esté a la defensiva.** Siempre esté pendiente del tráfico, camine por las aceras, respete las señales de tránsito y tenga particular cuidado cuando pase por callejones, ya que de ahí pueden salir vehículos inesperadamente.

**Camine aprisa y con seguridad.** Una postura atlética que transmite seguridad puede llegar a ahuyentar a un asaltante potencial. Llevar un palo para caminar también puede ayudar a ahuyentarlos.

**Rompa su rutina.** No camine siempre a la misma hora o por la misma ruta cada día. Vaya a la oficina de recreación de su localidad y pida que le recomienden algunos parques y caminos seguros. O conduzca su carro hasta que llegue a un barrio bien iluminado y seguro con el que usted ya esté familiarizada.

**Camine bajo techo.** Caminar en un centro comercial no sólo es una buena manera de estar segura, sino que también la protege del clima extremoso y las tormentas.

**Preséntese.** Salude a sus vecinos y a los propietarios de las tiendas que se encuentre durante su caminata. Lo más probable es que estarán pendientes de usted si la ven pasar por ahí con regularidad.

**Lleve una linterna.** Así podrá ver mejor y los demás podrán verla mejor a *usted*.

**Ármese. . . y no sólo de valor.** Lleve consigo algún tipo de dispositivo de seguridad, como una alarma o pimienta en aerosol, o ambas, en caso de que alguien la ataque. También es una buena idea llevar un teléfono celular por si se lesiona (lo cual puede ocurrir aunque no la ataquen) y necesita llamar a alguien para pedir ayuda.

## LA ESTERA MECÁNICA: EL MEJOR EQUIPO PARA CAMINAR

La estera mecánica (caminadora, *treadmill*) bien podría ser su mejor compañera de caminatas. En un estudio de investigación, las mujeres que tenían una estera mecánica en casa perdieron el doble de peso que aquellas que no la tenían. En vez de saltarse su caminata cuando hace mal clima o cuando ya ha oscurecido, se puede montar en su estera mecánica en cualquier momento, incluso aunque sólo tenga unos cuantos minutos para caminar.

Las esteras mecánicas también son buenas para que ya no tenga que estar adivinando cuánto ejercicio hizo. Usted puede calcular con precisión la velocidad y la distancia, lo cual también le permite medir las calorías que quema con mayor exactitud y llevar un registro de su avance.

Las esteras mecánicas cuestan de $500 a $5,000 dólares. Pero antes de que compre una, póngase sus tenis y pruebe diversas marcas. Pero ni se moleste en probar las que no están motorizadas. Aunque estos aparatos sí son más baratos y más silenciosos que los modelos motorizados, son más difíciles de usar.

Para que aprenda a usar una estera mecánica con seguridad y no tenga problemas, siga este método paso a paso que recomienda Mark Bricklin, anterior editor en jefe de la revista *Prevention* y un fanático de las esteras mecánicas.

1. Plante los pies en las guías laterales y coja las agarraderas. Para evitar forzar el motor, no pise la banda sino hasta que la velocidad haya aumentado a alrededor de 1 milla (1.6 km) por hora (a menos que las instrucciones de su aparato le indiquen lo contrario).

2. Agárrese suavemente de las agarraderas durante un rato. Muchas principiantes se sienten inestables o desorientadas cuando caminan sobre una banda que se está moviendo debajo de sus pies. Una vez que se sienta cómoda, suelte las agarraderas y deje que sus brazos se columpien naturalmente a los lados.

3. Aumente gradualmente la velocidad hasta que esté caminado a un paso cómodo, no apresurado (como camina cuando va de compras al centro comercial).

4. Después de unos cuantos minutos, mantenga la banda en posición horizontal y aumente un poco más la velocidad. Siga columpiando los brazos. Ahora, ya ha salido del centro comercial y está caminado en el estacionamiento.

5. Colóquese de modo que pueda alcanzar fácilmente el panel de control. *Nunca* se deje deslizar hacia atrás; algunas personas han salido volando de estas máquinas cuando hacen eso.

6. Escuche a sus pies: ¿Hacen un sonido como *boom, boom, boom*? En este caso, está cayendo con el pie plano y eso no es lo que debe hacer. En su lugar, trate de caer sobre el talón y rodar el pie hacia adelante.

7. Verifique hacia adonde están apuntando sus pies. Si están apuntando hacia afuera, trate de colocarlos de manera que apunten hacia el frente.

8. Si está enfrente de un espejo, observe su cabeza. Si no, pídale a alguien que la observe y le haga sus comentarios. ¿Su cabeza sube y baja como si estuviera montada en una bicicleta con ruedas cuadradas? Si la respuesta es sí, entonces lo más probable es que esté dando zancadas demasiado largas. Acorte su zancada y procure caminar de manera suave y uniforme, como si estuviera patinando sobre hielo.

9. Asegúrese de no inclinarse hacia adelante desde la cintura. Esto sólo somete a su espalda a un esfuerzo innecesario.

10. Mantenga un paso que la deje sintiéndose vigorizada, en vez de jadeante, adolorida y demasiado sudorosa.

11. Si la base de su estera mecánica se puede inclinar, inclínela durante lapsos breves de 30 segundos a 3 minutos para aumentar la intensidad

de su caminata. Cuando ya le cueste mucho trabajo caminar o ya no esté caminando de la forma apropiada, vuelva a colocar la base en posición horizontal. O también puede bajarle a la velocidad para ajustarse a la inclinación, igual que lo haría cuando sale a caminar al aire libre.

12. Cuando esté lista para parar, baje la velocidad y camine lento durante unos cuantos minutos. Luego, siga bajando la velocidad hasta que la banda se detenga. Cuando se baje de la estera, es posible que se sienta un poco inestable. Eso es normal. Tome un poco de agua y dése unos cuantos minutos para que sus piernas se acostumbren a estar "en tierra".

¿Lista para salir a comprar su propia estera mecánica ahora mismo? (¿O para salir a la pista o a la tienda de artículos deportivos más cercana para comprarse unos tenis?) ¡Fantástico! Pero antes de que cruce la puerta, lea el siguiente capítulo que habla acerca de los estiramientos. Aunque usted no lo crea, estirarse es una de las partes más importantes, pero más ignoradas, de cualquier programa de ejercicio. Tampoco toma mucho tiempo hacerlos. Además, unos cuantos buenos estiramientos la pueden mantener libre de lesiones y sintiéndose de maravilla conforme vaya avanzando a través del programa Reafirme Su Figura en 3 Semanas.

# CAPÍTULO 11

# Estiramientos: claves para lucir y sentirse de maravilla

Imagine no poder agacharse para recoger las llaves que se le cayeron, o peor aún, no poder ni siquiera voltear su cabeza para sacar su carro del garaje. Esto suena imposible cuando una es joven, pero si no tiene cuidado, esas son las pérdidas de funciones con las que podría tener que lidiar cuando sea abuela.

"Una persona sedentaria común perderá del 20 al 30 por ciento de su rango de movimiento entre los 30 y los 70 años de edad", dice la fisióloga del ejercicio Katherine Coltrin, copropietaria de Back Bay Fitness, un gimnasio en Costa Mesa, California. Esa es la diferencia entre poder agacharse para amarrarse las agujetas y estar condenada a tener que usar tenis sin agujetas el resto de su vida.

"Yo he visto a personas que han trabajado detrás de un escritorio toda su vida y que han perdido hasta el 75 por ciento de su movimiento normal para cuando cumplen los 60 años de edad", agrega Vincent Pérez, P.T., director de terapia deportiva en el Centro de Medicina del Deporte en el Hospital Columbia-Presbiteriano del Este en la ciudad de Nueva York.

## LO QUE OCURRE Y POR QUÉ NECESITAMOS COMBATIRLO

¿Por qué ocurre esta pérdida tan dramática? Al igual que su piel y su cabello, los músculos y tejidos conectivos de su cuerpo cambian con el tiempo, explica Marilyn Moffat, P.T., Ph.D., anterior presidenta de la Asociación de Fisioterapia de los Estados Unidos. Por una parte, los músculos retienen menos líquido, haciendo que se vuelvan más rígidos y fibrosos. También tienden a acortarse y tensarse a medida que van perdiendo elasticidad. Conforme estos tejidos se van tensando, es más difícil que la sangre fluya a través de los mismos para llevarles nutrientes y sacar los desperdicios, entonces se forman calcificaciones (esos nudos duros en su espalda y hombros), restringiendo aún más su movimiento. Para empeorar las cosas, los husos de los músculos, que son pequeños sensores que impiden que los músculos se estiren demasiado, se desensibilizan, dice Katherine Coltrin. "Ya no detectan la longitud y la tensión como lo hacían antes, lo cual permite que los músculos se acorten todavía más".

Lo peor de todo es que la pérdida de movilidad se puede convertir en un círculo vicioso: Entre más restringido esté su rango de movimiento, mayor será la probabilidad de que se vuelva cada vez más sedentaria. "Es más difícil realizar actividades cuando los músculos están tensos, entonces la gente que prueba una nueva clase de ejercicios aeróbicos o que sale a bailar, descubre que se le dificulta, que duele y entonces nunca lo vuelven a hacer", dice Vincent Pérez.

Y encima de lo mal que la hace sentir, la falta de flexibilidad también la puede hacer lucir peor. Los hombros caídos y la espalda encorvada que relacionamos con el envejecimiento en realidad pueden deberse a que tiene músculos cortos y tensos. "La mala flexibilidad afecta la postura de manera muy importante, lo que a su vez conduce a dolores de espalda, dolores de cabeza, dificultades para respirar y toda una gama de achaques y dolores", agrega.

La gran mentira es que todo esto es inevitable, dice Kevin Steele, Ph.D., vicepresidente de servicios de salud de 24 Hour Fitness, un gimnasio en San Ramón, California. "Contrario a lo que la mayoría de la gente piensa, nuestro rango de movimiento no tiene que deteriorarse de manera significativa a medida que envejecemos", dice.

Gran parte de nuestra rigidez se debe a la inactividad más que a la edad. "Las personas que hacen ejercicio con regularidad mueven sus músculos a lo largo del rango completo de movimiento casi cada día, lo que les ayuda a mantener la flexibilidad", agrega Vincent Pérez.

Las personas que no se mueven mucho tienden a presentar pérdidas mucho mayores en su movilidad. Sin importar cuáles sean sus hábitos respecto al ejercicio, si usted dedica un tiempo específico a estirar los músculos, podrá mantener o en algunos casos, incluso mejorar su rango de movimiento, independientemente de su edad, dice el Dr. Steele.

# LOS ELEMENTOS ESENCIALES DE LOS ESTIRAMIENTOS

Existen casi el mismo número de técnicas para mejorar la flexibilidad como músculos que necesitan estirarse. Aunque existe más de una manera "correcta" de hacer estiramientos, los expertos concuerdan en que una rutina regular y hacerlos de la manera correcta son dos elementos esenciales para aumentar su rango de movimiento sin arriesgarse a sufrir lesiones.

Cualquiera que sea el tipo de estiramientos que elija hacer, notará los beneficios de inmediato. Sus músculos no sólo se sentirán mejor inmediatamente después de hacerlos, sino que también notará una mejoría en su rango de movimiento en cuestión de semanas. En un pequeño estudio de investigación, 10 hombres y mujeres que realizaron estiramientos de yoga sólo dos veces a la semana durante 8 semanas reportaron una mejora de casi un 15 por ciento en su capacidad de doblarse hacia adelante y un aumento sorprendente del 188 por ciento en su capacidad de doblarse hacia atrás. Los expertos dicen que incluso si una persona hace estiramientos durante tan sólo 5 a 10 minutos al día, puede incrementar su rango general de movimiento por alrededor de 10 por ciento en 8 a 12 semanas.

Ahora vamos a hablar acerca de las seis técnicas más comunes para hacer estiramientos, desde los estiramientos estáticos y balísticos hasta

el yoga y el *tai chi*. No existe una técnica que sea "la mejor" para todos, por lo que tendrá que escoger el método o métodos que le funcionen bien a usted según su nivel de actividad y estilo de vida, así como aquellos que más disfrute. A continuación le mencionamos las ventajas y desventajas de estas técnicas de estiramiento.

## ESTIRAMIENTOS ESTÁTICOS

Esta es la técnica de flexibilidad que la mayoría de nosotras conoce mejor y que consiste en estiramientos lentos y controlados en los que se llega al final del rango de movimiento y se sostiene el estiramiento durante un cierto tiempo. Un ejemplo de este tipo de estiramientos es subir un talón a un escalón y doblarse lentamente desde las caderas para estirar la parte trasera de la pierna.

*Ventajas:* Los estiramientos estáticos son muy buenos para mejorar la flexibilidad y el rango de movimiento. Suprimen el "reflejo de estiramiento" protector, el cual provoca que los músculos se tensen si sienten que se están estirando demasiado. Por lo tanto, los músculos se van adaptando gradualmente a esta nueva posición estirada. Si se hacen después de hacer ejercicio, estos estiramientos aceleran la entrega de nutrientes importantes a los músculos para promover su recuperación. Son fáciles de hacer, requieren muy poco o nada de equipo y literalmente se pueden llevar a cabo casi en cualquier parte y en cualquier momento. Los estiramientos estáticos son ampliamente recomendados por los expertos y presentan una probabilidad baja de causar lesiones.

*Desventajas:* Necesita tener paciencia para mantener cada estiramiento durante el tiempo

# P&R ESTIRAMIENTOS

Para aclarar la confusión que existe con respecto a los estiramientos, he aquí las respuestas a las preguntas más comunes.

**P.** ¿Cuál es la mejor hora para hacerlos?

**R.** Prácticamente en cualquier momento y en cualquier lugar, aunque habrá ciertos momentos en el día que son mejores. Estirarse después de hacer ejercicio es ideal para aumentar la flexibilidad, porque sus músculos ya están calientes y flexibles; también promueve la recuperación y previene los músculos adoloridos. Asimismo, las personas tienden a ser más flexibles en la tarde que en la mañana, debido a que sus músculos ya están calientes por la actividad realizada durante el día, y por eso se pueden estirar a su máximo grado con mayor facilidad. Si prefiere estirarse en la mañana, bien: sólo empiece lentamente con movimientos suaves para que empiece a fluir la sangre.

**P.** ¿Con cuánta frecuencia debo hacerlos?

**R.** Si quiere ver resultados, tendrá que hacer estiramientos cuando menos de 3 a 5 días a la semana. Entre mayor sea la frecuencia con la que haga estiramientos, más beneficios obtendrá. Si ha perdido mucha flexibilidad, procure hacer estiramientos durante 10 a 15 minutos cada día. O si quiere realizar sesiones estructuradas de mayor duración, tome una clase de yoga o *tai chi* 3 días a la semana.

**P.** ¿Cuánto tiempo debo mantener cada uno?

**R.** Treinta segundos es el tiempo óptimo que debe mantener un estiramiento estático, aunque los expertos han descubierto que pocas personas realmente mantienen un estiramiento durante tanto tiempo. Si no puede mantener un estiramiento durante medio minuto, trate de mantenerlo durante 10 segundos, soltar durante 5 segundos y luego repetir la secuencia un total de seis veces. Unos investigadores de la Universidad Médica de Ohio encontraron que las personas que mantenían un estiramiento del tendón de la corva seis veces durante 10 segundos presentaban las mismas mejoras en su rango de movimiento que aquellos que lo mantenían dos veces durante 30 segundos.

**P.** ¿Cuántas veces debo hacer cada uno?

**R.** Para lograr los mejores resultados, considere los estiramientos de la misma forma en que considera el entrenamiento de fuerza y haga al menos dos repeticiones de cada estiramiento si mantiene cada repetición durante 30 segundos. Haga más repeticiones si los mantiene durante menos tiempo.

**P.** ¿Debe doler estirarse?

**R.** Doler, no. Sentirse ligeramente incómodo, sí. Debe estirar hasta que sienta tensión en el músculo y mantener el estiramiento en ese punto. Idealmente, conforme va avanzando podrá estirar un músculo un poco más antes de sentir tensión. Si siente un dolor punzante o molestia en un punto específico, esa es una señal de que se ha lesionado, así que consulte a su médico.

**P.** ¿Hacerlos me protege de las lesiones?

**R.** No tanto como se pensó. Los estudios muestran que estirarse antes de hacer ejercicio no brinda protección alguna contra las lesiones y, a veces, incluso parece contribuir a ellas. La mejor manera de prevenir lesiones al hacer ejercicio es calentando los músculos adecuadamente. Realice la misma actividad para la que se esté preparando pero a una intensidad baja. Por ejemplo, puede bolear para prepararse para un partido de tenis.

apropiado (30 segundos en total) y algunas personas los encuentran aburridos. Debido a que está aislando un grupo muscular cada vez, algunos expertos creen que son menos eficaces que otras técnicas que procuran estirar el cuerpo entero.

## ESTIRAMIENTOS BALÍSTICOS

Aunque alguna vez fueron la norma en el mundo del acondicionamiento físico, los estiramientos balísticos ahora están vetados excepto para atletas que se dedican a deportes explosivos como el baloncesto y el tenis. Los estiramientos balísticos consisten en rebotes rápidos y no controlados para lograr un estiramiento de gran fuerza durante lapsos breves de tiempo, por ejemplo, sentarse con las piernas estiradas hacia el frente y subir y bajar el torso hacia sus rodillas.

*Ventajas:* Pueden ayudar a prevenir lesiones en atletas que practican deportes de alta intensidad como el fútbol, porque acondicionan sus músculos a responder a movimientos balísticos de gran velocidad.

*Desventajas:* Los estiramientos balísticos en realidad pueden dejarla sintiéndose más tensa porque sobreestimulan el reflejo de estiramiento protector de los músculos y no les dan tiempo a los músculos para que se adapten a la posición estirada. Además, existe un riesgo importante de sufrir lesiones si estos estiramientos no se hacen de la manera apropiada.

## ESTIRAMIENTOS DINÁMICOS

A diferencia de los estiramientos balísticos, los estiramientos dinámicos consisten en ejercicios activos de flexibilidad que se realizan de manera controlada. La meta es mover varios grupos musculares a lo largo de un rango natural de movimiento más amplio. Un ejemplo sería hacer círculos con los brazos lentamente.

*Ventajas:* Estos estiramientos brindan flexibilidad "funcional" porque los movimientos son similares a los movimientos que realizamos cotidianamente. Mover varios grupos musculares al unísono permite que mejore el equilibrio y la estabilidad.

*Desventajas:* Si no se hacen con cuidado, los estiramientos dinámicos son ligeramente más riesgosos que los estiramientos estáticos. Y pueden no ser tan eficaces como los estiramientos estáticos para aumentar el rango de movimiento global.

## FACILITACIÓN NEUROMUSCULAR PROPIOCEPTIVA

Los estiramientos que pertenecen a la técnica de facilitación neuromuscular propioceptiva (*PNF* por sus siglas en inglés) son tan complejos como

## CONSEJO CONCISO

**El programa Reafirme Su Figura en 3 Semanas incorpora estiramientos tanto estáticos como dinámicos. Pero independientemente de cuál sea la técnica que use, no cometa este error común: aguantar la respiración mientras se esté estirando. Esto puede hacer que los estiramientos se vuelvan incómodos e impedir que usted disfrute la relajación que le puede brindar. Si se cacha haciendo esto, trate de contar en voz alta mientras mantiene un estiramiento. ¡Es imposible hablar y aguantar la respiración al mismo tiempo!**

# P&R FLEXIBILIDAD

Con sólo ver un gurú del yoga cuando se enrosca como si fuera hecho de goma (hule), nos damos cuenta de inmediato que no todas las personas tienen la misma flexibilidad. A continuación le damos la información completa acerca de la flexibilidad.

**P.** ¿Qué es lo que determina qué tan flexible soy?

**R.** Muchos factores afectan su flexibilidad general. Las mujeres tienden a ser mucho más flexibles que los hombres (quizá para facilitar el parto). Los niños tienen tejido conectivo más elástico, por lo que son más flexibles que los adultos. Si usted se ha lesionado una articulación, eso puede reducir su rango de movimiento o flexibilidad. También es por la genética. Algunas personas simplemente nacen con más flexibilidad que otras. Pero todos podemos mejorar nuestra flexibilidad.

**P.** ¿Qué tanto puedo mejorar mi flexibilidad?

**R.** Con un mínimo de estiramientos (por ejemplo, 10 minutos al día), usted puede aumentar su flexibilidad alrededor de un 10 por ciento en un lapso de 8 a 12 semanas. Si hace un mayor esfuerzo, como participar en una clase de yoga o realizar rutinas estructuradas de estiramientos, puede lograr resultados más espectaculares.

**P.** ¿Tener músculos fuertes me hace menos flexible?

**R.** Los músculos bien tonificados en realidad mejoran la flexibilidad, debido a que tener músculos fuertes significa que está usando activamente su cuerpo de formas que promueven la circulación y mantienen su rango de movimiento. Muchas personas piensan que desarrollar exageradamente los músculos a través del físicoculturismo extremo puede deteriorar la flexibilidad, pero los estudios de investigación han demostrado que en las pruebas de rango de movimiento de las articulaciones, los gimnastas les ganan por muy poco a los levantadores de pesas olímpicos.

**P.** ¿Qué significa tener "articulaciones dobles"?

**R.** Tener *articulaciones dobles* significa tener articulaciones inusualmente flexibles que se pueden doblar anormalmente lejos. Es común tener una flexibilidad inusual en un dedo o en una cierta articulación. Algunas personas tienen una flexibilidad extrema en todo el cuerpo, lo que les permite contorsionarse en posiciones extrañas, como doblarse hacia atrás y tocarse el trasero con la cabeza. ¡Obviamente, eso no es algo que cualquiera pueda lograr!

suenan. Los estiramientos de PNF fueron desarrollados por doctores y fisioterapeutas para su uso en programas de rehabilitación y están diseñados para estimular terminaciones nerviosas especiales llamadas propioceptores que se encuentran en los músculos, los tendones y las articulaciones. Estos sensores detectan cambios en la tensión muscular durante la actividad. A través de una serie de contracciones y estiramientos musculares (que generalmente se hacen con la ayuda de un experto), los estiramientos de PNF están diseñados para lograr un estiramiento profundo y eficaz.

**Ventajas:** Los estiramientos de PNF parecen producir las mejores ganancias en movilidad que cualquier otra técnica de estiramiento.

**Desventajas:** Los estiramientos de PNF son demasiado difíciles como para hacerlos sin la ayuda de un profesional. (Para encontrar un profesional en PNF, llame al consultorio de un fisioterapeuta en su área). Algunas personas encuentran que son más incómodos que los estiramientos estáticos.

## YOGA

A pesar de que el yoga ha existido durante miles de años, apenas se ha empezado a apreciar en el mundo occidental como una manera de mejorar la flexibilidad y la movilidad. Las formas de yoga que más se practican consisten en moverse a través de una serie de poses y luego sostenerlas para fortalecer y estirar los músculos y los tejidos conectivos. Estas poses incluyen un amplio rango de movimientos, como movimientos de rotación, hacia adelante, hacia atrás y en diagonal.

**Ventajas:** Esta disciplina le brinda una rutina completa de estiramientos para el cuerpo entero y le ayuda a fortalecer los músculos y a aliviar el estrés. Es más interesante que los estiramientos estáticos y hay muchas variedades distintas para elegir.

**Desventajas:** El yoga se lleva más tiempo que los estiramientos estáticos. Puede ser difícil de practicar por su propia cuenta sin aprender la técnica apropiada en una clase o con en la ayuda de un profesional.

## TAI CHI

Esta antigua disciplina basada en las artes marciales utiliza movimientos lentos, suaves y deliberados para mejorar el equilibrio, la flexibilidad, la resistencia y la coordinación. Los movimientos fluidos llevan al cuerpo a través del rango de movimiento completo.

**Ventajas:** El *tai chi* aumenta la circulación, lo cual puede estimular la reparación de articulaciones dañadas. Los estudios de investigación han demostrado que ayuda a disminuir el dolor de la artritis y a mejorar el equilibrio. También alivia la tensión.

**Desventajas:** Es difícil practicar el *tai chi* sin la guía de un profesional. También lleva más tiempo que los estiramientos estáticos.

# CAPÍTULO 12

# Mantenga la motivación

Para lograr el éxito, no sólo es necesario tener la actitud correcta, sino también mantener la motivación. Saber cómo seguir con el programa cuando las cosas se ponen difíciles le puede ayudar a evitar convertirse en ese 50 por ciento de personas que empiezan a seguir un programa de ejercicio, sólo para abandonarlo dentro de los primeros 6 meses.

"La motivación va y viene como la marea —explica Howard Rankin, Ph.D., un sicólogo clínico del programa para bajar de peso *Take Off Pounds Sensibly* (*TOPS*)—. Una persona entra a su vestidor y descubre que ya no le entran sus pantalones favoritos. En ese momento, está altamente motivada. Pero luego saca otros pantalones y se pone a hacer lo que comúnmente hace en su día, y entonces la motivación se desvanece. Este ciclo es muy común".

Pero no tiene que ser así. Al usar algunas estrategias para que el ejercicio siga teniendo significado —y sobre todo, para que siga siendo placentero— usted puede mantener la motivación que necesita para no abandonar los cambios saludables que ha hecho en su estilo de vida, no sólo para alcanzar sus metas a corto plazo, sino también para estar saludable y tener una buena condición física durante el resto de su vida.

# EL GRAN PORQUÉ

Los expertos concuerdan en que el aspecto más importante de mantenerse motivada es entender *por qué* está haciendo ejercicio. "Es crucial que entienda el porqué de lo que está haciendo. Si realmente no tiene absolutamente claro por qué le es importante convertirse en una persona más activa, entonces su silla —o su almohada— le empezarán a ganar la batalla —dice el entrenador personal Charles Stuart Platkin, fundador del programa para bajar de peso *Nutricise*—. Si sólo se dice, 'tengo que ir a hacer ejercicio', esta no es una buena razón para salirse de una cama calientita. ¿Por qué es importante para usted? ¿Cuál es su recompensa?"

Las personas a menudo responden, "Porque quiero bajar de peso" o "Porque quiero lucir mejor". "Pero esas son razones superficiales y no la verdadera motivación profunda —dice el Dr. Rankin—. ¿*Por qué* quiere bajar de peso? ¿Para tener más energía para que pueda ser una mejor mamá? ¿Para bajar su presión arterial para que pueda vivir para ver crecer a sus nietos? Siempre

hay algo más importante oculto debajo de la superficie. Ese algo es lo que realmente la motiva".

Una vez que haya descubierto su gran porqué, la clave es siempre estar consciente del mismo, dice el Dr. Rankin. "De lo contrario, la motivación se desvanecerá". Aquí le damos algunas estrategias para ayudarla a mantenerse motivada.

**Cree un "salvavidas".** "Yo les digo a mis clientes que se hagan una imagen mental detallada de ellos mismos en el futuro, después de que hayan alcanzado su meta. Esto es lo que yo llamo un 'salvavidas' —dice Charles Platkin—. Cree todo un video en su mente. ¿Qué ropa está usando? ¿Cómo se siente? Imagine que se topa con un viejo amor de su pasado. Repasar estas escenas una y otra vez en su cabeza le ayudará a superar los momentos difíciles en los que preferiría agarrar una barra de chocolate *Hershey* en lugar de una barra con pesas".

**Piense positivo.** Muchos de los grandes porqués tienen su origen en algún miedo, dice el Dr. Rankin. "Las personas a menudo se sienten motivadas a hacer ejercicio y seguir una buena alimentación porque quieren evitar cosas malas como los ataques al corazón". Y esa es una razón perfectamente válida. Pero debido a que, por naturaleza humana, tendemos a evitar pensar en cosas que nos asustan, quizá no sea un buen motivador. "Trate de darle un giro positivo a esa razón. Por ejemplo, podría decir 'Yo quiero tener un corazón sano y fuerte'".

**Recurra a los recordatorios.** Con la vida tan ajetreada que llevamos, es fácil que su motivación —sin importar lo profunda que sea— deje

# Historia de éxito de la vida real

"Mi mayor inspiración para hacer ejercicio es ver la cara que pone la gente cuando les digo que tengo seis hijos de 6 a 16 años de edad", dice Lynn Schultz de Catonsville, Maryland, que mide 5 pies 1 pulgada (1.52 m) y pesa 102 libras (46 kg), y por lo mismo, generalmente la ven con incredulidad.

Lynn, que acostumbraba a hacer ejercicio cuando estaba en la universidad, dejó de hacerlo cuando se embarazó de su primer hijo. "Aumenté 50 libras (22 kg) y odiaba cómo me veía —recuerda—. Entonces empecé a hacer ejercicio otra vez, bajé de peso y decidí que mis sesiones diarias de ejercicio iban a ser una prioridad en mi vida".

Cada mañana, Lynn baja al cuarto de juegos que tiene en su sótano y hace alrededor de 30 minutos de ejercicios aeróbicos, ya sea con un video o en su aparato elíptico. Cada tercer día, agrega alrededor de 20 minutos de entrenamiento de fuerza usando mancuernas (pesas de mano). "Cuando los niños eran más chicos, los ponía a dibujar con plumones y crayones para que se mantuvieran ocupados", comenta.

Además de que le gusta cómo la hace lucir y sentir el ejercicio, Lynn hace ejercicio para ponerles un buen ejemplo a sus hijos. "Quiero que entiendan lo importante que es el ejercicio para tener una buena salud".

---

de ser algo consciente, dice el Dr. Rankin. Para mantenerse siempre enfocada en la razón que la ha motivado a hacer ejercicio, escriba un eslogan que capture la esencia de su motivación, como "Yo quiero ponerle un buen ejemplo a mi hija". Luego, pegue la notita en algún lugar prominente, como el espejo de su baño o el refrigerador. O encuentre una imagen simbólica que la haga recordar por qué quiere hacer estos cambios en su vida. Por ejemplo, podría usar un dije en forma de corazón si su meta es tener un corazón sano y fuerte. Cuando la razón que la motivó a hacer estos cambios está siempre en su cara, es más difícil que la olvide.

## ¿A QUIÉN LE IMPORTA?

Claro, su propia salud (o entrar en esos pantalones talla 8) es razón suficiente para agarrar esas mancuernas y ponerse a reafirmar su figura, pero ninguna mujer es una isla y su entusiasmo puede desaparecer muy rápido cuando hace todo sola. Para mantener un alto nivel de motivación, usted necesita el apoyo de las personas que la rodean y también tener a alguien a quien rendirle cuentas, dice la entrenadora certificada y experta en Medicina del Deporte Gillian Hood-Gabrielson, quien aplica sus estrategias motivadoras como entrenadora maestra de *Fitness by Phone*.

"El simple hecho en sí de saber que alguien estará llevando un registro de su avance o que alguien depende de usted es suficiente para motivarla en esos momentos en que tiene ganas de tirar la toalla", dice.

También es cierto que sí nos importa lo que los demás piensen de nosotras, lo cual también puede ser una fuerza motivadora muy poderosa, agrega el Dr. Rankin. "Hasta a las personas más independientes les importa la manera en que los demás las perciben". Aquí le decimos cómo usar esa dependencia social para su propio beneficio.

**Reúna a las tropas.** No es ninguna sorpresa que el apoyo de otros nos pueda ayudar a continuar con un programa de ejercicio. Pero ahora los científicos dicen que podría ser igualmente importante *de quién* venga ese apoyo. En un estudio de investigación de más de 900 hombres y mujeres, unos investigadores de la Universidad Estatal de Ohio en Columbus encontraron que los hombres presentaban una mayor probabilidad de permanecer activos si contaban con el apoyo de sus amistades y que las mujeres hacían más ejercicio cuando sus familiares las alentaban. "Pedirles a su esposo y a sus hijos que la ayuden, que le pregunten cómo va y especialmente que hagan ejercicio con usted puede ser de gran ayuda", dice la investigadora principal Lorraine Silver Wallace, Ph.D., actual profesora asistente de la Universidad de Texas en Tyler.

**Asóciese.** Los beneficios de reclutar a una amiga o amigo para hacer ejercicio juntos están bien documentados. Es más divertido hacer ejercicio así y, además, es casi imposible no apagar el despertador y volverse a dormir si no hay alguien que la esté esperando. Pero es importante que escoja a su nueva socia con cuidado, advierte

## Reafírmese más rápido

¿NO TIENE GANAS de hacer ejercicio hoy? Ponga en práctica la regla de 10. Al empezar su caminata o sesión de ejercicios aeróbicos, ponga su alarma o reloj automático para que suene en 10 minutos. Si cuando suene la alarma a los 10 minutos tiene ganas de parar, hágalo. Lo más probable es que se sentirá tan bien que querrá continuar.

Gillian Hood-Gabrielson. "Puede ser contraproducente asociarse con una buena amiga, especialmente si las dos apenas están empezando, porque puede ser demasiado fácil convencer a la otra de no hacer ejercicio —dice—. Asegúrese de que sea alguien a quien sienta que tiene que rendirle cuentas".

**Contrate a un profesional.** Aunque ya tenga un programa de entrenamiento, contratar a un entrenador personal puede incrementar su seguridad en sí misma y hacer que usted sienta que tiene que rendirle cuentas a alguien, sin importar si apenas acaba de empezar o si ha estado haciendo ejercicio durante años. Un buen profesional en acondicionamiento físico se asegurará de que esté haciendo los ejercicios de la forma correcta y quizá la empuje a hacer un esfuerzo mayor del que normalmente haría. Incluso unas cuantas sesiones pueden marcar una gran diferencia.

Para encontrar entrenadores certificados en su área, póngase en contacto con cualquiera de las organizaciones siguientes: American College of

# Anímese a moverse

SIN IMPORTAR cuánto le encante hacer ejercicio, le será difícil salir por la puerta cuando haya habido otra ronda de despidos en su trabajo o cuando su mamá esté enferma. "Muchas personas se saltan su sesión de ejercicio cuando su estado de ánimo no es el ideal, porque no tienen la energía mental para echarse a andar —dice el experto en salud mental y ejercicio Jack Raglin, Ph.D., de la Universidad de Indiana en Bloomington—. Pero el truco está en encontrar la rutina de ejercicio que corresponda a su estado de ánimo". Por ejemplo, algunas rutinas de ejercicio producen un efecto calmante, mientras que otras son estimulantes. A continuación el Dr. Raglin ofrece consejos para adaptar su rutina de ejercicios al humor en que esté en un momento dado.

**¿Está triste?** "Los estudios de investigación han demostrado que incluso el ejercicio leve, es decir, el que hace que su ritmo cardíaco se eleve sólo al 40 por ciento de su ritmo máximo, puede levantarle el ánimo —dice el Dr. Raglin—. Entonces, si no está de humor para hacer ejercicios muy energéticos, realice alguna actividad recreativa que disfrute hacer, como trabajar en su jardín o salir a caminar al parque. Véalo como recreación mental, no como ejercicio".

**¿Está a punto de estallar de coraje?** "Aunque le resulte tentador, sáltese la clase de *kickboxing* —aconseja el experto—. El enojo no se le va a quitar dando golpes. En vez de eso, haga algo que la haga pensar en otra cosa y que no deje que su mente esté rumiando aquello que la hizo enojarse. Juegue *racquetball* o tome una clase de ejercicios aeróbicos que nunca antes haya tomado. Al tener que aprender movimientos nuevos, su mente se liberará de lo que la ha estado molestando".

**¿Está aburrida?** "Estar con gente es una manera rápida y fácil de combatir el aburrimiento. Jugar algún deporte con ellos es aún mejor —dice el Dr. Raglin—. Pruebe jugar tenis o golf. Reúnase con un grupo de gente que regularmente se reúna para salir a caminar o a andar en bicicleta. Estar afuera con otras personas es muy vigorizante y mantiene su mente ocupada".

**¿Está estresada?** "Cuando se siente agobiada y ansiosa, necesita recurrir a alguna actividad en la que no necesite pensar para calmarse. Hacer algo repetitivo, como nadar o caminar en una estera mecánica (caminadora, *treadmill*), requiere de poco esfuerzo mental y es la cosa más eficaz que puede hacer para disminuir el estrés y la ansiedad y aumentar la calma", dice.

**¿Está feliz como una lombriz?** Es igualmente fácil olvidarse del ejercicio cuando está de buen humor que cuando está de mal humor, especialmente si se siente demasiado "contenta" como para hacer la misma vieja rutina. "Aproveche su buen humor para salir y plantearse retos. Vea si puede correr una milla más de lo que usualmente corre o si puede agregarle otra serie a su rutina de pesas. Use esa energía para sentirse aún mejor", aconseja el Dr. Raglin.

Si no tiene el tiempo o la oportunidad de hacer algo nuevo, altere su sesión de ejercicio normal, por ejemplo, saliendo a caminar por un barrio (colonia) diferente o probando algunos ejercicios nuevos de entrenamiento de fuerza.

En fin, deje que su humor la guíe.

Sports Medicine: (317) 637-9200, www.acsm.org; American Council on Exercise: (800) 825-3636, www.acefitness.org; IDEA Health and Fitness Association: (800) 999-4332, www.ideafit.com y The National Strength and Conditioning Association: (800) 815-6826, www.nsca-lift.org.

## DISFRÚTELO

Hay hombres y mujeres con una lista interminable de títulos que pasan su vida entera investigando lo que hace que los seres humanos se mantengan motivados. Un punto en el que todos están de acuerdo es que si una persona disfruta lo que está haciendo y obtiene recompensas de eso, entonces se mantendrá motivada a hacerlo por el simple hecho de hacerlo, sin que nadie tenga que insistirle mucho.

"Para no abandonar el ejercicio, es de vital importancia que lo disfrute", dice Charles Platkin. Quizá esto le suene a una mala noticia a las personas que no son exactamente aficionados del ejercicio. Pero la buena noticia es que hay muchas formas, desde el tipo de música que escucha hasta las personas con las que hace ejercicio, que pueden hacer que el ejercicio se convierta en una experiencia placentera que incluso tenga deseos de repetir, dice. Aquí le damos seis trucos maravillosos para ayudarla a disfrutar más *su* rutina de ejercicios.

**Organícese.** Las instituciones de beneficencia y los clubes deportivos patrocinan miles de eventos organizados, como caminatas, carreras de atletismo y carreras en bicicleta cada año. Inscríbase a un maratón de 5 kilómetros para reunir fondos para su institución de beneficencia favorita. Así tendrá algo para lo cual entrenar. Y

la atmósfera festiva y social que rodea a estos eventos hace que sean decididamente adictivos. Para encontrar un evento en su área, visite la página de Internet www.active.com.

**Conviértalo en un juego.** Los podómetros, que son dispositivos que llevan la cuenta de cuántos pasos da en un día, la hacen hacer más ejercicio de manera fácil y divertida y también sirven como una herramienta motivadora porque le dan retroalimentación inmediata. "La mayoría de las personas se impactan al percatarse de que pasan de 12 a 14 horas al día sentadas y solo dan un promedio de 2,000 a 3,000 pasos al día, lo que equivale a alrededor de 1 a 1½ millas (1.6 a 2.4 km) —dice Andrea Dunn, Ph.D., del Instituto Cooper para la Investigación del Ejercicio Aeróbico en Dallas—. El podómetro lo convierte en un juego que la hará moverse más". Su meta debe ser dar 10,000 pasos o más al día, ya que se ha demostrado que a partir de este nivel, mejora su salud y se promueve la pérdida de peso. Y realmente no es difícil llegar a esta marca. Trate de caminar unos cuantos pasos más cada día. También le da gratificación instantánea porque le demuestra que los pasos que da al tomar las escaleras o estacionarse en el lugar más lejano sí suman bastantes. Los podómetros se pueden conseguir en casi todas las tiendas de artículos deportivos o también se pueden comprar en www.walkerswarehouse.com.

**Salga a jugar.** Hacer ejercicio cardiovascular al aire libre puede inspirarla a esforzarse más sin que siquiera se dé cuenta. En un estudio de investigación reciente en el que participaron 15 corredores, se encontró que recorrían una distancia de más de 3 millas (5 km) más rápido cuando corrían afuera que cuando corrían la misma distancia bajo techo en una estera mecánica (caminadora, *treadmill*), incluso a pesar de que su frecuencia cardíaca promedio se mantenía al mismo nivel. Esto significa que corrían más rápido sin trabajar más arduamente, lo cual les facilitaba recorrer distancias mayores.

**Musicalícese.** "La música hace que no piense en lo mucho que se está esforzando. También le levanta el estado de ánimo, lo cual hace que sea más fácil que continúe", dice Robert T. Herdegen, Ph.D., profesor Elliott de Sicología del Colegio Hampden-Sydney en Virginia. En su estudio de investigación, 12 estudiantes universitarios "recorrían" una distancia un 11 por ciento mayor en sus bicicletas estacionarias cuando escuchaban música que cuando pedaleaban en silencio. Pero sólo recuerde quitarse los audífonos (auriculares) cuando necesite escuchar lo que está pasando alrededor para estar segura.

**Encuentre amistades activas.** Cuando está haciendo cambios saludables en su vida, es importante que sea selectivo con sus círculos sociales en lo que se refiere al nivel de actividad física. "Si usted pasa mucho tiempo con personas que odian el ejercicio y que no son partidarias de seguir una alimentación saludable, acabarán por matar su motivación –dice el Dr. Rankin–. No tiene que olvidarse de sus viejas amistades, pero sí sería una buena idea que también empezara a socializar con personas que sientan entusiasmo por hacer ejercicio".

**Piense, "Sí puedo".** Insultarse a sí misma (diciendo, por ejemplo, "Soy torpe" o "Soy nefasta para. . . "), como hacen muchas personas que empiezan a hacer ejercicio, no le ayudará a mantenerse motivada para seguir haciendo ejercicio, dice Judy Van Raalte, Ph.D., una sicóloga del ejercicio del Centro para Mejorar el Rendimiento y de Investigación Aplicada de la Universidad de Springfield en Massachusetts. "Entre más pensamientos negativos tenga una persona, peor es su rendimiento". En vez de eso, piense, "Soy fuerte. Soy capaz. Puedo hacer esto". Verdaderamente ayuda.

# QUINTA PARTE

# LO QUE DEBE HACER DESPUÉS DE REAFIRMAR SU FIGURA

# CAPÍTULO 13

# El plan para mantener su nueva figura

¡Lo logró! Usted completó el programa Reafirme Su Figura en 3 Semanas. Y entonces, ¿qué debe hacer ahora? Esto depende de cuáles sean sus metas.

Si quiere perder más centímetros, reafirmarse más o perder más kilos, repita el programa de 3 semanas. Puede repetir el mismo nivel de sesiones de ejercicio que acaba de hacer o pasar al nivel siguiente si ya está lista para un nuevo desafío. Siempre y cuando su cuerpo siga respondiendo a un nivel en particular, puede seguir realizando sus ejercicios a ese nivel. Al primer indicio de que se ha estancado —por ejemplo, que no pueda aumentar el peso que está levantando, su cuerpo ya no se ha definido o reafirmado más o ya no está perdiendo más centímetros o kilos— pase al siguiente nivel. Su cuerpo necesita un nuevo reto. Si empieza con el nivel Nº 1 y avanza a través de todos los niveles, en teoría tiene aquí un programa de 9 semanas (o más, si decide continuarlo).

Si ya está contenta con su cuerpo y sólo quiere mantener su nueva figura, puede pasar a nuestro Plan Para Mantener Su Nueva Figura. Elija los niveles de caminatas y de entrenamiento de fuerza con los que se sienta cómoda y siga esta rutina.

• Caminata fácil: 2 días a la semana

• Caminata por intervalos: 2 días a la semana

• Levantamiento básico de pesas: 2 días a la semana

• Acondicionamiento Fundamental: 1 día a la semana

## PROGRAME SUS SESIONES

A la derecha, le damos algunos ejemplos para ayudarla a programar sus sesiones. Hay un programa por si prefiere hacer un poco de ejercicio cada día y otro programa por si prefiere hacer sesiones de ejercicio más largas con menos frecuencia.

## CONQUISTE COMPLICACIONES

En esos momentos en que parece no tener ni un segundo para respirar —por ejemplo, cuando tiene que acabar un proyecto enorme en el trabajo, cuando su esposo se va de viaje de negocios o cuando un familiar que está enfermo necesita su ayuda— es muy fácil olvidarse de hacer ejer-

### PROGRAMA DIARIO DE SESIONES DE EJERCICIO

| | Ejercicio aeróbico | Entrenamiento de fuerza |
|---|---|---|
| **Domingo** | Caminata fácil | — |
| **Lunes** | — | Levantamiento básico de pesas |
| **Martes** | Caminata por intervalos | — |
| **Miércoles** | — | Acondicionamiento Fundamental |
| **Jueves** | Caminata fácil | — |
| **Viernes** | — | Levantamiento básico de pesas |
| **Sábado** | Caminata por intervalos | — |

### PROGRAMA DE SESIONES DE EJERCICIO DE 4 DÍAS A LA SEMANA

| | Ejercicio aeróbico | Entrenamiento de fuerza |
|---|---|---|
| **Domingo** | Caminata fácil | Levantamiento básico de pesas |
| **Lunes** | — | — |
| **Martes** | Caminata por intervalos | Acondicionamiento Fundamental |
| **Miércoles** | — | — |
| **Jueves** | Caminata fácil | Levantamiento básico de pesas |
| **Viernes** | — | — |
| **Sábado** | Caminata por intervalos | — |

cicio y de seguir una alimentación saludable. Pero aunque no pueda realizar su rutina completa de ejercicio cuando la vida se le complica, por lo menos dése un tiempito para levantar pesas. Cuando se les pidió a 30 mujeres que siguieran un programa de entrenamiento de fuerza durante 12 meses sin que tuvieran que hacer ejercicios aeróbicos ni seguir una dieta específica, se vio que tan sólo dos sesiones de levantamiento de pesas a la semana eran suficientes para prevenir que acumularan grasa. Y si la agujita de la pesa (báscula) no empieza a subir, le será más fácil reanudar sus esfuerzos cuando su vida se vuelva a calmar.

Si en efecto empieza a notar que la ropa le está empezando a quedar más entallada, agregue unas cuantas sesiones de ejercicio más o vuelva a seguir el plan de acción reafirmante de 3 Semanas. Y no olvide vigilar sus hábitos alimenticios. Muchas veces, inconscientemente empezamos a comer más cuando hemos llegado a la meta. Usted ha trabajado muy arduamente para llegar hasta aquí. ¡No tire la toalla ahora! Según un estudio de investigación, las personas que han logrado bajar de peso con éxito al seguir una dieta saludable dicen que con el tiempo se va haciendo más fácil mantener su nueva figura.

En el próximo capítulo le contaré algunos secretos que la ayudarán a mantener lo que ha logrado para que pueda disfrutar de un cuerpo firme el resto de su vida. Y luego le daré algunos ejercicios infalibles para que se reafirme aún más. ¡Comencemos!

## TIPS REAFIRMANTES

| LA MENTIRA DETRÁS DEL MITO | ELEVE SU ENERGÍA |
|---|---|
| *Hacer ejercicio antes de irse a la cama no alterará su sueño si usted no tiene problemas para dormir. De hecho, le puede ayudar a conciliar el sueño más rápido. En un estudio de investigación realizado en Japón, se encontró que cuando 10 personas que no acostumbraban a hacer ejercicio, hacían ejercicio a diferentes horas del día (de 7:40 a 8:40 A.M., de 4:30 a 5:30 P.M. y de 8:30 a 9:30 P.M.), podían conciliar el sueño de dos a tres veces más rápido cuando hacían ejercicio en la noche que cuando lo hacían en la tarde o en la mañana. Los participantes también reportaron que dormían mejor después de su sesión de ejercicio nocturna.* | *Deje de hacer y simplemente déjese ser. "Cuando estamos cansadas, con demasiada frecuencia buscamos cosas como alimentos o café para encubrirlo —dice Judith Hanson Lasater, Ph.D., una fisioterapeuta e instructora de yoga de San Francisco quien tiene un doctorado en Sicología Oriental-Occidental—. Pero lo que realmente necesitamos a veces es rendirnos a la fatiga para que podamos liberarla". Recuéstese boca arriba —si gusta, puede elevar las piernas y apoyarlas contra una pared— y relaje todos los músculos, dejando que el peso del cuerpo se derrita en el piso. Respire profundamente desde el abdomen y regálese la experiencia de dejarse ir plenamente durante 5 a 10 minutos.* |

# CAPÍTULO 14

# Conserve su nueva figura para siempre

¿Quiere seguir teniendo un cuerpo firme? Usted ha trabajado muy arduamente para lograr tener un cuerpo saludable y hermoso, así que no deje que todos sus esfuerzos se vayan al caño. Si bien es cierto que no tendrá que tener tanto cuidado para mantener su nueva figura como lo tuvo que tener mientras trabajaba para alcanzar su meta, también es cierto que no puede simplemente olvidarse de todo y sentarse a ver la televisión y a comer en exceso. Su mayor reto será evitar los obstáculos más comunes que pueden sabotear todos sus esfuerzos. Un hecho lamentable es que la mitad de las personas que empiezan un programa de ejercicio nuevo lo abandonan dentro de un lapso de 6 meses. Para asegurarse de que *usted* no pasa a formar parte de estas estadísticas infortunadas, aquí le damos una guía de los atolladeros más comunes —como ocasiones en que rompe la dieta, estancamientos, lesiones y aburrimiento— y cómo evitarlos.

# SE VALE ROMPER, PERO NO DESTROZAR

En un momento de debilidad, usted se atiborra de totopos (tostaditas, nachos) o se devora una rebanada enorme de tarta de queso. O le da gripe a su hijo y no le es posible salir a caminar en toda una semana. Si usted es como muchas personas, este tipo de retrocesos puede llevarla a darse por vencida.

Pero la realidad es que las tentaciones y las responsabilidades inevitablemente conducen a ciertos lapsos... es una parte natural del proceso de reafirmar su cuerpo. Por fortuna, estas ocasiones en que rompa la dieta o deje de hacer ejercicio no se tienen que convertir en un absoluto desastre. Lo que haga *después* será lo que determine la rapidez con la que se recupere y pueda volver a seguir por el camino por el que venía.

## CONSEJO CONCISO

**La próxima vez que rompa su dieta o se salte una sesión de ejercicio, sáltese también la culpa, disfrute su tiempo libre y luego vuelva a seguir el programa.**

"Las interrupciones no son las que merman los esfuerzos por bajar de peso —explica Rena Wing, Ph.D., de la Facultad de Medicina de la Universidad Brown en Providence, Rhode Island, quien ha estudiado estos lapsos en la dieta y el ejercicio—. Son las reacciones negativas que se tienen ante estas interrupciones y la espiral descendente que ocurre después".

## ESTRATEGIAS INTELIGENTES PARA SEGUIR ADELANTE

Aquí le damos cinco estrategias que le ayudarán a recuperarse de los desastres.

**1. Encuentre la razón.** Pregúntese qué le representó esa pizza con salchichón (chorizo italiano) o ese *sundae* con jarabe de chocolate caliente. Si se lo comió para sentirse mejor porque estaba agobiada en el trabajo, entonces pruebe hablar de su frustración con alguna persona. Y si se va un poco más atrás y trata de recordar qué sucedió antes del episodio y luego sigue retrocediendo paso por paso, es probable que descubra qué fue lo que realmente causó que se sintiera agobiada. Por ejemplo:

- Se comió la pizza porque se sentía frustrada y enojada.

- Se sentía frustrada y enojada porque tuvo que quedarse a trabajar hasta tarde y no pudo ir a su clase de ejercicio.

- Tuvo que quedarse a trabajar hasta tarde porque su jefa le seguía y le seguía pidiendo cosas.

- Usted permitió que la sobrecargaran de trabajo porque no quería decir que no, incluso a pesar de que estaba haciendo lo más que podía.

Una vez que haya analizado la situación de esta manera, entonces podrá discutir sus responsabilidades y metas profesionales con su jefa... y no con la pizza.

**2. Hay muchos tonos de gris entre el blanco y el negro.** A diferencia de las personas rígidas que piensan en términos de todo o nada, quienes consideran que cualquier falla hace que ya no tenga sentido seguir comiendo bien y haciendo ejercicio, una persona que es capaz de considerar que hay muchos tonos de gris entre el blanco y el negro evalúa el daño y hace lo necesario para compensarlo. Funciona así: si este tipo de persona se come un pequeño plato de totopos en una fiesta, ella lo cuantifica calculando un número aproximado de calorías, por ejemplo, 200 calorías. Luego, compensa las calorías que consumió al comerse los totopos tomando menos bebidas esa misma noche o caminando durante 20 minutos más durante los próximos 2 días. O si se salta su caminata nocturna durante toda una semana, entonces, la semana siguiente, también sale a caminar unas cuantas veces en la mañana o a la hora de almuerzo.

**3. Si empieza a aumentar, entre en acción.** Para no desviarse del camino, vigile su peso. Al pesarse con regularidad (generalmente es suficiente pesarse una o dos veces por semana a la misma hora del día), puede corregir cualquier aumento de peso. Los estudios de investigación del Registro Nacional de Control de Peso muestran que el 75 por ciento de las personas que logran bajar de peso y mantenerse en su nuevo peso con éxito se pesan al menos una vez a la semana. No se preocupe si observa fluctuaciones naturales de más o menos 1 libra (0.45 kg). Pero si empieza a detectar una constante tendencia creciente en su peso, entonces es hora de entrar en acción. Otras maneras de llevar un control incluyen: registrar sus hábitos alimenticios y de ejercicio en un diario de alimentos o una bitá-cora de ejercicio, probarse sus pantalones de mezclilla (mahones, pitusa, *jeans*) porque usted sabrá si le están quedando más ajustados o verse en el espejo para ver si hay algo nuevo que se haya empezado a zangolotear.

**4. Mujer precavida vale por dos.** En un mundo lleno de *donuts* (donas) *Krispy Kreme* y bufés donde le sirven todo lo que pueda comer por $5 dólares, es esencial que cuente con un plan para lidiar con situaciones que le han sido problemáticas en el pasado. "No se trata de estar eternamente a dieta ni de tener que negarse siempre —dice Howard J. Rankin, Ph.D., autor de un libro sobre el adelgazamiento—. Se trata de desarrollar alternativas razonables con las que pueda vivir". Por ejemplo, si usted sabe que en las juntas (reuniones) matutinas de los lunes siempre sirven sus panecillos dulces favoritos, planee cortar uno a la mitad, cómaselo y disfrutarlo como su golosina del día. . . o de varios días, dependiendo de lo que haya avanzado y de sus metas.

**5. Dése chance.** En vez de autoflagelarse y darse por vencida porque falló, relájese. Reconozca que sólo es un día y que realmente no importará a la larga, siempre y cuando vuelva a

## CONSEJO CONCISO

**Dése un descanso.** Dése permiso de saltarse un día de vez en cuando. "Está bien pensar en 6 en lugar de 7 días a la semana —dice Franca Alphin, R.D., del Centro Duke de Dieta y Acondicionamiento Físico en Durham, Carolina del Norte—. El simple hecho de saber que se puede dar un descanso la motivará".

empezar a seguir una alimentación saludable y a hacer ejercicio pronto.

# ESCÁPESE DE LOS ESTANCAMIENTOS

Una de las zonas en las que existe el mayor peligro de abandono es aquella donde una se "estanca", en otras palabras, ese punto donde una siente que está montada en una rueda para hámsters, haciéndolo todo bien pero sin avanzar ni un centímetro.

Estos estancamientos pueden ser particularmente frustrantes para las principiantes, quienes se enganchan con los cambios espectaculares que generalmente experimentan durante las primeras 6 semanas a 3 meses en que realizan un programa de ejercicio nuevo. Pero la verdad es que, una vez que su cuerpo se acostumbra a su rutina, cada vez son menores los resultados que se logran con el mismo tiempo y esfuerzo.

Esto se debe a que los seres humanos mejoramos físicamente de acuerdo con el principio de sobrecarga, el cual significa que el cuerpo se adapta a estímulos nuevos haciéndose más fuerte. Sin embargo, con el tiempo, su cuerpo se vuelve capaz de realizar la actividad nueva con eficiencia. De tal modo, cuando el estímulo deja de ser nuevo, ya no se logran mejoras tan drásticas.

## REVITALICE SU RUTINA

Debido a que la mayoría de las personas se adaptan a una rutina de ejercicio en unas 6 semanas, ese es un buen momento para hacerle cambios a su sesión de ejercicio. Pero no tiene que hacer alteraciones drásticas para salirse del estancamiento. Algo tan simple como caminar por una ruta diferente o cambiar el orden de su circuito de entrenamiento de fuerza le puede ayudar a "engañar" a su cuerpo para que reanude su avance.

Estas son tres maneras básicas de vigorizar su programa.

**1. Pruebe alguna actividad nueva.** Aunque caminar sea la actividad aeróbica principal del plan de acción reafirmante, esto no significa que tenga prohibido probar algo nuevo. Y cuando sienta que se está estancado, esto a menudo es una señal de que *necesita* agregarle un poco de variedad a las cosas. Alterne sus caminatas con algo nuevo, como patinar, andar en bicicleta o bailar salsa. Esta técnica de alternar actividades se conoce como entrenamiento cruzado. Ejercitar diferentes grupos de músculos de diferentes formas le puede ayudar a lograr mejores resultados y una condición física más completa, al mismo tiempo que disminuye su riesgo de lesionarse y aburrirse.

**2. Varíe lo básico.** Encuentre un camino por el que tenga que subir por muchas colinas o agregue unas cuantas caminatas de velocidad o caminatas largas del plan de acción reafirmante a su rutina. En el caso del entrenamiento de fuerza, vuelva a incluir algunas sesiones de muchas repeticiones o con mucho peso a su programa.

**3. Inspírese con algo nuevo.** Escuchar música que la motive, contratar a un entrenador o empezar a hacer ejercicio con una amiga pueden darle esa chispa que necesita para salir del estancamiento.

La idea es romper con la rutina y dejar de hacer siempre lo mismo.

## PREGUNTAS PERSPICACES PARA ESCAPARSE DEL ESTANCAMIENTO

Si todavía sigue estancada, hágase estas preguntas para asegurarse de que no está flojeando. Esto pasa frecuentemente cuando llegamos a la meta: pensamos que podemos llevar las cosas con un poco más de calma (y eso es cierto, hasta cierto grado), pero con el tiempo, puede que nos "aflojemos" demasiado.

- **¿Está usando pesas lo suficientemente pesadas?** Elija pesas que hagan que sus músculos trabajen hasta fatigarse, lo cual casi siempre significa usar pesas con las que pueda hacer de 8 a 15 repeticiones con buena técnica. Una vez que pueda hacer tres series consecutivas de 15 repeticiones con una pesa, empiece a usar pesas más pesadas.

- **¿Está haciendo suficiente ejercicio?** El ejercicio es una de las primeras cosas que relegamos cuando tenemos una vida atareada. Empezamos a hacer caminatas más cortas, más lentas o incluso nos las empezamos a saltar con más frecuencia de la que debiéramos. Empiece a llevar un registro de sus sesiones de ejercicio para ver cuánto ejercicio está haciendo *en realidad*. . . quizá se sorprenda.

- **¿Está comiendo demasiado?** Comer sin pensar puede mermar el éxito de una dieta. Incluso aunque sólo sean "probaditas", como un puñado de las palomitas (rositas) de maíz (cotufo) que compró su amiga en el cine o lamer el tazón (recipiente) cuando cocina— estas pueden llegar a sumar unos cuantos cientos de calorías no contadas, las cuales pueden hacer que usted vaya acumulando kilos con bastante rapidez. Anote todo lo que coma durante unos días para asegurarse de que no esté consumiendo más de lo que piensa. Y para evitar comer de manera inconsciente, mastique chicle mientras cocina o limpia la cocina, mantenga las manos ocupadas haciendo un bordado mientras ve la televisión y elimine las distracciones innecesarias, como la televisión o un libro, mientras esté comiendo.

También es importante que reconozca que los resultados que puede lograr en su acondicionamiento físico se verán afectados por su potencial genético. Cuando ya lleve un año o más de estar haciendo ejercicio de manera regular, es posible que se estanque "en un buen lugar" en el que haya llegado cerca a su potencial genético de buena forma física y ya pueda empezar a entrenar para mantenerse ahí.

## DERROTE AL DOLOR

El concepto de que el dolor conduce a los resultados es falso. Pero los achaques y dolores ocasionales sí son parte de un estilo de vida activo. Para que sea menos probable que se lesione —dado que las lesiones sin duda impedirán que usted siga adelante con sus esfuerzos— siga estas sugerencias.

## CONSEJO CONCISO

**En una sociedad donde la mayoría de la gente aumenta cuando menos 1 libra (0.45 kg) al año, es importante que reconozca que mantenerse en un peso saludable y con un buen nivel de condición física es todo un logro.**

- Empiece cuando sus músculos estén calientes y flexibles. Al igual que la melcocha, los músculos son quebradizos cuando están fríos y dúctiles cuando están calientes. Al inicio de cada sesión, haga ejercicio a una intensidad leve y estírese un poco.

- Aumente gradualmente la intensidad. Hay muchas maneras de aumentar la intensidad de su sesión de ejercicio: caminando más aprisa, recorriendo una mayor distancia, levantando más peso o incrementando la frecuencia de sus sesiones de ejercicio. Pero sólo aumente un componente a la vez para asegurarse de no hacer demasiado a la misma vez, ya que de otro modo corre el riesgo de lesionarse.

- Agréguele variedad. Alterne actividades para evitar el uso excesivo de ciertas partes del cuerpo.

- Alterne la intensidad. Si ayer se esforzó mucho, opte por una sesión de ejercicio de menor intensidad para hoy.

## CONTESTE ESTE *TEST*

Si algo le empieza a doler, necesita escuchar a su cuerpo. Aquí le decimos cómo saber si su dolor necesita ser atendido por un experto.*

1. ¿Cómo es el dolor?
   a. Es un dolor sordo
   b. Es un dolor agudo o punzante
2. ¿Dónde le duele?
   a. En el músculo
   b. Cerca de o en una articulación
3. ¿Cómo se siente cuando hace ejercicio?
   a. Disminuye el dolor
   b. No hay mejoría o empeora

*Estos son lineamientos generales que se aplican a personas saludables. Si usted padece cualquier afección articular o muscular crónica, consulte a su médico.

4. ¿Cuándo empezó a sentir el dolor?
   a. Al día siguiente
   b. Durante una sesión de ejercicio o inmediatamente después de una

Si todas sus respuestas fueron "a": Lo más probable es que pueda seguir haciendo ejercicio y que el dolor se resuelva por sí solo. Sin embargo, si no desaparece en uno o dos días, es posible que necesite bajarle la intensidad a sus sesiones de ejercicio.

Si algunas de sus respuestas fueron "b": Descanse unos días y aplíquese hielo donde sienta dolor. Si no desaparece, consulte a un médico.

## PIDA AYUDA

A veces necesitamos un poco de ayuda de los expertos para superar un problema. Aquí le damos una lista de los profesionales que le pueden ayudar a superar diversos obstáculos.

**Podiatras.** Los podiatras no son doctores en Medicina, sino personas que están capacitadas para tratar cualquier afección en los pies, desde un simple callo hasta infecciones serias, ya que tienen requerido completar un programa de estudios de 4 años de duración para obtener su título de doctor en medicina podiátrica (o *D.P.M.* por sus siglas en inglés). También deben tener licencia para ejercer en su estado. La Asociación de Medicina Podiátrica de los Estados Unidos (o *APMA* por sus siglas en inglés) brinda información acerca de la salud de los pies y puede mandarla a podiatras en su área a través de su página de Internet: www.apma.org, y por teléfono en el (800) 366-8227. Además, la Academia de Medicina Podiátrica del Deporte de los Estados Unidos es una organización nacional de podiatras que se especializan en lesiones de-

# Ejercicios para tener pies fuertes y flexibles

EN MUCHOS CASOS, el dolor de pies se puede evitar (y aliviar) fortaleciendo y estirando los músculos de los pies y las piernas. ¡Aquí le damos cuatro ejercicios que vendrán al rescate! Haga estos ejercicios con los pies descalzos.

### ELEVACIÓN DE TALÓN/PUNTA

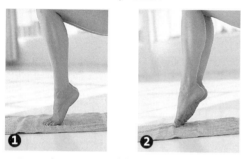

Estando sentada, (1) levante los talones para que quede apoyada sobre las puntas de los pies, (2) eleve más los pies para quedar apoyada sobre las puntas de los dedos y luego enrosque los dedos para quedar apoyada sobre las uñas de los dedos de los pies (no se muestra). Sostenga cada posición durante 5 segundos. Repita esto 10 veces al día. Este ejercicio es bueno para las personas con dedos en martillo, calambres en los dedos y dolor en el arco del pie.

### JALAR LA TOALLA

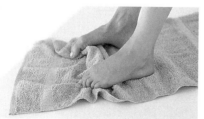

Siéntese y extienda una toalla mediana en el piso enfrente de sus pies. Con los dedos de los pies vaya jalando la toalla centímetro por centímetro hacia el arco de los pies. Haga este ejercicio de una a tres veces al día. Le ayuda a fortalecer todo el pie.

### ESTIRAMIENTO PARA LA FASCITIS PLANTAR

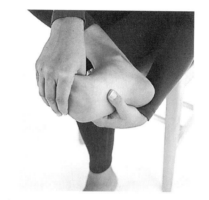

Siéntese en una silla y coloque el tobillo del pie lesionado sobre el muslo de la pierna opuesta. Con la mano del mismo lado, jale los dedos de los pies hacia la espinilla hasta que sienta un estiramiento en el arco. Con la otra mano, recorra la planta del pie; debe sentir una banda tensa de tejido que corre por el centro del pie. Haga 10 estiramientos, sosteniendo cada uno durante 10 segundos. Repita estos estiramientos cuando menos tres veces al día, especialmente antes de levantarse de la cama y antes de pararse después de haber permanecido sentada durante mucho tiempo, como cuando viaja en carro o trabaja en su escritorio. (En un estudio de investigación de 101 adultos que sufrían de fascitis plantar, el 83 por ciento de las personas que hicieron este estiramiento ya no tuvieron dolor en el talón, o bien, tuvieron menos dolor al cabo de 8 semanas).

portivas. Para obtener mayores informes y referencias, visite su página de Internet: www.aapsm.org, o llame al (888) 854-3338.

**Dietistas.** Los dietistas registrados (o *R.D.* por sus siglas en inglés) son profesionales en alimentación y nutrición que tienen —cuando menos— una licenciatura en este campo, han completado un programa acreditado de experiencia preprofesional y han aprobado un examen a nivel nacional. Algunos R.D. también están certificados en ciertas áreas de especialización, como nutrición pediátrica o educación para diabéticos. Los R.D. pueden ayudarle a alcanzar objetivos específicos, como bajar de peso o bajar su presión arterial, al diseñarle un programa de nutrición personalizado. Para pedir referencias, consulte la página de Internet de la Asociación Dietética de los Estados Unidos en la dirección www.eatright.org o llame al (800) 877-1600.

**Ortopedistas.** Los doctores en medicina que se especializan en el diagnóstico, atención y tratamiento de trastornos musculoesqueléticos se conocen como ortopedistas, quienes se enfocan en afecciones que afectan los huesos, las articulaciones, los ligamentos, los músculos y los tendones. Busque ortopedistas que sean becarios de la Academia de Cirujanos Ortopédicos de los Estados Unidos (o *AAOS* por sus siglas en inglés), ya que esto significa que, además de haber terminado 4 años de estudios en una escuela de Medicina, también han completado cuando menos 5 años en una residencia de ortopedia aprobada. Para obtener mayores informes y referencias, póngase en contacto con la AAOS a través de su página de Internet: www.aaos.org, o por teléfono en el (800) 346-2267.

**Fisioterapeutas.** Los fisioterapeutas, que son personas que están capacitadas para examinar, evaluar y tratar a personas con problemas de salud ocasionados por lesiones o enfermedades, cuentan con una formación extensa en los campos de la Anatomía y la Mecánica Corporal. Ellos aplican diversas técnicas para mejorar la recuperación, como ejercicios terapéuticos, masajes, ultrasonido y aplicaciones de calor y frío. En la mayoría de los estados, se requiere que un médico sea quien la mande a un fisioterapeuta, quien normalmente deberá tener un título (a menudo a nivel de maestría) en el campo y cuenta con licencia para ejercer en el estado. Muchos también se especializan en diferentes áreas como Geriatría, Ortopedia, Pediatría y Medicina del Deporte. Para obtener mayores informes y referencias, consulte la página de Internet de la Asociación de Fisioterapia de los

## Evite este problema común

DESPERTARSE CON los músculos rígidos y adoloridos generalmente es una señal que le está diciendo que exageró. Pero en vez de tirarse en el sofá, levántese de ahí. Parece ser que moverse es una de las mejores maneras de aliviar los músculos adoloridos. Funciona al bombear el líquido excedente que está contribuyendo al dolor para sacarlo de los músculos. Tenga cuidado de evitar mayores daños eligiendo una actividad de baja intensidad como una caminata fácil o estiramientos suaves. Para que ya no le siga doliendo, llévesela con un poco más de calma.

# ¿Hielo o calor?

UNA DE LAS PREGUNTAS más comunes en la Medicina del Deporte es si es mejor aplicar hielo o calor a una lesión. Tanto el calor como el hielo pueden acelerar el proceso de curación al manipular el flujo de sangre. El hielo restringe el flujo sanguíneo, lo cual sirve para bajar la inflamación y disminuir el dolor. El calor aumenta la circulación, lo cual hace que aumente también el suministro de oxígeno al área lesionada, acelerando la eliminación de desechos. El truco está en saber cuándo se debe usar cada uno.

Esta pequeña guía fue creada por nuestra publicación hermana, *Runner's World*, con la ayuda experta del Dr. Carl Nissen, del Centro de Salud de la Universidad de Connecticut en Farmington, y Christine Worsley, entrenadora atlética del Instituto de Tecnología Rochester en Nueva York.

### ELIJA HIELO

**Después de una lesión:** Dentro de las primeras 24 a 48 horas de haberse lesionado, aplíquese hielo durante 20 minutos, luego retírelo durante 20 minutos. Repita esto con frecuencia. Trate de aplicar el hielo antes de que transcurran 20 minutos de haberse lesionado.

**Cómo aplicarlo:** Coloque una toalla delgada sobre la piel para protegerla, luego envuelva las compresas de hielo alrededor del área lesionada con firmeza. También puede probar un masaje de hielo: congele un vaso desechable lleno de agua, corte la parte superior de la tapa para que quede expuesto el hielo y frote el hielo continuamente sobre el área lesionada.

**Precauciones:** Las personas que padecen la enfermedad de Raynaud o que previamente hayan sufrido quemaduras por el frío no deberán usar hielo en las partes afectadas de su cuerpo.

### ELIJA CALOR

**Después de una lesión:** Aplíquese calor durante 20 minutos cada vez durante 24 horas después de haber sufrido una lesión menor (o durante 48 horas después de haber sufrido una lesión aguda).

**Cómo aplicarlo:** Coloque la compresa caliente sobre el área lesionada. No aplique peso, es decir, no recargue el área lesionada sobre la compresa caliente.

**Precauciones:** No aplique el calor sobre áreas lesionadas si estas tienen heridas abiertas.

### COMBINE HIELO Y CALOR

Use una combinación de hielo y calor durante unas 48 horas después de sufrir una lesión. Puede alternar entre aplicaciones de compresas frías y calientes durante 10 minutos, también pueden probar un baño de contraste. Llene dos cubos (cubetas, baldes): uno con agua fría y un poco de hielo y el otro con agua tolerablemente caliente. Sumerja el área en el cubo de agua fría durante 2 minutos, luego sumérjala en el cubo de agua caliente durante 2 minutos más. El agua fría sirve para mantener la hinchazón bajo control, mientras que el agua caliente hace que sigan circulando sangre y nutrientes hacia el área lesionada.

Estados Unidos: www.apta.org, o llámeles por teléfono al (800) 999-2782.

**Entrenadores personales.** Como el campo de los entrenadores personales no está regulado por el gobierno, los consumidores necesitan tener cuidado, debido a que se pueden conseguir certificados de más de 250 organizaciones de diversa calidad. Hay personas que se dedican a ser entrenadores personales con poco más que unos bíceps grandes y hay otras que tienen títulos avanzados en Ciencias del Ejercicio. Para distinguir a las "ratas de gimnasio" no capacitadas de los espe-

cialistas en ejercicio que sí cuentan con una formación formal en este campo, algunas de las principales organizaciones profesionales han empezado a ofrecer nuevos programas de certificación diseñados para enseñarles a los entrenadores a trabajar con clientes que padecen afecciones crónicas como diabetes, artritis, asma, presión arterial alta, embarazo, osteoporosis y dolor en la baja espalda. Por ejemplo, el Consejo del Ejercicio de los Estados Unidos ahora certifica a entrenadores personales capacitados como "especialistas clínicos en ejercicio". Y la Asociación IDEA de Salud y

## ¿Tiene dolor? Consulte a este médico

HACE UNOS AÑOS, cuando tuve que dejar de hacer ejercicio por una lesión en el pie, lo primero que hice fue consultar a un podiatra, quien me recomendó una cirugía, y luego con un ortopedista, quien me dijo que tenía que dejar de correr y de hacer ejercicios aeróbicos. Finalmente encontré la ayuda y atención que necesitaba cuando consulté a un fisiatra (*psychiatrist*), es decir, un doctor en Medicina que se especializa en Medicina Física y Rehabilitación.

En vez de sólo examinar mis pies, él revisó la fuerza y flexibilidad que tenía en las piernas y también observó mi manera de caminar y de correr. Además de diagnosticar mi problema crónico en los pies, el médico descubrió que los músculos de mi cadera estaban tensos y débiles. Esto estaba empeorando mi problema cada vez que trataba de reanudar mi rutina de ejercicio. Ahora hago estiramientos y ejercicios para fortalecer estas áreas y he podido prevenir o manejar el dolor.

Los fisiatras se enfocan en lograr que pueda volver a su antiguo nivel de actividad sin tener que someterse a una cirugía. Usan terapias como ejercicio, biorretroalimentación, masaje, calor y frío, electroterapia, hidroterapia y en ocasiones también recetan medicamentos si es necesario. Además de tratar afecciones agudas, los fisiatras también tratan de prevenir problemas futuros.

Además de los problemas o lesiones relacionados con el ejercicio, los fisiatras también tratan otros problemas médicos que pueden afectar el funcionamiento, como dolores de espalda, artritis, síndrome del túnel carpiano, esclerosis múltiple, osteoporosis y derrames cerebrales.

Para encontrar un doctor en Medicina Física y Rehabilitación en su área, póngase en contacto con la Academia de Medicina Física y Rehabilitación de los Estados Unidos llamando al (312) 464-9700 o visitando su página de Internet: www.aapmr.org.

Acondicionamiento Físico, la principal organización que reúne a profesionales de la salud y el acondicionamiento físico, cuenta con un nuevo sistema de reconocimiento para entrenadores personales que los identifica como entrenadores profesionales, avanzados, selectos o maestros. Ellos dan referencias en su página de Internet: www.ideafit.com.

Las siguientes son algunas de las organizaciones de mayor prestigio que ofrecen certificaciones para entrenadores personales y otros especialistas en ejercicio.

- American College of Sports Medicine, PO Box 1440, Indianapolis, IN 46206-1440; página de Internet: www.acsm.org.

- American Council on Exercise, 4851 Paramount Drive, San Diego, CA 92123; página de Internet: www.acefitness.org; número telefónico: (800) 825-3636.

- Cooper Institute for Aerobics Research, 12330 Preston Road, Dallas, TX 75230; página de Internet: www.cooperinst.org.

- National Strength and Conditioning Association, 1885 Bob Johnson Drive, Colorado Springs, CO 80906; página de Internet: www.nsca-lift.org; número telefónico: (800) 815-6826.

- Aerobics and Fitness Association of America, 15250 Ventura Boulevard, Suite 200, Sherman Oaks, CA 91403; página de Internet: www.afaa.com; número telefónico: (877) 968-7263.

## DEMASIADO DE ALGO BUENO. . .

Aunque rara vez es un problema para las personas comunes que hacen ejercicio, si usted va a aumentar la intensidad de sus sesiones de ejercicio, por ejemplo, para entrenar para una carrera o competencia, podría terminar siendo víctima de problemas causados por entrenar demasiado.

Después de una sesión de ejercicio muy fuerte, su cuerpo necesita tiempo para reconstruirse. De hecho, este mismo proceso de esforzar un músculo y luego dejarlo reposar y repararse es el que le ayuda a hacerse más fuerte. Por esto es por lo que los expertos recomiendan que espere 48 horas entre cada sesión de levantamiento de pesas. No obstante, las personas demasiado entusiastas pueden creer equivocadamente que "hacer más es mejor" y empezar a hacer entrenamientos muy intensos que deterioran la capacidad de los músculos de repararse y fortalecerse.

El entrenamiento exagerado conduce a la fatiga, disminuye el rendimiento y con frecuencia provoca lesiones difíciles de tratar, como fracturas de estrés. Generalmente, los problemas causados por entrenar demasiado van precedidos de algunas señales de advertencia. Los síntomas comunes son fatiga excesiva, dificultad para dormir, irritabilidad inusual, pérdida del apetito o falta de motivación. Si usted cree que el problema se debe a que está entrenando demasiado, tómese el pulso como se describe a continuación.

**Pulso matutino.** Tómese el pulso en reposo tan pronto como despierte en la mañana (antes de levantarse de la cama) para ver cuál es su pulso normal. Un aumento de más de cinco latidos por minuto que no regresa a la normalidad en unos cuantos días podría indicar que hay un problema.

**Pulso durante el entrenamiento.** Si usted se siente inusualmente cansada durante una sesión de ejercicio, tómese el pulso. Si es más alto de lo normal y no vuelve a la normalidad durante su siguiente sesión de ejercicio, su cuerpo está tratando de decirle algo.

Si usted presenta cualquiera de los síntomas antes mencionados, pruebe estas cuatro estrategias.

**1. Entrenamiento cruzado.** Alterne dos o más actividades en las que tenga que usar grupos musculares diferentes, por ejemplo, una actividad de impacto como caminar y una actividad cero impacto como andar en bicicleta o nadar.

**2. Sesiones de ejercicio difíciles/fáciles.** Si quiere hacer la misma actividad cada día, alterne sesiones de alta intensidad pero más breves con sesiones de menor intensidad pero más largas.

**3. Entrenamiento de tronco/piernas.** Si quiere hacer una sesión de entrenamiento de fuerza cada día, enfóquese en su tronco un día y en sus piernas al día siguiente.

**4. Repose.** Tómese un día a la semana para descansar. No se tiene que quedar tirada en el sofá; sólo evite realizar actividades físicas extenuantes. Dependiendo de su condición física, para usted reposar puede significar hacer trabajos ligeros en el jardín, salir a pasear con su esposo o jugar ping-pong con sus hijos.

Si usted disminuye la cantidad de ejercicio que hace y sus síntomas persisten, consulte a su médico. Tal vez tenga un problema médico subyacente que la esté haciendo sentirse mal.

## *CONSEJO CONCISO*

**¡Es muy fácil terminar con el aburrimiento! Pruebe algo nuevo o haga algo viejo de forma nueva. Su imaginación es el único límite.**

## ACABE CON EL ABURRIMIENTO

"¡Si me tengo que trepar una vez más a la estera mecánica (caminadora, *treadmill*), voy a gritar!" ¿Le suena conocido? Debido a que nadie le está apuntando con una pistola para obligarla a hacer ejercicio o seguir una alimentación saludable, es fácil —demasiado fácil— decidir que su rutina ya la tiene completamente aburrida. Pero antes de darse por vencida, pregúntese: ¿Realmente está aburrida? El aburrimiento en realidad tiene un solución muy fácil. Quizá sólo necesite variar la ruta de sus caminatas, salir a caminar con una amiga o probar un tipo nuevo de ejercicio. Podría ser tan sencillo como cambiar el disco compacto que escucha mientras hace ejercicio. Si está aburrida con su dieta, quizá ya lleva un mes desayunando lo mismo y necesita un poco de variedad.

Primero, asegúrese de que el problema realmente sea el aburrimiento. Cuando lo analice, quizá descubra que está molesta por algo o que simplemente no se siente tan motivada como cuando estaba siguiendo el programa Reafirme su Figura. Si el aburrimiento no es el problema de fondo, pruebe una (o todas) estas sugerencias para volverse a echar a andar.

- Vuelva a leer el Capítulo 8, "Una actitud triunfadora" y/o el Capítulo 12, "Mantenga la motivación".

- Si usted cree que el problema está en que necesita una estructura sólida para no abandonar el plan, regrésese a la Primera Semana y vuelva a hacer el programa entero.

- Si lo que la está deteniendo es la frustración más que el aburrimiento —porque caminar y hacer ejercicio parecen estar ocupando gran parte del poco tiempo "libre" que tiene– considere aprender más acerca de la administración del tiempo. Tome un curso, lea un libro o consulte a un profesional. Vea en qué otras cosas puede ahorrar tiempo y use esas horas o cuartos de hora o minutos recién encontrados para hacer las cosas que siente que ha estado perdiendo.

- Regrese a "Encuentre la razón" en la página 417 y vuelva a leer la sección en la que le decimos cómo llegar a la raíz del problema. Esa técnica le funcionará igualmente bien ahora. Siga profundizando cada vez más hasta que llegue a la verdadera razón por la cual quiere darse por vencida.

## ATAQUE EL ABURRIMIENTO

Bueno, ya lo analizó y ya sabe que el problema *sí* es que está aburrida. Entonces, ¿qué puede hacer? Para empezar, pruebe nuestras estrategias para acabar con el aburrimiento. Conviértalo en un juego y pronto estará ideando usted misma sus propias estrategias. No olvide preguntarle a sus amistades, familiares y colegas qué es lo que hacen cuando sus rutinas de ejercicio les empiezan a aburrir. ¡Quizá la sorprendan con su creatividad!

## Estrategias para atacar el aburrimiento: caminar

Aquí le damos siete ideas para que sus caminatas vuelvan a ser divertidas.

**1. Conviértalas en un evento familiar.** Pídales a sus padres o abuelos que caminen con usted y grábelos mientras le hablan de su vida.

Camine con sus hijos y escuche lo que están pensando. Camine de la mano con su esposo.

**2. Juegue mientras camina.** Camine hasta que vea, por un decir, tres carros rojos. Luego, fíjese un objetivo nuevo y siga caminando.

**3. Que no le vean ni el polvo.** Elija a una persona que parezca tener una mejor condición física y que también parezca caminar un poco más rápido que usted. Luego, trate de rebasarla.

**4. Salga de paseo.** Planee un itinerario en el que usted y una amiga salgan a caminar durante hora para terminar en una cafetería o en un mercado de curiosidades.

**5. Forme un grupo de lectura y caminatas.** En vez de discutir el libro a la hora del postre, reúnase con su grupo los fines de semana y discútanlo mientras caminan.

**6. Explore lugares nuevos.** Vaya al departamento de parques y recreación de su localidad y consiga un mapa de los caminos para excursionistas que haya en su área. Camine por un camino diferente cada semana.

**7. Amplíe su círculo de compañeros de caminata.** Así podrá tener conversaciones más variadas y siempre tendrá a alguien con quién salir a caminar si la persona con la que normalmente camina no puede salir un día.

## Estrategias para atacar el aburrimiento: entrenamiento de fuerza

Use la siguientes ocho técnicas para ponerle chispa a su rutina de entrenamiento de fuerza.

**1. Haga una competencia.** Aunque usted y su amiga no puedan entrenar al mismo tiempo, sí pueden divertirse con esta idea. Reúnanse para hacer una sesión de ejercicio juntas y anoten cuánto puede levantar cada una al hacer diversos ejercicios. Luego, vuélvanse a reunir al cabo de uno o dos meses y vean quién mejoró más. Apuesten $20 dólares, un video o cualquier otra cosa que las motive.

**2. Pruebe un circuito.** Rompa su rutina de levantamiento de pesas con episodios breves de actividad aeróbica. Haga una serie de pres para el pecho. Luego, móntese en una bicicleta estacionaria durante $2\frac{1}{2}$ minutos; luego vuelva a levantar pesas. Siga repitiendo este ciclo hasta que haya terminado su rutina de pesas.

**3. Inscríbase a un grupo.** La mayoría de los gimnasios ofrecen clases de entrenamiento de fuerza en grupo. La música prendida y la energía del grupo hacen que se le pase volando el tiempo. Si su gimnasio no ofrece este tipo de clase o prefiere hacer ejercicio en casa, únase a nosotros con el video de entrenamiento de fuerza de *Prevention*. (Para ordenarlo, vea The Walker's Warehouse en la página 440).

**4. Manténgase enfocada.** Preste atención a su cuerpo. Cuando sea posible, coloque la mano sobre el músculo que esté ejercitando y sienta cómo se contrae y se relaja. Enfóquese en la respiración. Le aseguro que completará su rutina sin darse cuenta siquiera.

**5. Juegue a la pelota.** Cuando haga ejercicios como *curls* de bíceps, pres y vuelos (cristos) de pecho, use una pelota de estabilidad —una pelota inflable grande para hacer ejercicio— en lugar de usar una banca para sentarse o reclinarse. (Algunos de estos ejercicios se encuentran descritos en la página 443). Con la pelota, usted tendrá que estar más concentrada para mantener el equilibrio. (*Tip*: Empiece con pesas más ligeras que las que acostumbra usar). Las pelotas para hacer ejercicio se pueden comprar en muchas de las principales tiendas de artículos deportivos o vea "Productos" en la sección de "Recursos reafirmantes" que aparece en la página 439.

**6. Inscríbase a un gimnasio.** Tal vez haga amistades nuevas, lo que también le hará querer ir al gimnasio. Una precaución: es posible que pase más tiempo conversando que levantando pesas. ¡No olvide hacer su sesión de ejercicio!

**7. Contrate a un entrenador personal.** Los entrenadores personales no cobran tanto como cree, particularmente si convence a una amiga para que se vayan a mitades. Muchos entrenadores ofrecen sesiones de grupo a una menor tarifa y tampoco es necesario que lo use constantemente. Reúnase unas cuantas sesiones con su entrenador y luego, cuando ya la haya encaminado, véalo más o menos una vez al mes para que afine y refuerce los detalles.

**8. Levante pesas frente al televisor.** Si todo lo demás fracasa, realice su sesión de ejercicio mientras ve la televisión.

## Estrategias para atacar el aburrimiento: alimentación

Pruebe estas cuatro tácticas para darle vida a su comida.

**1. Rompa la rutina.** Si siempre desayuna y almuerza lo mismo o si siempre cocina lo mismo para cenar semana tras semana, es hora de hacer un cambio. Revise las comidas combinadas que aparecen en el Capítulo 7, cómprese un recetario nuevo o pídale a una amiga que le dé algunas de sus recetas favoritas.

**2. Explore lo exótico.** Deambule por las tiendas de comida *gourmet* o étnica y pruebe algo nuevo, como *baba ghannouj* o *sag paneer*. Muchos platillos de la India o del Medio Oriente contienen especias deliciosas e ingredientes saludables, así que los puede disfrutar sin sentirse culpable. ¡Sólo tenga cuidado con el tamaño de sus porciones!

**3. Tome una desviación en el supermercado.** Cuando vamos al supermercado, casi siempre estamos en automático: agarramos los mismos productos semana tras semana sin voltear siquiera a ver las otras repisas o pasillos. Tómese su tiempo, vea qué es lo que se ha estado perdiendo y hágase la promesa de comprar algo nuevo —una fruta o una verdura que nunca ha probado o algún platillo étnico congelado— cada vez que vaya. Así, en menos de lo que canta un gallo, usted podrá agregar cosas nuevas a su lista de comidas favoritas.

**4. Inscríbase a una clase de cocina.** Explore los sabores nuevos de la cocina tailandesa o hindú. Tal vez sea justo lo que necesita para darle gusto a su paladar.

Ahora que ha vencido a los saboteadores del programa Reafirme Su Figura en 3 Semanas y se siente motivada para seguir adelante, me gustaría presentarle el siguiente nivel de ejercicios. Estos ejercicios me mantienen en buena forma física y firme y yo sé que también le funcionarán a usted. ¡Ahora pase al Capítulo 15 y écheles un ojo!

¡Ahora pase al Capítulo 15 y écheles un ojo!

---

**TIP REAFIRMANTE**

## EL PODER DE LA MENTE

*Trate de encontrar las cosas buenas de la vida. Lleve un "diario de gratitud." Al final de cada día, haga una lista de cosas por las que está agradecida: la mariposa que se detuvo un momento en su ventana, el cachorrito que le lamió la mano, la amiga que le trajo flores, las campanadas del reloj de casa de su abuela y que ahora está en casa de su mamá, el bebé que abrió sus ojos y vio el mundo por primera vez. Recordar todas sus bendiciones es la mejor manera de combatir la ansiedad.*

# CAPÍTULO 15

# Ejercicios para mantener su nueva figura

Para cuando esté lista para un reto mayor, he creado versiones modificadas de 11 ejercicios del plan de acción reafirmante. Simplemente intercámbielas por el ejercicio correspondiente en la rutina de cada semana en particular. Todos estos ejercicios se hacen sobre una pelota de estabilidad, que es una pelota inflable grande que le agrega el elemento de inestabilidad a su sesión de ejercicio. Hacer ejercicios sobre una pelota de estabilidad obliga a que muchos de los principales músculos de su torso trabajen extra para que usted logre estabilizarse cuando está sobre la pelota.

Las pelotas de estabilidad cuestan alrededor de $30 dólares y se pueden conseguir en muchas de las principales tiendas de artículos deportivos, o bien, vea "Productos" en la sección de Recursos reafirmantes en la página 439. Los siguientes son algunos lineamientos que le ayudarán a determinar qué tamaño de pelota debe comprar.

Cuando esté sentada sobre la pelota, sus rodillas y caderas deberán estar en línea de modo que sus muslos queden paralelos al piso. Por eso es tan importante que compre la pelota del tamaño correcto (vea abajo cómo hacer esto). ¡Estas pelotas *no* son unitalla!

## EL TAMAÑO CORRECTO DE PELOTA

| Si usted mide. . . | Compre una pelota que mida. . . |
|---|---|
| Menos de 5'1" (1.52 m) | 45 cm |
| De 5'1" (1.52 m) a 5'7" (1.67 m) | 55 cm |
| De 5'7" (1.67 m) a 6'2" (1.85 m) | 65 cm |
| Más de 6'2" (1.85 m) | 75 cm |

Entre más inflada esté la pelota, más difícil le será mantener el equilibrio. Por lo tanto, si apenas va a empezar a hacer ejercicios con una pelota de estabilidad, no la infle al máximo.

## EL SIGUIENTE NIVEL

Los ejercicios que se hacen con una pelota de estabilidad son desafiantes y divertidos. (Quizá también se sienta tentada a jugar a rebotar la pelota un poco sólo por diversión. ¡Adelante!) Estos 11 ejercicios le permitirán adquirir un cuerpo aún más firme, además de que incrementarán su agilidad y su equilibrio. Y son maravillosos para agregarle un poco de variedad a su programa de entrenamiento de fuerza.

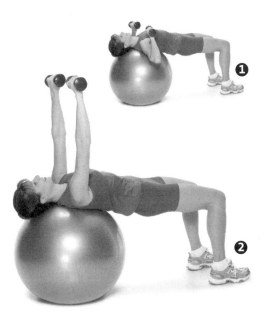

## Pres de pecho

**Posición inicial:** Acuéstese sobre la pelota de estabilidad de modo que sólo queden apoyadas la cabeza y la parte superior de la espalda. Lo pies deben estar planos sobre el piso y las caderas y los muslos deben quedar paralelos al piso. Sostenga las mancuernas (pesas de mano) extremo contra extremo justo por encima de los hombros. Los codos deben quedar apuntando hacia los lados.

**Movimiento:** Exhale a medida que vaya extendiendo los brazos para levantar las mancuernas en línea recta hacia el techo por encima del pecho. Mantenga esta posición durante un segundo y luego inhale a medida que vaya bajando lentamente las mancuernas.

**Técnica:** No deje que el trasero se caiga hacia el piso.

## Extensión

**Posición inicial:** Acuéstese sobre la pelota de estabilidad de modo que sólo queden apoyadas la cabeza y la parte superior de la espalda. Los pies deben estar planos sobre el piso y las caderas y los muslos deben quedar paralelos al piso. Agarre una mancuerna (pesa de mano) con ambas manos y sosténgala encima del pecho. Mantenga los codos ligeramente doblados.

**Movimiento:** Inhale a medida que vaya bajando la mancuerna hacia atrás de la cabeza, llegando hasta donde le sea cómodo pero sin doblar los codos más que al principio. Mantenga esta posición durante un segundo y luego exhale a medida que vaya elevando la mancuerna hasta llegar a la posición inicial.

**Técnica:** No deje que el trasero se caiga hacia el piso.

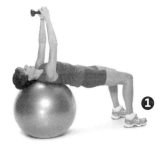

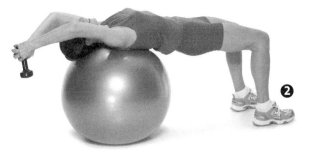

*(continúa)*

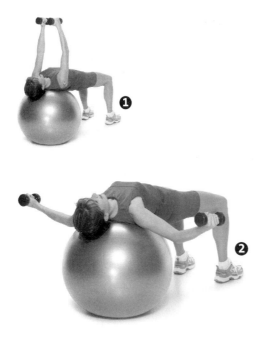

## Vuelo (cristo) de pecho

**Posición inicial:** Acuéstese sobre la pelota de estabilidad de modo que sólo queden apoyadas la cabeza y la parte superior de la espalda. Los pies deben estar planos sobre el piso y las caderas y los muslos deben quedar paralelos al piso. Sostenga las mancuernas encima del pecho, con las palmas hacia adentro y los codos ligeramente doblados.

**Movimiento:** Inhale y baje lentamente los brazos hacia los lados. Mantenga esta posición durante un segundo y luego exhale mientras vaya subiendo lentamente las mancuernas hasta la posición inicial.

**Técnica:** No deje que el trasero se caiga hacia el piso. No deje que las mancuernas bajen más allá de la altura de los hombros.

---

## Extensión de tríceps (acostada)

**Posición inicial:** Acuéstese sobre la pelota de estabilidad de modo que sólo queden apoyadas la cabeza y la parte superior de la espalda. Los pies deben estar planos sobre el piso y las caderas y los muslos deben quedar paralelos al piso. Sostenga una mancuerna en cada mano encima del pecho, con las palmas hacia adentro. Doble los brazos de modo que los codos queden apuntando hacia el techo y las mancuernas queden al lado de los oídos.

**Movimiento:** Sin mover la parte superior de los brazos, levante las pesas hasta que queden encima del pecho mientras exhala. Mantenga esta posición durante un segundo y luego inhale a medida que vaya bajando lentamente las mancuernas.

**Técnica:** No deje que el trasero se caiga hacia el piso. No mueva los hombros ni arquee la espalda.

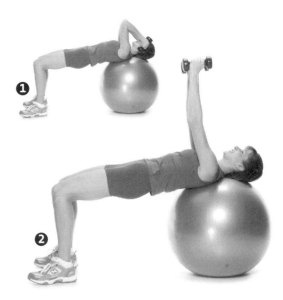

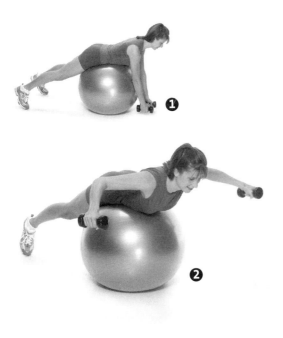

## Vuelo (cristo) dorsal

**Posición inicial:** Sostenga una mancuerna en cada mano y arrodíllese enfrente de la pelota. Luego, coloque la pelvis sobre la pelota y extienda las piernas. Mantenga la espalda recta y deje que las mancuernas queden colgando enfrente de la pelota, con las palmas hacia adentro y los codos ligeramente doblados.

**Movimiento:** Exhale a medida que vaya juntado los omóplatos y levantando las mancuernas hacia arriba y hacia los lados, jalando los codos hacia atrás hasta donde le sea cómodamente posible. Asegúrese de mantener la espalda recta. Mantenga esta posición durante un segundo y luego inhale a medida que vaya bajando lentamente las mancuernas.

**Técnica:** No arquee la espalda. No levante el torso mientras esté elevando las mancuernas.

## Extensión dorsal

**Posición inicial:** De frente a la pelota de estabilidad, coloque la pelvis y los músculos abdominales sobre la pelota y extienda las piernas. Mantenga la espalda recta y coloque las manos detrás de la cabeza.

**Movimiento:** A medida que exhale, contraiga los músculos de la baja espalda y levante el tronco de manera que quede en línea recta con las piernas. Mantenga esta posición durante un segundo y luego inhale a medida que vaya bajando lentamente el tronco.

**Técnica:** No se levante tanto que arquee la espalda.

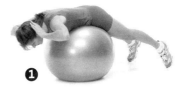

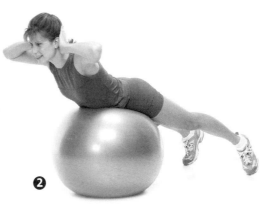

*(continúa)*

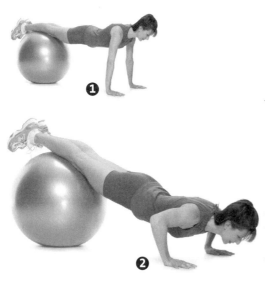

## Plancha

**Posición inicial:** Arrodíllese enfrente de la pelota de estabilidad y acuéstese encima de la pelota, envolviéndola con su cuerpo y colocando las manos sobre el piso. Camine con las manos hacia adelante, dejando que la pelota ruede hasta que sólo las pantorrillas queden encima de la pelota y usted se esté equilibrando sobre las manos. Las manos deben estar separadas de modo que queden alineadas con los hombros y deben quedar directamente por debajo los hombros. El cuello, la espalda, las caderas y las piernas deberán quedar en línea recta.

**Movimiento:** Inhale a medida que vaya doblando los codos hacia los lados y, manteniendo el cuerpo en línea recta, baje el cuerpo hasta que casi llegue a tocar el piso. Mantenga esta posición durante un segundo y luego exhale conforme se va impulsando hacia arriba. Si no puede hacer todas las repeticiones recomendadas en esta posición, no se preocupe. Simplemente baje una o ambas rodillas y termine las repeticiones que le falten.

**Técnica:** No se doble a nivel de las caderas. No arquee la espalda.

## Abdominal

**Posición inicial:** Acuéstese sobre la pelota de estabilidad de modo que sólo quede apoyada la parte superior de la espalda. Ponga los pies planos sobre el piso y las manos detrás de la cabeza.

**Movimiento:** Exhale a medida que vaya usando los músculos abdominales para levantar lentamente la cabeza, los hombros y la parte superior de la espalda. Imagine que quiere acortar la distancia que existe entre sus costillas y su pelvis. Mantenga esta posición durante un segundo y luego inhale a medida que vaya bajando a la posición inicial.

**Técnica:** No jale la barbilla hacia el pecho. No arquee la espalda.

**Más desafiante:** Cuando esté levantando la cabeza, los hombros y la parte superior de la espalda, levante el pie derecho del piso y lleve la rodilla derecha hacia el pecho. Alterne piernas en cada abdominal.

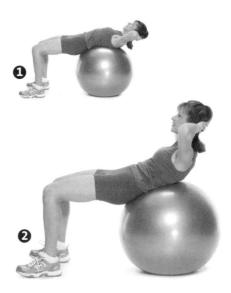

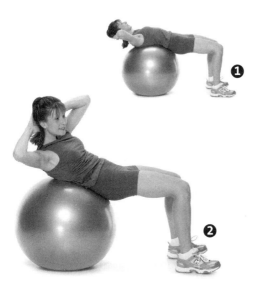

## Abdominal con giro

**Posición inicial:** Acuéstese sobre la pelota de estabilidad de modo que sólo quede apoyada la parte superior de la espalda. Ponga los pies planos sobre el piso y las manos detrás de la cabeza.

**Movimiento:** Exhale a medida que vaya levantando lentamente la cabeza, los hombros y la parte superior de la espalda, gire hacia la derecha y lleve el hombro izquierdo hacia la rodilla derecha. Mantenga esta posición durante un segundo y luego inhale a medida que vaya bajando lentamente a la posición inicial. Repita lo mismo, alternando lados. Haga un total de 10 repeticiones, es decir, 5 repeticiones hacia cada lado.

**Técnica:** No jale la barbilla hacia el pecho.

## Puente

**Posición inicial:** Recuéstese boca arriba sobre el piso, extienda las piernas y coloque los talones sobre la pelota de estabilidad. Los brazos deben estar a los lados con las palmas hacia arriba.

**Movimiento:** Exhale a medida que contraiga los músculos abdominales, los glúteos y la baja espalda. Recargue los talones contra la pelota de estabilidad y levante el trasero, las caderas, y la baja espalda del piso para que el cuerpo quede en línea recta desde la parte superior de la espalda hasta los talones. Mantenga esta posición durante tres respiraciones y luego reléjase.

**Técnica:** No se levante demasiado; la parte superior de la espalda y los hombros deben permanecer sobre el piso. No se doble a nivel de la cintura o de las caderas. No deje que las rodillas se caigan hacia adentro o hacia afuera.

**Más desafiante:** Trate de levantar una pierna de la pelota mientras esté manteniendo el equilibrio.

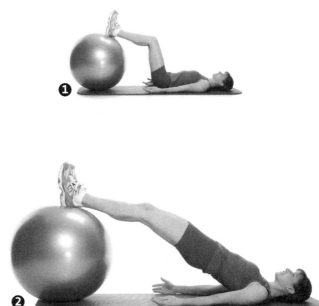

(*continúa*)

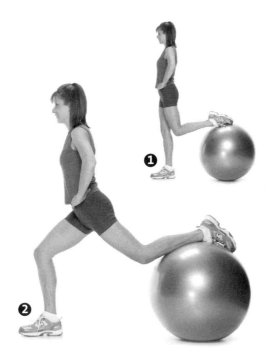

### Arco

**Posición inicial:** Párese de espaldas a la pelota de estabilidad. Doble la pierna izquierda y coloque el empeine del pie izquierdo sobre la pelota.

**Movimiento:** Inhale a medida que vaya doblando la rodilla izquierda y bajando el cuerpo. La pierna izquierda se irá hacia atrás, rodando la pelota en el mismo sentido. Mantenga esta posición durante un segundo y luego exhale mientras se vaya impulsando lentamente hacia arriba y vaya jalando la pelota hacia adelante. Termine todas las repeticiones y luego repita el ejercicio con el pie derecho sobre la pelota.

**Técnica:** No se incline hacia adelante. No deje que la rodilla delantera se desplace hacia adelante más allá de los dedos del pie.

# ¡Y eso es todo!
# Ahora tiene todas las herramientas
# y las habilidades que necesita
# para reafirmar su cuerpo y mantener
# su nueva figura.
# ¡Felicidades!

## ALIMENTACIÓN/NUTRICIÓN

**American Dietetic Association (ADA)**
120 South Riverside Plaza, Suite 2000
Chicago, IL 60606-6995
(800) 877-1600
www.eatright.org

**Center for Science in the Public Interest**
1875 Connecticut Avenue NW, Suite 300
Washington, DC 20009
(202) 332-9110
www.cspinet.org

**USDA Nutrient Database**
Nutrient Data Laboratory
Agricultural Research Service
Beltsville Human Nutrition Research Center
10300 Baltimore Avenue
Building 005, Room 107, BARC-West
Beltsville, MD 20705-2350
(301) 504-0630
www.nal.usda.gov/fnic/foodcomp/search/

## EJERCICIO/ENTRENADORES PERSONALES

**Aerobics and Fitness Association of America**
15250 Ventura Boulevard, Suite 200
Sherman Oaks, CA 91403
(877) 968-7263
www.afaa.com

**American College of Sports Medicine (ACSM)**
PO Box 1440
Indianapolis, IN 46206-1440
(317) 637-9200
www.acsm.org

**American Council on Exercise (ACE)**
4851 Paramount Drive
San Diego, CA 92123
(858) 279-8227 or (800) 825-3636
www.acefitness.org

**The Cooper Institute for Aerobics Research**
12330 Preston Road
Dallas, TX 75230
www.cooperinst.org

**IDEA Health and Fitness Association**
10455 Pacific Center Court
San Diego, CA 92121-4339
(800) 999-4332
www.ideafit.com

**The National Strength and Conditioning Association**
1885 Bob Johnson Drive
Colorado Springs, CO 80906
(800) 815-6826
www.nsca-lift.org

**President's Council on Physical Fitness**
Department W
200 Independence Avenue SW, Room 738-H
Washington, DC 20201-0004
(202) 690-9000
www.fitness.gov

## LESIONES

American Academy of Orthopaedic Surgeons (AAOS)

6300 North River Road

Rosemont, IL 60018-4262

(847) 823-7186 or (800) 346-2267

www.aaos.org

American Academy of Physical Medicine and Rehabilitation (AAPMR)

One IBM Plaza, Suite 2500

Chicago, IL 60611-3604

(312) 464-9700

www.aapmr.org

American Academy of Podiatric Sports Medicine (AAPSM)

PO Box 723

Rockville, MD 20848-0723

(888) 854-3338

www.aapsm.org

American Physical Therapy Association (APTA)

1111 North Fairfax Street

Alexandria, VA 22314-1488

(703) 684-2782 or (800) 999-2782

www.apta.org

American Podiatric Medical Association (APMA)

9312 Old Georgetown Road

Bethesda, MD 20814

(301) 571-9200 or (800) 275-2762

www.apma.org

## PÉRDIDA DE PESO

Shape Up America!

c/o WebFront Solutions Corporation

15009 Native Dancer Road

North Potomac, MD 20878

(240) 631-6533

www.shapeup.org

Weight-Control Information Network

1 WIN Way

Bethesda, MD 20892-3665

(202) 828-1025 or (877) 946-4627

www.niddk.nih.gov/health/nutrit/win.htm

## PRODUCTOS

Fitter International Inc.

3050, 2600 Portland Street SE

Calgary, Alberta

Canada T2G 4M6

(800) 348-8371

www.fitter1.com

Perform Better (M-F Athletic Company)

PO Box 8090

Cranston, RI 02920-0090

(401) 942-9363

(888) 556-7464

www.performbetter.com

SPRI Products, Inc.

1600 Northwind Boulevard

Libertyville, IL 60048

(800) 222-7774

www.spriproducts.com

The Walker's Warehouse

(888) 972-9255

www.walkerswarehouse.com

## SALUD

**U.S. National Library of Medicine**
National Institutes of Health
9000 Rockville Pike
Bethesda, MD 20892
(301) 496-4000
www.nlm.nih.gov/medlineplus/

**Revista *Prevention***
400 South 10th Street
Emmaus, PA 18098
(610) 967-8038
www.prevention.com

Algunos de los términos usados en este libro no son muy comunes o se conocen bajo distintos nombres en diferentes regiones de América Latina. Por lo tanto, hemos preparado este glosario para ayudarle. Para algunos términos, una definición no es necesaria, así que sólo incluimos los términos que usamos en este libro, sus sinónimos y sus nombres en inglés. Esperamos que le sea útil.

**Aceite de _canola_.** Este aceite proviene de la semilla de la colza, la cual es baja en grasas saturadas. Sinónimo: aceite de colza.

**Ají.** _Véase_ **Pimiento.**

**Albaricoque.** Sinónimos: chabacano, damasco. En inglés: _apricot_.

**Aliño.** Sinónimo: aderezo. En inglés: _salad dressing_.

**Almíbar de arce.** Sinónimo: miel de maple. En inglés: _maple syrup_.

**Arándano.** Baya de color azul y sabor dulce. En inglés: _blueberry_.

**Arándano agrio.** Baya de color rojo y sabor agrio. En inglés: _cranberry_.

**_Bagel_.** Panecillo de sabor soso con forma de rosca que se prepara al hervirse y luego hornearse. Se puede preparar con una gran variedad de sabores y normalmente se sirve con queso crema.

**Batata dulce.** Tubérculo cuya cáscara y pulpa tiene el mismo color naranja. No se deben confundir con las batatas de Puerto Rico (llamadas "boniatos" en Cuba), que son tubérculos redondeados con la cáscara rosada y la pulpa blanca. Sinónimos de batata dulce: boniato, camote, moniato. En inglés: _sweet potatoes_.

**_Berzas_.** Un tipo de repollo cuyas hojas no forman una cabeza. Son muy nutritivas y pueden aguantar tanto temperaturas muy altas como las muy bajas. Además de ser muy populares entre los latinos, las berzas son una parte integral de la cocina del sur de los EE. UU. Sinónimos: bretón, col, posarmo, repollo, tallo. En inglés: _collard greens_.

**_Biscuit_.** Un tipo de panecillo muy popular en los EE. UU.

**_Butternut squash_.** _Véase_ **Squash.**

**Cacahuate.** Sinónimos: cacahuete, maní. En inglés: _peanut_.

**Cacerola.** En este libro esta palabra tiene dos significados. Cuando se habla de usar una cacerola en las indicaciones para preparar platos nos referimos a un recipiente metálico de forma cilíndrica que se usa para cocinar y que por lo general no es muy hondo y tiene un mango o unas asas. Sinónimo: cazuela. En inglés: _saucepan_. Cuando hablamos de una receta para una cacerola, nos referimos a un plato que se prepara al hornear alimentos en un recipiente hondo tipo cacerola. En inglés: _casserole_.

**_Cantaloup_.** Sinónimo: melón chino. En inglés: _cantaloupe_.

**Cebollín.** Una variante de la familia de las cebollas. Tiene una base blanca que todavía no se ha convertido en bulbo y hojas verdes que son largas y rectas. Ambas partes son comestibles. Son parecidos a los chalotes, y la diferencia se encuentra en que los chalotes son más maduros y tienen el bulbo ya formado. Sinónimos: cebolla de rábano, escalonia, cebolla de cambray, cebollino. En inglés: _scallion_.

**Cebollino.** Hierba que es pariente de la cebolla y de los puerros (poros). Tiene tallos verdes y brillantes con un sabor suave parecido al de la cebolla. Se consiguen frescos el año entero. Algunos hispanos le dicen "cebollín" al cebollino, por lo tanto debe consultar la definición de este que aparece arriba. Sinónimos: cebolletas, cebollines. En inglés: _chives_.

**Cereales integrales.** *Véase* **Integral.**

**Chalote.** Hierba que es pariente de la cebolla y los puerros (poros). Sus bulbos están agrupados y sus tallos son huecos y de un color verde vívido. De sabor suave, se recomienda agregarlo al final del proceso de cocción. Es muy utilizado en la cocina francesa. En inglés: *chives.*

**Champiñón.** *Véase* **Hongo.**

**Chícharos.** Sinónimos: alverjas, arvejas, guisantes. En inglés: *peas.* Los pequeños se conocen como *petit pois* o *sweet peas.*

**Chile.** *Véase* **Pimiento.**

**Chili.** Un guiso (estofado) oriundo del suroeste de los Estados Unidos que consiste en carne de res molida, chiles, frijoles y otros condimentos. En este libro se recomienda omitir la carne al hacer el *chili* para que sea más saludable.

**Coleslaw.** Ensalada de col (repollo) con mayonesa.

**Comelotodo.** Un tipo de legumbre con una vaina delgada de color verde brillante que contiene semillas pequeñas que son tiernas y dulces. Es un alimento de rigor de la cocina china. Son parecidos a los tirabeques (véase la página 448) pero la diferencia está en que las vainas de los comelotodos son más planas y sus semillas no son tan dulces como las de la otra verdura. En inglés: *snow peas.*

**Crema de cacahuate.** Una pasta para untar hecha de cacahuates. También conocida como mantequilla de maní o de cacahuate. En inglés: *peanut butter.*

**Crumpets.** Un tipo de pastel (vea la página 446) pequeño, redondo y blando, parecido a un *muffin* (vea la página 446). Se hace con una masa líquida sin edulcorantes horneada en una plancha y después partida y tostada antes de servirse.

**Curry.** Un condimento indio utilizando en la India oriental para sazonar toda una serie de platos.

**Dip.** Una salsa o mezcla blanda (como el guacamole, por ejemplo), en la que se mojan los alimentos para picar, como por ejemplo: hojuelas de maíz, papitas fritas, totopos (nachos, tostaditas), zanahorias o apio.

**Donut.** Un pastelito con forma de rosca que se leuda con levadura o polvo de hornear. Se puede hornear pero normalmente se fríe. Hay muchas variedades de *donuts;* algunas se cubren con una capa de chocolate y otras se rellenan con jalea o crema. Sinónimo: dona.

**Eggbeaters.** Una marca comercial de sustituto de huevo bajo en colesterol y grasa.

**Ejotes.** *Véase* **Habichuelas verdes.**

**Frijoles.** Sinónimos: alubias, arvejas, caraotas, fasoles, fríjoles, habas, habichuelas, judías, porotos, trijoles. En inglés: *beans.* En este libro nos referimos a un tipo de frijoles llamados "frijoles blancos" que son más pequeños que las habas blancas (véase abajo) y que en inglés se llaman "*white beans*" o "*navy beans*".

**Frijoles de caritas.** Frijoles pequeños de color beige con una "carita" negra. Sinónimos: guandúes, judías de caritas. En inglés: *black-eyed peas.*

**Frittata.** *Véase* **Omelette.**

**Fruto seco.** Alimento común que generalmente consiste en una semilla comestible encerrada en una cáscara. Entre los ejemplos más comunes de este alimento están las almendras, las avellanas, los cacahuates (maníes), los pistachos y las nueces. Aunque muchas personas utilizan el termino "nueces" para referirse a los frutos secos en general, en realidad "nuez" es un tipo común de fruto seco en particular.

**Galletas y galletitas.** Tanto "galletas" como "galletitas" se usan en Latinoamérica para referirse a dos tipos diferentes de alimentos. El primer tipo es un barquillo delgado no dulce (en muchos casos es salado) hecho de trigo que se come como merienda o que acompaña una sopa. El segundo es un tipo de pastel (véase la definición de este en la página 446) plano y dulce que normalmente se come como postre o merienda. En este libro, usamos "galleta" para describir los barquillos salados y "galletita" para los pastelitos pequeños y dulces. En inglés, una galleta se llama "*cracker*" y una galletita se llama "*cookie*".

**Galletitas *Graham*.** Galletitas (véase la definición de estas arriba) dulces hechas de harina de trigo integral.

**Granola.** Una mezcla de copos de avena y otros ingredientes como azúcar morena, pasas, cocos y frutos secos. Se prepara al horno y se sirve en pedazos o barras.

**Gravy.** Una salsa hecha del jugo (zumo) de la carne asada.

**Guiso.** Un plato que generalmente consiste en carne y verduras (o a veces tubérculos) que se cocina en una olla a una temperatura baja con poco líquido. Sinónimo: *estofado*. En inglés: *stew*.

**Habas.** Frijoles planos de color oscuro de origen mediterráneo que se consiguen en las tiendas de productos naturales. En inglés: *fava beans*.

**Habas blancas.** Frijoles planos de color verde pálido originalmente cultivados en la ciudad de Lima en el Perú. Sinónimos: alubias, ejotes verdes chinos, frijoles de Lima, judías blancas, porotos blancos. En inglés: *lima beans*.

**Habas blancas secas.** Frijoles largos y delgados de color amarillo. En inglés: *butterbeans, wax beans*.

**Habichuelas verdes.** Frijoles verdes, largos y delgados. Sinónimos: habichuelas tiernas, ejotes. En inglés: *green beans* o *string beans*.

**Half and half.** Mezcla comercial de partes iguales de crema y leche que en los EE. UU. comúnmente se echa al café matutino.

**Hongo.** En este libro usamos este término para los hongos grandes como el *portobello*. Usamos "champiñones" para referirnos a la variedad pequeña y blanca, la que se conoce como "seta" en Puerto Rico. En inglés esta variedad se llama "*button mushroom*" mientras que "*mushroom*" se usa para referirse a los hongos en general.

**Hummus.** Una pasta hecha de garbanzos aplastados mezclados con jugo de limón, aceite de oliva, ajo y aceite de sésamo (ajonjolí). Es muy común en la cocina del Medio Oriente, donde se come con pan árabe (pan de *pita*).

**Integral.** Este término se refiere a la preparación de los cereales (granos) como el arroz, el maíz, la avena, el trigo, etcétera. En su estado natural, los cereales tienen una capa exterior muy nutritiva que aporta fibra dietética, carbohidratos complejos, vitaminas del grupo B, vitamina E, hierro, zinc y otros minerales. No obstante, para que tengan una presentación más atractiva, muchos fabricantes les quitan las capas exteriores a los cereales. La mayoría de los nutricionistas y médicos recomiendan que comamos los productos integrales para aprovechar los nutrientes que aportan. Estos productos se consiguen en algunos supermercados y en las tiendas de productos naturales. Entre los productos integrales más comunes están el arroz integral (*brown rice*), el pan integral (*whole-wheat bread* o *whole-grain bread*), la cebada integral (*whole-grain barley*) y la avena integral (*whole oats*).

**Lechuga repollada.** Cualquiera de los diversos tipos de lechugas que tienen cabezas compactas de hojas grandes y crujientes que se enriscan. En inglés: *iceberg lettuce*.

**Lechuga romana.** Variedad de lechuga con un largo y grueso tallo central y hojas verdes y estrechas. Sinónimo: lechuga orejona. En inglés: *romaine lettuce*.

**London Broil.** *Véase* **Round.**

**Magdalena.** Un especie de pastel (véase la página 446) pequeño que normalmente se prepara al hornear la masa en un molde con espacios individuales, parecido a los moldes para hacer panecillos. Por lo general las magdalenas son de chocolate y a veces se rellenan con crema. En inglés: *cupcake*.

**Manzana *Granny Smith*.** Un tipo de manzana con una cáscara moteada de color verde claro. Su sabor es ligeramente ácido y su pulpa es moderadamente jugosa. Se encuentra fácilmente en los supermercados (colmados). En inglés: *Granny Smith apple*.

**Margarina sin transgrasas.** Un tipo de margarina que no contiene transgrasas, un tipo de grasa que ha sido vinculado a las enfermedades cardíacas. Por lo general dice en los envases "*trans-free*" (libre de transgrasas).

**Melocotón.** Sinónimo: durazno. En inglés: *peach*.

**Merienda.** En este libro, es un alimento entre las comidas principales del día, sin importar ni lo que se come ni a la hora en que se come. Sinónimos: bocadillo, bocadito, botana, refrigerio, tentempié. En inglés: *snack*.

**Mostaza *Dijon*.** Un tipo de mostaza francesa con una base de vino blanco. En inglés: *Dijon mustard*.

**_Muffin_.** Pan pequeño parecido a un pastel (vea la definición de este en este glosario) que se puede preparar con una variedad de harinas y que muchas veces contiene frutas y frutos secos. La mayoría de los *muffins* norteamericanos se hacen con polvo de hornear en vez de levadura. Sin embargo, el *muffin* inglés sí se hace con levadura y tienen una textura más fina que el norteamericano. Son muy comunes como comida de desayuno en los EE. UU.

**_Omelette_.** Plato a base de huevos con relleno. Para preparar un *omelette*, se baten huevos hasta que tengan una consistencia cremosa y después se cocinan en una sartén, sin revolverlos, hasta que se cuajen. Se sirve el *omelette* doblado a la mitad con un relleno (como jamón, queso, espinacas) colocado en el medio. Algunos hispanohablantes usan el término "tortilla" para referirse al *omelette*. Una *frittata* es un tipo de *omelette* en el que el relleno se agrega a los huevos batidos antes de que se cocinen. Normalmente esta se hornea y no se sirve doblada.

**Naranja.** Sinónimo: china. En inglés: *orange*.

**Palomitas de maíz.** Sinónimos: rositas de maíz, rosetas de maíz, copos de maíz, cotufo, canguil. En inglés: *popcorn*.

**Panqueque.** Un pastel (véase la definición de este abajo) plano generalmente hecho de alforjón (trigo sarraceno) que se dora por ambos lados en una plancha o sartén engrasada.

**Parrilla.** Esta rejilla de hierro fundido se usa para asar diversos alimentos sobre brasas o una fuente de calor de gas o eléctrica en toda Latinoamérica, particularmente en Argentina y Uruguay. En inglés: *grill*. También puede ser un utensilio de cocina usado para poner dulces hasta que se enfríen. Sinónimo: rejilla. En inglés: *rack*.

**Pastel.** El significado de esta palabra varía según el país. En Puerto Rico, un pastel es un tipo de empanada servido durante las fiestas navideñas. En otros países, un pastel es una masa de hojaldre horneada que está rellena de frutas en conserva. No obstante, en este libro, un pastel es un postre horneado generalmente preparado con harina, mantequilla, edulcorante y huevos. Sinónimos: bizcocho, torta, cake. En inglés: *cake*.

**Pay.** Una masa de hojaldre horneada que está rellena de frutas en conserva. Sinónimos: pai, pastel, tarta. En inglés: *pie*.

**Pimiento.** Fruto de las plantas *Capsicum*. Hay muchísimas variedades de esta hortaliza. Los que son picantes se conocen en México como chiles, y en otros países como pimientos o ajíes picantes. Por lo general, en este libro usamos la palabra "chile" para referirnos a los chiles picantes y pimientos (pimientos morrones, ajíes) para referirnos a los pimientos rojos o verdes que tienen forma de campana, los cuales no son nada picantes. En inglés, estos se llaman *bell peppers*.

**Plátano amarillo.** Fruta cuya cáscara es amarilla y que tiene un sabor dulce. Sinónimos: banana, cambur, guineo y topocho. No lo confunda con el plátano verde (plátano macho), que si bien es su pariente, es una fruta distinta.

**Pretzel.** Golosina hecha de una pasta de harina y agua. A la pasta se la da la forma de una soga, se le hace un nudo, se le echa sal y se hornea. Es una merienda muy popular en los EE. UU.

**Pumpernickel.** Un tipo de pan de centeno de origen alemán; es de color oscuro y su sabor es algo agrio.

**Queso azul.** Un queso suave con vetas de moho comestible de color azul verdoso. En inglés: *blue cheese.*

**Queso de granjero.** Un tipo de queso hecho de leche de vaca entera o parcialmente descremada, del cual se extrae casi todo el líquido al prensarse. Es muy seco y tiene una forma parecida a una hogaza de pan. Su sabor es suave, aunque un poco picante, y es lo suficientemente firme para cortar en rodajas o desmenuzar. En inglés: *farmer's cheese.*

**Rabadilla.** El hueso pequeño ubicado justo encima de los glúteos.

**Rábano picante.** Una hierba de origen europeo cuyas raíces se utilizan para condimentar los alimentos. Se vende fresco o bien embotellado en un conservante como vinagre o jugo de remolacha (betabel). Sinónimo: raíz fuerte. En inglés: *horseradish.*

**Relish.** Un condimento que por lo general se hace de pepinos encurtidos, tomates verdes, verduras picadas y rábano picante (raíz fuerte); suele servirse con carnes.

**Repollo.** Sinónimo: col. En inglés: *cabbage.*

**Requesón.** Un tipo de queso hecho de leche descremada. No es seco y tiene relativamente poca grasa y calorías. En inglés: *cottage cheese.*

**Round.** Corte de carne de res estadounidense que abarca desde el trasero del animal hasta el tobillo. Es menos tierno que otros cortes, ya que la pierna del animal ha sido fortalecida por el ejercicio. El *top round* es un corte del *round* que se encuentra en el interior de la pierna y es el más tierno de todos los cortes de esta sección del animal. A los cortes gruesos del *top round* frecuentemente se les dice *London Broil* y a los cortes finos de esta zona se les dice *top round steak.* El *eye round* es el corte menos tierno de esta sección pero tiene un sabor excelente. Todos estos cortes requieren cocción lenta con calor húmedo.

**Salsa *Worcestershire.*** Nombre comercial de una salsa inglesa muy condimentada cuyos ingredientes incluyen salsa de soya, vinagre, melado, anchoas, cebolla, chiles y jugo de tamarindo. La salsa se cura antes de embotellarla.

**Sándwich.** Sinónimo: emparedado. En inglés: *sandwich.*

**Splenda.** Una marca de edulcorante artificial que se recomienda usar en lugar del azúcar.

**Squash.** Nombre genérico de varios tipos de calabaza oriundos de América. Los *squash* se dividen en dos categorías: *summer squash* (el veraniego) y *winter squash* (el invernal). Los veraniegos tienen cáscaras finas y comestibles, una pulpa blanda, un sabor suave y requieren poca cocción. Entre los ejemplos de estos está el *zucchini.* Los invernales tienen cáscaras dulces y gruesas, su pulpa es de color entre amarillo y naranja y más dura que la de los veraniegos. Por lo tanto, requieren más tiempo de cocción. Entre las variedades comunes de los *squash* invernales están los *acorn squash,* el *spaghetti squash* y el *butternut squash.* Aunque la mayoría de los *squash* se consiguen todo el año en los EE. UU., los invernales comprados en otoño e invierno tienen mejor sabor.

**Tahini.** Una pasta hecha de semillas de sésamo (ajonjolí) machacadas que se usa para sazonar platos medioorientales. A veces se combina con un poco de aceite y se unta en pan.

**Tarta de queso.** Un tipo de pastel (véase la página anterior) hecho de requesón (o queso crema, o bien ambos), huevos, azúcar y saborizantes, como cáscara de limón o vainilla. Se sirve con una salsa de frutas o crema batida. En inglés: *cheesecake*.

**Tazón.** Recipiente cilíndrico sin asas usado para mezclar ingredientes, especialmente al hacer postres y panes. Sinónimos: recipiente, bol. En inglés: *bowl*.

**Tirabeque.** Una variedad de chícharos (véase la definición de estos en la página 444) en vaina que se come completo, es decir, tanto la vaina como las semillas (los chícharos). Es parecido al comelotodo (*snow pea*), pero su vaina es más gorda que la de su pariente y el sabor de sus semillas es más dulce. En inglés: *sugar snap peas*.

**Tofu.** Un alimento un poco parecido al queso que se hace de la leche de soya cuajada. Es soso pero cuando se cocina junto con otros alimentos, adquiere el sabor de estos.

**Toronja.** Sinónimos: pamplemusa, pomelo. En inglés: *grapefruit*.

**Vieiras.** Mariscos pequeños caracterizado por una doble cáscara con forma de abanico. Las que se cosechan en las bahías son pequeñas pero muy valoradas por su carne dulce y de hecho son más caras que las que se cosechan en el mar. Sinónimo: escalopes. En inglés: *scallops*.

**Waffles.** Una especie de pastel hecho de una masa líquida horneada en una plancha especial cuyo interior tiene la forma de un panal. Se hornea en la plancha y se sirve con almíbar. Sinónimos: wafle, gofre.

**Zanahorias cambray.** Zanahorias pequeñas, delgadas y tiernas que son 1½" (4 cm) de largo. En inglés: *baby carrots*.

**Zucchini.** Un tipo de calabaza con forma de cilindro un poco curvo y que es un poco más chico en la parte de abajo que en la parte de arriba. Su color varía entre un verde claro y un verde oscuro, y a veces tiene marcas amarillas. Su pulpa es color hueso y su sabor es ligero y delicado. Sinónimos: calabacita, calabacín, hoco, zambo, zapallo italiano. En inglés: *zucchini*.

Nota: Las referencias con letra **en negritas** indican que hay fotografías en la página. Las referencias <u>subrayadas</u> indican que la materia del texto se encuentra dentro de los recuadros. Las referencias *en cursivas* representan las materias presentadas en forma de tablas.

# D

Extensión de tríceps, **45**
   acostada, **41**
     con pelota de estabilidad, **434**
   con giro (sentada), **36**
   militar, **196**
   sentada, **154**
Extensión dorsal, con pelota de estabilidad, **435**
Extensión hacia atrás, **43**

# F

Facilitación neuromuscular propioceptiva, técnica de
   (o *PNF* por sus siglas en inglés), 400–402
Factores de riesgo, para enfermedades, grasa
   adicional, 6
Falta de moverse, 6, 420
Falta de sueño, efectos de, 274
*Farmer's cheese. Véase* Queso de granjero
Fasoles. *Véase* Frijoles
Fecha de caducidad, en productos lácteos, 19–20
Fehr, Eileen, 198
Fibra, 318–19
   cómo se pierden calorías, 318
   cuota diaria y fuentes de, 319
Fideos cabellos de ángel con pollo (receta), 334–35
Filtro solar, 391
Fisiatra, 425
físicoculturismo, 8, 372
   flexibilidad relacionada, 401
Fisioterapeutas, 423, 425
Flexibilidad
   cómo ganar más, 396–98
   en horario del ejercicio, 60
   preguntas y respuestas sobre, 401
Forma del cuerpo
   después del embarazo, 3–4
   entrenamiento de fuerza para mejorar, 9–10
Frecuencia cardíaca, caminatas, 11
Frijoles, 444
   enlatados, cómo enjuagarlos, 20
   Ensalada de atún, frijoles y pasta (receta), 349
Frijoles de caritas, 444
Frijoles de Lima. *Véase* Habas blancas
Frijoles de soya, *tempeh*, 445
Frijoles. *Véase* Frijoles
*Frisbee*, calorías quemadas por hora, 37
*Frittata. Véase* Omelette

Frituras (gustitos), 357–58
Fruta, 353–54
   Albaricoques con galletas (receta), 353
   beneficios de, 46
   Cóctel de frutas con queso *ricotta* (receta), 354
   Compota de manzana, cómo escoger, 353
   Fruta con frutos secos tostados (receta), 354
   Fruta con mantequilla de almendra (receta), 354
   Fruta con queso (receta), 354
   Fruta machacada (receta), 352
   Fruta para llevar (receta), 354
   Licuado de melocotón (receta), 353
   Mantequilla de cacahuate, plátano amarillo
     rebanado y leche de chocolate (receta), 354
   Manzanas con mantequilla de cacahuate (receta),
     353
   Plátano amarillo y *dip* de chocolate (receta),
     353–54
   Sandía con queso (receta), 354
   Uvas congeladas (receta), 354
   Yogur con frambuesas frescas (receta), 355–56
Fruta enlatada
   cómo elegirla, 20
   cómo enjuagarla, 20
Frutas y verduras, lista de supermercado, 28, 120, 216
Fruto seco, 355, 444–45
   Fruta con frutos secos tostados (receta), 354
   lista de supermercado, 31
   Mezcla de frutas y cacahuates (receta), 355
   Puñado de pasas y nueces (receta), 355
   Yogur con frutos secos (receta), 355
Fuente de juventud, 6–7
Fuerza, cómo aumentar, dos tipos de ejercicio, 10
Fumar, actitudes hacia, 366–67

# G

Galletas, 445
   Galletas con mantequilla de almendra (receta), 352
   Galletas con mantequilla de cacahate y fruta
     (receta), 331
   Galletas con queso (receta), 333
   Galletas con queso y salsa de frutas (receta), 331
   Galletas de queso con mantequilla de cacahuate
     (gustito), 356
   Galletas *Graham* con chocolate y mantequilla de
     cacahuate (maní) (receta), 33

# J

# L

# M